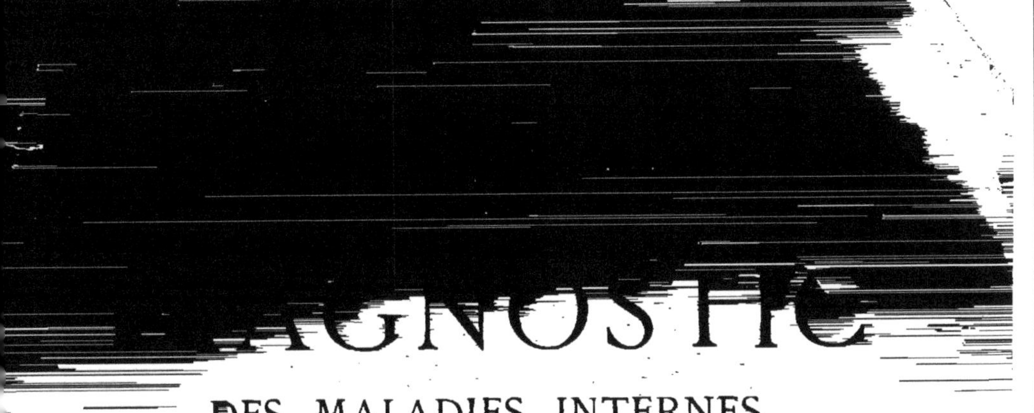

DIAGNOSTIC

DES MALADIES INTERNES

PAR

LES MÉTHODES BACTÉRIOLOGIQUES, CHIMIQUES ET MICROSCOPIQUES

Par le Docteur Rudolf V. JAKSCH

PROFESSEUR A L'UNIVERSITÉ DE GRAZ

TRADUIT DE L'ALLEMAND

Par L. MOULÉ, Médecin-Vétérinaire

PRÉPARATEUR AU LABORATOIRE DE L'INSPECTION DE LA BOUCHERIE DE PARIS

Ouvrage orné de 108 Gravures en Noir et en Couleur

PARIS

GEORGES CARRÉ, ÉDITEUR

58, RUE SAINT-ANDRÉ-DES-ARTS, 58

1888

MANUEL

DE

DIAGNOSTIC

DES MALADIES INTERNES

MANUEL

DE

DIAGNOSTIC

DES MALADIES INTERNES

PAR

LES MÉTHODES BACTÉRIOLOGIQUES, CHIMIQUES ET MICROSCOPIQUES

Par le Docteur Rudolf V. JAKSCH

PROFESSEUR A L'UNIVERSITÉ DE GRAZ

TRADUIT DE L'ALLEMAND

Par L. MOULÉ, Médecin-Vétérinaire

PRÉPARATEUR AU LABORATOIRE DE L'INSPECTION DE LA BOUCHERIE DE PARIS

Ouvrage orné de 108 Gravures en Noir et en Couleur

PARIS

GEORGES CARRÉ, ÉDITEUR

58, RUE SAINT-ANDRÉ-DES-ARTS, 58

1888

TABLE DES MATIÈRES

Chapitre Premier : Sang

Chapitre II : Produits de la cavité buccale

Chapitre III : Mucus nasal

Chapitre IV : Crachat

Chapitre V : Suc gastrique et vomissements

Chapitre VI : Matières fécales

Chapitre VII : Analyse de l'Urine

Chapitre VIII : Examen des exsudats, des transsudats et des liquides kystiques

Chapitre IX : Examen des sécrétions des organes sexuels

Chapitre X : Technique bactériologique

TABLE DES FIGURES

CHAPITRE PREMIER

Sang

Toute altération du sang, qu'elle soit quantitative ou qualitative, cause de graves désordres dans l'organisme ; aussi, devons-nous considérer le sang comme le propagateur et le distributeur d'un grand nombre et même de presque tous les virus, animés aussi bien qu'inanimés.

Aussi la physiologie et la pathologie du sang ont-elles acquis une importance considérable depuis quelques années.

Ce traité n'a pas pour but d'énumérer l'importance du sang, mais seulement d'indiquer les procédés qui peuvent nous servir, par l'examen de ce liquide, à diagnostiquer les maladies.

I. Couleur. Dans les conditions normales, le sang artériel et le sang veineux présentent entre eux des différences considérables, par rapport à la couleur. Le premier est d'un rouge écarlate, tandis que le second a une teinte plus bleuâtre. Cette couleur n'est pas essentiellement due à la fluidité du sang, mais à la substance colorante contenue dans les globules rouges, et, suivant sa composition chimique, la matière colorante présente une coloration différente, qui modifie la couleur de la masse sanguine. Si le sang contient beaucoup d'oxygène, la proportion d'hémoglobine oxygénée augmente, et le sang devient d'un rouge clair. Si l'oxygène est en faible quantité, comme c'est toujours le cas dans le sang veineux, ou si le sang artériel, par suite d'une cause physiologique ou pathologique, est plus pauvre en hémoglobine oxygénée, la teinte rouge claire du sang revêt une nuance plus foncée. Cependant, dans certaines conditions pathologiques, le sang peut présenter une nuance plus claire que le sang normal. Ainsi, dans l'empoisonnement par l'oxyde de carbone, il prend une couleur rouge cerise claire (1).

Le sang que nous prélevons sur notre doigt pour l'examiner au microscope, si la piqûre n'est pas trop profonde, est ordinairement veineux.

II. Réaction. La réaction du sang normal est toujours alcaline, comme presque tous les liquides des tissus. Cependant, dans certaines conditions physiologiques et pathologiques, cette réaction subit d'importantes modifications. L'alcalinité du sang diminue dans le sang prélevé des parois vasculaires en activité. On constate, en effet, une réaction acide au moment de la coagulation et après un repos prolongé du sang.

Pour déterminer la réaction du sang, *Liebreich* (2) se sert de plaques de gypse ou d'argile, imbibées d'une solution neutre de teinture de tournesol; on fait couler sur ces plaques quelques gouttes du sang à examiner, et on lave ensuite dans l'eau. Si le sang est alcalin, on aperçoit, aux places où se trouvent les gouttelettes de sang, une coloration bleue ; dans le cas contraire, cette coloration est rouge.

Zuntz (3) recommande l'emploi du papier de tournesol imbibé d'une solution de sel ou de sulfate de soude. Ce papier est plongé plusieurs fois dans le sang à examiner, et lavé ensuite dans une solution saline. On peut également pratiquer l'examen en laissant tomber une goutte de sang sur le papier humecté qu'on lave aussitôt.

Pour la détermination quantitative de l'alcalinité du sang animal, *Lassar* (4) emploie une méthode qui, ordinairement, ne peut être utilisée en médecine humaine, à cause de la grande quantité de sang nécessaire à l'examen. Mais la méthode préconisée par *Landois* (5) est utilisable au lit même du malade.

J'ai obtenu de bons résultats, dans une série d'analyses quantitatives sur l'alcalinité du sang, au moyen du procédé suivant, imité de la méthode de *Landois*. Je fais réduire une certaine quantité de solution concentrée

---

(1) Voir page 35.
(2) *Liebreich*, Berichte der deutschen chem. Gesellschaft. 1, 48, 1868.
(3) *Zuntz*, Centralblatt für medic. Wissenschaften. 5, 531 et 801, 1867.
(4) *Lassar*, Archiv für die gesammte Physiologie. 9, 44, 1874.
(5) *Landois*, Real-Encyclop. III, 161, 2e édit., 1885.

de sulfate de soude avec une solution normale d'acide tartrique (Wein-
säure) à 1/oo et à 1/ooo, jusqu'à ce que, dans chaque cmc. du liquide
à examiner, on trouve des quantités variables d'acide (1).

Les expériences ont montré que, pour cet examen, dix-huit liquides,
contenant des doses variables d'acide, sont nécessaires.

I contient dans 1 Cmc. : 0,9 Cmc. d'acide normal à 1/1000 et 0,1 Cmc. ⎫
II   »   »   0,8   »   »   1/1000 et 0,2   » ⎪
IX   »   »   0,1   »   »   1/1000 et 0,9   » ⎬ de solution concentrée de sulfate de soude.
X   »   »   0,9   »   »   1/100 et 0,1   » ⎪
XIV   »   »   0,5   »   »   1/100 et 0,5   » ⎪
XVII   »   »   0,1   »   »   1/100 et 0,9   » ⎭

Avec ces dix-huit liquides différents, j'ai pu mener à bonne fin toutes
mes analyses.

Voici la manière de procéder : on met d'abord dans chaque verre de
montre, au moyen d'une pipette exactement graduée à 0, 1 cmc., la
quantité correspondante de solution d'acide et de solution concentrée
de sulfate de soude, puis on prépare une série de bandes étroites de papier
de tournesol rouge et bleu très sensible.

Le sang est ordinairement recueilli, au moyen d'une ventouse, sur la
peau du dos du malade ; et, avant qu'il ne soit coagulé, on prend
0, 1 cmc. (2) de sang pour chacun des 1 cmc. des liquides dont nous venons de parler, puis on opère le mélange de chaque échantillon avec soin.
On plonge ensuite dans ce liquide des bandes de papier de tournesol rouge
et bleu très sensible, et on observe dans quels échantillons le liquide se
montre neutre, c'est-à-dire ne colore pas le papier rouge de tournesol et
vice versa. Cette expérience peut être prise comme base pour déterminer
la quantité d'acide nécessaire pour la neutralisation de 0, 1 cmc. du
sang soumis à l'examen. Cette méthode donne des résultats positifs,
même avant la fin de l'opération, ce qui permet d'opérer le plus rapidement possible. Généralement, dans mes recherches, je n'ai pas eu besoin
de plus d'une minute et demie, entre le prélèvement du sang et la fin
de l'analyse, et cela a une grande importance, vu la diminution rapide
de l'alcalinité du sang prélevé dans les vaisseaux en activité.

Sur un malade atteint de tuberculose et de tabes dorsalis, j'emploie 0,4 cmc. d'une

---

(1) J'obtiens les solutions de la façon suivante : dans un litre d'eau je fais dissoudre
7.5 gr. d'acide tartrique pur, ce qui correspond à une solution normale de cet acide
à 1/10. Après réduction, on obtient de cette solution des solutions normales à 1/100
et 1/1000.

(2) On emploie avec succès, pour ces recherches, des pipettes automatiques divisées
en 0,1 cmc. (Voir p. 12).

solution normale d'acide tartrique à 1/100 pour neutraliser l'alcalinité de 0,1 cmc.
de son sang.

1 Cmc. d'une solution normale d'acide à 1/100 répond à 0,0004 gr. de Na OH
0,1   »   »   »   »   »   »   »   » 0,00004 »   »
0,4   »   »   »   »   »   »   »   » 0,00016 »   »

Ainsi l'alcalinité de 0,1 cmc. du sang soumis à l'examen répondait à 0,00016 gr.
de Na OH, et l'alcalinité de 100 cmc. de ce sang à 0,160 gr. de Na OH

Je suis loin de méconnaître que, d'après les analyses de H. Meyer (1),
tous ces procédés n'ont qu'une faible valeur, car il est très difficile de
déterminer exactement la réaction définitive, tant elle se trouve changée,
et par la couleur du sang et par l'acide carbonique mis en liberté. Cependant, si j'ai adopté cette méthode, c'est que l'emploi de ce procédé,
tout incomplet et défectueux qu'il soit, permet d'obtenir quelques renseignements sur l'alcalinité du sang dans différentes maladies. Or, jusqu'à ce jour, cela était très peu connu. On doit trouver une diminution
de l'alcalinité dans l'anémie, la cachexie, et dans le rhumatisme articulaire chronique. Dans ces derniers temps, *Cantani* (2) a affirmé que, dans
le cours du choléra, le sang, même pendant la vie, pouvait avoir une
réaction acide.

D'après mes recherches (3), l'alcalinité de 100 cmc. de sang humain
normal répondrait à 260-300 mgrm. de Na OH, et se trouverait fréquemment dans le diabète ; on constate par les procédés ci-dessus une diminution très considérable de l'alcalinité du sang dans l'urémie, les anémies
graves et les fièvres à un haut degré.

III. Altérations des éléments du sang. Le sang se compose de
globules blancs ; dans ces dernières années, quelques auteurs (*Bizzozero*)
ont admis la présence d'un troisième élément : les lamelles sanguines.
Mais celles-ci ne doivent pas nous occuper, car elles n'ont aucune
importance au point de vue clinique ou diagnostique (4).

Relativement à la composition des globules blancs et rouges, nous
renvoyons aux livres et aux manuels de physiologie (5).

---

(1) *H. Meyer*, Archiv für experimentelle Pathologie und Pharmokologie. *14*, 336,
1881 et *17*, 304, 1883.

(2) *Cantani*, Centralblatt für medic. Wissenschaften. *22*, 785, 1884.

(3) Dans un autre endroit j'ai communiqué mes recherches avec plus de détails.

(4) Voir *Bizzozero*, Giornale dell' Accad. di medicina di Torino. 1882. — Centralblatt für medic. Wissenschaften. *20*, 353, 1882. — Virchow's Archiv. *90*, 261, 1882
— *Schimmelbusch*, Fortschritte der Med. *3*, 95, 1885. — *M. Löwit*, Fortschritte der
Med. *3*, 175, 1885, Sitzungsberichte der k. Akademie (Wien) *88*, 356, 1884. — *Afa-
nassiew*, Archiv für klin. Medicin. *35*, 217, 1884.

(5) *A. Rollet*, Hermann's Handbuch der Physiologie. *4*, 1, P. 5, 1880.

A l'état pathologique, ces éléments éprouvent des altérations, en partie quantitatives, en partie qualitatives, qui ont une grande importance au point de vue du diagnostic. Cependant il est à remarquer que les altérations simplement qualitatives ou simplement quantitatives sont très rares; la plupart du temps elles se combinent entre elles, et tantôt l'une, tantôt l'autre domine. Nous avons à considérer à ce point de vue :

1. Une diminution des éléments figurés du sang (Oligocythémie).

2. Une augmentation des éléments figurés du sang. Jusqu'à ce jour, on n'a pas encore constaté avec certitude une augmentation absolue de tous les éléments figurés, mais seulement une augmentation des globules blancs. Celle-ci peut exister dans certaines conditions physiologiques, au moment de la digestion (Leucocytose physiologique), survenir pendant le cours de certaines maladies (Leucocytose pathologique) et même persister d'une façon définitive (Leucocythémie).

3. Une variation de forme des éléments figurés du sang (Poecilocytose. — Microcythémie).

1. OLIGOCYTHÉMIE. D'après *Vierordt,* dans les conditions normales, le nombre des globules rouges s'élève, pour un millimètre cube de sang, à 5 millions chez l'homme, à 4 millions 1/2 chez la femme (1). A l'état pathologique, cette quantité peut être dépassée ou descendre à 2 millions et même à 360.000 pour un millimètre cube. Ces variations peuvent être dues à des hémorragies produites par les déchirures des vaisseaux, ou être le résultat d'altérations pathologiques des conduits vasculaires, par suite d'érosions ou de ruptures, comme les hémorragies intestinales dans le typhus ; cet état s'observe continuellement dans toutes les affections déterminant une régénération défectueuse du sang.

Diagnostic de l'oligocythémie. Les méthodes et les appareils que la physiologie possède pour diagnostiquer l'oligocythémie sont très nombreux ; mais, parmi cette série de procédés et de méthodes, cependant très exacts, il en existe qui ne peuvent être employés au lit du malade, à cause des grandes quantités de sang nécessaires à l'examen.

Pour notre usage, nous avons fait construire 2 sortes d'appareils, qui permettent d'abord la numération directe des globules du sang, et fournissent ensuite des renseignements sur les altérations de ce liquide, par la détermination de la quantité d'hémoglobine qu'il contient.

---

(3) *A. Rollet* l. c. P. 28.

Ces deux méthodes ont leur valeur et se complètent mutuellement, car la diminution des globules sanguins est en rapport avec la diminution de l'hémoglobine du sang. Ordinairement *l'oligochromémie* et *l'oligocythémie* sont concomitantes.

Si *l'oligocythémie* est bien apparente, un coup d'œil dans le microscope suffit pour la constater. La diminution de l'hémoglobine, *l'oligochromémie*, est facile à déterminer après quelque pratique, surtout si on s'habitue à examiner le sang en couche le plus mince possible et sans addition d'aucun réactif. La meilleure manière de procéder consiste à piquer la pulpe du doigt, préalablement lavée avec de l'eau ; on laisse couler la première goutte de sang qui se présente, puis on pose le porte-objet sur la partie la plus proéminente de la gouttelette, et on place une lamelle sur la préparation, sans presser. En mettant la lame porte-objet seulement en contact avec la partie la plus superficielle de la gouttelette, on évite que la préparation soit salie par les cellules épithéliales de la peau.

Je ne puis recommander de nettoyer le doigt avec de l'acide phénique concentré, de l'éther ou de l'alcool, car, en agissant ainsi, on s'expose à produire de grands changements dans la forme des globules sanguins ; cependant, quand il s'agit de la recherche des micro-organismes dans le sang, il faut laver la pulpe du doigt le plus complètement possible (1).

Si on examine une préparation de sang faite de cette manière, on ne voit, dans le cas où il y a oligocythémie, que peu de globules apparents dans le champ du microscope. La plupart du temps, les globules rouges sont aussi plus pâles qu'à l'état normal, leur forme normale biconcave est peu accentuée, ils paraissent plus plats, et, contrairement à ce qui a lieu ordinairement, ne possèdent que très peu la propriété de se réunir en piles de monnaies ou en formes de croix. Par contre, on trouve fréquemment dans les globules rouges un changement de forme (poecilocytose).

S'il s'agit de diagnostiquer l'oligocythémie à un faible degré, cette méthode simple n'est plus suffisante ; nous devons recourir aux appareils construits pour la numération des globules ou la détermination de l'hémoglobine du sang.

Dans le courant de ces dernières années, un très grand nombre d'appareils de premier choix ont été construits, et parmi eux, ceux de *Quincke, Malassez, Hayem, Thoma-Zeiss*. Le principe de tous ces appareils est le suivant : on mélange une quantité de sang mesurée avec une quantité

---

(1) Voir p. 22.

déterminée de liquide neutre (solution saline à 3 %), puis on porte une partie de ce mélange sur un porte-objet creux à fond gradué et d'une contenance cubique exactement déterminée,
et l'on compte les globules sanguins au moyen du microscope.

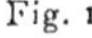

Fig. 1

1. *Appareil* (1) *pour la numération des globules du sang, de Thoma-Zeiss.*

Le plus simple et le plus convenable de ces appareils est bien celui construit par *Thoma* et *Zeiss*. Il se compose d'un tube capillaire de verre d'environ 10 centimètres de long, dilaté dans son tiers supérieur en ampoule ventrue où se trouve une petite boule de verre ; l'extrémité inférieure du tube capillaire est graduée de 0,1. 0,5. 1, à 101. (Fig. 1.)

A l'appareil est joint une cellule, calibrée pour la numération, construite par Abbe (2) et Zeiss. Celle-ci est lutée sur un porte-objet (Fig. 2 *a*) de 0,1 mill. de profondeur, dont le fond est divisé en carrés microscopiques (Fig. 2 *b*). L'emplacement de chaque carré comprend 1/4000 mm.³ (3). Chaque réunion de 16 carrés est marquée par une ligne très accentuée (Fig. 2 *c*).

Numération. — En observant les précautions indiquées ci-dessus, on fait une piqûre à un doigt et, aussitôt que le sang commence à sourdre, on plonge le tube capillaire dans le sommet de la gouttelette, puis on laisse monter le sang dans ce tube jusqu'à la division 0,5 ou 1 ; la pointe du tube capillaire est ensuite nettoyée et plongée dans une solution saline à 3 % qu'on laisse monter jusqu'à la marque 101. Pour que le liquide soit bien mélangé,

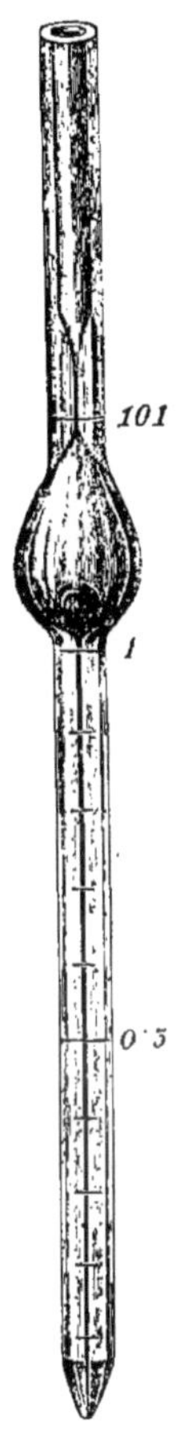

(1) *Note du traducteur.* On peut se servir avec avantage, pour la numération des globules, soit du procédé de M. Malassez, soit de celui de M. Hayem. *Cornil* et *Ranvier*, Manuel d'histologie pathologique. 1882.

(2) *Abbe*, Sitzungsberitchte der Gesellschaft f. Med. und Naturwiss. in Jena. N° 29, 1878 cit. d'après *Lyon* et *Thoma*.

(3) mm³ = un millimètre cube.

on chasse par insufflation la colonne de liquide contenue dans le
capillaire, car là le sang ne pourrait se mélanger avec la solution saline,
et les numérations faites avec ce mélange donneraient des résultats
défectueux.

Le tube capillaire doit être nettoyé avec soin aussitôt qu'on s'en est servi ; le meilleur mode de nettoyage consiste à laver d'abord avec de l'eau distillée, puis avec de

Fig. 2 *a*.

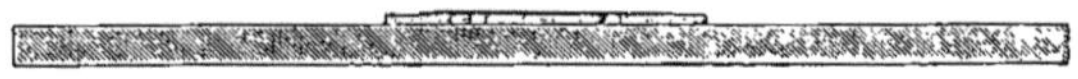

Fig. 2 *b*.

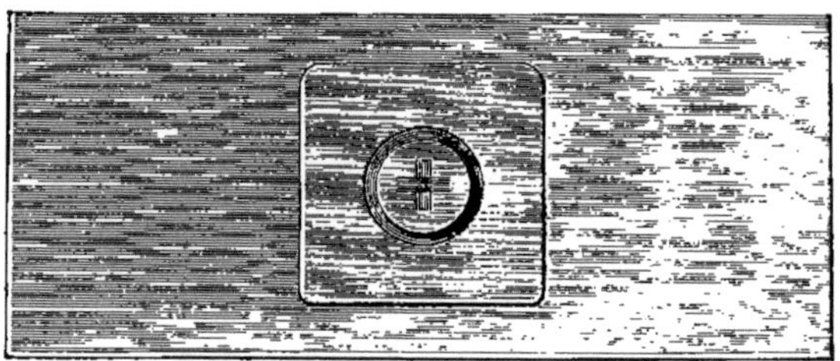

Fig. 2 *c*.

l'alcool et enfin avec de l'éther ; en dernier lieu, on le fait traverser par un fort courant
d'air. J'utilise dans ce but le courant d'air de la pompe pneumatique de Böhm.

On remplit avec le mélange de sang et de solution saline la concavité du
porte-objet, on recouvre d'une lamelle et on veille à ce que, dans la préparation du sang, il n'y ait pas de bulles d'air ; il faut aussi s'assurer que
la lamelle s'applique bien exactement, afin qu'il n'y ait pas formation
des anneaux colorés de *Newton*. Après qu'on a laissé reposer la prépara-

tion quelques minutes pour obtenir le repos et le mélange uniforme du liquide, on l'examine au microscope, tout d'abord à un grossissement de 3o ou 70 fois, afin de s'assurer si la préparation ne contient pas de bulles d'air ou de corps étrangers, et de voir si la répartition des globules sanguins est à peu près régulière. C'est alors que commence la numération des globules ; on les compte dans chacun des 16 carrés et on prend la moyenne des chiffres obtenus. Plus on compte de carrés et plus la mensuration est exacte. Pour la numération des globules contenus dans les 16 carrés, *Lyon* et *Thoma* (1) donnent les indications suivantes :

Une série verticale de 4 de ces carrés sert de point de repère pour la numération des globules qui y sont contenus. Sont à compter toutes les cellules qui recouvrent ou sont placées sur la limite supérieure du rectangle formé par la réunion des 4 carrés, intérieurement ou extérieurement ; puis toutes les cellules qui recouvrent ou reposent sur la ligne qui limite ces 4 carrés par un des côtés (gauche) ; et enfin toutes les cellules qui sont situées dans l'intérieur de ces 4 carrés et ne recouvrent aucun des contours.

Pour cette numération on choisit comme objectif le *Zeiss C ou D — Hartnack 6 ou Reichert 7* (2).

La numération, s'opère de la manière suivante : si le sang est monté jusqu'à la marque o,5, la dilution est de 1 : 200 ; à la marque 1 du tube capillaire le mélange est de 1 : 100. On multiplie le nombre des globules sanguins, trouvés dans les carrés comptés, par 4000 (1/4000 est la contenance cubique d'un carré), puis par 100 ou 200 suivant la dilution ; on divise ensuite par le nombre des carrés comptés, et on obtient alors le nombre des globules sanguins contenus dans un millimètre cube de sang.

Pour la numération des globules blancs, *Thoma* (3) emploie la méthode suivante :

. On dilue le sang dans la proportion de 1 : 10 avec de l'eau qui contient 1/3 % d'acide acétique anhydre. Par ce procédé les globules rouges, en s'écoulant, empêcheront la concentration des globules blancs qui resteront alors intacts. Pour cela on recommande le mélangeur, construit dans ce but, par *Zeiss*.

On peut aussi procéder de la manière suivante : avec une pipette d'une contenance de 1 cmc., exactement graduée jusqu'au o,1 cmc., on aspire o,9 cmc. de la dilution d'acide acétique ci-dessus mentionnée, qu'on

---

(1) *Lyon* et *Thoma*, Virchow's Archiv. *84*, 131, 1881 ; voir aussi *A. Halla* Zeitschrift für Heilkunde. *4*, 198 et 331, 1883.

(2) *Note du traducteur. Verick*, objectif 6. *Nachet*, objectif 3.

(3) *Thoma*, Virchow's Archiv. *87*, 201, 1882.

mesure dans un petit verre de montre; on prélève ensuite du sang (1),
au moyen d'une pipette contenant exactement 0,1 cmc., on le mélange
soigneusement avec les 0,9 cmc., et on porte une goutte du liquide dans
la cellule à numération. Celle-ci est préparée comme nous l'avons
indiqué ci-dessus; cependant, comme le nombre des globules visibles
dans le champ du microscope est relativement faible, *Thoma* recommande, pour obtenir un résultat exact, de prendre comme unité de surface le champ du microscope et non la division en carrés du fond de la
chambre à numération; puis, on tire le tube du microscope de façon à
ce que le champ visuel corresponde exactement à un multiple entier des
divisions du fond de la chambre. Avant de commencer la numération,
on doit s'assurer, au moyen de la vis micrométrique, si tous les globules
sont fixés.

On trouvera de la manière suivante le contenu en cube de l'espace
qui correspond au champ visuel. Tout d'abord on compte les divisions
de la chambre formant le diamètre du champ de vision, et dont chacune
mesure exactement 1/20 mm. (voir ci-dessus : la contenance en surface
1/400, la contenance en cube 1/4000). Le diamètre, qui est égal à 1/20
mm., est multiplié par le nombre des raies comptées. Si celui-ci était
de 10, le diamètre serait de $10 \times 1/20$ mm., $= \frac{10}{20}$ et le rayon $\frac{10}{40}$ mm.;
la superficie du champ visuel répondrait donc à $\pi \left(\frac{10}{40}\right)^2$ mm² (2 et 3), sa
contenance cubique (Q), du champ visuel d'une chambre profonde de
0,100 mm., serait égale à $0,1 \times \left(\frac{10}{40}\right)^2 \pi$ mm.³ (4); on la réduit ensuite à
la formule générale suivante :

$$\frac{10 \times Z}{M \times Q}$$

Si on admet que le nombre des champs visuels comptés égale M, que
le nombre des globules qui y sont contenus égale Z, et que le contenu
en cube d'un champ visuel égale Q (Q $= 0,1\,\pi\,R^2$, R égal au rayon du
champ visuel en millimètres), et que la dilution du sang employé est de
1 : 10, on n'a plus qu'à calculer la quantité des globules contenus dans
mm³ d'un sang non dilué.

Si les globules blancs sont en forte proportion, comme dans la leucocythémie, on fait la numération de la même façon que pour les globules
rouges. On trouve ainsi à peu près exactement la proportion des globules

---

(1) On recommande surtout les pipettes automatiques d'une contenance de 0,1 cmc.
construites dans ce but.

(2) $\pi = 3,1416$.

(3) mm² — millimètre carré.

(4) mm³ $=$ millimètre cube.

blancs par rapport aux rouges, en comptant le nombre des globules blancs et rouges dans le plus grand nombre de champs visuels possible et en calculant ensuite leur nombre d'après le procédé indiqué (p. 9). Il est très avantageux, dans ce cas, d'employer une solution saline à 3 %, colorée avec un peu de violet de gentiane, car les leucocytes, colorés en bleu, se différencieront facilement des globules rouges, ordinairement d'un rouge pâle.

Pour déterminer la proportion de l'hémoglobine du sang, on se sert des appareils spéciaux construits à cet effet, ce sont ceux de *Bizzozero* (1) et de *V. Fleischl* (2).

2. *Chromo-Cytomètre de Bizzozero*. Cet instrument se compose de deux tubes glissant l'un dans l'autre, fermés chacun à l'extrémité correspondante par un disque de verre, tandis que l'autre extrémité reste ouverte. Au tube extérieur est adapté un petit réservoir, ouvert en dessus, qui communique, par une ouverture, avec ces tubes jusqu'au disque de verre fermant l'autre extrémité du tube. En faisant monter ou descendre la vis du tube intérieur dans l'extérieur, on augmente ou on diminue l'espace compris entre les deux disques de verre, et ainsi la colonne de liquide, renfermée dans cet espace, pourra varier à volonté, puisque le liquide, pénètre dans le réservoir qui communique avec l'intérieur.

Pour utiliser l'instrument comme cytomètre, on commence par diluer le sang, prélevé suivant les précautions d'usage, comme dans la numération des globules de *Thoma-Zeiss*, avec une quantité déterminée d'une solution de chlorure de sodium. On détermine ensuite le diamètre que doit avoir le liquide pour pouvoir encore distinguer la flamme d'une bougie placée à 1 mètre 1/2 de l'instrument.

Si on veut se servir de l'appareil comme chromomètre, on mélange le sang avec une certaine quantité d'eau ; l'hémoglobine se trouve alors dissoute et le liquide coloré devient transparent. La proportion d'hémoglobine sera calculée d'après le diamètre de la colonne de liquide de chacun des mélanges nécessaires, pour que l'intensité de coloration de la solution soit égale à un verre type annexé à l'appareil et coloré par l'hémoglobine oxygénée.

Je n'ai aucune expérience sur cet appareil, mais, d'après les observations de *Bizzozero* et autres auteurs, il rendrait de bons services pour la détermination relative de la proportion d'hémoglobine contenue dans le sang.

---

(1) *Bizzozero*, Handbuch der klinischen Mikroskopie, traduction allemande de *Lustig* et *Bernheimer*, P. 22, Erlangen 1883, et Wiener med. Jahrbücher P. 252, 1880.

(2) *V. Fleischl*, Wiener med. Jahrbücher. 425, 1885 et 167, 1886.

3. *Hématomètre de V. Fleischl* (1). Le principe de cet appareil repose sur ce que la couleur du sang examiné, dilué dans l'eau, est comparée à la couleur d'un prisme de verre coloré en rouge par le pourpre de *Cassius*.

La partie la plus importante de cet appareil est le prisme. Au-dessus de celui-ci, juste au centre d'une platine construite comme dans le microscope, échancrée dans le milieu et éclairée par une plaque de gypse qui reçoit les rayons lumineux d'une lampe à huile ou d'un bec de gaz (2), se trouve un tube de verre, de 1 cm. 1/2 de long environ, fermé en dessous par une plaque de verre, et, dans le diamètre parallèle au prisme, divisé par une cloison de séparation, de sorte qu'une moitié du tube, fermé en dessous, repose sur le prisme coloré, tandis que l'autre moitié est située directement sur l'ouverture éclairée. Le prisme peut se déplacer à volonté sur la plaque même de la platine. Avant de commencer l'opération, on remplit les 2 moitiés du tube de verre avec un peu d'eau, puis, dans la petite boîte de verre située au-dessus de l'ouverture et non colorée par le prisme placé au-dessous, on délaie une quantité déterminée de sang. On utilise dans ce but la pipette automatique qui est annexée à l'appareil de *V. Fleischl*. Le contenu en cube de la pipette doit être mesuré de telle façon que, chez les individus sains, la couleur du sang dissous dans la petite boîte de verre coïncide exactement avec chaque partie du prisme de verre coloré qui porte le chiffre 100 (fig. 3).

La distance de ce point à l'arête aiguë du prisme, où l'épaisseur est de 0, est divisée en 10 parties, de sorte que sur l'appareil se trouvent les chiffres 90, 80, etc.

On procède de la façon suivante : on dissout dans l'eau contenue dans la petite boîte de verre, du sang prélevé au moyen de la pipette, après piqûre préalable du doigt ; on remplit complètement les deux compartiments avec de l'eau, et on déplace le prisme jusqu'à ce que le liquide contenu dans les deux boîtes de verre paraisse coloré en rouge intense. Si à l'échelle on lit le chiffre 80, c'est que le sang en question ne contient que 80 °/₀ d'hémoglobine.

Cet appareil, s'il ne donne pas des chiffres absolument exacts par rapport à la quantité d'hémoglobine contenue dans le sang, est du moins recommandable à cause de la facilité et de la rapidité avec laquelle se fait l'opération, et à cause de la faible quantité de sang nécessaire ; dans l'examen du sang, au point de vue de ses altérations, il servira de complément aux résultats obtenus avec l'appareil de *Thoma-Zeiss*,

---

(1) *V. Fleischl*, l. c.

(2) La lumière du jour est inutilisable pour cet appareil.

ainsi qu'il en résulte, du reste, des observations de *Gottlieb* (1) et *Laker* (2 et 3).

2. LEUCOCYTOSE. On désigne sous le nom de leucocytose une augmentation des globules blancs.

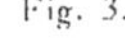

Fig. 3.

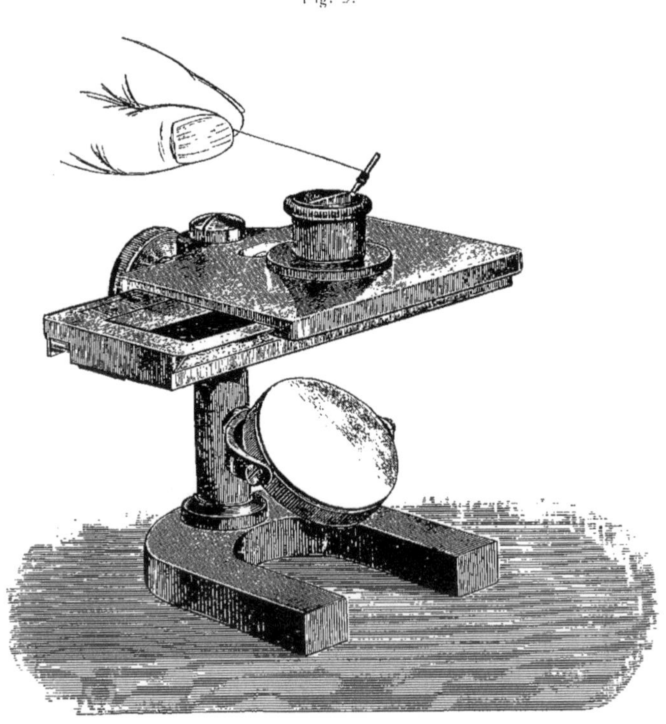

L'augmentation de ces éléments a lieu régulièrement au moment de la digestion ; 1 à 2 heures après le repas, on trouve, chez les individus sains, vigoureux, que la proportion entre les leucocytes et les globule, rouges est de 1 : 150 et même de 1 : 100 ; tandis que, en temps ordinaires cette proportion varie entre 1 : 335 à 600.

Quant les leucocytes sont en proportion beaucoup plus considérable,

(1) *Gottlieb*, Wiener med. Blätter. 9, 505 et 537, 1886.
(2) *Laker*, Wiener med. Wochenschrift. 36, 639 et 877, 1886.
(3) *Reichert*, fabricant de microscopes fournit l'appareil au prix de 25 fl.

c'est le résultat d'un état pathologique. *Virchow* (1) est d'avis que tous les processus auxquels participent les ganglions lymphatiques, conduisent à la leucocytose; ainsi, dans une série de maladies infectieuses telles que la fièvre récurrente, le typhus abdominal, on constate toujours de la leucocytose.

Pour diagnostiquer la leucocytose pathologique, au moyen de l'examen microscopique, un peu d'habitude suffit; mais, pour obtenir une détermination exacte, il faut se servir de l'appareil à numération de *Thoma-Zeiss*. Quand on pratique cet examen, au point de vue de la leucocytose existante, on doit avant tout observer qu'il ne faut pas examiner le sang aussitôt la digestion; c'est pourquoi on ne peut jamais diagnostiquer la leucocytose pathologique après l'examen du sang prélevé pendant la période digestive. L'importance de la leucocytose au point de vue pathologique n'est pas à dédaigner, car, dans un certain nombre de cas, la présence de cette altération, combinée avec d'autres symptômes cliniques, rendra facile le diagnostic d'une affection difficile à préciser, comme c'est le cas pour l'ostéomyélite.

3. LEUCOCYTHÉMIE. La leucocythémie, dans les cas bien déclarés, peut être fréquemment diagnostiquée rien qu'à l'examen microscopique du sang (*Virchow*) (2).

Le sang obtenu par piqûre de la pulpe du doigt, est très liquide, rouge clair, assez fortement trouble et donne assez bien l'impression de globules de graisse nageant dans ce liquide; il est extraordinairement visqueux (3).

La réaction du sang est alcaline (*Mosler*) (4), non acide, comme on l'avait admis primitivement; cependant, dans la leucocythémie, ainsi que je l'ai observé, l'alcalinité domine assez souvent et de beaucoup. A l'examen microscopique, dans la leucocythémie très accusée, l'augmentation considérable des globules blancs saute aux yeux; la numération des globules indique exactement à quel degré les globules blancs se trouvent augmentés par rapport au nombre des globules rouges. *Virchow* a, dans un cas, estimé leur proportion à 2 : 3; *J. Vogl* de 1 : 3 à 1 : 2; *Schreiber* à 2 : 3 (5). Dans 5 cas de leucocythémie observés, dans ces dernières années, à la clinique du professeur *Nothnagel*, la proportion des globules blancs

---

(1) *Virchow's* gesammelte Abhandlungen zur wissenschaftlichen Medicin. III. Ueber farblose Blutkorperchen und Leukaemie, p. 180; et aussi d'autres ouvrages, tels que *Nasse, Donné, Remak, Henle*.

(2) *Virchow's* gesammelte Abhandlungen zur wissenschaftlichen Medicin., l. c.

(3) Voir *Riemer*, Schmidt's Jahrbücher. *181*, 185, 1879.

(4) *Mosler*, Zeitschrift für Biologie. 8, 147, 1872.

(5) Voir *Fleischer* et *Penzoldt*, Archiv f. klin. Medic., *26*, 308, 1880.

était, d'après les numérations de *Gottlieb*, de 1 : 3 — 1 : 5 — 1 : 8 — 1 : 11 — 1 : 12.

Une deuxième altération consiste dans la diminution des éléments figurés du sang. Ainsi, dans les cas que je viens de mentionner, le nombre des éléments figurés du sang montait à 2 ou 3 millions par millimètre cube.

Dans l'examen du sang leucocythémique, il faut également faire attention aux formes que présentent les leucocytes.

D'après mes observations, je puis dire, malgré l'affirmation contraire de *Bizzozero* (1), qu'on est maintenant en état de reconnaître à quelle forme de leucocythémie on a affaire. On distingue, en effet, d'après l'examen des symptômes cliniques et des lésions anatomiques, une leucocythémie liénale, une lymphatique et une myélogène. Cependant nous devons faire remarquer que des cas véritables de leucocythémie myélogène n'ont pas encore été, jusqu'à présent, déterminés avec une certitude absolue (2).

Si nous trouvons dans le sang des leucocytes d'un grand et petit diamètre, avec prédominance de ces derniers, il s'agit d'une forme de leucocythémie liénale et lymphatique (Fig. 4). Si on ne constate dans le sang que des leucocytes relativement gros, on peut conclure, dans la plupart des cas, à l'existence d'une forme liénale de leucocythémie avec faible participation des ganglions lymphatiques et de la moelle des os.

Si on observe dans le sang de nombreuses formes de transition entre les globules blancs et les globules rouges, des globules rouges à noyaux surtout et de gros leucocytes pourvus de gros nucléoles, on peut être certain qu'il y a là une altération excessivement grave de la moelle des os et qu'on a affaire à la forme myélogène de la leucocythémie (3).

Dans quelques cas, on trouve aussi des cristaux dans le sang des leucocythémiques (*Charcot, Robin, Vulpian*). *Neumann* les considère comme provenant de la moelle des os et les décrit sous forme d'octaèdres allongés, incolores, et brillants (*Ph. Schreiner*) (4). Mais cela doit être très rare, car jamais je n'ai trouvé de cristaux dans le sang frais,

---

(1) *Bizzozero*, l. c. P. 36.

(2) J'ai observé, il y a deux ans, à la clinique du professeur *Nothnagel*, un cas de néphrite dans lequel le sang présentait une quantité considérable de leucocytes à grosses cellules et à gros noyaux. Par la numération on constata que la proportion des globules blancs, par rapport aux rouges, était de 1150 A l'autopsie, on trouva, outre les lésions d'une néphrite chronique, dans la moelle des os, des altérations qui rappellent celles décrites par *Neumann* dans la leucocythémie.

(3) Voir aussi *M. Löwit*, Sitzungsberichte der k. Akademie (Wien), *9 2*, III, 22, 1886.

(4) *Ph. Schreiner*, Liebig's Annalen. *194*, 68, 1878; etc., etc.

malgré les recherches les plus nombreuses, et il est probable qu'on ne les trouve dans ce liquide qu'après que le sang a été laissé en repos pendant un temps assez long. Dans tous les cas, ils sont bien identiques à ceux qui sont quelquefois dans les crachats, dans les selles et toujours dans la liqueur spermatique (1).

Il ne nous reste plus à mentionner que l'altération de forme que les globules rouges présentent fréquemment dans la leucocythémie, altération que *Quincke* (2) a décrite le premier et désignée sous le nom de Poecilocytose (Poikilocytose).

S'il est facile de diagnostiquer, au microscope, un cas bien caractérisé de leucocythémie, il n'en est pas de même quand il s'agit de déterminer une altération leucocythémique commençante, rien qu'à l'augmentation des globules blancs. *Magnus Huss* diagnostique une leucocythémie quand la proportion des globules blancs par rapport aux rouges est de 1 : 20 ; *Fleischer* et *Penzoldt* (3) agissent de même. Mais le médecin est en droit de se demander assez souvent s'il s'agit d'une leucocytose bien caractérisée ou d'une leucocythémie à son début.

Fig. 4.

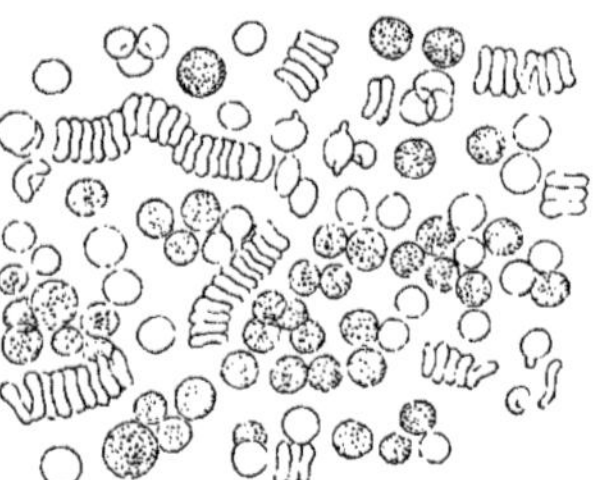

Les intéressantes observations de *P. Ehrlich* (4) sont d'un grand secours pour le diagnostic d'une leucocythémie au début. *Ehrlich* a étudié les granulations protoplasmatiques des globules blancs, et a trouvé des différences constantes dans la propriété qu'elles ont de se colorer dans l'intérieur des leucocytes, différences qui ont une importance, aussi bien au point de vue physiologique que pathologique. Il distingue 5 espèces de granulations, de α à ε. Dans toutes les leucocytoses aiguës, il n'y a que les granulations nucléiformes ε, aux formes mono et multinucléaires, qui grossissent ; tandis que les granulations α, à cause de leur propriété

---

(1) Voir pour la propriété chimique les chapitres ci-dessus mentionnés.
(2) Voir p. 19.
(3) *Fleischer* et *Penzoldt*, Archiv f. klin. Med., l. c.
(4) *Ehrlich*, Verhandlungen der physiologischen Gesellschaft zu Berlin. 1879/80, Nr. 20, et Zeitschrift f. klin. Med. *1*, 553, 1880.

à prendre l'éosine, désignées aussi sous le nom de granulations éosinophiles, diminuent d'une façon très apparente ; c'est l'inverse qui a lieu
dans la leucocythémie commençante. Si les granulations éosinophiles
sont considérablement augmentées, nous aurons, dans cette manière
d'être des leucocytes, un critérium important pour le diagnostic de la
leucocythémie à son début. L'examen se fait de la manière suivante :
à l'aide d'une pince, on étend le sang entre deux lamelles, en couche
aussi mince que possible ; puis on soumet ces lamelles à la dessication,
en les chauffant à 120-130° C. sur une plaque de cuivre ou, ce qui est
préférable, sur un dessicateur (on peut également employer un appareil
à dessication à une température au-dessus de 100° C. et laisser agir
pendant un temps assez long, 10 à 12 heures) (1). Cela fait, on dépose
sur la préparation une goutte d'une solution concentrée de glycérine et
d'éosine, on enlève dans l'eau l'excès de matière colorante, on fait sécher
de nouveau, et on examine alors la préparation dans le baume de Canada
ou l'essence de girofle. D'après *Huber* (2), le procédé suivant donnerait de
bons résultats : on fait dissoudre 2 grammes d'aurantine, d'induline et
d'éosine (de chacune 2 grammes) dans 30 gr. de glycérine, et on agite
le mélange avant de s'en servir. Les lamelles sont ensuite séchées et
soumises à une température de 120° C., pendant un laps de temps
variant entre 1/2 heure à un jour, puis lavées avec précaution dans
l'eau distillée, séchées ensuite à l'air libre, et montées dans le baume
ou la laque de Damar. Si on a affaire à une leucocythémie commençante,
on voit, dans ces préparations, les globules rouges colorés en jaune
rougeâtre, tandis que les noyaux des globules blancs prennent une
couleur bleue ; et on trouve aussi de gros leucocytes, gorgés de corpuscules nucléiformes, fortement colorés en rouge (granulations éosinophiles). Cette méthode est très recommandable, car, dans les cas
douteux, elle donne toujours une solution.

4. MÉLANHÉMIE (3). On peut facilement constater au microscope cette
rare altération du sang. On trouve d'abord dans le sang des granulations,
ordinairement noires, rarement jaunes ou brunes, tantôt grosses, tantôt
petites, et des amas de granulations qui, unies les unes aux autres par
une substance soluble dans les alcalis et les acides, nagent entre les
globules et forment réellement des amas de matières pigmentaires.

---

(1) On peut aussi employer l'alcool absolu, mais il faut naturellement laisser
évaporer l'alcool avant la coloration.

(2) *Huber* et *Becker*, Die pathologisch-histologischen und bakteriologischen Unter-
suchungs-Methoden, p. 49, 1886. Leipzig, F. C. W. Vogel.

(3) Voir *Mosler*, Milzkrankheiten, Ziemssen's Handbuch. *8*, 2, p. 198, 2. Édition
1878. — *C. Nyström*, Schmidt's Jahrbücher. *163*, 242, 1874. — *Meissner*, Schmidt's
Jarbücher. *168*, 293, 1875.

Il existe aussi des grains de pigment égalant en grosseur les globules blancs : c'est la deuxième forme sous laquelle le pigment se présente. Enfin, en troisième lieu, et, d'après mes observations c'est ce que l'on constate le plus fréquemment, on voit de grosses et petites particules de pigment, assez souvent enfermées dans les globules, et qui, tantôt ressemblent aux globules blancs, tantôt s'en écartent par une forme plus en massue ou plus fusiforme. La présence de ces amas de matière pigmentaire est très rare. Par contre, à la suite de fièvres intermittentes graves, de typhus à rechutes, on trouve souvent dans le sang des granulations pigmentaires, ou plus souvent, et même presque toujours des globules blancs pigmentés. La préparation figurée ici provient d'un homme qui, depuis longtemps, souffrait d'une malaria qu'il avait gagnée sous les tropiques (Fig. 5).

5. Microcythémie. Etudiée par *Vanlair* et *Masius* (1). On constate dans le sang la présence de petits éléments (microcytes) contenant de

Fig. 5.

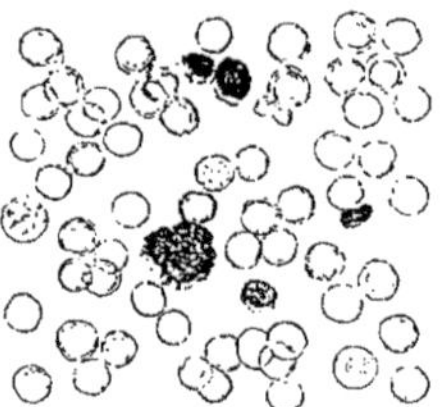

l'hémoglobine, qui probablement proviennent des globules rouges. Ordinairement ces microcytes sont plus petits que les globules rouges, mais quelquefois cependant ils sont plus gros (Mégaloblastes de *Hayem* et *Ehrlich*.)

On trouve ces éléments dans le sang dans des maladies très différentes, dans les intoxications, dans les maladies infectieuses, dans les combustions, dans les anémies graves. Si on compulse la bibliographie médicale, on voit que, dans les nombreuses observations faites à ce sujet, il existe très peu de faits positifs sur l'importance de ces microcytes; aussi ne peut-on tirer de leur présence aucune conclusion utile au diagnostic. *Litten* a constaté que ces éléments pouvaient pénétrer rapidement dans le sang. A cette affection se rattachent également les observations de *Bettelheim* (2) au sujet de fines granulations mobiles trouvées dans le sang.

----

(1) *Vanlair* et *Masius*, De la microcythémie. Bull. de l'Acad. roy. méd. de Belgique. Série 3, tome V.

(2) *Bettelheim*, Wiener medic. Presse. N° 13, 1868. Tirage à part.

6. Poecilocytose. On comprend sous cette dénomination la propriété qu'ont les globules rouges de présenter des différences très considérables dans leur forme et leur grosseur. *Quincke* (1) a désigné cette altération sous le nom de Poecilocytose. Celle-ci a été observée pour la première fois dans l'anémie pernicieuse et, depuis, quelques auteurs l'ont considérée comme la caractéristique de cette affection.

Cependant, d'après *Grainger-Stewart, Lépine* et *Hermann Müller* (voir *Quincke*, l. c.), il y a des cas d'anémie pernicieuse dans lesquels il n'y a pas de poecilocytose.

Dans cet état, les globules rouges ont un aspect très différent. On trouve des hématies à formes normales, mais plus petites, de grosses hématies de formes anormales (Mégaloblastes), des globules étirés en forme de bouteilles munies souvent d'une petite nodosité à l'extrémité, et enfin des globules en forme d'enclume, de biscuit, d'écuelle, de rein (fig. 6).

Fig. 6.

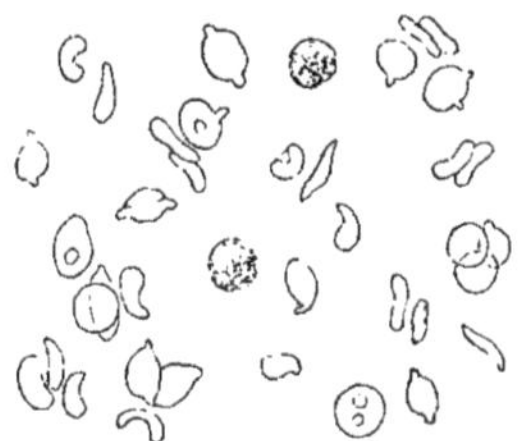

Friedreich et *Mosler* ont vu sur les globules rouges des prolongements amiboïdes. J'en ai également observé, et je puis affirmer que la poecilocytose n'a lieu que par suite de la propriété que possèdent les globules rouges d'être contractiles d'une manière anormale.

D'après la description que nous venons de donner, il est évident que la poecilocytose peut se diagnostiquer, sans difficulté, à l'examen microscopique.

La poecilocytose ne caractérise pas une altération déterminée du sang, mais on la trouve presque toujours dès que le sang a éprouvé de graves altérations, telles que la diminution des éléments figurés, surtout des globules rouges. J'ai remarqué ce symptôme dans des cas types de chlorose —, dans les anémies graves de toutes natures, et surtout dans

---

(1) *Quincke*, Deutsches Archiv für klin. Medic. *20*, 1, 1877 et 25, 577, 1880 ; voir en outre : *Lépine* et *Germont*, Gaz. méd. de Paris, p. 218, 1877. — *Hayem*, ibid., p. 293, 1877. — *Eisenlohr*, Archiv für klin. Med. *20*, 495, 1877. — *Litten*, Berl. klin. Wochenschr. *14*, 1, 1877. — *Nothnagel*, Archiv für klin. Med. *24*, 253, 1879. — *Ehrlich*, Charité-Annalen, p. 198, 1878.

l'anémie pernicieuse, dans la cachexie cancéreuse, dans la dégénérescence amyloïde des organes (1) et aussi dans la leucocythémie.

7. Altérations des éléments du sang dans la chlorose (2). Quand ces altérations du sang, si bien caractérisées qu'elles permettent de formuler un diagnostic au moyen de l'examen microscopique, n'existent pas dans ces maladies, elles présentent néanmoins, par rapport à l'oligocythémie simple et à l'état du sang dans l'anémie pernicieuse, des différences si considérables que leur comparaison ne me paraît pas dénuée d'intérêt.

Avant tout, le sang des chlorotiques est caractérisé par une couleur claire, sans qu'il paraisse avoir subi une altération essentielle dans ses propriétés physiques.

A l'examen microscopique, on constate ordinairement une pâleur anormale des globules rouges, sans diminution sensible de ceux-ci. Si on a recours aux procédés de numération des globules et à la détermination de l'hémoglobine, on voit, dans le plus grand nombre des cas, une faible diminution des globules rouges, jointe à une diminution importante de l'hémoglobine.

Je puis donc, en schématisant quelque peu, considérer comme l'altération la plus essentielle dans la chlorose la diminution de l'hémoglobine du sang, jointe à une faible diminution des éléments figurés, avec ou sans augmentation appréciable des leucocytes. On observe en outre fréquemment de la poecilocytose dans le sang des chlorotiques, et assez souvent aussi des éléments décrits comme microcytes et mégaloblastes.

8. Altérations des éléments du sang dans l'anémie pernicieuse (3). Tout autres se montrent les altérations du sang dans l'anémie pernicieuse.

A l'examen macroscopique, le sang présente déjà les altérations physiques décrites dans l'oligocythémie; il est fluide, extrêmement pâle, etc., etc. A l'examen microscopique, on constate une diminution considérable des éléments figurés du sang, comme il n'en existe jamais ou très rarement, même dans les formes les plus graves de l'anémie ordinaire. D'après les observations de *Laache*, leur nombre peut s'abais-

---

(1) La figure donnée ici provient d'un de ces cas.

(2) Voir *Hoppe-Seyler*, Handbuch der physiologischen Chemie. Berlin, Hirschwald, 1881, p. 478. — *Immermann*, v. Ziemssen's Handbuch. XIII, II Livraison, p. 274. II. Édition, Leipzig 1879.

(3) Voir *Immermann*, v. Ziemssen's Handbuch. *13*, II Livraison, p. 350. II Édition, 1879. — La Monographie d'*Eichhorst* sur l'anémie pernicieuse, Leipzig 1878, puis *Quincke*, l. c. — *Laache*, Die Anaemie. Christiania, 1883.

ser jusqu'à 360,000 dans un millimètre cube. Mais les globules rouges sont assez souvent plus gros qu'à l'état normal et présentent considérablement les altérations types de la poecilocytose. On trouve rarement de microcytes dans le sang.

Comme critérium important de l'anémie pernicieuse, il faut mentionner, en première ligne, la propriété du sang, signalée par *Hayem* (1), dans cette affection : le nombre des globules rouges est en proportion inverse de leur contenu en hémoglobine.

Les altérations les plus importantes du sang dans l'anémie pernicieuse sont donc : diminution des éléments figurés du sang, augmentation relative dans leur grosseur et dans la contenance en hémoglobine des globules rouges *(Hayem* (1) — *Kahler* (2) — *Quincke* (3) — *Laache)* (4). Tous ces caractères du sang se reconnaissent facilement au moyen des méthodes indiquées ci-dessus.

IV. Parasites du sang. — Ils appartiennent en partie au règne végétal, en partie au règne animal.

A. Végétaux parasites. — Nous diviserons les micro-organismes en 3 groupes : 1. Moisissures. — 2. Levures. — 3. Schizomycètes. Le 3º groupe est pour nous très important, car, jusqu'à présent, on n'a presque exclusivement trouvé dans le sang que des champignons appartenant à ce groupe.

Les moisissures ont été trouvées quelquefois dans le sang des animaux par *Grohe* et *Block* (5), *Grawitz* (6) et *Lichtheim* (7), mais jamais dans le sang de l'homme, même dans les maladies ayant quelque analogie avec celles des animaux, où ces parasites ont été observés.

Nous n'avons à nous occuper ici que de la présence dans le sang des bacilles du charbon —, des spirilles de la fièvre récurrente —, des bacilles de la tuberculose —, des bacilles de la morve — et des bacilles du typhus.

Procédés pour rechercher les micro-organismes dans le sang. — Dans quelques maladies, comme dans le typhus, dans le charbon, l'examen purement microscopique suffit pour formuler un diagnostic certain.

---

(1) *Hayem*, l. c.
(2) *Kahler*, Prag. medic. Wochenschr. 5, nº 38-45, 1880.
(3) *Quincke*, l. c.
(4) *Laache*, l. c.
(5) *Block*, Diss. Stettin, 1871.
(6) *Grawitz*, Virchow's Archiv. 79, 546, 1877 et 81, 355, 1880.
(7) *Lichtheim*, Zeitschr. für klin. Med. 7, 140, 1884.

Dans d'autres cas, comme dans la tuberculose miliaire, la morve et le typhus, nous devons recourir à des méthodes spéciales indiquées par *Koch* (1) et *Ehrlich* (2).

Le principe de ces méthodes est basé sur la dessication du sang en couche très mince, ce qui altère la forme des éléments figurés, tandis que les micro-organismes conservent leurs formes caractéristiques ; et sur la mise en usage, pour la recherche des micro-organismes, des procédés de coloration indiqués par *Koch* (3) — *Ehrlich* (4) — *Weigert* (5) — et un grand nombre d'autres chercheurs. *Ce qu'il y a de plus essentiel dans ces méthodes, c'est que les champignons se colorent avec intensité par les matières colorantes à base d'aniline.* Les matières colorantes à base d'aniline, dont on se sert, sont les suivantes : brun de bismarck — vésuvine — brun d'aniline — fuchsine — bleu de méthylène — violet de gentiane et violet de méthyle. Mais on ne doit pas toutefois considérer comme des micro-organismes tout ce qui est coloré, car les granulations de protoplasma, les noyaux des cellules et leurs produits de décomposition prennent également bien la matière colorante. Ainsi, les granulations γ et δ d'*Ehrlich* prennent facilement la matière colorante à base d'aniline, et ont été, plus d'une fois, prises pour des champignons.

Mode de préparation. — On lave d'abord la pulpe du doigt où on doit prélever le sang, avec une brosse et du savon, puis avec du sublimé (1 : 1000), de l'alcool qui fera disparaître le sublimé, et enfin avec de l'éther. On prend une aiguille flambée avec le plus grand soin, et on l'enfonce assez profondément dans la pulpe du doigt. La première goutte de sang qui sort est enlevée avec une aiguille de platine préalablement flambée, et avec une pince également flambée ; on pose sur le sommet de la gouttelette une lamelle nettoyée avec le plus grand soin au moyen du sublimé, de l'alcool, et de l'éther. La gouttelette est ensuite étalée en couche mince entre deux lamelles, qu'on écarte ensuite l'une de l'autre au moyen de deux pinces et qu'on fait sécher dans un air exempt de toute poussière, ou mieux dans un dessicateur. Après dessication, la préparation, la partie imbibée en dessus, est passée trois fois, avec précaution, à travers la flamme d'un brûleur *Bunsen*, portée pendant quelques heures à une température de 120° et colorée avec une solution aqueuse concentrée d'une substance colorante d'aniline. On place, avec une petite pipette,

---

(1) *Koch*, Cohn's Beiträge zur Biologie der Pflanzen. 2, 429, 1877, et, Mittheilungen aus dem kaiserlichen Gesundheitsamte. I, 1, 1881.

(2) *Ehrlich*, l. c.

(3) *Koch*, l. c.

(4) *Ehrlich*, l. c.

(5) *Weigert*,, Centralbl. für die medic. Wissensch. 9, 609, 1871, et, Berl. klin. Wochenschr. *15*, 241 et 261, 1877.

une goutte de cette solution sur la lamelle et, en très peu de temps, une à plusieurs minutes au plus, la préparation est colorée. On enlève ensuite la matière colorante avec de l'eau stérilisée et distillée, qu'on laisse couler sur la lamelle tenue obliquement, et on peut déjà alors examiner directement la préparation ainsi traitée. Mais, si on veut la conserver dans le baume de Canada, la laque de Damar, l'essence de girofle, il faut d'abord dessécher la préparation et mettre sur le porte-objet une goutte des liquides que nous venons de mentionner.

Si on emploie une solution colorante aqueuse concentrée, il faut, dès que la préparation est colorée, enlever l'excès de matière colorante avec de l'alcool (1). Le bleu de méthylène, d'après *Ehrlich* (2), est préférable, parce qu'il ne donne pas un excès de coloration, même quand les préparations sont restées longtemps à son contact.

Pour enlever l'excès de coloration, il est bon de se servir d'un mélange d'alcool, de glycérine ou d'acide acétique avec de l'eau. La vésuvine, le brun de bismarck, le brun d'aniline ne doivent pas être employés en solutions alcooliques.

Quant à ces solutions, il est bon de les préparer au moment de s'en servir, car, au bout de quelque temps, elles s'altèrent, et des champignons s'y développent assez fréquemment. La méthode de *Löffler* (3), pour rechercher les micro-organismes dans les préparations de sang desséché sur les lamelles, est très recommandée. Les lamelles, préparées d'après le procédé ci-dessus indiqué, sont placées pendant cinq à dix minutes sur un liquide colorant, composé de 30 cmc. d'une solution alcoolique concentrée de bleu de méthylène et de 100 cmc. d'une solution de potasse à 1 : 10.000 ; puis lavées 5 à 10 secondes dans une solution d'acide acétique à 1/2 %, traitées par l'alcool, séchées et montées dans l'essence de girofle ou le baume de Canada.

Pour rechercher les micro-organismes dans le sang, on recommande également la méthode de *Gram* (4). Les lamelles sont préparées comme nous venons de l'indiquer. Elles sont alors plongées dans une solution d'*Ehrlich-Weigert, eau d'aniline et violet de gentiane* (5). On place ensuite les lamelles colorées dans une solution d'iodure de potassium iodé (iode 1, iodure de potassium 2, eau distillée 300), jusqu'à formation d'un précipité sale, brunâtre ; deux à trois minutes après, on dépose la préparation dans l'alcool absolu, où elle doit séjourner jusqu'à décolo-

-- ——

(1) On peut employer aussi la glycérine ou l'acide acétique dilué.
(2) *Ehrlich*, Zeitschr. für klin. Medic. 2, 710, 1881.
(3) *Löffler*, Mittheilungen aus dem kais. Gesundheitsamt. 2, 439, 1884.
(4) *Gram*, Fortschritte der Medicin. 2, 186, 1884.
(5) Voir p. 73.

ration complète. Tous les éléments figurés paraissent décolorés, à l'exception des micro-organismes, qui ont été fortement colorés en bleu noirâtre.

La méthode, indiquée par *Günther* (1), pour la coloration des spirilles de la fièvre récurrente, peut être également employée avec succès pour la recherche des micro-organismes dans le sang. Pour examiner au microscope les préparations ainsi colorées, il faut se servir de l'immersion homogène, de l'éclairage Abbe et du condensateur ouvert (2).

1. BACILLES DU CHARBON. — La constatation des micro-organismes dans le sang des hommes et des animaux atteints de charbon est due à *Pollender* (3) — *Brauell* (4) — et *Davaine* (5). Depuis, les bacilles du charbon ont été vus et décrits dans le sang de l'homme par une série d'observateurs : *Buhl, Waldeyer, E. Wagner* et *W. Müller* (6). Cependant le nombre de ces micro-organismes qu'on voit dans le sang humain est bien inférieur à celui des bacilles constatés dans le sang des animaux ; du reste, ce nombre varie suivant les vaisseaux où le sang a été prélevé. Où les parasites sont le plus abondants, c'est dans les vaisseaux sanguins de la rate. Ils apparaissent, au microscope, sous forme de bâtonnets immobiles, de 5 à 12 μ de long (7), et presque constamment d'un μ d'épaisseur, un peu épaissis à leurs extrémités, et présentent dans le milieu des divisions transversales faiblement marquées. Dans les préparations non colorées, ils ne sont pas difficiles à voir, surtout quand il existe dans le sang un grand nombre de ces parasites.

Le sang est fluide, un peu coloré en noir rougeâtre. Ordinairement il présente une magnifique leucocytose. Si on trouve dans le sang les bacilles types du charbon, il s'agit à coup sûr du charbon ; cependant, on ne doit pas oublier que quelquefois, alors même que les symptômes typiques du charbon existent, les bacilles caractéristiques peuvent faire défaut.

---

(1) Voir p. 27.

(2) Voir le chapitre X.

(3) *Pollender,* Mikroskopische und mikrochemische Untersuchung des Milzbrandblutes, sowie über Wesen und Cur des Milzbrandes. Casper's Vierteljahrschrift für gerichtliche und öffentliche Medicin. *8*, 103, 1855.

(4) *Brauell,* Virchow's Archiv. *11*, 132, 1857 et *14*, 32, 1858.

(5) *Davaine,* Comp. rend. de l'Académie des sciences. *57*, 220, 1863.

(6) *Bollinger,* v. Ziemssen's Handbuch. *3*, 544 2e édit. — Bibliographie épuisée, voir : *Wilhelm Koch*, Milzbrand und Rauschbrand 1886. Deutsche Chirurgie, 9. Livraison. — *Baumgarten,* Jahresbericht über die Fortschritte in der Lehre von den Mikroorganismen etc. *1*, 52, 1885. — *Flügge,* Die Mikroorganismen, etc. 2e édit. Leipzig, 1886.

(7) μ = 0,001 mm.

L'inoculation animale doit, dans ce cas, suppléer à l'examen microscopique. Si on inocule des animaux (souris, cobayes, etc.) avec du sang suspect, ils mourront, s'il s'agit du charbon, en présentant tous les symptômes de cette affection, et on trouvera assurément dans leur sang une quantité considérable de bacilles caractéristiques (fig. 7). Dans le sang, de même que dans les tissus vivants, les bacilles du charbon ne s'accroissent jamais en longs filaments, et ne produisent jamais de spores (*R. Koch*) (1). Ils se multiplient seulement par scissiparité.

Pour examiner le sang charbonneux, il est recommandé de suivre exactement les indications que nous avons données plus haut (dessication de la préparation, coloration avec des matières colorantes à base d'aniline). La méthode de Löffler est préférable.

Fig. 7.

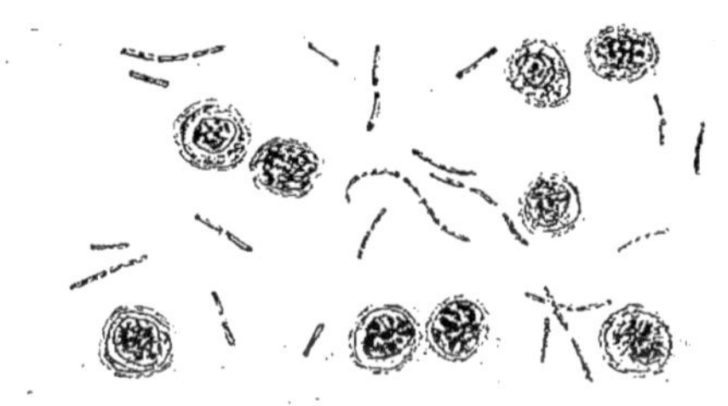

2. SPIRILLES DE LA FIÈVRE RÉCURRENTE. — Les spirilles de la fièvre récurrente ont été découverts, par *Obermeyer* (2), dans le sang d'un malade atteint de typhus à rechutes. De nombreuses recherches ont ensuite confirmé cette découverte ; mais toutefois, à l'avis de tous ceux qui ont observé ces parasites, on ne les trouverait dans le sang qu'au début de la fièvre ; dès que la fièvre commence à s'abaisser, ils disparaissent. Examinés au microscope, dans une goutte de sang, ils se présentent sous forme de longs filaments, très fins, sans articles, entortillés en spirales ; ils possèdent en diamètre environ 6 à 7 fois la longueur du diamètre d'un globule rouge. Ils sont doués de mouvements excessifs. Ces mouvements sont tels, qu'en examinant le sang, à un faible grossissement, on constate une agitation toute particulière qui,

<hr>

(1) *R. Koch*, Cohn's Beiträge zur Biologie der Pflanzen. 2, 277 et 429, 1877. — *R. Koch*, Wundinfectionskrankheiten. Leipzig 1878, et Mittheilungen aus dem kaiserlichen Gesundheitsamte. *1*, 49, 1881.

(2) *Obermeyer*, Centralbl. für medic. Wissenschaften. *11*, 145, 1873. Voir aussi mes observations bibliographiques : Wiener medic. Wochenschr. *34*, 120, 159 et 186, 1884 ; puis *Flügge*, l. c. p. 20.

pour un œil exercé, indique déjà la présence de ces parasites. Avec un grossissement plus fort, et surtout avec un objectif à immersion homogène, avec l'éclairage d'Abbe et un diaphragme étroit, les spirilles sont très apparents. Ils sont extraordinairement sensibles aux réactifs de toutes sortes; l'addition d'eau distillée suffit déjà pour les faire disparaître.

Le nombre de ces parasites dans le champ du microscope est extrêmement variable, et souvent n'est pas en rapport avec la gravité des symptômes fébriles observés. Dans la période non fébrile (voir mes observations), tant qu'une rechute est encore à craindre, on trouve dans le sang, des corps particuliers très brillants, semblables aux diplocoques, très nombreux surtout avant l'accès. Dans quelques cas,

Fig. 8.

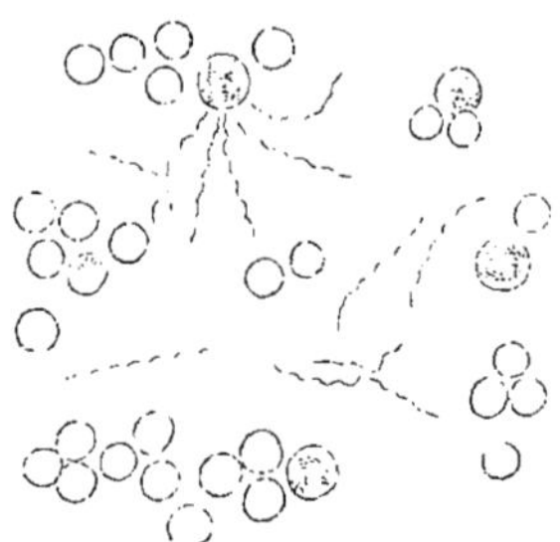

il m'a semblé que ces diplocoques, immédiatement au début de l'accès, se transformaient en bâtonnets épais, courts, d'où prendraient naissance les spirilles de la fièvre récurrente. De semblables observations ont déjà été faites avant moi par *Sarnow* (1).

Dans le cas où cette opinion serait confirmée, il faudrait considérer ces diplocoques comme les spores des spirilles.

Ces corps, de même que les spirilles que nous venons de décrire, n'ont été jusqu'à présent observés que dans le sang des individus atteints de fièvre récurrente; dans les autres échantillons de sang normal ou pathologique (2), ils manquent toujours, aussi leur constatation a-t-elle une grande importance au point de vue du diagnostic.

---

(1) *Sarnow*, Der Rückfallstyphus in Halle a. S. 1879/81. Inaugural-Dissertation. Leipzig, 1882.
(2) Dans la salive on trouve des corps morphologiquement semblables à ceux-ci. Voir le chapitre : Crachats.

Quant à la méthode d'examen, elle consiste simplement à examiner au microscope le sang, tel qu'il est au sortir des vaisseaux. Cependant, dans les préparations de sang desséché, ces parasites se colorent très bien avec la fuchsine.

Günther (1) a dernièrement recommandé le procédé suivant : les lamelles, préparées suivant la méthode ordinaire, sont, avant d'être soumises à l'action des agents colorants, placées dix secondes dans l'acide acétique à 5 %, afin d'obtenir la décoloration des globules rouges. Après avoir enlevé l'acide acétique en soufflant sur la lamelle, pour terminer la préparation et la débarrasser du restant d'acide qui peut encore adhérer à sa surface, on place la lamelle, par un de ces côtés, sur un flacon ouvert contenant une solution concentrée d'ammoniaque qu'on a le soin d'agiter ; on la colore ensuite avec une solution de violet de gentiane et d'aniline *d'Ehrlich-Weigert;* puis le liquide colorant est

Fig. 9.

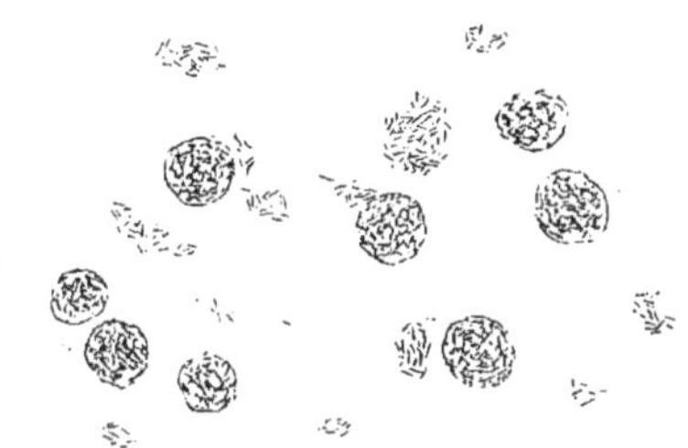

enlevé par un lavage dans l'eau, et la préparation, montée dans le baume de Canada, examinée au microscope.

Cette méthode, d'après les observations de *Richter*, mentionnées ci-dessus, est très avantageuse pour la recherche des micro-organismes dans le sang.

3. BACILLES DE LA TUBERCULOSE. — Ils ont été découverts par *Weichselbaum* (2) dans le sang d'un individu mort de tuberculose miliaire. Un de ses élèves (*Meisels*) (3) a réussi à en trouver, même pendant la vie, dans le sang d'individus atteints de tuberculose miliaire.

(1) *Günther*, Fortschritte der Medicin. *3*, 755, 1885.
(2) *Weichselbaum*, Wiener med. Wochenschr. *34*, 333 et 365, 1884.
(3) *Meisels*, Wiener medic. Wochenschr. *34*, 1149 et 1187, 1884.

Lustig (1) — *Sticker* (2) — *Doutrelpont* (3) *et Rütimayer* (4) ont fait des observations analogues.

Le nombre de ces bacilles est excessivement restreint, et c'est pourquoi souvent, même après des recherches minutieuses, on ne trouve pas ces parasites dans le sang des tuberculeux. C'est très rarement qu'on en rencontre autant que dans la fig. 9. Dès qu'on constate leur présence dans le sang, on peut affirmer, en toute sécurité, qu'il s'agit d'une tuberculose miliaire généralisée.

Pour trouver ces bacilles, on opère suivant la méthode indiquée pour la recherche des bacilles de la tuberculose dans les crachats (voir p. 72). Les lamelles sont également préparées comme nous l'avons ci-dessus indiqué.

4. BACILLES DE LA MORVE. Découverts par *Löffler* (5) et *Schütz* (6). — Leur présence dans cette affection a été dernièrement confirmée par *Israel* (7) et *Weichselbaum* (8). Ils forment des bâtonnets de 2-3 μ de

Fig. 10.

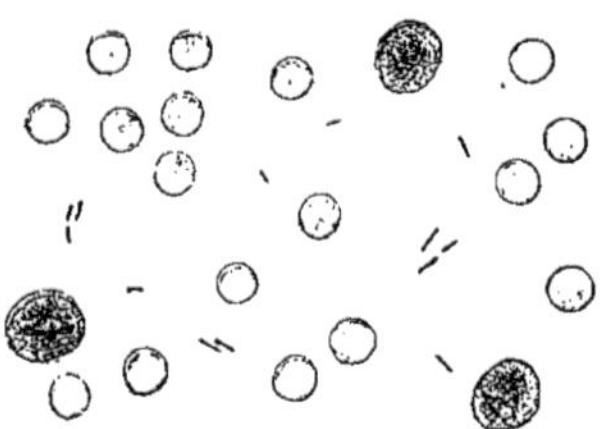

long, et de 0,3 à 0,4 μ de large, pourvus souvent d'une spore à leurs extrémités. Ils ont été vus dans les tubercules morveux, dans les abcès des individus atteints de morve.

La figure ci-dessus reproduit des bacilles de la morve, trouvés dans le sang, et provenant d'un cas de morve observé dans l'hôpital général d'ici (fig. 10).

(1) *Lustig*, Wiener medic. Wochenschr. *34*, 430, 1884.

(2) *Sticker*, Centralbl. für klin. Medic. *6*, 441, 1885.

(3) *Doutrelepont*, Deutsche medic. Wochenschr. *11*, 98, 1885.

(4) *Rütimayer*, Centralbl. für klin. Medic. *6*, 353, 1885.

(5) *Löffler*, Arbeiten aus dem kaiserl. Gesundheitsamte. *1*, 141, 1886.

(6) *Löffler* et *Schütz*, Deutsche medic. Wochenschr. *9*, 52, 1882.

(7) *Israel*, Berl. klin. Wochenschr. *20*, 155, 1883. Pour la bibliographie ancienne et moderne, voir *Flügge*, l. c. p. 18.

(8) *Weichselbaum*, Wiener medic. Wochenschr. *35*, Nr. 21-24, 1885.

Pour chercher ces micro-organismes, on recommande de faire des préparations sèches et de colorer suivant le procédé de *Löffler*.

5. Bacilles de la fièvre typhoïde. — Dans ces temps derniers, on a trouvé dans le sang des typhiques des bacilles qu'on a considérés comme les agents de cette affection (*Meisels*) (1). Voir à ce sujet le chapitre : Fèces.

On a en outre, dernièrement encore, trouvé certains protozoaires, auxquels, paraît-il, on attribue une action pathogène ; c'est pourquoi nous signalons ici ces observations.

Plasmodium malariæ. Machiava (2) et *Celli* (2) ont trouvé, dans le sang des malades atteints de la malaria, et dans l'intérieur des globules rouges, des corpuscules amiboïdes (Plasmodies) qui contiennent fréquemment, dans leur protoplasma, des granulations et des amas de pigment noir. Ces granulations protoplasmatiques, qu'on trouve dans les globules rouges, se colorent très bien avec le bleu de méthylène. On n'a pas encore réussi a les cultiver en dehors de l'organisme humain. Mais *Machiava* et *Celli*, par inoculation, et *Gerhardt* (3), par injection intra-veineuse de sang recueilli sur un malade atteint de la malaria, ont réussi à transmettre cette affection à d'autres individus, et ont de nouveau retrouvé ces mêmes plasmodies dans le sang des inoculés.

B. Parasites animaux (Hématozoaires). Nous avons à mentionner maintenant le distoma hæmatobium et la filaria sanguinis hominis. Ces deux parasites sont des vers, dont le premier appartient à la classe des platodes, ordre des trématodes (4), et le second à la classe des annelides, ordre des nématodes, famille des filariadées.

1. Distoma hæmatobium (5). — *Bilharz* (6) a signalé la présence de ce parasite dans le tronc et les ramifications de la veine porte, les veines mésentériques, ainsi que dans le réseau veineux du rectum et de la vessie. D'après ses recherches, plus de la moitié des habitants adultes de l'Égypte, fellahs, coptes, souffrent de la présence de ce parasite ; en dehors du sang,

---

(1) *Meisels,* Wiener medic. Wochenschr. *36,* 759, 1886.

(2) *Machiava* et *Celli,* Fortschritte der Medic. *1,* 573, 1883 et *3,* 339 et 787, 1885 ; puis *Laveran, Richard, Conncilman* et *Abbol.* Voir *Baumgarten,,* l. c. 153.

(3) *Gerhardt,* Zeitschr. für klin. Medic. 7, 372, 1884.

(4) Voir le travail classique de *Leuckart,* Die menschlichen Parasiten und die von ihnen herrührenden Krankheiten. Leipzig, 1, 617, 1865 ; puis *L. K. Schmarda,* Lehrbuch der Zoologie. I, Wien 1871.

(5) Note du traducteur. Bilharzia hæmatobia. Cobbold.

(6) *Bilharz* et *C. Th.* von *Siebold,* Zeitschrift für wissenschaftliche Zoologie. *4,* 59, 72, et 454, 1853 et *Bilharz,* Wiener medic. Wochenschr. *6,* 49, 1856. Puis : *Meissner,* Schmidt's Jahrbücher. *165,* 289, 1875 ; *189,* 84, 1881 ; *193,* 30, 1882.

on trouve aussi des œufs de ce ver dans les poumons, le foie, la vessie, uretères, gros intestin, urine (voir le chapitre de l'urine), ce qui donne lieu à des diarrhées, hématurie, processus ulcéreux de la muqueuse de ces organes. Ces parasites n'ont pas encore été rencontrés dans le sang des vaisseaux périphériques ; aussi sont-ils rarement l'objet d'une recherche microscopique.

Ce sont des animaux à sexes séparés. Le mâle a de 12 à 14 mm. de long, et est plus épais que la femelle. Celle-ci, plus grêle, mesure de 16 à 19 mm. de longueur. Ces animaux sont pourvus, à la partie antérieure du corps, d'une ventouse buccale et ventrale ; les orifices génitaux sont situés, chez les deux sexes, en arrière de la ventrale. La couleur de ces parasites est blanche ; la face ventrale du mâle présente une dépression qui s'étend si loin, qu'elle devient un canal par le rapprochement des deux bords latéraux. Ce canal, ouvert en dessous, sert à loger la femelle.

Les œufs sont effilés à l'extrémité (environ 0,12 mm. de long et 0,04 mm. de large), ou pourvus sur le côté d'un prolongement épineux.

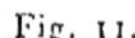

Fig. 11.

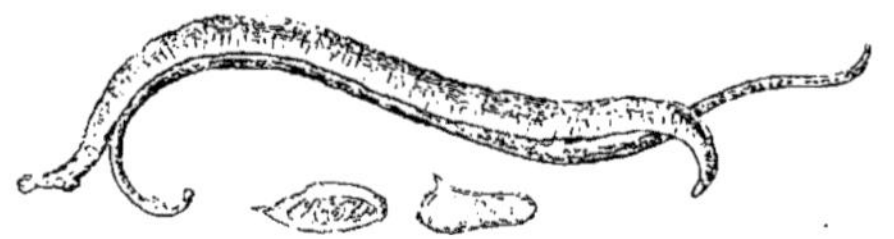

Ringer (1) a découvert, à Tamsui, une nouvelle forme de ce ver. *Manson* a trouvé des œufs de cette espèce dans les crachats sanguinolents d'un Chinois.

2. FILARIA SANGUINIS HOMINIS. — *Wucherer* (2) a découvert ce ver à Bahia. *Lewis* (3) (4) l'a observé le premier dans le sang d'un individu vivant. C'est la larve d'un ver filiforme à l'état sexué, de 40 mm. de long environ.

La larve qui vit dans le sang a 0,0075 mm. de large et 0,34 mm. de long. Elle a une tête tronquée, munie d'un appendice semblable à une langue, et une longue queue terminée en pointe.

A un fort grossissement, on voit que cet appendice plat, rubané, de la tête, et la terminaison de la queue, forment les extrémités d'un sac fermé dans lequel peut se glisser l'animal. Ce sac est complètement homogène,

---

(1) *Ringer, Patrick Manson*, Med. Times and Gazette. 2 Juli 1881, cité d'après *Meissner*.

(2) *Leuckart*, l. c. 2, 628, 1876. — *Meissner*, Schmidt's Jahrbücher. *165*, 289, 1875 ; *189*, 81, 1881 ; *193*, 29, 1882.

(3) *Lewis*, The Lancet. I, Nr. 2, 1873. Referat : Centralbl. für medic. Wissenschaften. *11*, 335, 1873 ; puis Deutsches Archiv für klin. Medic. *11*, 540, 1873 et *15*, 613, 1875 (Referat).

(4) *Lewis*, Centralbl. für medic. Wissenschaften. *15*, 771, 1874.

de sorte qu'à un très fort grossissement, l'animal paraît strié transversalement. Dans le sang, il est doué de mouvements très vifs. Il paraît au début homogène et transparent, mais il revêt plus tard une couleur plus sombre, tandis que le contenu du corps devient granuleux.

On trouve ordinairement ce parasite dans le sang et la lymphe des personnes qui vivent ou ont vécu sous les tropiques. Cependant, dernièrement on a constaté sa présence dans les contrées du nord (*J. Guitéras*) (2). Ces parasites peuvent séjourner des mois, des années, dans le corps, sans causer d'altérations ; mais ordinairement ils déterminent fréquemment, par obstruction ou déchirure des capillaires du sang ou des lymphatiques, de l'hématurie, de la chylurie ou des extravasations sanguines dans les autres organes.

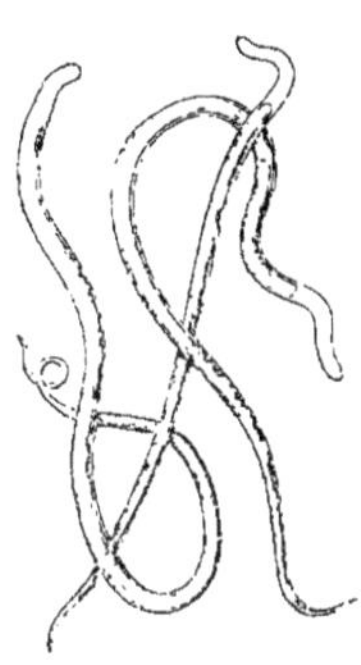

Fig. 12.

Patrick Manson, de même que *Stephen Mackenzie* (3), a démontré que, chez les individus qui les hébergent, ces parasites ne pénétrent dans le sang que périodiquement et ordinairement seulement pendant la nuit ; *il est donc nécessaire, dans tous les cas où on soupçonne la présence de filaires, d'examiner le sang, avec le plus grand soin, pendant la période nocturne.*

V. Atérations chimiques du sang.

1. MATIÈRE COLORANTE DU SANG (4). — La partie constituante la plus importante du sang est l'hémoglobine oxygénée, combinaison de la

(1) *Meissner*, Schmidt's Jahrbücher. *165*, 289, 1875.

(2) *John Guitéras*, Philadelphia Medical News. April 1886 ; Referat Fortschr. der Medic. *4*, 674, 1886.

(3) *Stephen Mackenzie*, Lancet. II, Nr. 9, 398, 1881.

(4) Voir *Hoppe-Seyler*, Medic.-chem. Untersuchungen. Tübingen 1867-1870. — *Schneider*, Wiener medic. Wochenschr. *18*, Nr. 14, 99, 102, 1868. — *Preyer*, Die Blutkrystalle. Jena 1871. — *Hoppe-Seyler*, Physiol. Chemie. Berlin 375-399, 1881. — *Rollett*, Hermann's Handb. der Physiol. IV vol., Ire p., p. 38, 1880.

matière colorante du sang avec l'oxygène, qui s'opère dans les poumons par le mécanisme de la respiration. La propriété essentielle de ce corps est de présenter au spectroscope, entre les raies de *Frauenhofer* D et E, deux bandes d'absorption. La raie voisine de la ligne D est fortement marquée et plus étroite ; celle qui est voisine de la ligne E est plus large, mais moins bien délimitée (Fig. 13).

Fig. 13.

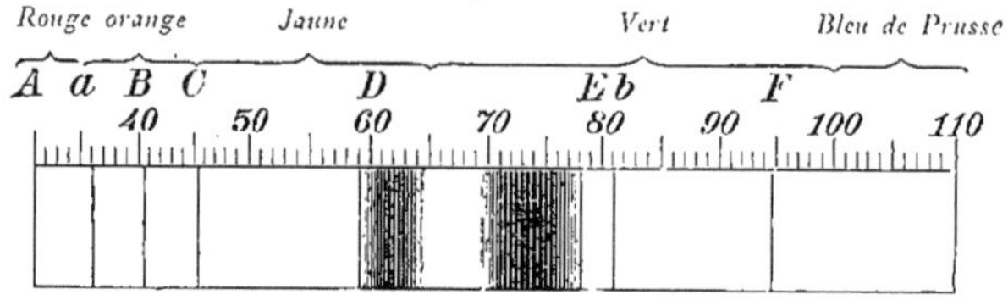

Sous l'influence des corps réducteurs, on obtient, à l'aide de l'hémoglobine oxygénée, une hémoglobine dépourvue d'oxygène qui, au spectroscope, ne présente plus qu'une bande correspondant environ à l'espace compris entre les deux raies formées par l'hémoglobine oxygénée (Fig. 14).

Fig. 14.

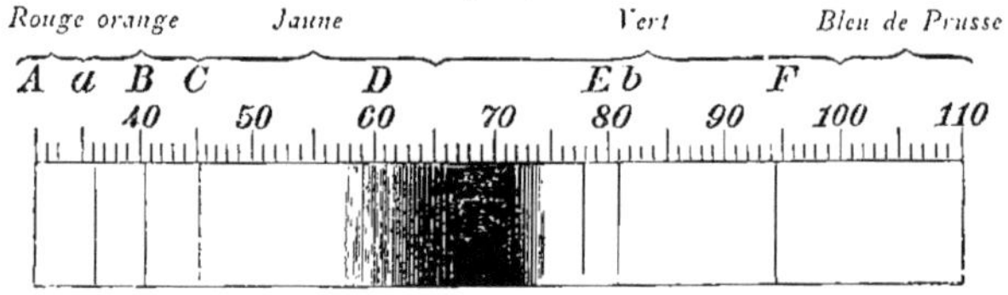

Par l'addition d'acides quelconques, puis d'alcalis concentrés, même de CO_2, l'hémoglobine se divise en un corps albumineux, se rapprochant du globulin, et en hématine ferrifère. Celle-ci, en solution alcaline,

Fig. 15 a.

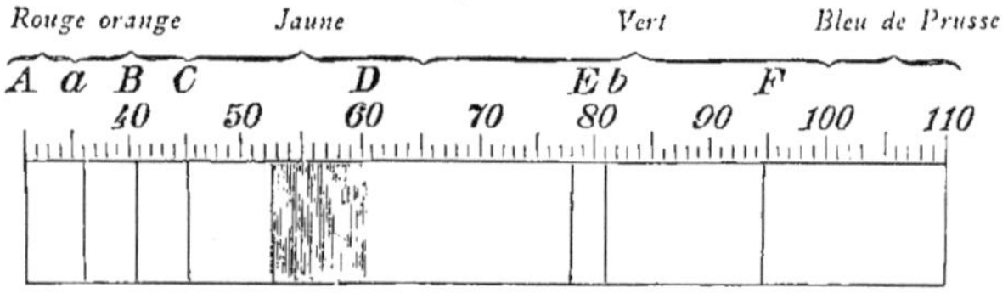

présente une bande d'absorption, entre les lignes *Frauenhofer* C et D ; en solution acide, il se forme un spectre identique à celui de l'hémoglobine en solution acide (Fig. 17).

En traitant l'hématine avec des agents réducteurs en solution alcaline, le spectre présente deux bandes d'absorption, entre les raies de *Frauenhofer* D et E (Hématine réduite) (Fig. 15 *b*). En agitant à l'air, ces bandes disparaissent, et celles de la solution alcaline d'hématine reparaissent.

Fig. 15 *b*.

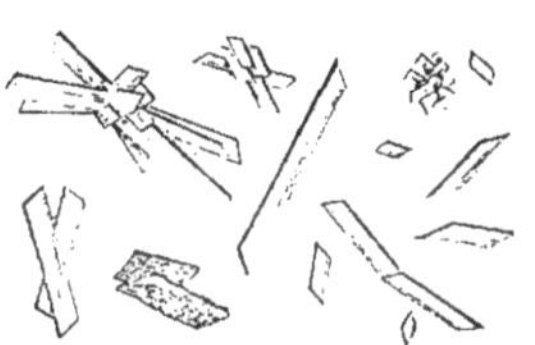

L'hématine a la propriété, quand on met en contact de l'acide chlorhydrique avec des traces même microscopiques de sang, de former des cristaux très caractéristiques, que *L. Teichmann* (1) a découverts. Ces cristaux, brunâtres, rhomboïdes, de chlorhydrate d'hématine (Fig. 16), sont ordinairement désignés sous le nom d'hémine. Leur formation est une pierre de touche extrêmement importante pour démontrer la présence de la matière colorante du sang, dans les proportions les plus variées (2).

Fig. 16.

L'expérience, faite dans les conditions suivantes, donne de bons résultats : on place sur le porte-objet un petit grain de la poudre sèche (desséchée auparavant) ou de la substance pulvérisée, qu'on veut examiner, pour chercher si, dans ces matières, ne se trouve pas de la substance colorante du sang. On ajoute un cristal de sel, on recouvre la préparation avec une lamelle, puis on remplit l'espace compris entre celle-ci et le porte-objet avec de l'acide acétique glacial, et on chauffe, mais pas assez pour que le liquide entre en ébullition. Si ces matières contiennent de la substance colorante du sang, il se formera, au bout de quelque temps, des cristaux caractéristiques d'hémine (Fig. 16).

---

(1) *Teichmann*, Zeitschr. für ration. Medic. *3*, 375, 1853, et *8*, 141, 1857 ; puis *Funke*, Zeitschr. für ration Medic. N. F., *1*, 185.

(2) Observation. Nous aurons encore à reparler de cette expérience.

Par suite de l'action des agents réducteurs, en solution alcoolique acidulée, sur l'hématine, il paraît se former une nouvelle série de produits colorés, dont on a isolé jusqu'à présent l'*Hématoporphyrine* (*Hoppe-Seyler*) (1), puis l'*Hexahydro-Hématoporphyrine* (*Nencki-Sieber*) (2). L'hématoporphyrine, traitée par l'étain et l'acide chlorhydrique en solution alcoolique, se change en un corps qui, dans ses propriétés optiques et chimiques, ne semble pas différer de l'urobiline (*Hoppe-Seyler*) (3).

On obtient également ce corps de la bilirubine traitée par un amalgame de sodium (*Maly*) (4). Avec la bilirubine on obtient de nouveau un autre important dérivé de l'hématine, probablement identique, l'hématoïdine, que *Virchow* (5) a observé le premier dans le sang extravasé. Cette substance a été trouvée aussi dans les épanchements apoplectiques, dans les infarctus de la rate, dans les kystes sanguins, etc., etc. Dans l'urine de l'homme, dans les crachats, dans les fèces, on trouve aussi de semblables cristaux (6).

De ce fait que, de l'hématine, soumise à l'action des agents réducteurs, on peut obtenir l'urobiline, et que des corps analogues peuvent être obtenus de la bilirubine, *Nencki* et *Sieber*, se basant sur une nouvelle formule de l'hématine, ont établi des rapports très simples entre la matière colorante du sang et la matière colorante de la bile. L'hématine, sous l'addition de fer et d'eau, se transforme en bilirubine d'après la formule suivante :

$$\underbrace{C^{32}\ H^{32}\ N^4\ O^4\ Fe}_{\text{Hématine}} + 2\ H^2O - Fe = \underbrace{C^{32}\ H^{36}\ N^4\ O^6}_{\text{Bilirubine}}$$

Il en résulte donc, d'après les observations de *Nencki* et *Sieber*, que la matière colorante de la bile provient de la matière colorante du sang; tandis qu'elle perd le fer, elle prend l'eau en molécules.

Il me paraît intéressant de relater ce fait ici, car nous aurons à parler fréquemment des rapports qui existent entre la matière colorante du sang et celle de la bile.

Nous avons encore à parler ici d'une deuxième combinaison de la matière colorante du sang avec l'oxygène; c'est la *Méthémoglobine* (*Hoppe-Seyler*) (7), qui se distingue essentiellement de l'hémoglobine oxygénée par une union plus durable de l'oxygène avec la matière colorante du sang.

Au spectroscope, ce corps, dans les solutions acides et neutres, présente quatre bandes d'absorption; une bande très apparente, entre les raies de Frauenhofer *C* et *D*, trois autres moins accentuées dans les parties jaunes, vertes et bleues du spectre (Fig. 17).

Ce spectre, ainsi que nous l'avons déjà indiqué, est identique à celui de l'hématine dans l'alcool acidulé; toutefois, une méprise entre ces deux corps ne peut exister, car, par l'addition de sulfhydrate d'ammoniaque,

---

(1) *Hoppe-Seyler*, l. c. Medic.-chem. Untersuchungen.

(2) *Nencki et Sieber*, Archiv für experiment. Pathol. u. Pharmakol. *18*, 401, 1884, et *26*, 325, 1886; *Nencki*, Archiv für experiment. Pathol. u. Pharmakol. *24*, 332, 1886.

(3) *Hoppe-Seyler*, Berichte der deutschen chem. Gesellschaft. 7, 1066, 1874.

(4) *Maly*, Centralbl. für medic. Wissensch. 9, 849, 1871, et *Liebig*, Annalen, *163*, 77, 1872.

(5) *Virchow*, Virchow's Archiv. I, 379, 1847.

(6) Voir les chapitres correspondants.

(7) *F. Hoppe-Seyler*, Physiol. Chemie. p. 391, Berlin, 1881.

le spectre de la méthémoglobine se change en spectre de l'hémoglobine oxygénée (Fig. 13) et, peu de temps après, en celui de l'hémoglobine débarrassée d'oxygène (Fig. 14) ; tandis qu'une solution d'hématine, traitée par le sulfhydrate d'ammoniaque, donne deux bandes d'absorption, entre les raies de *Frauenhofer* D et E (Fig. 15 b). En solution alcaline, la méthémoglobine présente trois bandes, savoir une bande étroite entre les raies de *Frauenhofer* C et D, plus voisine de D, et deux plus larges entre les raies D et E (*Jäderholm*) (1).

1. *Altérations du sang dans la dyspnée.* Dans tous les cas où il y a obstacle à la sortie de l'acide carbonique et à l'introduction de l'oxygène dans les poumons, outre une série de symptômes cliniques dont nous n'avons pas à nous occuper ici, on trouve dans le sang des altérations qui appartiennent essentiellement à la dyspnée.

Fig. 17.

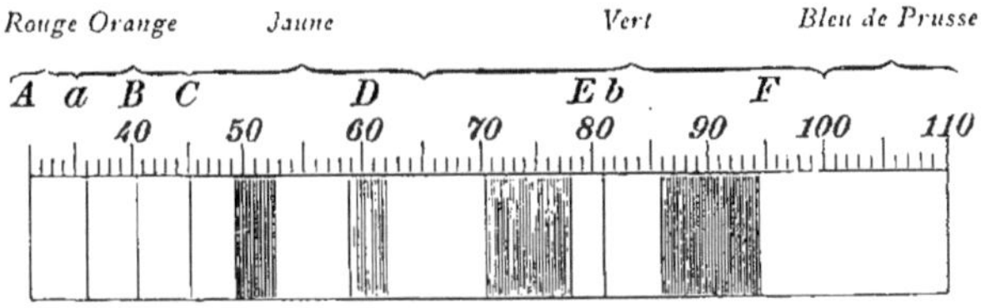

Pour diagnostiquer une dyspnée d'après l'état du sang, il suffit ordinairement d'examiner le malade. Le sang artériel qui, dans la dyspnée, est surchargé d'acide carbonique, présente une coloration plus foncée, déterminant une coloration bleue des lèvres, des joues, du nez, des extrémités des doigts du malade. A l'examen microscopique du sang, on ne trouve aucune altération caractéristique. De même, dans les cas les plus graves de dyspnée, le sang ne s'appauvrit jamais en oxygène au point qu'on puisse constater comme altération, à l'analyse spectrale, une disparition des bandes d'hémoglobine oxygénée.

2. *Altérations du sang dans l'empoisonnement par l'oxyde de carbone.* Le sang présente déjà une altération considérable dans sa couleur ; il est ordinairement rouge cerise. Les différences de coloration entre le sang artériel et le sang veineux disparaissent presque, car ce dernier paraît également rouge cerise. C'est le spectre qui montre l'altération la plus importante du sang : les deux bandes d'hémoglobine oxygénée sont remplacées par deux bandes d'absorption plus rapprochées de l'extrémité

---

(1) *Jäderholm*, Zeitschr. für Biologie, *13*, 193, 1877.

violette du spectre, elles tirent leur origine d'une combinaison de l'oxyde de carbone avec l'hémoglobine (*Ch. Bernard*, *Lothar Meyer* (1), *Hoppe-Seyler* (2). La propriété la plus importante de cette combinaison consiste en ce que ces bandes d'absorption, sous l'action des agents réducteurs (sulfhydrate d'ammoniaque), ne disparaissent pas comme celles de l'hémoglobine oxygénée (Fig. 18). La recherche de cette combinaison chimique dans le sang d'un individu vivant se fait de la manière suivante : on prélève, au moyen d'une ventouse scarifiée, un centimètre cube du sang du malade soumis à l'examen, on dissout l'hémoglobine en ajoutant de l'eau et, après qu'on a additionné le tout de sulfhydrate d'ammoniaque, on dépose ce liquide rougeâtre dans un vase de verre aux parois parallèles, placé en avant de la fente du spectroscope. S'il s'agit d'un empoisonnement par l'oxyde de carbone, les bandes d'absorption n'éprouveront aucune altération après l'addition de sulfhydrate d'ammoniaque.

Fig. 18.

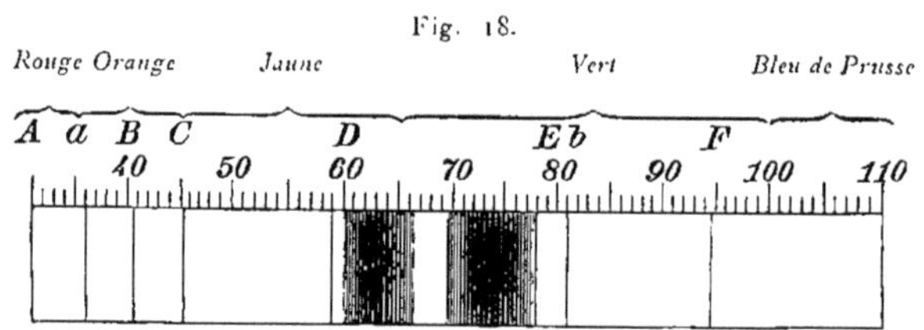

On peut également employer l'analyse chimique suivante pour rechercher la présence de l'oxyde de carbone dans le sang. On traite la solution sanguine par une solution de soude caustique à 10 %. Après avoir chauffé légèrement, le mélange prend une coloration rouge vermillon, tandis qu'une solution d'hémoglobine oxygénée, traitée de la même façon, revêt une couleur brun verdâtre (*Otto*) (3).

3. *Altérations du sang dans l'empoisonnement par l'acide sulfhydrique (Hydrothionhémie)*. Bien que la substance colorante du sang, d'après les expériences de *Hoppe-Seyler* (4), forme avec l'acide sulfhydrique une combinaison que cet auteur désigne sous le nom de sulfure de

---

(1) Voir *Böhm*, Ziemssen's Handbuch, *15*, 158. 2. Ed., 1880. — *Lewin*, Lehrbuch der Toxikologie. p. 23, Wien, 1885.

(2) *Hoppe-Seyler*, Virchow's Archiv. *11*, 288, 1857 ; puis : *Husemann's* Handb. der Toxikologie. — *A. Jäderholm*, Die gerichtlich-medicinische Diagnose der Kohlenoxyd-vergiftung. Verlag J. Springer, 1876.

(3) *Otto*, Anleitung zur Ausmittlung der Gifte. p. 246, 6. Ed. Braunschweig, Vieweg et Sohn, 1884.

(4) *Hoppe-Seyler*, Physiolog. Chemie, l. c. p. 386.

méthémoglobine, on ne voit jamais, dans le sang, même dans les cas les plus graves de cette intoxication, disparition des deux bandes d'hémoglobine oxygénée. Dans ce cas, le sang est particulièrement foncé, même parfois coloré en vert sale. Ce qu'il y a de frappant, c'est que la différence entre le sang artériel et le sang veineux est complètement disparue (*Lewin*) (1).

4. *Empoisonnement par l'acide cyanhydrique*. D'après *Preyer* (2), ce poison doit entrer en combinaison cristalline avec la matière colorante du sang. Cependant, jusqu'à ce jour, on n'a pu constater sa présence dans le sang des hommes et des animaux empoisonnés. D'après *Hoppe-Seyler* (3), l'acide prussique se combine avec l'hémoglobine oxygénée et donne naissance à un produit mou, qui se décompose facilement pendant la cristallisation et la putréfaction.

5. *Altérations du sang dans l'empoisonnement par le chlorate de potasse*. *Marchand* (4) a trouvé qu'à la suite de l'usage de grandes quantités de chlorate de potasse le sang subit une profonde décomposition, qui est surtout caractérisée par la présence d'un produit de décomposition semblable à la sépia. De nouvelles analyses ont démontré que ce corps est identique à la méthémoglobine, découverte par *Hoppe-Seyler* et mentionnée ci-dessus. Après l'emploi très énergique de chlorate de potasse, surtout chez les enfants, il peut y avoir formation de méthémoglobine dans le sang.

Ce corps peut être facilement reconnu, au spectroscope, à la façon dont il se comporte dans les solutions d'hémoglobine diluées correspondantes; l'analyse spectrale de la méthémoglobine permettra le diagnostic de cette intoxication. Après l'inspiration de nitrite d'amyle on trouve de la méthémoglobine dans le sang, de même après l'inspiration de nitrate de soude (5).

6. *Empoisonnement par la nitrobenzine*. D'après les observations de *Filehne* (6) et *Lewin* (7), à la suite des empoisonnements par la nitrobenzine, on a trouvé, dans le sang d'un chien vivant, des altérations visibles à l'analyse spectrale, caractérisées par la présence d'hématine dans le sang. Il faudrait donc, dans le cas où une telle intoxication serait observée chez l'homme, examiner le sang, à ce point de vue, au moyen du spectroscope.

---

(1) *Lewin*, Virchow's Archiv, 74, 220, 1878, et Lehrbuch der Toxikologie, p. 48.
(2) *Preyer*, Centralbl. für medic. Wissenschaften, 5, 259 et 273, 1867.
(3) *Hoppe-Seyler*, Physiolog. Chemie, l. c. p. 385.
(4) *Marchand*, Virchow's Archiv, 77, 488, 1879.
(5) Voir *Hoppe-Seyler*, Physiolog. Chemie, p. 476.
(6) *Filehne*, Archiv für experimentelle Pathologie, 9, 329, 1878.
(7) *Lewin*, Virchow's Archiv, 76, 443, 1879.

7. *Hémoglobinhémie.* Sous ce nom (1) on désigne la présence dans le sang de l'hémoglobine dissoute. L'hémoglobinurie est la conséquence de l'hémoglobinhémie. Elle a lieu lorsque ni la rate, ni le foie ne sont en état de transformer les particules qui proviennent de la décomposition des globules rouges.

On peut facilement, par le procédé suivant, se convaincre de la présence dans le sang de la matière colorante du sang dissoute : on enlève un peu de sang au malade, au moyen d'une ventouse scarifiée, et on le dépose aussitôt dans une chambre à réfrigération. Après vingt-quatre heures de repos, s'il s'agit de sang normal, le sérum sera absolument clair, coloré en jaune; s'il y a hémoglobinhémie, il se formera au-dessus du caillot un liquide clair, mais d'un beau rouge rubis. L'analyse spectrale du sérum clair donnera, dans le premier cas, une faible bande d'absorption dans la partie bleue du spectre, vers F, qui dérive de la lutéine (*Tudichum* (2), *Maly* (3), *Munn* (4) et *C. Vierordt* (5)); tandis que, dans le dernier cas, on aperçoit les bandes caractéristiques de l'hémoglobine oxygénée.

8. *Recherche des altérations des éléments du sang.* Cette recherche des altérations, que nous venons d'indiquer, est des plus simple avec l'emploi du spectroscope. Pour l'usage clinique, *Desaga* d'Heidelberg et *Hoffmann* de Paris fournissent de petits appareils bien suffisants et de construction irréprochable. Mais les spectroscopes de *Browing* sont préférables.

Pour se servir de cet appareil, on fait pénétrer par l'ouverture de l'instrument la lumière du jour ou d'une lampe, et on place un spectre tout auprès, au moyen d'une lunette adaptée à l'appareil. Quand on se sert de la lumière du jour, on diminue l'ouverture de la fente jusqu'à ce que les raies de *Frauenhofer* commencent à apparaître ; on place alors, entre cette fente et la source de lumière, la solution de sang à examiner. Si celle-ci est trop concentrée, il faut auparavant la diluer.

Si on emploie la lumière d'une lampe, ou toute autre lumière artificielle, il est recommandé, pour trouver la position de la ligne de sodium, de jeter dans la flamme un peu de sel ordinaire ou de sel de soude.

---

(1) Voir *Ponfick*, Verhandlungen des Congresses für innere Medicin, 2, 205, 1883. — *Stadelmann*, Archiv für experimentelle Pathologie und Parmakologie, 15, 337, 1882 ; 16, 118, 221, 1884. — *Afanasiew*, Zeitschr. für klin. Medic. 6, 281, 1883.

(2) *Tudichum*, Journal für prakt. Chemie, 104, 257, 1868.

(3) *Maly*, Jahresbericht für Thierchemie, 11, 126, 1882. (Referat aus den Monatsheften für Chemie. 2, 18.)

(4) *Charles A. Mac Munn*, Maly's Jahresbericht für Thierchemie, 11, 210, 1882.

(5) *C. Vierordt*, Zeitschr. für Biologie, 10, 21 et 399, 1874.

Pour l'usage clinique, le « spectroscope sans lentilles », indiqué par *E. Hering* (1), donne des résultats tout à fait excellents, et doit être recommandé aux médecins pour la modicité de son prix (fig. 19). Pendant les quatre derniers mois qui viennent de s'écouler, je m'en suis servi comparativement avec l'appareil d'*Hoffmann*, et j'ai pu faire avec cet instrument les mêmes observations qu'avec le spectroscope de poche d'*Hoffmann*. Celui-là se compose de deux tubes de cuivre jaune, glissant l'un dans l'autre, de 2 cmc. 1/2 environ de diamètre, dont l'un, l'extérieur, porte à son extrémité libre une rainure située dans un appareil en forme de parallélogramme *c* (fig. 19). En outre, sur la plaque métallique carrée qui supporte cet appareil, se trouvent deux crampons, destinés à soutenir une éprouvette ou un tube de verre à parois parallèles, contenant le liquide à examiner (*Maschek*) (2).

Fig. 19.

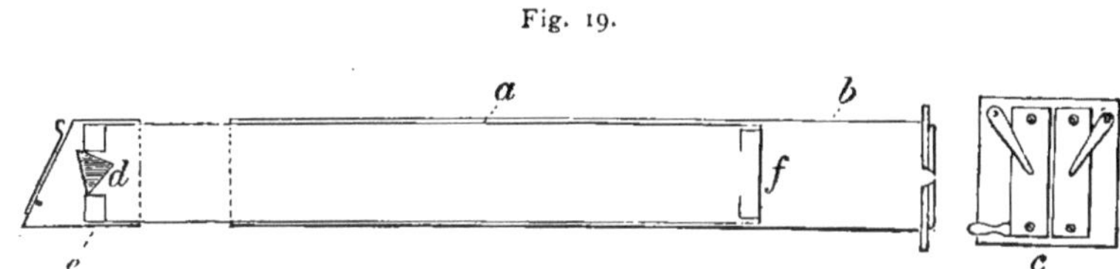

A l'intérieur du tube *a* se trouve, à l'extrémité opposée à l'observateur, un prisme *d*, disposé de façon que l'œil de l'observateur puisse apercevoir le spectre en suivant la prolongation d'une ligne droite, perpendiculaire à l'extrémité antérieure du tube *a*, tronquée obliquement. L'intérieur des tubes est noirci; de plus, dans le tube *a*, il y a en *f* un diaphragme, destiné à empêcher les rayons réflexes qui gêneraient l'examen. Quand on se sert de cet appareil, il faut faire attention que le spectre n'apparaisse pas dans l'axe longitudinal de l'instrument, et que le regard ne soit pas dirigé parallèlement à cet axe, mais perpendiculairement à l'extrémité antérieure tronquée obliquement. De plus, il faut avoir soin que le spectre apparaisse à angle droit, ce à quoi on arrive en tournant le tube intérieur vers l'extérieur.

On aperçoit alors un spectre étroit, mais très clair, dans lequel le jaune est peu développé; mais, malgré tout, les bandes d'absorption sont identiques à celles de l'hémoglobine oxygénée et de l'urobiline.

---

(1) *E. Hering*, Prager medic. Wochenschr. *11*, 97, 1886.
(2) *Maschek*, Prager medic. Wochenschr. *11*, 185 et 197, 1886.

Pour la recherche des solutions d'hémoglobine, surtout de l'hémoglobine oxygénée dans l'urine, et de l'urobiline, cet instrument rend d'excellents services et doit être recommandé aux médecins pour sa simplicité et la modicité de son prix (1).

2. Corps albuminoïdes. — La diminution des corps albuminoïdes du sang s'observe dans tous les cas où on constate une diminution dans la proportion de la masse sanguine. On l'observe surtout dans toutes les pertes de sang. Elle persiste quand la nouvelle formation du sang n'a pas fait contrepoids à la perte de sang ou de l'albumine. Aussi constate-t-on régulièrement une diminution de l'albumine du sang dans toutes les maladies qui ont pour résultat une consommation exagérée et prolongée de l'albumine. Mais, il faut ajouter que ces pertes en albumine sont supportées relativement bien, et longtemps même avant qu'elles ne déterminent un appauvrissement sensible du sang en corps albuminoïdes, surtout si la digestion n'est pas troublée. Ordinairement on constate, en même temps qu'une diminution de l'albumine, une augmentation de l'eau du sang (Hydrohémie).

Pour la détermination quantitative de l'albumine du sang, on emploie de préférence le procédé d'*Hoppe-Seyler* (2), que nous ne pouvons indiquer ici tout au long, car il est très compliqué.

Une augmentation absolue de l'albumine dans le sang n'a pas encore été constatée avec certitude; mais on a observé une augmentation relative dans toutes les affections qui déterminent de grandes pertes d'eau, sans que l'eau introduite dans l'organisme puisse compenser ses pertes. On observe ce fait dans le choléra et dans les diarrhées violentes.

Dans les pneumonies, l'érysipèle, on a observé une augmentation de fibrine. *Hoppe-Seyler* (3) a indiqué une méthode clinique simple pour la recherche de la fibrine dans le sang. Voici comment on procède : on fait sécher et on pèse une coupe de verre de la contenance de 80 cmc. environ, fermée par un capuchon en caoutchouc, traversé dans son milieu par une balcine bouchant exactement l'ouverture par laquelle elle passe. On place dans cette coupe environ 30 à 40 cmc. de sang prélevé sur le malade, au moyen d'une ventouse scarifiée, puis on ferme la coupe avec le capuchon de caoutchouc armé de sa balcine.

---

(1) Observation : Le mécanicien de l'université de Prague *Rothe* livre cet instrument au prix de 5 fl.

(2) *Hoppe-Seyler*, Handb. der physiol. und pathol-chem. Analyse, 5. Ed., p. 421, 1885.

(3) *Hoppe-Seyler*, Handb. der physiol. und pathol.-chem. Analyse, 5, Ed., p. 432, 1885.

Le sang est ensuite défibriné au moyen de cette baleine et pesé après refroidissement. On enlève alors le couvercle de caoutchouc, on remplit le vase d'eau, puis on laisse reposer le liquide et la fibrine se déposer ; on la lave de nouveau avec un peu d'eau salée, on la met sur un filtre pesé et on lave jusqu'à ce qu'elle devienne presque incolore. Elle est alors soumise à l'ébullition avec de l'alcool bouillant (pour dissoudre la graisse, la lécithine et la cholestérine), enfin desséchée à 110-120° et, après refroidissement, pesée sur l'acide sulfurique.

Dans la leucocythémie, nous avons trouvé dans le sang, *E. Ludwig* (1) et moi (2), de grandes quantités de peptone. Pour rechercher la peptone dans le sang, il faut d'abord éliminer les autres substances albuminoïdes par l'intermédiaire des oxydes métalliques, et procéder comme il est indiqué dans le chapitre de l'urine.

3. PRÉSENCE DE L'URÉE. — Il n'y en a que quelques traces dans le sang normal (*J. Picard*) (3). Pour rechercher cette substance, il faut opérer de la façon suivante. Le sang est traité avec 3-4 fois sa quantité d'alcool, filtré après vingt-quatre heures, puis le précipité est de nouveau lavé sur un filtre avec de l'alcool ; ce filtrat est ensuite incorporé et l'alcool distillé. Le résidu est précipité avec de l'acide nitrique ; on laisse reposer pendant quelques heures cette bouillie en voie de cristallisation ; on presse entre du papier brouillard la masse cristalline qui s'est formée, on la dissout dans l'eau et on verse dans la solution du carbonate de baryte, jusqu'à formation d'acide carbonique. On évapore ensuite le liquide au bain-marie jusqu'à dessication, et on traite le résidu desséché avec de l'alcool chaud. Pendant l'évaporation, l'urée cristallise en cristaux rhomboïdes, longs et très minces. Si on a une quantité suffisante de sang à sa disposition, au moins 200 à 300 cmc., ou si ce sang est très riche en urée, on obtiendra ordinairement des quantités suffisantes d'urée pour faire les analyses suivantes.

1. Un échantillon de cristal est dissous dans une goutte d'eau sur le porte-objet, traité par 1 ou 2 gouttes d'acide nitrique en concentration moyenne, recouvert d'une lamelle et soumis à l'examen microscopique. On aperçoit alors les tables à 4 côtés caractéristiques du nitrate d'urée.

2. Une solution concentrée déterminée de cristaux est chauffée avec un peu de mercure métallique et une goutte d'acide nitrique ; on constate alors une production considérable de gaz (CO_2 et N).

---

(1) *E. Ludwig*, Wiener medic. Wochenschr. *31*, 122, 1881.
(2) *V. Jaksch*, Zeitschr. für klin. Medic, *6*, 413, 1883.
(3) *Picard*, Virchow's Archiv, *11*, 189, 1857.

3. On chauffe dans un verre à réactif des cristaux desséchés, et on ajoute une trace de soude et une goutte d'une solution diluée de sulfate de cuivre. La formation d'une coloration rouge (Biuret) indique la présence de l'urée.

4. On arrose un cristal d'urée avec une goutte de solution aqueuse de furfurol presque concentrée et on ajoute une goutte d'acide chlorhydrique, du poids spécifique de 1,10 ; on obtient successivement une coloration variant du jaune, vert, bleu au rouge pourpre (*Schiff*) (1).

L'acide urique ne donne pas cette réaction; l'allantoïne la donne, mais toutefois moins rapidement et d'une façon moins intense que l'urée.

On n'arrive pas toujours au but avec la méthode ci-dessus indiquée, à cause de la faible quantité d'urée contenue dans le sang. Il faut alors recourir à un procédé plus exact signalé par *Hoppe-Seyler* (3). La méthode que nous venons de mentionner peut également servir pour la détermination quantitative de l'urée, mais le procédé de *V. Schröder* (4) est plus exact ; cependant, à cause de la longue durée de l'analyse, il est à peine utilisable dans la clinique.

La proportion d'urée du sang est toujours augmentée, quand il y a obstacle à l'excrétion de ce corps, soit à cause d'une maladie des reins, soit à cause d'une obstruction des voies urinaires.

D'après les travaux de *V. Schröder*, on considère le foie comme siège de la formation de l'urée.

4. PRÉSENCE DE L'ACIDE URIQUE. — *Garrod* a trouvé, chez les goutteux, des quantités considérables d'acide urique dans le sang : 0,025 à 0,175 par mille. Cependant la méthode dont il s'est servi était très inexacte.

Il abandonne environ 30 à 35 gr. de sang à la coagulation spontanée. Il mélange 10 cmc. de sérum avec de l'acide acétique dilué dans la proportion de 1 : 10, et place dans ce mélange un fil ténu. Dans une proportion de sérum, d'au moins 0,025 pour mille d'acide urique, des cristaux d'acide urique se déposent sur le fil, vingt-quatre à quarante-huit heures après.

Pour rechercher l'acide urique dans le sang, on commence par diluer le sang dans l'eau, on fait bouillir, on filtre à travers une toile de lin, et on fait évaporer le produit filtré jusqu'à dessication. Le résidu est alors traité par l'eau bouillante et filtré à chaud. Le liquide filtré est ensuite réduit à un petit volume par évaporation, traité par l'acide acétique, et laissé en repos pendant vingt-quatre à quarante-huit

---

(1) *H. Schiff*, Berichte der deut. chem. Gesellschaft, *10*, 773, 1877.

(2) J'ai indiqué ici ce procédé parce qu'il est très bon pour la recherche de l'urée dans les sécrétions et les excrétions.

(3) *Hoppe-Seyler*, Handb. der physiol. und pathol.-chem. Analyse, 5. Ed., 1883, p. 140.

(4) *V. Schröder*, Arch. für experimentelle Pathol. und Pharmakol. *15*, 375, 1882.

(5) Voir *Senator*, v. Ziemssen's Handb. XIII. Vol., 1. Livraison, p. 133, 2. Ed., 1879.

heures, jusqu'à cristallisation. Les cristaux obtenus sont lavés dans l'eau froide, puis dans l'alcool (*Hoppe-Seyler*) (1). On procède ensuite de la façon suivante :

1. On examine une partie au microscope, et on voit alors les formes caractéristiques en pierre à aiguiser, parfois aussi les tables rhomboïdes de l'acide urique (fig. 75 et 76).

2. Un morceau de cristal est soumis à l'évaporation, dans une coupe de porcelaine, avec un peu d'acide nitrique, et, à cette masse ordinairement rougeâtre on ajoute une trace d'ammoniaque, qui donne une coloration rouge pourpre. Si, dans une autre solution, on ajoute de la lessive de potasse, la substance prend une couleur violette (essai avec le murexide).

S'il s'agit d'une détermination quantitative, on peut procéder de la même façon, seulement il faut employer une quantité de sang déterminée ; mais on n'obtient pas des résultats exacts avec ce procédé.

Nous n'avons pas jusqu'à présent d'observations bien détaillées et puisées à des sources sûres de la présence de l'acide urique dans le sang humain. Dans la goutte, surtout pendant l'accès, la quantité d'acide urique paraît être augmentée (*Salomon*) (2) ; par contre, dans la néphrite chronique et dans le rhumatisme articulaire aigu, on ne trouve dans le sang que des traces de cette substance.

5. Présence du sucre (mélithémie). — Dans les conditions normales, le sang contient toujours de faibles quantités de sucre.

Pour l'analyse qualitative de cette substance, il est nécessaire de débarrasser le sang de l'albumine. Pour y arriver, je ne saurais trop recommander le vieux procédé de *Claude Bernard* (3). Le sang est pesé, bouilli avec une égale quantité en poids de sulfate de soude cristallisé, et le produit filtré obtenu, examiné au point de vue du sucre à rechercher. Le filtrat est toujours exempt d'albumine.

1. Si le sang est riche en sucre, l'essai de *Moore* donne déjà un résultat positif avec ce produit de filtration (4).

2. Avec l'essai de *Trommer*, il y a séparation caractéristique d'oxydule de cuivre (5).

3. La meilleure manière de rechercher le sucre, dans ces conditions, consiste à employer le chlorhydrate de phénylaldéhyde.

---

(1) *Hoppe-Seyler*, Handb. der physiol. und pathol.-chem. Analyse, l. c. p. 152 et 419.

(2) *Salomon*, Charité-Annalen, 5, 137, 1880.

(3) *Claude Bernard. Leçons sur le Diabète ;* traduit par *Posner*, Berlin. p. 70, 1878.

(4) et (5) Voir le chapitre : Analyse de l'urine.

En opérant de la manière suivante, cette analyse donne des résultats tout à fait excellents (*V. Jaksch*) (1).

Dès que le liquide est débarrassé d'albumine par le procédé ci-dessus indiqué, 5 cmc. environ du liquide filtré, formant une solution saline concentrée encore chaude, sont mélangés avec 5 cmc. d'une solution récemment préparée à chaud et composée de chlorhydrate de phénylaldéhyde et d'acétate de soude ; on met le tout dans une éprouvette à moitié remplie d'eau, on chauffe au bain-marie pendant une demi-heure et on laisse en repos. Après refroidissement, il y a formation de cristaux de sulfate de soude et de cristaux caractéristiques jaunes de phénylglycosalol (fig. 92). Si on en examine un échantillon sous le microscope, on voit, à côté des cristaux incolores du sulfate de soude, les cristaux jaunes de phénylglycosalol.

Pour la détermination quantitative du sucre, on peut titrer le liquide, débarrassé d'albumine, avec la liqueur de *Fehling* ; mais il faut procéder exactement comme dans la méthode indiquée pour la détermination quantitative du sucre dans l'urine (2), ou bien soumettre le liquide à l'examen polarimétrique. Cependant il est rare que le liquide contienne assez de sucre pour qu'on puisse obtenir des résultats avec cet instrument. En employant le polarimètre très sensible de *Lippich*, on peut obtenir des résultats avantageux (3).

Dans certaines maladies, notamment dans le diabète, on trouve dans le sang des quantités très importantes de sucre. *Hoppe-Seyler* (4) en a observé dans un cas 0,9 %. D'après l'opinion de *Freund* (5), qui n'a pas encore été confirmée, on trouve de grandes quantités d'agents réducteurs (sucre) dans le sang des individus atteints de carcinomatose.

6. Présence d'acides organiques dans le sang (lipacidœmie). — Dans le sang on trouve, paraît-il, des traces d'acide sébacique volatil. J'ai fait à ce sujet une série de recherches : 10 à 30 gr. de sang, prélevés au moyen d'une ventouse scarifiée sur un malade, sont soumis à l'ébullition avec une quantité égale en poids de sulfate de soude, filtrés, et le produit de filtration soumis à l'évaporation jusqu'à dessication et traité par l'alcool absolu. Dans l'extrait alcoolique d'une série d'analyses du sang, je n'ai pu trouver aucun acide sébacique. Mais j'ai toujours trouvé des traces

---

(1) *V. Jaksch*, Zeitschr. für klin. Medic. *11*, 20, 1886.
(2) Voir le chapitre de l'urine.
(3) Sur le polarimètre. Voir le chapitre de l'urine.
(4) *Hoppe-Seyler*, Physiolog. Chemie, l. c. p. 430.
(5) *Freund*, Wiener medic. Blätter, *8*, 268 et 873, 1885 ; voir aussi *Matray*, ibidem p. 815.

d'acide sébacique dans le sang, dans les processus fébriles, dans la leucocythémie et dans le diabète (1). Parmi les autres acides organiques trouvés dans le sang, on cite l'acide lactique. Pour le procédé destiné à rechercher ce dernier acide je renvoie à *Hoppe-Seyler* (2).

7. Lipœmie. — Dans le sang se trouve toujours une faible proportion de graisse. Au moment de la digestion, ce liquide est très riche en graisse. En outre de la lipœmie physiologique, il y a, dans certaines affections, une lipœmie pathologique. A l'examen macroscopique, le sang paraît déjà fortement trouble et ordinairement plus pâle qu'à l'état normal. Si on l'examine au microscope, on aperçoit de nombreuses vésicules, petites, très réfringentes, qui nagent entre les éléments figurés du sang; souvent aussi, il existe des gouttelettes de graisse dans les globules blancs. Si, dans des cas spéciaux, on hésite à se prononcer et à dire si ces gouttelettes sont des globules de graisse ou non, il suffit de déposer une goutte d'éther sur la préparation pour enlever toute incertitude. Si on a affaire à des vésicules adipeuses, celles-ci disparaîtront sous l'action de l'éther.

La lipœmie a été, jusqu'à présent, observée dans l'intoxication alcoolique chronique, dans la néphrite chronique, et dans les cas graves de diabète; puis dans les lésions de la moelle des os, lorsque la graisse liquide pénètre dans le sang (lipœmie embolique).

8. Cholhémie. — Sous le nom de cholhémie on désigne la pénétration dans le sang des parties constituantes de la bile. La présence, dans ce liquide, des acides biliaires et de la matière colorante de la bile (bilirubine), est d'une grande importance pour le médecin. Les acides biliaires sont bien à considérer comme des agents toxiques, car ils exercent une action dissolvante sur les globules rouges, produisent l'hémoglobinhémie, altèrent l'innervation du cœur et ralentissent les pulsations. Cependant, la proportion de ces acides, contenus dans le sang, paraît toujours être très faible, de sorte qu'on arrive très rarement, par voie chimique, à démontrer leur présence. Néanmoins, je considère comme nécessaire de signaler la méthode suivante, car elle peut convenir pour l'analyse du sang humain en grande quantité et pour rechercher les acides de la bile dans les sécrétions.

Pour chercher les acides biliaires dans le sang (*Hoppe-Seyler*) (1), il faut d'abord le débarrasser des corps albuminoïdes, en le traitant par l'alcool ou en faisant bouillir le sang dilué. On traite le filtrat, débar-

---

(1) *V. Jaksch*, Zeitschr. für klin. Medic. *11*, 307, 1886.

(2) *Hoppe-Seyler*, Handb. der physiolog. und patholog.-chemischen Analyse, l. c. p. 103.

rassé de l'albumine, par l'acétate de plomb et un peu d'ammoniaque; on lave ensuite avec de l'eau les composés de sels de plomb et d'acides biliaires contenus dans le précipité, puis on fait bouillir le précipité avec de l'alcool chaud, on filtre et, par l'addition de carbonate de soude, on change les sels de plomb en sels de soude; on filtre de nouveau, puis on évapore jusqu'à dessication et on traite par l'alcool absolu chaud. Pendant l'évaporation de la solution, les sels de la bile se cristallisent quelquefois; mais fréquemment on n'obtient qu'un précipité amorphe, onctueux, qui, traité par l'éther, se cristallise souvent (*Hoppe-Seyler*) (1). Le résidu amorphe peut être analysé, de préférence, pour la recherche des acides biliaires, par l'essai de *Pettenkofer* (2). On dissout dans l'eau un peu de la substance obtenue, on ajoute 2/3 en volume d'acide sulfurique anglais —, puis on chauffe lentement le mélange afin de ne pas dépasser 60° —; on ajoute alors 3 à 6 gouttes d'une solution de 5 parties d'eau et d'une partie de moscouade. S'il y a des acides biliaires, le liquide se colore en beau violet.

Pour déterminer la présence des acides de la bile dans le sang, on peut aussi employer avec succès la réaction physiologique (savoir l'action sur le cœur de la grenouille atropinisée), recommandée par *Mackay* (3) (Laboratoire du prof. *Stokvis*).

Si on veut obtenir l'analyse quantitative des acides biliaires, il faut prendre une quantité de sang mesurée, et procéder de la même manière. Les analyses qui consistent à utiliser le pouvoir optique rotatoire de cette substance ne donnent aucun résultat pour la détermination quantitative.

S'il s'agit de démontrer la présence de la bilirubine dans le sang, on prélève du sang, au moyen d'une ventouse scarifiée, on le dépose dans une éprouvette qu'on place dans une chambre à réfrigération, et on soumet le sérum du sang directement à l'essai de la matière colorante de la bile décrit dans le chapitre « urine ». L'expérience de *Huppert* est surtout préférable.

Le procédé suivant, que j'ai éprouvé, me paraît encore plus simple. Au moyen d'une ventouse scarifiée, on prélève du sang, on le dépose dans une éprouvette, qu'on place dans une chambre à réfrigération, et, après dépôt, on enlève le sérum au moyen d'une pipette. La mousse produite par le battage du sérum, même quand le sérum paraît coloré, comme dans l'hémoglobinhémie (voir par. 7), est toujours incolore. S'il y a dans le sang de la substance colorante de la bile, la masse appa-

---

(1) *Hoppe-Seyler*, Handb. der physiol. und pathol.-chem. Analyse, l. c. p. 399.
(2) *Pettenkofer*, Annalen der Chemie und Pharmacie, 52, 90, 1884.
(3) *Mackay*, Archiv für experimentelle Pathol. und. Pharmakol. *19*, 269, 1885.

raît toujours colorée en jaune. Si le sérum est ensuite chauffé pendant longtemps (3 à 4 heures) dans une étuve, à 35°C., il prend, même si la proportion de matière colorante de la bile est très faible, une coloration d'un vert intense (formation de biliverdine), tandis que le sérum normal ne change pas de couleur (1).

9. Urémie. — On désigne sous ce nom l'accumulation dans le sang des principes de l'urine. Cette altération est produite par une rétention des principes constituants de l'urine, sans que cependant on soit en mesure, même de nos jours, de désigner un corps déterminé comme en étant la cause. L'opinion émise que l'urée, ou que le carbonate d'ammoniaque qui en provient, agissent comme toxiques, est fort contredite ; on croit, au contraire, que c'est la pléthore du sang qui, avec ses principes constituants fixes, produit l'urémie. De nombreuses analyses de sang ont démontré, dans ces cas, une augmentation de l'urée dans le sang et de substances extractives. D'après les expériences de *Horba\ewski* (2), dans une série de cas, on n'a constaté dans le sang urémique aucune augmentation de sels du sang ou même de sels de potasse. J'ai trouvé, dans plusieurs cas, une diminution très considérable de l'alcalinité du sang.

10. Ammonihémie. — Cet état du sang est peu connu. D'après les observations précédentes, on peut présumer qu'il s'agit probablement, dans l'ammonihémie, de la présence dans l'organisme de substances sans doute semblables aux alcaloïdes, agissant directement comme toxiques, et qui sont résorbées de la vessie malade. Dans ce cas, il serait avant tout nécessaire de rechercher les ptomaïnes dans le sang.

11. Acétonhémie. — Sous le nom d'acétonhémie on comprend le dépôt d'acétone dans le sang. *Deichmüller* et moi (3) avons démontré qu'il est possible, en traitant le sang par l'éther ou par distillation, d'en séparer un corps qui possède la réaction de l'acétone. Dans maints processus, surtout dans la fièvre, on en trouve en grande quantité.

12. Altérations des sels du sang. — Dans l'état normal, le sang de l'homme contient environ 1/2 °/₀ de sel, que la proportion de cette

---

(1) Voir sur la Cholhémie, à propos de la bibliographie, *Ponfick*, Ziemssen's Handb., 8 vol., Ier chap., p. 12, 2. Éd. 1880.

(2) *Horba\ewski*, Wiener medic. Jahrb. 389, 1883.

(3) *V. Jaksch*, Ueber Acetonurie und Diaceturie. Berlin, Hirschwald, 1885.

substance introduite par l'alimentation soit grande ou petite. Dans les maladies fébriles, comme dans la pneumonie, dans une diminution importante de l'excrétion du sel par l'urine, il paraît, d'après *Schenk* (1), que la proportion du sel dans le sang n'est pas essentiellement changée.

On trouve le sang pauvre en sel dans le rachitisme et l'ostéo-malacie.

Quant à la méthode à employer pour l'analyse qualitative et quantitative des sels du sang, je renvoie aux livres et aux manuels de physiologie et de chimie physiologique (2).

---

(1) *Schenk*, Anatom.-physiol. Untersuchungen, p. 19, Wien 1872.

(2) *Hoppe-Seyler*, Handb. der physiol. u. pathol.-chem. Analyse, l. c. 316 et 423. — *Rollett*, Hermann's Handb. der Physiol. 4. vol., 1re partie, p. 124.

CHAPITRE II

Produits de la cavité buccale

La sécrétion de la cavité buccale, la salive, est un produit de diverses sécrétions, fournies, les unes par les glandes à mucus qui se trouvent dans cette cavité, et les autres par ces glandes qui, comme la parotide, — la sus-maxillaire, — la sublinguale, versent leur contenu dans la bouche. La sécrétion buccale présentera donc des propriétés physiques et chimiques variables, suivant que l'une ou l'autre de ces glandes en activité se trouvera dans des conditions normales ou pathologiques (1).

I. Composition macroscopique. Fraîche, cette sécrétion est incolore ou bleu clair, ordinairement un peu trouble et insipide ; au bout d'un temps assez long, elle se sépare en 2 parties, l'inférieure est trouble et renferme, en quantité considérable, les éléments que nous allons mentionner.

La réaction est manifestement alcaline.

II. Composition microscopique. A l'examen microscopique de la salive, on voit qu'elle contient, en quantité variable, les éléments suivants :

1. *Globules muqueux*. Ils ressemblent tout à fait, par leur manière d'être, aux globules blancs, seulement ils sont un peu plus gros, et leur protoplasma paraît le plus ordinairement fortement granulé.

---

(1) Communications physiologiques détaillées : *Haidenhain*, Hermann's Handb. der Physiologie, 5, 1, 1883 et *Maly*, Hermann's Handb. der Phys., 5, 2, 1881.

2. *Globules rouges.* Ils sont le plus souvent à l'état isolé et conservent leur forme normale.

3. *Epithélium.* Les cellules épithéliales pavimenteuses qui proviennent de la muqueuse buccale et de la surface de la langue sont très nombreuses, grosses, irrégulièrement formées. La quantité qu'on en trouve dans la salive est extrêmement variable, même à l'état physiologique, et leur forme est passablement différente, suivant qu'elles proviennent de la muqueuse des parties supérieures ou profondes. Elles sont cependant toujours faciles à reconnaître à leur forme polygonale et à leur grosseur relativement considérable.

4. *Champignons.* Les champignons des moisissures et des levures sont rares dans les sécrétions normales ; quand ils y existent, ce n'est qu'accidentellement, et ils proviennent sans doute de l'alimentation ; il en est tout autrement à l'état pathologique. Par contre, les schizomycètes sont déjà très abondants dans les sécrétions normales de la cavité buccale.

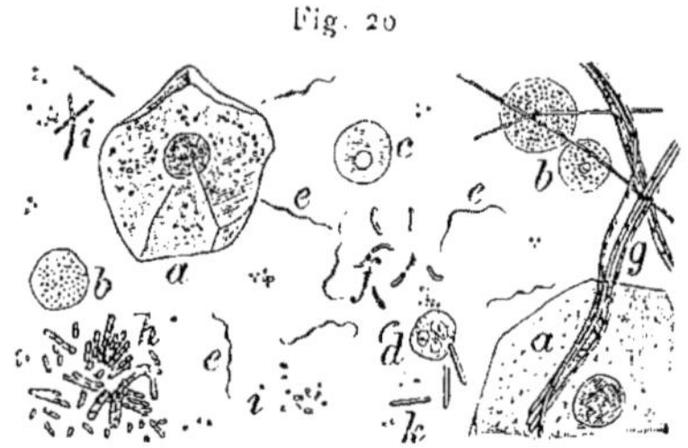

Fig. 20

a. Épithélium pavimenteux.	*e.* Spirochæte buccalis.
b. Globules muqueux.	*f.* Bacilles en virgule de la cavité buccale.
c. Vésicules adipeuses.	*g.* Leptothrix buccalis.
d. Leucocytes.	*h. i. k.* Champignons de formes diverses.

On trouve de nombreux micrococques, réunis tantôt en grandes, tantôt en petites masses, dont quelques-uns ont la propriété de se colorer avec la solution d'iodure de potassium iodé ; des bacilles de différentes grosseurs, dont quelques-uns, traités par le réactif ci-dessus, prennent une couleur d'un bleu rougeâtre plus ou moins intense ; et enfin des filaments en spirales très mobiles (spirochæte buccalis), qui ressemblent beaucoup aux spirilles de la fièvre récurrente, dont ils se distinguent cependant par leur grand diamètre en largeur et leurs circonvolutions moins nombreuses. Il y a aussi fréquemment dans cette sécrétion des bacilles en virgule (1), *Lewis* (2) et *Miller* (3).

------

(1) Voir le chapitre *Fèces.*
(2) *Lewis*, The Lancet, II, 513, 1884.
(3) *Miller*, Deutsche medic. Wochenschr. *11*, 138 et 843, 1885.

Pour trouver les spirochætes de la bouche, il faut examiner une goutte de salive, sans addition d'aucun réactif, avec un objectif à immersion homogène, et au moyen de l'éclairage d'Abbe. Si on veut obtenir des préparations colorées, on se sert du procédé de *Günther* (1).

A l'état pathologique, on trouve, dans les diverses affections de la bouche, d'autres éléments importants, dont nous aurons à reparler.

III. Composition chimique. La composition chimique change également à l'état physiologique, suivant que l'une ou l'autre glande est plus ou moins en activité. On trouve des traces d'un corps albuminoïde qui se coagule pendant la coction, et de la mucine, puis quelquefois, mais pas toujours cependant, du sulfocyanure de potassium (CNSK) (voir ci dessous). — La salive contient en outre un ferment qui a la propriété de transformer l'amidon en sucre. La proportion de sel dans la salive est faible.

On a rarement l'occasion de faire des analyses chimiques de la salive au lit du malade ; car, dans les maladies, la quantité de la salive est plutôt diminuée qu'en voie d'augmentation, et de plus, ce n'est que très difficilement qu'on peut obtenir une sécrétion pure chez les malades.

La seule maladie dans laquelle on puisse obtenir une salive suffisante et pure, est le ptyalisme (voir ci-dessous). — Si on veut obtenir de la salive pour l'analyse, il faut recommander au malade de se laver à fond la bouche aussitôt chaque repas, avec un liquide neutre : l'eau est le liquide qui convient le mieux. On examinera d'abord, avec un papier de tournesol, la réaction de la salive recueillie pendant l'espace de vingt-quatre heures, puis on déterminera sa densité au moyen d'un bon aréomètre. Celle-ci varie ordinairement entre 1,002 et 1,006. Enfin, une partie de la salive sera analysée au point de vue de la recherche de l'albumine, d'après le procédé indiqué dans le chapitre de l'urine.

On examinera ensuite une partie du liquide avec une solution de chloride de fer, pour rechercher la présence des composés de sulfocyanure ; si ceux-ci existent, l'échantillon deviendra d'un rouge intense, et ni la coction ni l'addition d'acide n'affaibliront cette coloration. S'il ne se produit aucune coloration rouge dans la salive, on fera chauffer au bain-marie environ 100 cmc. de cette secrétion et on répétera l'expérience.

Dans une autre analyse on recherchera la présence du sucre, et on agira d'après la méthode 3 indiquée pour la recherche du sucre dans le sang (2).

On diagnostique la présence d'un ferment diastasique de la façon suivante : on traite 5 cmc. de salive par 50 cmc. d'une solution d'amidon

---

(1) Voir p. 27.
(2) Voir p. 44.

et on fait chauffer le tout au bain-marie à 40° C. S'il y a des ferments diastasiques dans la salive, le mélange ci-dessus, examiné auparavant au point de vue de sa contenance en sucre, donne, au bout de quelques heures, la réaction complète du sucre de raisin.

La salive contient fréquemment des sels nitreux : pour les déterminer, il suffit de traiter un échantillon de salive avec une solution d'iodure de potassium et de colle d'amidon et de l'acide sulfurique dilué ; s'il existe des sels nitreux, la solution prendra une coloration d'un bleu intense.

D'après *Griess* (1), la métadiomidolbenzol, fondue à 63° C., serait un réactif précieux pour déterminer la présence des acides nitreux. A cet effet, on dilue la salive dans 5 fois son volume d'eau, on ajoute quelques gouttes d'acide sulfurique et enfin le réactif ci-dessus. Par suite de la présence de l'acide nitreux, le liquide se colore en jaune intense.

IV. De la salive dans les maladies en général. On trouve une diminution de la salive dans toutes les maladies fébriles, dans le diabète et fréquemment dans la néphrite. L'augmentation de la sécrétion salivaire est observée dans tous les processus inflammatoires de la cavité buccale. Cette sécrétion est souvent augmentée dans la carie dentaire, qui agit par irritation sur les glandes salivaires. Certains poisons, comme la pilocarpine, les préparations mercurielles, etc., déterminent une hypersécrétion de la salive. La salivation qui se manifeste dans les empoisonnements avec la potasse et les acides, est due à l'irritation que ces substances toxiques exercent sur les conduits d'excrétion des glandes.

Une salivation longtemps prolongée peut survenir, sans qu'on puisse l'attribuer aux causes nocives que nous venons d'énumérer. Il y a encore une cause qui nous est inconnue, c'est l'influence des nerfs sur la sécrétion salivaire.

Ils sont rares les cas que nous venons d'énumérer et qui permettent de recueillir de la salive pour l'analyse chimique.

Dans un cas de ptyalisme observé par moi, j'ai trouvé, dans 1000 gr. de salive, 995,2 d'eau et 4,8 de parties fixes. La réaction était alcaline. Elle contenait une très faible quantité de mucine, — des traces de sérum, un peu de sulfocyanate d'hydrogène, pas d'acide nitreux (analyse avec l'iode et la colle d'amidon). Avec le phénylaldéhyde je n'ai pu trouver aucune trace de sucre, aussi toutes les autres expériences relatives à l'existence du sucre me paraissent-elles négatives.

Dans certaines maladies, la salive présente une altération qualitative importante ; ainsi, de grandes quantités d'urée ont été trouvées chez les néphrétiques par *Wright, Picard, Rabuteau* (2). Dernièrement, *Fleis-*

---

(1) *Griess*, Berichte der deutschen chem. Gesellchaft, *11*, 624, 1878.
(2) Voir *Maly*, Hermann's Handb. l. c. 5, 2, 8.

cher (1) a trouvé, chez des individus souffrant d'une affection du rein, de l'urée dans la salive provoquée par une injection de pilocarpine.

Pour déterminer la présence de l'urée, on peut suivre la méthode de *Fleischer* ; on traite la salive avec l'alcool, on évapore le produit obtenu par filtration et on fait agir sur le résidu l'alcool amylique ; quand celui-ci est évaporé, l'urée se sépare en cristaux, avec lesquels on peut procéder à l'une ou l'autre des analyses d'urée indiquées p. 42. *Boucheron* (2) a trouvé, dans la salive des urémiques, de l'acide urique, qu'on détermine au moyen du murexide (p. 43).

La substance colorante de la bile et le sucre n'ont pas encore été trouvés dans la salive. La salive des diabétiques ne paraît également contenir aucune trace de sucre. Dans trois cas de diabète j'ai examiné, avec le phénylaldéhyde, la salive au point de vue du sucre qu'elle pouvait contenir ; le résultat a été négatif.

Certains médicaments, tels que l'iodure de potassium, le bromure de potassium, passent très vite dans la salive, et il est facile d'en constater la présence (3).

V. De la salive dans quelques maladies.

1. *Stomatite catarrhale.* Dans cette affection fréquente, très bénigne, la sécrétion salivaire est en général fortement augmentée. Dans ce cas on trouve, à l'examen microscopique, une augmentation notable de cellules épithéliales, beaucoup de leucocytes, mais pas d'altération.

2. *Stomacaces.* Dans les différentes formes de stomacaces qui se développent à la suite des empoisonnements par le mercure, dans le scorbut, etc., on trouve les mêmes éléments microscopiques. La sécrétion a une réaction alcaline intense, elle est fortement colorée en brun, et a une odeur extraordinairement fétide. A côté des débris de tissus, des leucocytes, des globules rouges altérés, on voit une grande quantité de champignons les plus divers.

3. *Muguet.* Nous devons une mention spéciale à la présence des champignons du muguet dans la cavité buccale (4).

On observe très souvent cette affection chez les enfants ; cependant, chez les adultes la présence du muguet n'est pas rare, et les tuberculeux en sont fréquemment atteints. Suivant d'anciennes opinions, la réaction de la sécrétion buccale chez ces malades est toujours acide. Cependant, il n'est pas encore bien démontré que cette réaction

---

(1) *Fleischer*, Verhandlungen des Congresses für innere Medic. 2, 119, 1883.

(2) *Boucheron*, Compt. rend. 1881 ; Referat in Maly's Jahresbericht, 15, 256, 1886.

(3) Relativement à la détermination de ce corps, voir le chapitre de l'urine.

(4) Voir *Kehrer*, Ueber den Soorpilz. Heidelberg 1885, etc., etc.; *Baumgarten*, Jahresbericht über die Fortschritte in der Lehre von den path. Mikroorganismen, 1, 145-151, 1886, *Flügge* l. c. p. 119.

acide soit due à la présence des parasites du muguet ou aux autres mi-cro-organismes, car *Kehrer* a prouvé que le champignon du muguet prospère admirablement bien dans le lactate de potasse et de soude, sans la présence d'acide mis en liberté. Au début de la maladie, on voit quelques plaques blanches dans lesquelles on trouve, au microscope, de nombreux corpuscules oviformes, ordinairement réunis en groupes de 2 ou 3 et munis de 1 ou 2 noyaux. Au bout de quelques jours, on voit se développer sur ces plaques des membranes qui peuvent recouvrir toute la cavité buccale et même la gorge et l'œsophage. Ces membranes sont, dans les premiers jours, passablement adhérentes, mais plus tard elles deviennent lâches et peuvent être détachées facilement de la bouche.

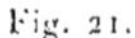

Fig. 21.

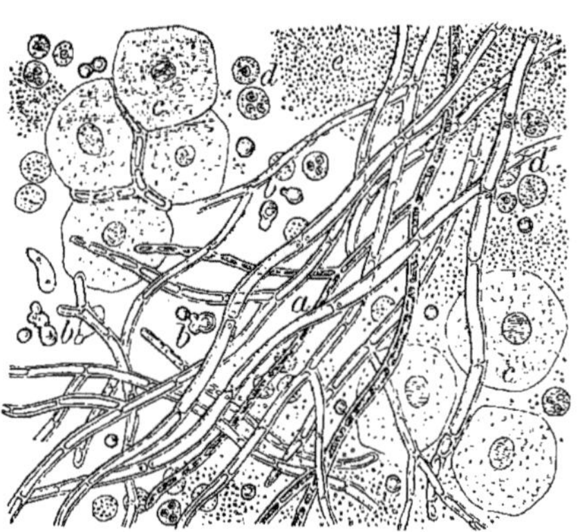

a. Champignon du muguet. *b.* Conidies. *c.* Épithélium. *d.* Leucocytes. *e.* Détritus.

Si on examine ces membranes au microscope, on voit qu'elles se composent de cellules épithéliales, de leucocytes et de détritus, entre lesquels se trouvent des éléments ramifiés, rubanés, qui présentent des articles de longueurs différentes (fig. 21).

Le contenu des articles est clair, pourvu ordinairement de 2 pôles, munis de noyaux réfringents. Ces articles diminuent de longueur vers l'extrémité du filament rubané, en même temps que leur contenu paraît en partie finement granuleux, en partie encore clair. On trouve également les produits oviformes que nous avons signalés plus haut, qui paraissent être les spores (conidies) du champignon parasite.

On n'est pas encore fixé sur la place que doit occuper le champignon du muguet dans la classification botanique. *Rees* (1) le place parmi les levures; *Grawitz* (2) croit

---

(1) *Rees,* cité d'après *A. de Barry,* Vergleichende Morphologie und Biologie der Pilze, Leipzig 1884, p. 405.

(2) *Grawitz,* Virchow's Archiv, *70,* 566, 1877 et *73,* 147, 1878.

qu'il est identique au champignon étudié avec soin par *Cienkowsky ; Plaut* (1) est d'un avis contraire, et croit, avec *Baginsky* (2) et *Klemperer* (3), que c'est un saccharomyces (4).

Pour chercher ces parasites, il suffit de porter sous le champ du microscope, avec un peu de glycérine, une portion de membrane dissociée.

On peut aussi trouver, dans la salive, des actinomyces, lorsque du pus contenant de ces parasites s'est épanché dans la cavité buccale. Pour les chercher, voir le chapitre pus.

VI. Enduit des dents.

Si on enlève, avec une spatule, un peu de l'enduit qui recouvre les dents, on voit qu'il ne se compose que de micro-organismes.

Fig. 22.

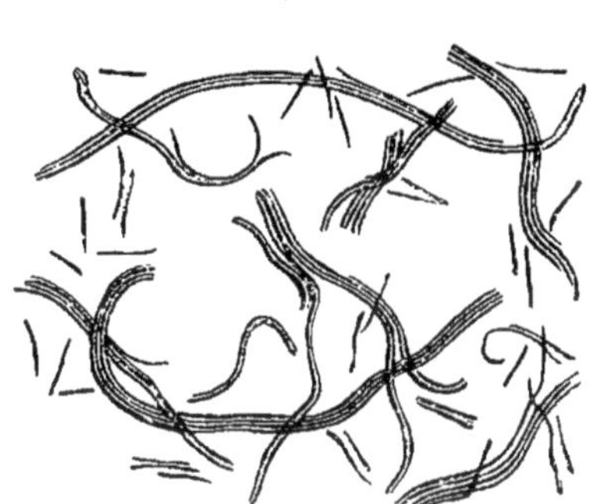

On y trouve en effet les éléments suivants :

1. En faible quantité, les spirochætes (spirochætes buccalis), décrits ci-dessus, et doués de mouvements si vifs ;

2. De longs bacilles, ordinairement articulés, qui forment de grands gazons rubanés (leptothrix buccalis). Ils ont la propriété de se colorer en rouge bleuâtre avec la solution d'iodure de potassium iodé (fig. 22).

D'après les observations de *Miller* (5) et *Zopf* (6), ils sont cause de la carie dentaire. Outre ces micro-organismes, qui se colorent avec les solu-

(1) *Plaut*, Baumgarten's Jahresbericht etc. l. c. *1*, 149, 1886.

(2) *Baginsky*, Deutsche medic. Wochensch, *11*, 866, 1885.

(3) *Klemperer*, Centralblatt für klin. Medic. *6*, 849, 1885.

(4) *Flügge*, l. c. p. 119.

(5) *Miller*, Archiv für experiment. Pathol. *16*, 291, 1882 ; Deutsche medic. Wochenschr. *10*, 395, 1884.

(6) *Zopf*, Die Spaltpilze, p. 103, 1886.

tions d'iodure de potassium iodé, on trouve ordinairement encore d'autres bacilles courts, sur lesquels cette solution colorante n'a aucune action ;

3. Des formes diverses de micrococcus, tantôt isolés, tantôt réunis en amas ;

4. Un grand nombre de cellules épithéliales et de globules blancs, ordinairement très altérés (fig. 22).

VII. Enduit de la langue.

a. L'enduit rouge brun de la langue se rencontre dans les maladies infectieuses graves ; il se compose en partie de résidus d'aliments et en partie de sang desséché. A l'examen microscopique, on constate la présence d'une très grande quantité de cellules épithéliales et de champignons les plus divers ; on trouve en outre beaucoup de produits celluleux, plus foncés, qui proviennent des cellules épithéliales détachées de la langue (*Bizzozero*).

b. Le revêtement blanchâtre est tout à fait normal chez les nourrissons ; chez les adultes, il existe fréquemment dans les affections de l'estomac. Au microscope, on voit en quantité les cellules épithéliales que nous venons de signaler, peu de cellules de la salive, beaucoup de champignons.

VIII. Enduit tonsillaire.

L'examen microscopique des dépôts pathologiques qui se trouvent sur les amygdales a une très grande importance pour le diagnostic.

1. *Angine croupeuse et diphthéritique.* L'examen macroscopique et microscopique ne nous apprendront malheureusement pas dans tous les cas, dès le début de la maladie, tout au moins chez les adultes, si nous avons affaire à une forme relativement bénigne d'angine croupeuse ou à une forme grave d'angine diphthéritique. Dans les deux cas, on trouve des dépôts blanchâtres sur les tonsilles. D'après *E. Wagner*, il ne doit y avoir sous les membranes croupeuses que de l'hyperhémie et un liquide séreux, tandis que, dans la diphthérie, il y a infiltration hémorragique et une infiltration séreuse purulente. L'examen microscopique fait voir dans les dépôts frais, de nature diphthéritique aussi bien que croupeuse, un lacis fibrineux, brillant, homogène, formé de mailles de différentes grosseurs, entre lesquelles se trouvent des cellules épithéliales, des globules sanguins, des globules de pus et des microcoques d'espèces les plus différentes. Cependant, on n'est pas en état, ainsi que je l'ai déjà mentionné, de formuler avec certitude, à l'examen microscopique, le diagnostic différentiel du croup et de la diphthérie. Il ne sera cependant pas difficile d'y

arriver par le procédé de *Löffler*(1), lorsqu'on aura confirmé par des expériences ultérieures les faits par lui indiqués.

2. *Pharyngomycosis leptothricia*. Dans ces derniers temps, les espèces de bouchons qu'on trouve dans les cryptes des amygdales ont acquis un intérêt tout spécial. On peut presque toujours constater chez l'homme, à l'état normal, la présence de ces bouchons, sans qu'ils déterminent aucune altération; ils sont composés en grande partie de cellules épithéliales et de champignons à longs articles, que les solutions d'iodure de potassium iodé colorent en bleu rouge. Dans certaines circonstances, ces champignons croissent en dehors des cryptes et couvrent, dans une plus ou moins grande étendue, la surface des amygdales. Ils déterminent alors une certaine gêne et peuvent produire des affections véritables avec angine croupeuse ou diphthéritique commençante. Le simple examen au microscope de ces dépôts, traités par la solution d'iodure de potassium iodé, nous permettra dans ces cas de formuler un diagnostic (*Th. Hering*) (2).

La coloration des filaments de leptothrix s'obtient très bien en faisant agir pendant 1 à 2 minutes une solution d'iodure de potassium iodé; il sont alors d'un bleu rougeâtre, coloration qui disparaît environ 24 à 72 heures après.

D'après les communications verbales du *Dr. O. Chiari,* on peut fréquemment trouver dans les cryptes des bouchons jaunâtres ne contenant aucun gazon de leptothrix.

Dans une concrétion de l'amygdale, qui me fut envoyée par mon collègue *O. Chiari,* j'ai trouvé comme composition, après analyse chimique, des carbonates, des silicates, et des gazons de leptothrix.

---

(1) *Löffler*, Mittheilungen aus dem kaiserlichen Gesundheitsamte, 2, 421, 1884.
(2) *Th. Hering*. Zeitschrift für klin. Medic. 7, 358. 1884.

CHAPITRE III

Mucus nasal

I. Composition macroscopique, microscopique et chimique.

Dans les conditions normales, la quantité des sécrétions élaborées par les nombreuses glandes à mucus est très faible. On trouve toujours en grande quantité, à l'examen microscopique, du mucus normal du nez, des épithéliums pavimenteux et à cils vibratils, puis quelques leucocytes, et enfin surtout des champignons en quantité considérable (fig. 23).

Fig. 23. Mucus nasal.

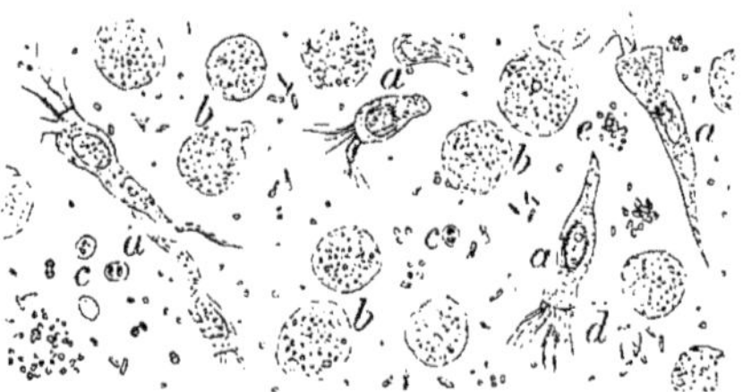

a. Épithélium à cils vibratils. b. Leucocytes. c. Coccus en capsules. d. Bacilles. e. Micrococcus.

La sécrétion normale du nez est filante, à odeur fade, et très riche en mucine ; sa réaction est alcaline ; mais, quant à sa composition chimique, il n'y a rien de bien connu.

II. État du mucus nasal dans les maladies des cavités nasales.

Dans le catarrhe aigu du nez nous trouvons, au début, une diminution dans la sécrétion du mucus. Les muqueuses sont extraordinairement sèches, fortement injectées ; plus tard survient un stade pendant lequel la sécrétion est très active. Celle-ci est filante, à réaction alcaline, et se montre, sous le microscope, comme composée d'une énorme quantité de cellules épithéliales et de cryptogames.

S'il y a quelque part un processus purulent dans les cavités nasales, la sécrétion aura également un caractère purulent, et nous la trouverons, à l'examen microscopique, presque uniquement composée de cellules du pus.

Il est très important, dans beaucoup de cas, de rechercher dans la sécrétion de la pituitaire quelques-uns des champignons pathogènes qui nous sont déjà connus.

S'il existe un abcès qui, par son aspect, fasse soupçonner la tuberculose, on doit, au moyen du rhinoscope, et avec une spatule de platine flambée avec le plus grand soin, prélever un peu du pus de l'abcès et l'examiner d'après la méthode indiquée page 73 pour la recherche des bacilles de la tuberculose. La présence des bacilles caractéristiques suffit pour diagnostiquer cette affection.

Il est tout aussi important de rechercher dans le pus des abcès les bacilles caractéristiques de la morve. Le procédé est analogue à celui indiqué déjà pour l'examen du sang (voir p. 28). Si on n'arrive à aucun résultat, on isolera, par le procédé de *Koch*, les germes des champignons contenus dans la sécrétion, et enfin l'inoculation à un animal permettra de formuler des conclusions définitives.

Dans le processus purulent des cavités nasales, connu sous le nom d'ozène, *E. Fränkel* a régulièrement trouvé, dans les sécrétions, des champignons divers (1).

Löwenberg (2) a presque exclusivement trouvé un gros diplococcus qu'il a considéré comme caractéristique de l'ozène.

Tost (3) et *Löwenberg* (4) ont démontré que, dans le mucus nasal, il existe des organismes analogues aux coccus de la pneumonie (fig. 23. *c*).

Dans des cas assez rares, on a trouvé dans les cavités nasales, des champignons du muguet; on trouve également, dans la bibliographie, des cas relatant la présence des moisissures dans cette sécrétion (*Schubert*) (5). Les ascarides ou les autres entozoaires s'égarent rarement dans le nez, mais on rencontre très fréquemment des larves de diptères dans les cavités nasales (*B. Fränkel*) (6); on y trouve aussi quelquefois des concrétions (Rhinolithes) (*O, Chiari* (7), *Seifert* (8).

(1) *E. Fränkel*, Virchow's Archiv, *94*, 499, 1882.

(2) *Löwenberg*, Deutsche medic. Wochenschr. *11*, 6, 1885.

(3) *Tost*, Deutsche medic. Wochenschr. *12*, 161, 1886.

(4) *Löwenberg*, Deutsche medic. Wochenschr. *12*, 446, 1886.

(5) *Schubert*, Archiv. f. klin. Medic. *36*, 162, 1885.

(6) *B. Fränkel*, V. Ziemssen's Handb. *4*, 1, 189, 2 Ed. 1879.

(7) *O. Chiari*, Wiener medic. Wochenschr. *35*, 1397 et 1461, 1885.

(8) *Seifert*, Sitzungsberichte der Würzb. phys. medic. Gesellschaft, 1885. 14. Sitzung.

CHAPITRE IV

Crachat

On comprend sous le nom de crachat (1) tout ce qui est éliminé des voies respiratoires, sous l'action mécanique de la toux. On doit considérer les crachats comme un mélange des produits de sécrétion des diverses glandes, auxquels peuvent s'ajouter, suivant la nature des maladies, les produits pathologiques les plus variés.

I. Examen macroscopique du crachat.

Souvent nous pouvons obtenir d'importants éclaircissements, rien qu'à l'examen d'un crachat à l'œil nu; mais, dans ce cas, il est recommandé de procéder comme l'a indiqué le prof. *Nothnagel* dans sa clinique, et d'examiner le crachat au point de vue de sa quantité, de sa réaction, de sa couleur et de son odeur.

La quantité de crachats expectorés pendant vingt-quatre heures est très variable. Elle n'atteint souvent que quelques centimètres cubes. Dans certaines affections, comme dans l'empyème pulmonaire, on a pu remarquer, dans l'espace de vingt-quatre heures, l'expectoration de 800 à 1000 cmc. de crachats.

La réaction des crachats est toujours alcaline. Dans beaucoup de maladies des poumons, telles qu'abcès pulmonaire, gangrène pulmonaire, on trouve une remarquable formation de stratum (voir p. 90 et 91).

---

(1) Voir la bibliographie très complète jusqu'à l'année 1855. *A. Biermer* : ses leçons sur les crachats, Wurzburg 1855 ; puis, dans Ziemssen's Handb., les chapitres des maladies des poumons et des maladies des bronches. La nouvelle bibliographie est indiquée dans le texte.

La couleur des crachats dépend en partie de leur composition chimique et en partie de leur composition microscopique. S'ils se composent seulement d'une quantité prédominante de mucine et d'une petite quantité de cellules, ils ont une couleur blanchâtre. Les crachats purulents sont ordinairement verdâtres ; cependant, la couleur verte des crachats peut être due à des bactéries faisant office de pigment, ou à la biliverdine (voir p. 87).

Les crachats n'ont pas d'odeur caractéristique. Dans la bronchite putride, dans la gangrène pulmonaire, ils ont une odeur extrêmement pénétrante et fétide (voir p. 90).

Dans un grand nombre de cas, il est recommandé, pour l'étude des crachats « monetiformia », de les recueillir dans un tube de verre rempli d'eau. S'il s'agit de rechercher des éléments spéciaux, tels que coagulum fibrineux, débris de tissus, l'examen macroscopique, sur une assiette émaillée en noir, rend de bons services.

Dans aucun cas, cependant, on ne peut se passer de l'examen microscopique des crachats. D'après les méthodes aujourd'hui en usage, il est tout à fait possible de diagnostiquer certaines maladies, telles que les formes bien déterminées de la tuberculose, rien qu'à l'examen microscopique des crachats.

II. Examen microscopique des crachats.

1. *Globules blancs*. On les trouve ordinairement dans chaque crachat, en grande quantité, au milieu d'amas filamenteux. Il n'est pas rare de voir de gros leucocytes, fortement granuleux, qui contiennent dans leur intérieur des globules de graisse, des granulations pigmentaires, ainsi que des particules de charbon et des grains d'hématoïdine (voir fig. 24. *f*).

A la suite de la pénétration d'un foyer purulent dans les poumons, ou d'une bronchite catarrhale purulente, comme cela a lieu dans l'emphysème, les crachats ne se composent que de globules blancs.

2. *Globules rouges*. Si on examine avec soin les crachats, on trouve presque toujours quelques globules rouges ; aussi la présence de ces globules n'a-t-elle aucune importance. On trouve très fréquemment des globules rouges, rangés en lignes, dans les crachats expectorés dès le matin par les individus qui fument beaucoup ou qui respirent pendant longtemps au milieu de la fumée ou d'une atmosphère enfumée. Dans la plupart des cas, ce sang ne provient pas du tissu pulmonaire, mais de la muqueuse bronchique altérée.

S'il y a une très grande quantité de globules rouges dans les crachats, ceux-ci prennent manifestement une coloration rougeâtre, aussi faut-il observer que, dans certaines circonstances (pneumonie), on peut trouver, en dissolution dans les crachats, de la matière colorante du sang, qui leur communique une coloration rouge. Dans les infarctus sanguins, les crachats se composent seulement de globules rouges et de mucosités; dans les hémorragies pulmonaires, on ne constate que des globules rouges.

Ordinairement, contrairement à ce qui a lieu dans l'urine (voir chap. *Urine*) et dans les matières stomacales, les globules rouges sont complètement intacts. Ils sont cependant fréquemment altérés, comme dans la pneumonie, et se présentent alors sous forme d'anneaux pâles. Assez souvent, les globules rouges disparaissent entièrement, surtout lorsque le sang a séjourné longtemps dans les bronches, et on ne trouve plus à leur place que des cristaux, colorés en rouges (Hématoïdine, fig. 24. *e*), provenant de la matière colorante du sang, ou des amas de pigment plus ou moins gros.

3. *Cellules épithéliales*. Les crachats sont excessivement riches en cellules épithéliales (1). Les cellules épithéliales pavimenteuses qu'on y trouve proviennent toujours de la cavité buccale (fig. 24. *h*) ou des cordes vocales. Les cellules épithéliales à cils vibratils sont relativement rares dans les crachats, même dans les affections intenses des bronches, et même, dans ce cas, l'épithélium à cils vibratils paraît plus souvent provenir de crachats mélangés de mucus nasal (*Henle* et *Bühlmann*) (2) que de la muqueuse trachéale. Ordinairement ces cellules épithéliales ont déjà perdu leurs cils (fig. 24. *c*); on ne peut voir les cils si mobiles de ces cellules qu'en examinant des crachats fraîchement expectorés. L'importance diagnostique de ces cellules épithéliales est relativement faible; si elles se trouvent en très grande quantité, il y a des présomptions pour l'existence d'un catarrhe aigu à son début, soit dans les parties reculées des cavités nasales (fosses nasales), soit dans la trachée, soit dans les bronches.

Les cellules épithéliales (3), qu'on désigne sous le nom d'épithélium alvéolaire, ont une très grande importance, bien que, même encore de nos jours, la provenance des alvéoles pulmonaires soit discutée par quelques auteurs (*Bizzozero*) (4).

Elles ont une forme elliptique, et sont pour la plupart munies de noyaux, dont on décèle la présence par l'acide acétique; leur proto-

---

(1) Voir *Biermer*, l. c., p. 5o. — *Panizza*, Archiv f. klin. Medic. *28*, 343 1881, etc., etc.

(2) *Biermer*, l. c., p. 34.

(3) Voir *Friedländer*, Untersuchung über Lungenentzündung, 1875. — *Amburger*, Petersburger medic. Wochenschr. 12, 13, *1876*, cité d'après Schmidt's Jahrbücher *178*, 143, 1878. — *Heitler*, Wiener medic. Wochenschr. *27*, 1185 et 1219, 1877. — *Eichhorst*, Lehrb. der physikal. Untersuchung innerer Krankheiten, I, 378, 1881.

(4) *Bizzozero*, l. c. p. 140.

plasma est finement granuleux, et très souvent on trouve dans leur intérieur des particules pigmentaires plus ou moins grosses. Elles se composent de matière colorante du sang, de poussière de fer ou de poussière de charbon (fig. 24. *a'*); dans ce dernier cas, elles sont très résistantes par rapport aux réactifs. S'il s'agit de poussière de fer, le pigment, traité par le sulfure d'ammonium, prendra une couleur d'un vert noirâtre, et deviendra bleu par l'addition de ferrocyanure de potassium et d'acide chlorhydrique. Il existe souvent, dans ces cellules, une ou plusieurs vésicules de graisse, faciles à reconnaître à leur grande réfringence. Assez souvent même, les cellules épithéliales sont complètement en voie de dégénérescence graisseuse (fig. 24. *a, a''*. fig. 25), et enveloppées de vésicules adipeuses, tantôt grosses, tantôt petites; quelquefois même, on voit de grosses gouttes de graisse (fig. 24. *b*) qui sortent de ces cellules épithéliales. *Virchow* (1) les a décrites le premier et désignées sous le nom de gouttes de myéline (Myelintröpfchen), à cause de leur ressemblance avec les produits qu'on peut obtenir par l'écrasement de la pulpe nerveuse.

Buhl (2) croyait que la présence des cellules alvéolaires était caractéristique de la maladie qu'il désignait sous le nom de pneumonie desquamative.

Fig. 24.

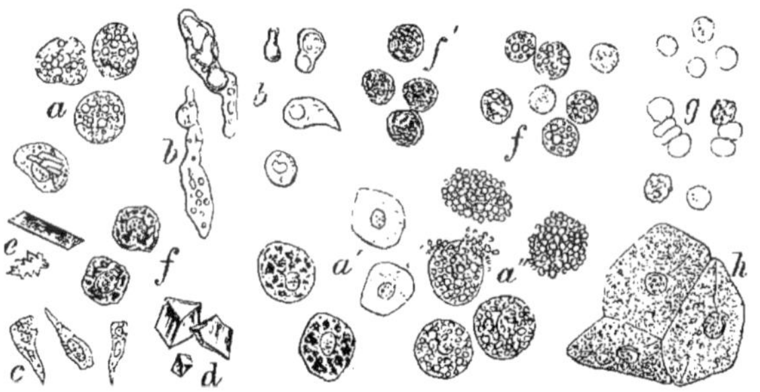

a, a' a''. Épithélium alvéolaire.
b. Formes de myéline.
c. Épithélium à cils vibratils.
d. Cristaux de carbonate de chaux.

e. Cristaux d'hématoïdine.
f, f' f''. Globules blancs.
g. Globules rouges.
h. Épithélium pavimenteux.

On ne trouve généralement ces productions en grande quantité que dans les infiltrations pulmonaires caséeuses, tout à fait récentes, qu'elles soient ou non d'origine bacillaire. Elles se trouvent aussi en très grande quantité dans les pneumonies, — le catarrhe bronchique chronique, — la tubercu-

(1) *Virchow*, Wirchow's Archiv, 6, 562, 1854.
(2) *Buhl*, Lungenentzündung, Tuberculose, Schwindsucht, München, 1872.

lose pulmonaire chronique (*Guttmann et Smidt*) (1) ; mais leur présence dans ces différents processus n'a en général que peu d'importance pour le diagnostic.

Pour rechercher les épithéliums dans les crachats, on conseille d'en traiter de petites quantités par l'acide acétique qui met en évidence un nucléus et un nucléole caractéristiques pour les épithéliums. La coloration des préparations microscopiques de crachats avec une solution aqueuse de bleu de méthylène rend également de grands services.

4. *Fibres élastiques*. Elles se présentent dans les crachats sous forme de longs filaments, souvent réunis par groupes, plus ou moins larges, à contours épais, ordinairement doubles et fortement gonflés. Très souvent elles présentent une disposition alvéolaire (fig. 25) (2).

Les fibres élastiques ont une très grande importance, au point de vue du diagnostic, car leur présence indique une destruction du tissu pulmonaire. On les trouve dans la tuberculose, dans les cavernes bronchectasiques, dans les abcès pulmonaires, et assez fréquemment dans les pneumonies, sans qu'il y ait apparence d'abcès. Je les ai rencontrées, dans

Fig. 25.

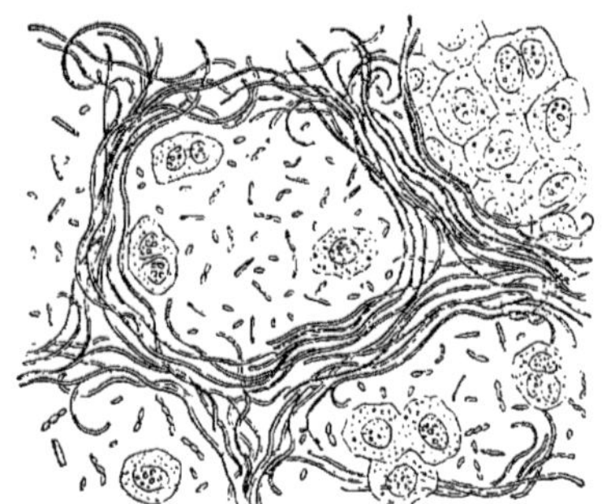

cette affection, dans des cas qui avaient une terminaison tout à fait normale, et je crois qu'il s'agissait seulement d'une destruction circonscrite du parenchyme pulmonaire par un processus pneumonique. Il est extrêmement rare de voir, ainsi que l'avait déjà observé *Traube*, des fibres élastiques dans les crachats des individus atteints de gangrène pulmonaire, parce que ces fibres sont détruites par les ferments qui se forment dans la gangrène du poumon (3).

Il n'est pas rare que les fibres élastiques, qu'on trouve dans les crachats, proviennent des aliments, et, à ce propos, on recommande de

---

(1) *Guttmann* et *Smidt*, Zeitschr. f. klin. Medic. 3, 1881.

(2) La figure 25 montre des fibres élastiques provenant d'un cas d'abcès pulmonaire, en traitement pendant plusieurs mois à la clinique du prof. *Nothnagel*.

(3) Voir p. 82.

prier les malades de se laver à fond la bouche avec de l'eau, après chaque repas, et de ne jamais examiner les crachats expectorés pendant les repas. Toutefois, il faut être prévoyant avant de formuler un diagnostic basé sur la valeur de ce symptôme, parce que des fibres, provenant des aliments, peuvent séjourner longtemps dans la cavité buccale avant d'être éliminées. *La présence de ces fibres ne peut fournir un signe diagnostique réellement sérieux que si les fibres élastiques, par leur disposition alvéolaire, sont sûrement reconnues comme provenant des alvéoles.* Pour les trouver, si elles sont en grand nombre, il suffit d'étaler un peu de crachat sur le porte-objet et d'examiner directement après addition d'une solution de potasse. Il est cependant préférable de faire bouillir les crachats avec une solution de liqueur potassique de 8 à 10 % (*Fenwick*), de verser le tout dans un verre à liqueur, et, vingt-

Fig. 26.

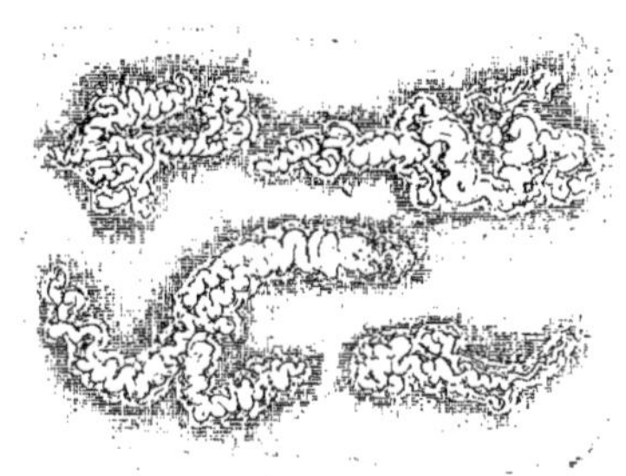

quatre heures après, d'examiner le dépôt et de rechercher s'il contient des fibres élastiques.

5. SPIRALES (Spiralen). Les produits en forme de spirales, qu'on trouve dans les crachats, ont été décrits, pour la première fois, par *Leyden* (1), chez des asthmatiques.

Curschmann (2) considérait ces productions comme un signe pathognomonique d'une affection des bronches les plus fines. *O. Vierordt* (3), moi (4) et *Pel* (5) les avons trouvées dans la pneumonie. Dans ces dernières années, *Lewy* (6) a fait une communication sur leur présence dans les accès d'asthme.

(1) *Leyden*, Virchow's Archiv, *54*, 328, 1872.
(2) *Curschmann*, Archiv für klin. Medicin, *32*, 1, 1883, etc., etc. *Ungar*, Verhandlungen des Congresses für int. Medic. Wiesbaden, *1*, 162, 1882 et *Curschmann* ibid., p. 192.
(3) *O. Vierordt*, Berl. klin. Wochensch. *20*, 473, 1883.
(4) *V. Jaksch*, Centralbl. für klin. Medic. *4*, 497, 1883.
(5) *Pel*, Zeitschr. für klin. Medic. *9*, 29, 1885.
(6) *Lewy*, Zeitschr. für klin. Medic. *9*, 522, 1885.

Ordinairement, ces productions peuvent être déjà reconnues dans les crachats au moyen d'un examen macroscopique attentif. Elles se présentent sous forme de produits épais, blanchâtres, contournés, en forme de tube, qui, par leur consistance, leur fermeté et leur coloration claire, se différencient facilement des autres parties contenues dans les crachats (fig. 26).

Leur aspect microscopique est très variable : habituellement elles ont la forme suivante. Autour d'un filament (filament central), s'étendant plus ou moins en zigzag, se trouve un réseau épais, ordinairement en spirale, rarement réticulaire, qui se compose de filaments très déliés. Ces productions sont fréquemment remplies de cellules épithéliales et de cristaux de *Charcot-Leyden*. Leur longueur et leur largeur varient considérablement.

Fig. 27.

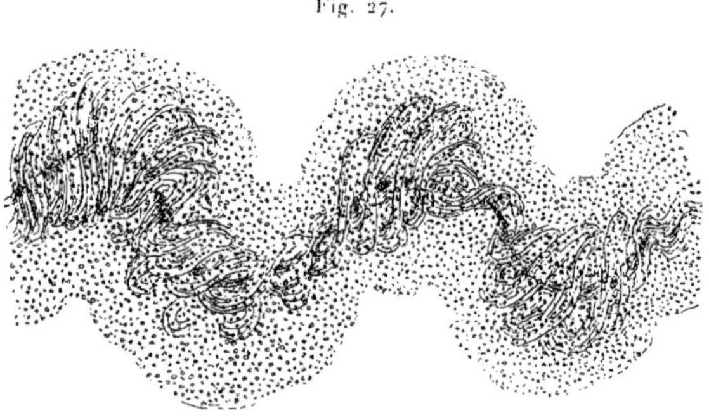

Leur présence indique toujours, à ce qu'il paraît, une desquamation catarrhale dans les bronches (*Curschmann*) et dans les alvéoles (*Lewy*). Par conséquent, elles peuvent exister dans la pneumonie.

Dans l'asthme, la présence de ces produits a une importance considérable pour le diagnostic, car elle indique qu'il s'agit d'un cas d'asthme bronchique.

Quant aux rapports qui existent entre les spirales et les cristaux de *Charcot-Leyden* (1) dans l'asthme, il est à remarquer que, dans les accès récents d'asthme bronchique, ou au début d'un nouvel accès, on ne trouve ordinairement que des spirales et pas de cristaux. Ceux-ci se forment lorsqu'on laisse, pendant vingt-quatre à quarante-huit heures, les préparations de crachats sous une lamelle couvre-objet, à l'abri de l'évaporation. Dans les accès qui suivent, on trouve alors, dans les spirales fraîchement expectorées, de nombreux cristaux, tandis que les autres parties des crachats en sont très pauvres.

---

(1) Voir p. 15 et 78.

Il semble donc que les cristaux de *Charcot-Leyden* proviennent en partie directement de ces spirales. J'ai observé, relativement à la composition chimique de spirales isolées des crachats, que leur substance se rapproche de la mucine. Si on la traite avec de la potasse liquide diluée, elle se dissout, et, si on ajoute de l'acide acétique, il se forme un précipité. Pendant la coction de la solution alcaline avec du sulfate de cuivre, l'oxyde de cuivre hydraté n'est pas réduit. Cependant, on obtient la réduction si on traite de cette façon la solution soumise auparavant à la coction avec un acide minéral. Toutes ces réactions sont celles de la mucine.

6. Caillots de fibrine. Ils existent dans le croup bronchial et dans la pneumonie. Ils apparaissent, dans les crachats, sous forme de corps

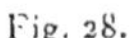

Fig. 28.

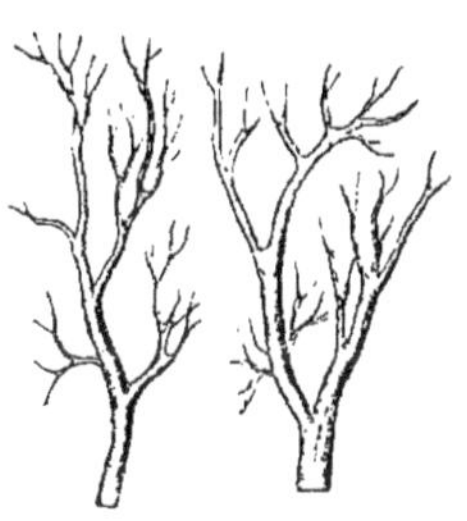

blanchâtres, plus ou moins épais, divisés dans le sens des ramifications bronchiques. Le nombre de ces corps qu'on trouve dans la pneumonie est ordinairement faible ; ils n'atteignent également que de faibles dimensions (fig. 28). Si, dans la peumonie, on les rencontre en très grand nombre dans les poumons, il faudra y faire grande attention, car les malades souffriront de toux fréquentes et de violentes dyspnées.

J'ai observé de très beaux caillots de cette nature dans le croup bronchial chez des adultes : ils atteignaient jusqu'à plusieurs centimètres de longueur (fig. 29). Pour cette affection rare, et parfois si difficile à diagnostiquer, la présence de ces caillots est pathognomonique. Au microscope, ils paraissent composés d'un grand nombre de filaments longs, réticulés, entrelacés, entre lesquels se déposent des globules sanguins et des cellules épithéliales. Ils sont formés de fibrine et l'acide acétique ne les altère pas.

7. Débris de tissu conjonctif. Très rares dans les crachats. C'est dans la gangrène pulmonaire et les abcès des poumons qu'on

en trouve le plus. Pendant la toux, il y a une plus ou moins grande
quantité de tissu conjonctif expulsé, dont il est facile de reconnaître,
au microscope, la disposition en alvéoles pulmonaires. Dans les processus ulcéreux du larynx, il y a aussi de petites portions de cartilage
qui se détachent pendant les efforts de la toux et sont éliminées avec les
crachats. Le microscope nous servira à reconnaître de quelles parties
il s'agit.

8. CORPS AMYLACÉS. *Friedreich* (1) les a signalés dans les crachats, et les
a considérés comme provenant de foyers hémorragiques des poumons.

Fig. 29.

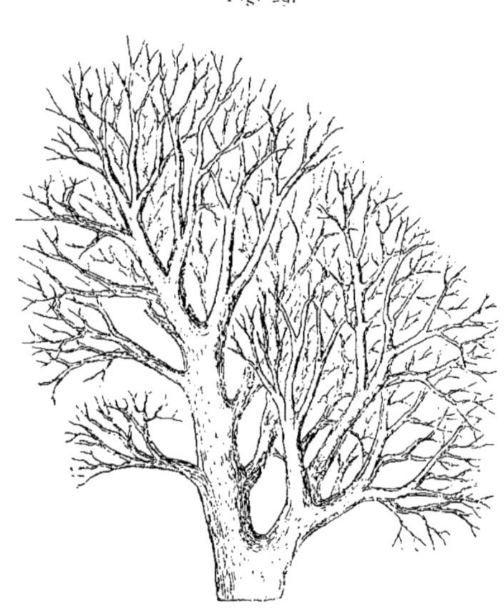

De formes tantôt ovales, tantôt anguleuses, ils donnent asile, à leur centre,
à des masses de pigment de formes différentes, mais ordinairement
anguleuses. Traités par l'iodure de potassium iodé, ils donnent
parfois une réaction amyloïde, qui peut cependant quelquefois manquer.
Dans un crachat, qui m'a été envoyé par mon collègue *Neisser*, j'ai
trouvé de ces produits, comme aussi plusieurs fois dans les crachats d'individus atteints de gangrène pulmonaire ; seulement, la masse centrale
obscure faisait défaut. Cette substance ne donnait aucune réaction
amyloïde, elle présentait cependant une importante stratification.

---

(1) *Friedreich*, Virchow's Archiv, *9*, 613, 1856 ; *10*, 201 et 507, 1856 et *30*,
388, 1864.

D'après ce qui vient d'être dit, on peut se demander s'il s'agit véritablement de substances amyloïdes.

9. Parasites.

I. *Champignons.* Dans ces derniers temps, l'examen des crachats, au point de vue de la recherche des champignons, a beaucoup attiré l'attention des chercheurs et des médecins. Si nous persistons à conserver notre division des champignons en moisissures, levures et schizomycètes, nous verrons que, dans ces trois groupes, il y a des espèces qui sont pour nous de la plus grande importance. Outre une série de schizomycètes qui n'ont aucune action pathogène, il s'en trouve d'autres qui sont pathogènes, et dont la présence dans les crachats a une importance considérable au point de vue du diagnostic. Aussi diviserons-nous encore ces micro-organismes en pathogènes et non pathogènes.

a) Non pathogènes.

1. *Moisissures.* En général, on connaît très peu de choses sur la présence des moisissures dans les crachats.

Les champignons du muguet y sont rares (voir p. 53). Si on les trouve dans les crachats, on doit s'assurer, par une inspection minutieuse de la bouche et de la gorge, si ces champignons ne tirent pas leur origine d'un mélange de salive. Cependant on ne peut nier que ces champignons peuvent, dans quelques cas assez rares, surtout chez les enfants, étendre leurs ramifications jusque dans les bronches.

Dans quelques maladies des poumons on trouve aussi, dans les crachats, des champignons et des moisissures. Les fig. 30 et 31 représentent des moisissures trouvées dans un crachat récemment expectoré par un homme atteint d'un abcès traumatique du poumon.

Virchow (1) avait déjà publié des observations analogues. *Lichtheim* (2) a trouvé un aspergillus fumigatus, dont *Schütz* (3) a relaté l'action pathogène sur les animaux.

Plusieurs auteurs pensent qu'il s'agit toujours de cas accidentels. *Schütz* est d'avis qu'il faut entreprendre, dans ce but, de nouvelles expériences, surtout sur les observations et expérimentations de *Lichtheim*, pour s'assurer définitivement si une végétation de moisissures peut être la cause d'un processus destructif dans les poumons.

---

(1) *Virchow*, Virchow's Archiv, *9*, 557, 1856.

(2) *Lichtheim*, Berlin, klin. Wochenschr. *19*, 129 et 147, 1882 et Zeitschr. f. klin. Medic, 7, 140, 1884.

(3) *Schütz*, Mittheilungen aus dem kaiserlichen Gesundheitsamte, 2, 208, 1884. Voir aussi, p. 223, la bibliographie détaillée sur la découverte des champignons des moisissures dans les poumons malades.

Cette opinion a trouvé dernièrement un nouvel appui dans les observations de *A. Paltauf* (1) et *Lindt* (2).

Dans les recherches de cette espèce, on doit d'abord, à l'aide du microscope, constater la présence de ces champignons dans les crachats; puis, par la culture sur le pain et la gélatine, et par l'expérimentation sur les animaux (3), voir s'ils possèdent des propriétés pathogènes. Ajoutons que les moisissures ne sont pas aussi rares dans les crachats qu'on veut bien le dire.

2. *Levures*. Il n'y a rien de positif sur la présence des levures dans les crachats. Dans le pus des cavernes j'en ai quelquefois trouvé.

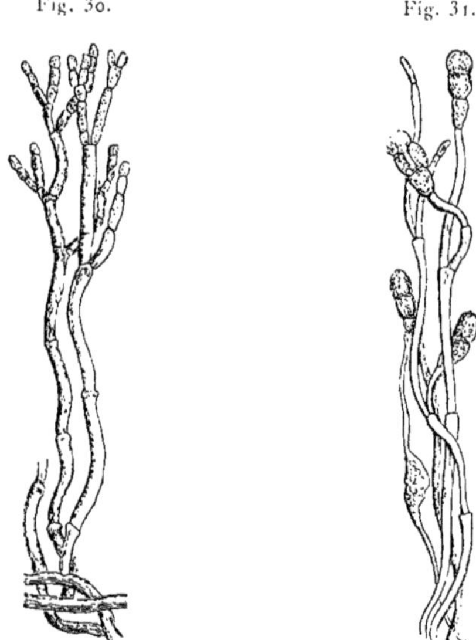

Fig. 30.   Fig. 31.

3. *Schizomycètes*.

1. Sarcina pulmonis. On a trouvé des sarcines dans les crachats dans beaucoup de processus pathologiques ; celles-ci sont ordinairement plus petites que la *Sarcina ventriculi* (4). *Virchow* (5), puis *Friedreich* (6), ont décrit les premiers ces parasites. Leur constatation n'a pas d'importance spéciale; il paraît cependant que ce champignon ne se trouve que

(1) *A. Paltauf*, Virchow's Archiv, *10*, 543, 1885.
(2) *Lindt* (*Lichtheim's* Klinik), Archiv f. experiment. Pathologie, *21*, 269, 1886.
(3) Voir chapitre X.
(4) Voir *Falkenheim*, Archiv . experiment. Pathologie, *14*, 339, 1885.
(5) *Virchow*, Virchow's Archiv, *101*, 401, 1856.
(6) *Friedreich*, Virchow's Archiv, *30*, 390, 1864.

dans les poumons atteints d'une destruction ulcéreuse étendue. On n'attribue aucune importance pathologique à la présence de ce parasite (*Fischer*) (1).

2. Leptothrix.*Leyden* (2) et *Jaffe* (2) ont vu plusieurs fois des leptothrix dans les crachats (voir p. 55). On les a surtout observées dans les bouchons des bronches, dits mycotiques, qu'on rencontre fréquemment dans la bronchite putride. Ces masses de leptothrix sont reconnaissables à leur réaction en présence de la solution d'iodure de potassium iodé. *Dittrich, Traube,* puis *Leyden* et *Jaffe* ont examiné avec soin ces bouchons mycotiques, et, outre les végétaux parasites que nous venons de signaler, ont trouvé souvent des cristaux d'hématoïdine, des globules rouges et blancs, et très fréquemment des détritus et des cellules épithéliales en dégénérescence graisseuse.

3. Bacilles et microcoques. On trouve dans tous les crachats des formes très différentes de microcoques et de bacilles. La figure 25 représente une série de ces parasites et de bacilles contenant des spores.

b) Pathogènes.

1. *Bacilles de la tuberculose. Robert Koch* (3) a montré que les crachats des tuberculeux renferment des champignons tout à fait particuliers, caractérisés par leur singulière propriété en présence des solutions colorantes, et qui, d'après ses recherches, doivent être considérés comme les agents du virus tuberculeux. De nombreuses expériences ultérieures ont confirmé cette opinion (4).

Leur importance au point de vue du diagnostic saute donc aux yeux ; nous aurons à en reparler dans la description du crachat tuberculeux (voir p. 84).

Les bacilles de la tuberculose ne sont visibles que dans des préparations de crachats colorées d'après les méthodes ci-dessous indiquées ; dans les préparations incolores on ne peut les voir. Ils se montrent sous forme de bâtonnets immobiles, plus ou moins recourbés, isolés ou plutôt réunis en groupe, de différentes longueurs ($1.5\,\mu$ à $3.5\,\mu$) et d'un diamètre très faible. On observe aussi fréquemment une formation de spores dans leur intérieur. Ces spores ne prennent pas la matière colorante, de sorte que le bâtonnet (bacille de la tuberculose) paraît interrompu par plusieurs

---

(1) *Fischer,* Deutsches Archiv für klin. Medic. *36,* 344, 1885.

(2) *Leyden* et *Jaffe,* Deutsches Archiv für klin. Medic. *2,* 488, 1867.

(3) *R. Koch,* Erster Congress für interne Medicin, Wiesbaden, *1,* 56, 1882. Berliner klin. Wochenschr. *19,* 21, 1882 ; Mittheilungen aus dem kais. Gesundheitsamte, *2,* 1, 1884, Hirschwald, Berlin.

(4) La Bibliographie sur les bacilles de la tuberculose s'est accrue considérablement dans ces dernières années ; aussi nous est-il impossible de tout indiquer ici. Voir *Flügge,* l. c., p. 15.

espaces clairs, oviformes (2 à 6) ; mais cependant, dans les préparations faites avec soin, et par un examen microscopique attentif, on peut voir, dans toute leur longueur, les minces contours du bacille. Quelques auteurs, en faisant ces observations *Lutz* (1), ont cru qu'il s'agissait des microcoques.

Recherche des bacilles de la tuberculose.

Dans ces dernières années, on a indiqué une grande quantité de méthodes pour la recherche des bacilles de la tuberculose; ce sont celles de *Koch, Gibbes, Baumgarten, Neelsen, Balmer*, et *Fräntzel, qui toutes reposent sur l'importante propriété qu'ont les bacilles de la tuberculose de prendre la matière colorante d'aniline en solution alcaline, et, contrairement aux autres organismes pathogènes et non pathogènes qui se trouvent dans les crachats, de ne pas se décolorer dans un mélange d'alcool et d'acide.* Les personnes exercées arrivent à ce résultat au moyen des méthodes que nous venons de signaler (2).

D'après mes expériences, celles que je recommanderai surtout aux débutants sont celles de *Koch* et d'*Ehrlich.*

Il est bon de préparer au moment de s'en servir les solutions nécessaires, car elles s'altèrent au bout de quelque temps, ou donnent naissance à des champignons, qui pourraient nuire au bon résultat de l'examen.

A. Préparation des solutions (3). Dans une éprouvette lavée avec soin avec de l'eau et de l'alcool, puis séchée, on mélange environ 6 cmc. d'eau distillée et 10 à 15 gouttes d'huile d'aniline, on agite vivement et on filtre le mélange à travers un filtre humecté. Au liquide filtré, clair, on ajoute plusieurs gouttes d'une solution alcoolique de violet de gentiane ou de violet de méthyle, préparée de la manière suivante. Dans une éprouvette, nettoyée comme ci-dessus, on verse 4 à 5 cmc. d'alcool absolu et on ajoute un peu de violet de gentiane ou de violet de méthyle en cristaux; la solution doit être assez concentrée pour qu'on ne puisse plus apercevoir un objet placé en avant de l'éprouvette (4).

---

(1) *Lutz*, Monatshefte für prakt. Dermatol. Ergänzungsheft, *1*, 77, 1886 ; voir aussi: *Biedert* et *Sigel*, Virchow's Archiv, *98*, 91, 1884, et *Biedert*, Berliner klin. Wochenschr. *23*, 713, 1886.

(2) Voir aussi : *Cornil* et *Babes*, l. c. p. 584. — *Hüppe*, l. c. p. 54. — *Edgar Crookshank*, An introduction to pratical Bacteriology, p. 162. London, *H. K. Lewis*, 1886. — *Flügge*, l. c. p. 208.

(3) *Note du traducteur*. Il est préférable d'avoir à l'avance un flacon contenant de l'eau distillée, saturée d'aniline, qu'on agite de temps en temps. Après repos, on prend avec une pipette 10 cent. cubes d'eau saturée d'aniline, 1 cent. cube d'alcool absolu, 1 cent. cube d'une solution alcoolique de fuchsine ou de violet de gentiane ; on agite vivement et on filtre.

(4) Pour simplifier la méthode, on peut conserver une solution alcoolique concentrée de matière colorante.

On verse quelques gouttes de cette solution dans la solution aqueuse d'aniline filtrée, jusqu'à ce que le mélange se trouble légèrement, trouble qui doit disparaître après quelques minutes de repos ; du reste, si ce léger trouble persistait, cela ne porterait aucun préjudice à l'examen. *(Solutions de violet de méthyle, — de violet de gentiane — d'eau d'aniline de Weigert-Ehrlich.)*

Outre ces deux solutions, il faut encore une solution aqueuse de brun de Bismarck ou de vésuvine qu'on prépare de la façon suivante. On dépose dans une éprouvette une faible quantité d'une de ces deux substances colorantes, et on ajoute quelques centimètres cube d'eau distillée, de façon que le liquide soit encore transparent, puis on filtre ; le liquide filtré est employé comme ci-dessous.

B. Préparation de la lamelle. La lamelle est d'abord lavée dans l'eau, puis dans l'alcool absolu, et enfin séchée dans un endroit exempt de poussière ou mieux dans un dessicateur.

Il est très utile d'avoir en réserve un grand nombre de lamelles bien nettoyées. On prend avec une pince flambée une lamelle ainsi préparée ; avec une deuxième pince, également flambée, on dépose sur la lamelle un peu de crachat à examiner, — on recherche de préférence les endroits qui paraissent purulents, — puis, avec cette pince et par des mouvements circulaires, on étale sur la lamelle les particules de crachats en couches aussi régulières que possible. On recouvre la lamelle sur laquelle on a étendu le crachat, d'une deuxième, et, à l'aide des deux pinces, on étale le crachat entre les deux lamelles en couches aussi minces que possible ; puis on les sépare l'une de l'autre, et on les fait sécher à l'air. Les lamelles ainsi desséchées sont ensuite passées, la partie préparée en dessus, plusieurs fois — trois fois suffisent — à travers la flamme du gaz ou d'une lampe à alcool qui ne noircit pas.

C. Achèvement de la préparation. Les lamelles ainsi préparées sont déposées dans un verre de montre, contenant une solution de violet de gentiane dans l'eau d'aniline, de telle façon que la partie où le crachat a été étalé nage sur la matière colorante. Au bout de vingt-quatre heures, elles seront colorées en bleu intense : on les retire alors et on les dépose quelques secondes dans une solution d'acide nitrique (3 parties d'eau, 1 partie d'acide), jusqu'à ce que les préparations ne paraissent plus bleues à l'œil nu, mais tout au plus vertes.

On ne saurait conseiller d'attendre que les préparations soient complètement décolorées, car, si on attend trop longtemps, sous l'action énergique de l'acide, les bacilles finissent par se décolorer. Enfin on lave dans l'alcool absolu (1).

---

(1) *Note du traducteur.* Pour simplifier, on peut décolorer dans le mélange suivant : acide azotique, 1 partie, alcool absolu, 10 parties. Pour ne pas trop décolorer, à moitié

Les préparations sont ensuite séchées à l'air, et peuvent être alors montées dans l'essence de girofle ou le baume de canada, puis examinées au microscope.

S'il y a des bacilles de la tuberculose, on apercevra dans la préparation de nombreux bâtonnets colorés en bleu. Un œil exercé peut déjà les voir avec *Hartnack* objectif VII — ou *Reichert* objectif VIII (1). Pour un débutant, il sera bon d'employer l'objectif à immersion à l'huile et l'éclairage d'*Abbe*.

S'il n'y a que quelques bacilles dans la préparation, ils peuvent facilement passer inaperçus, c'est pourquoi l'on recommande de colorer encore les autres éléments; si on a employé une substance colorante bleue pour la coloration des bacilles, il est indiqué de colorer les autres

Fig. 32.

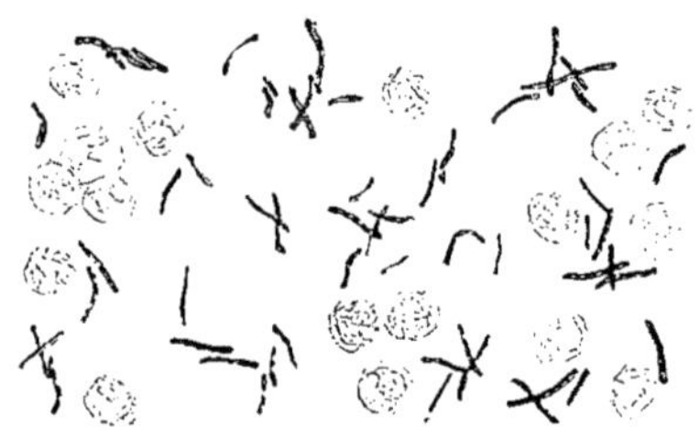

tissus en brun. On place alors la préparation dans une solution brune (brun de Bismarck ou vésuvine), préparée comme nous l'avons ci-dessus indiqué; on la laisse dans cette solution jusqu'à ce qu'elle devienne d'un jaune brun, puis on la lave dans l'eau distillée, on la fait sécher, et alors on peut l'examiner, après avoir ajouté une goutte d'essence de girofle ou de baume de canada.

Les bacilles paraissent bleus, tandis que les autres parties, telles que champignons, cellules du crachat, sont colorées en brun (fig. 32).

On peut procéder de cette façon et terminer en moins d'un quart d'heure; pour cela, il est nécessaire d'employer une solution concentrée de violet de gentiane et d'aniline et de faire chauffer la substance colorante.

Nous devons encore mentionner ici une très bonne méthode, c'est la

---

décoloration mettre dans l'alcool absolu, puis de nouveau dans le mélange d'acide azotique et d'alcool, et enfin achever la décoloration dans l'alcool absolu.

(1) *Note du traducteur*. Grossissement Vérick. Oculaire 1 et 3 — Objectif 8 et 9.

coloration avec la fuchsine phéniquée (solution de **Ziehl-Neelsen**) (1). On prend, pour 90 cmc. d'une solution phéniquée à 5 pour cent, 10 cmc. d'une solution alcoolique concentrée de fuchsine, et on agit exactement de la même façon que nous venons de l'indiquer ; seulement, au lieu de la solution de violet de gentiane et d'aniline d'*Ehrlich-Weigert*, on emploie une solution alcoolique de fuchsine dans l'acide phénique. Dans le cas où on veut terminer la préparation en quelques minutes, il faut faire chauffer la solution. Pour colorer les tissus et les champignons non pathogènes, on emploie de préférence une solution aqueuse de bleu de méthylène. Quant à l'importance de ces bacilles au point de vue du diagnostic, nous en parlerons plus tard (p. 85).

2. *Microbes de la pneumonie. Klebs* (2), *Eberth* (3) et *Koch* (4) ont signalé la présence de micro-organismes probablement spécifiques dans les poumons et dans les crachats des pneumoniques.

Friedländer (5) s'est occupé de cette question plus avant et a fait des cultures et des essais de transmission avec ces micro-organismes.

Malgré tout, cette question des pneumocoques n'est pas encore complètement résolue. Suivant la méthode de coloration employée, on voit des micro-organismes, tantôt gros, tantôt petits, par groupes de 2, 3 et 4, ordinairement entourés d'une enveloppe apparente ; ils ont tantôt la forme de bâtonnets, courts, épais (*Friedländer*), tantôt la forme de diplocoques (*A. Fraenkel*).

Pour chercher les pneumocoques (voir la partie supérieure de la fig. 33), on peut se servir de la méthode de *Friedländer* (6), indiquée il y a quelques temps pour la coloration des pneumocoques, méthode complètement analogue à celle de *Günther* (7) pour la coloration des spirilles dans le sang. Les lamelles, préparées comme ci-dessus, sont passées trois fois à travers la flamme d'un brûleur *Bunsen* et plongées, pendant une ou quelques minutes, dans une solution d'acide acétique à 1 %; on enlève l'acide acétique en soufflant avec un tube de verre ou un chalumeau. La préparation, séchée à l'air, est ensuite plongée quelques secondes dans une solution de violet de gentiane et d'eau

(1) *Neelsen*, Baumgarten, Jahresbericht über die Fortschritte in der Lehre von den pathogenen Mikroorganismen, *1*, 85, 1886.

(2) *Klebs*, Archiv für experimentelle Pathol. *4*, 420, 1875.

(3) *Eberth*, Deutsches Archiv für klin. Medic. *28*, 1, 1881.

(4) *Koch*, Mittheilungen aus dem kaiserlichen Gesundheitsamte, *1*, 46, 1881, Berlin.

(5) *Friedländer*, Fortschritte der Medicin, *1*, 716, 1883 et Virchow's Archiv, *87*, 319, 1882. Voir *Cornil* et *Babes*, l. c. 349. — *Crookshank*, l. c. 133. — *Baumgarten*, Jahresbericht, *1*, l. c. 10-17, 1885. — *Flügge*, l. c. p. 22.

(6) *Friedländer*, Fortschritte der Medicin, *3*, 757, 1885.

(7) Voir p. 27.

d'aniline saturée (1), lavée dans l'eau et examinée. On voit alors des diplocoques en forme de bâtonnets, entourés d'une enveloppe.

Après une grande série d'expériences faites, sur ma demande, par M. *Richter*, nous avons constaté que cette méthode était très appropriée à la recherche des champignons contenus dans les liquides des exsudats et transsudats.

On peut également se servir de la méthode de *Gram* (2) pour colorer les pneumocoques; on trouve ordinairement de petits diplocoques (fig. 33, sur les bords) qui sont identiques aux micro-organismes indiqués par *A. Fraenkel* (3) comme caractéristiques de la pneumonie.

Quant à l'importance de ces microbes au point de vue du diagnostic, il en sera question plus loin (voir p. 89).

Fig. 33.

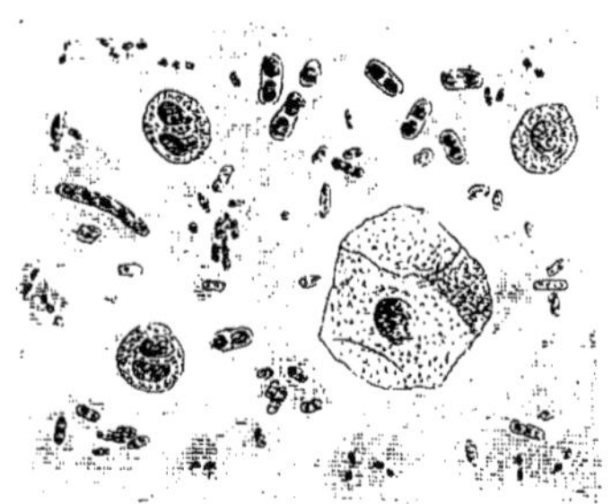

3. *Actinomyces*. Ces champignons qui, jusqu'à présent, avaient été trouvés le plus fréquemment dans le pus des abcès, paraissent quelquefois fixer leur domicile dans les poumons, d'où leur présence dans les crachats.

Baumgarten (4), *J. Israel* (5) et *R. Paltauf* (6) citent des observations semblables. D'après l'observation de *Paltauf*, il serait très vraisemblable qu'on puisse trouver également dans les crachats les champignons caractéristiques de l'actinomycose. En attendant, nous pouvons employer la méthode de *Gram* pour rendre évidentes ces formes spéciales de filaments (7).

---

(1) Voir p. 73.

(2) Voir p. 23.

(3) *A. Fraenkel*, l. c.

(4) *Baumgarten*, l. c. p. 142 (Rapport).

(5) *J. Israel*, Klinische Beiträge zur Kenntniss der Aktinomykose des Menschen. Berlin 1885.

(6) *R. Paltauf*, Anzeiger der k. k. Gesellschaft der Aerzte in Wien, Nr. 6 vom 15. Februar 1886.

(7) Relativement à la morphologie de ce champignon, etc., voir le chapitre *Pus*.

II. *Infusoires*. Ils ont été observés par *Kannenberg* (1), à la clinique de *Leyden*, dans les crachats d'individus atteints de gangrène pulmonaire. Il les a trouvés le plus souvent enveloppés dans de petites gouttelettes jaunâtres, contenant des aiguilles d'acides gras. Ils ont ordinairement des mouvements très nonchalants. Les formes décrites par *Kannenberg* sont celles des Monas et Cercomonas (2). Pour les chercher, on procède de la manière suivante : on étale en couche aussi mince que possible, entre la lame porte-objet et la lamelle couvre-objet, les gouttelettes dont nous venons de parler, et on les imbibe de quelques gouttes d'une solution saline à 1 %. On étale ensuite une goutte de ce mélange, en couche très fine, sur la lamelle, on sèche, puis on colore avec une solution aqueuse de violet de méthyle. On lave ensuite la lamelle dans l'eau et enfin on la plonge, encore humide, dans une solution concentrée d'acétate de potasse. Le protoplasma des monades se trouve alors coloré en beau bleu.

Fig. 34.

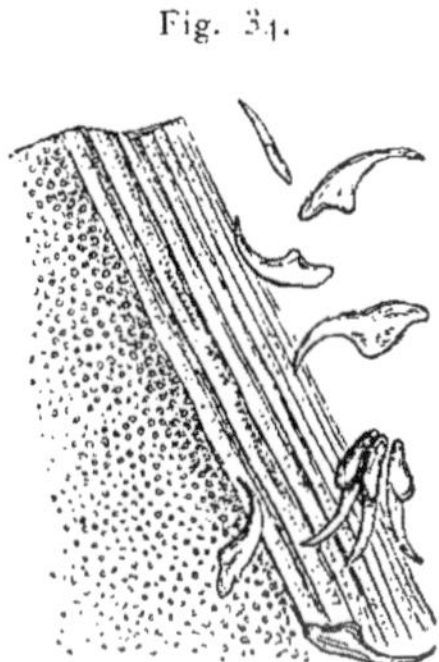

III. *Vers*. Il est extrêmement rare de trouver des ascarides dans les crachats expectorés, de même que des kystes d'échinocoques. *Eichhorst* (3) rapporte un cas de ce genre observé à la clinique de *Naunyn*. Le diagnostic est extrêmement facile. Mais on ne trouve souvent que des restes de membranes d'enveloppe des kystes, qui sont macroscopiquement reconnaissables à leur couleur blanc jaunâtre, et microscopiquement à leur structure uniformément striée (fig. 34).

La présence de crochets d'échinocoques est très importante ; quand ils se trouvent dans les crachats, ils sont faciles à reconnaître à leur

---

(1) *Kannenberg*, Virchow's Archiv, 75, 471, 1879 ; Zeitschr. für klin. Medic, 1, 228, 1880.

(2) Pour la description de ces infusoires voir le chapitre *Matières fécales*.

(3) *Eichhorst*, l. c. p. 395.

forme caractéristique. On trouve aussi fréquemment avec ces parasites des cristaux de *Charcot-Leyden* en grande quantité.

On a également constaté quelquefois la présence d'œufs de distoma hæmatobium dans les crachats. D'après les préparations que le Dr *Schiess-Bey* a eu la complaisance de m'envoyer d'Alexandrie, on ne peut douter que ce parasite ait son siège dans les poumons. On doit bien en conclure qu'il peut être éliminé avec les crachats, lorsqu'il a détruit la substance pulmonaire. On connaît du reste des observations analogues signalées par *Manson* (1).

10. CRISTAUX. Les cristallisations trouvées dans les crachats sont très nombreuses, mais leur importance, au point de vue du diagnostic, est en général très faible.

1. *Cristaux de Charcot-Leyden*. Nous tenons à commencer la description de ces formations cristallines par celles qui, paraît-il, ont une

Fig. 35.

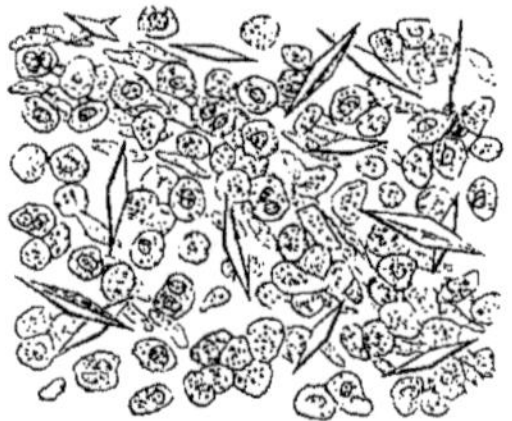

réelle importance. *Leyden* (2) les a trouvées dans les crachats des individus souffrant d'accès d'asthme, surtout dans les bouchons d'un jaune verdâtre expectorés avec les crachats pendant l'accès. Ces cristaux se présentent sous forme d'octaèdres incolores, taillés en pointe. Ils sont insolubles dans l'eau froide, l'éther, l'alcool et le chloroforme; solubles dans les alcalis, les acides minéraux, dans l'eau chaude, l'ammoniaque et l'acide acétique. Ils sont évidemment identiques aux cristaux que nous avons décrits précédemment et qui ont été trouvés dans le sang des cadavres (p. 16); ils offrent également une certaine ressemblance avec les cristaux du sperme et ceux qu'on trouve dans les fèces dans l'ankylostomasie.

D'après *Leyden* (2), ces cristaux seraient en connexion intime avec l'ap-

---

(1) *Manson*, l. c. p. 30.
(2) *Leyden*, Virchow's Archiv, *54*, 324, 1872.

parition des accès d'asthme (voir p. 66). *Friedreich* (1) et *Zenker* (2) les
ont rencontrés dans les caillots fibrineux bronchiques expectorés,
ainsi que chez des personnes atteintes d'un catarrhe bronchique aigu
sans accès d'asthme (*Bizzozero*) (3). Je puis confirmer ces observations (3).

2. *Cristaux d'hématoïdine. Virchow* (4), *Friedreich* (5), et *Schultze* (6)
les ont observés dans les crachats. Ils se présentent, tantôt sous forme
de columelles rhomboïdes d'un rouge rubis, tantôt sous forme d'aiguilles
ou de faisceaux d'aiguilles ; quelquefois ils sont réunis en groupes. Il
n'est même pas rare de trouver de ces cristaux ou des débris, enchâssés
dans les globules blancs (voir fig. 24, *e*). Certaines fois on ne peut leur
reconnaître aucune forme cristalline particulière; ils forment alors des
agglomérats pigmentés, tantôt libres, tantôt englobés dans les globules
blancs.

Leur présence dans les crachats indique que, quelque temps auparavant, le sang a séjourné dans les voies respiratoires des poumons, ou
qu'un abcès a percé dans cet organe. C'est pourquoi on les trouve en
très grande quantité à la fin des hémoptysies chez les phtisiques, dans
les infarctus sanguins des poumons en voie de régression, très fréquemment dans les abcès pulmonaires, et très souvent aussi lorsqu'un foyer
purulent ou un kyste d'échinocoques calcifié a fait irruption dans les
poumons. *Si on ne trouve ces productions qu'en contact avec les cellules,
c'est un indice qu'il y a eu extravasation du sang; tandis que la constatation d'une grande quantité de cristaux d'hématoïdine libres indique
l'irruption, dans les poumons, d'un foyer purulent provenant des organes
voisins.*

3. *Cristaux de cholestérine. Biermer* (7) a trouvé des cristaux de cholestérine dans les crachats des tuberculeux, *Leyden* (8) dans les abcès pulmonaires.

On rencontre, en effet, assez souvent ces productions dans les crachats
des phtisiques, mais seulement en très petite quantité. J'en ai vu une
première fois chez une jeune fille atteinte d'un abcès pulmonaire déterminé par un kyste d'échinocoques, puis une deuxième fois, en grande
quantité, chez un homme atteint d'une inflammation chronique des pou-

---

(1) *Friedreich*, l. c.
(2) *Zenker*, Schmidt's Jahrbücher, *172*, 284, 1876 (Rapport).
(3) *Bizzozero*, l. c. p. 150.
(4) *Virchow*, Virchow's Archiv, *1*, 395, 1847.
(5) *Friedreich*, Virchow's Archiv, *30*, 380, 1864.
(6) *Schultze*, Virchow's Archiv, *61*, 130, 1874.
(7) *Biermer*, Virchow's Archiv, *16*, 545, 1859 et l. c. p. 55.
(8) *Leyden*, Volkmann's Sammlung klin. Vorträge, *114* et *115*.

mons. D'après *Black* (1), les cristaux de cholestérine paraissent surtout se former en grande quantité dans les vieux exsudats enkystés.

Ces cristaux sont caractérisés par leur grande réfringence; ils sont sous forme de tables rhomboïdes, rarement gros, souvent irréguliers et réunis en groupes (fig. 90). Solubles dans l'éther, — insolubles dans l'eau, dans les alcalis et dans les acides.

Traités par l'acide sulfurique dilué et la teinture d'iode, ils passent successivement du bleu violet au vert et au rouge. Avec l'acide sulfurique seul, ces cristaux se colorent successivement, sur leurs bords, en jaune ou en rouge violet.

En général, ils n'ont qu'une faible importance au point de vue du diagnostic. On sait qu'on les rencontre surtout dans les cas où des abcès des organes voisins ont pénétré dans les poumons, ce qui donne lieu à une formation d'abcès, et à la longue stagnation dans les poumons des matières en décomposition.

4. *Aiguilles de graisse (aiguilles de margarine)*. On les trouve le plus souvent dans la bronchite putride et dans la gangrène pulmonaire. Cependant, elles semblent ne pas manquer dans la bronchectasie et dans la tuberculose pulmonaire. Elles sont très abondantes après l'irruption dans les poumons d'un exsudat sanieux. Elles sont sous forme de longues aiguilles très pointues, tantôt isolées, tantôt réunies en groupes; très rarement courbées ou cintrées. Très solubles dans l'éther et dans l'alcool chaud, insolubles dans l'eau et les acides, cette manière d'être permet de les différencier facilement des autres productions analogues.

On constate leur présence dans des affections si différentes que leur importance, au point de vue du diagnostic, est restreinte.

Quant à leur composition chimique, il est probable qu'elles se composent surtout de sels de sodium, de potassium, de calcium et de magnésium, d'acides gras.

5. *Cristaux de tyrosine. Leyden* (2) a trouvé, dans les crachats d'une jeune fille qui souffrait d'une bronchite putride, puis dans ceux d'un homme atteint d'empyème, des cristaux que, à l'examen microscopique et chimique, il a reconnu pour être des cristaux de tyrosine. Ils se présentent sous forme d'aiguilles isolées ou en faisceaux. On les trouve souvent dans les crachats fraîchement expectorés, mais en petite quantité; ce n'est qu'après un repos assez long qu'ils paraissent se former en grande quantité.

---

(1) *Black*, cité d'après Schmidt's Jahrbücher, *105*, 305, 1860.
(2) *Leyden*, Virchow's Archiv, 55, 239, 1872 et *74*, 414, 1878.

D'après *Leyden* et *Kannenberg*, la présence d'une grande quantité de cristaux de tyrosine est un indice de la rupture d'un foyer purulent dans les poumons.

Il ne faut pas oublier de mentionner que, dans une partie des productions décrites sous le nom de tyrosine, il ne s'agit peut-être pas de tyrosine, mais de sels de potasse ou de magnésie des acides gras.

Ces restrictions, à propos de la présence des cristaux de tyrosine, s'appliquent également à la leucine. On trouve en effet ordinairement, à côté des cristaux de tyrosine, les globules d'un mat brillant de la leucine (*R. Fischer*) (1).

On peut chercher la présence de la tyrosine et de la leucine par l'analyse chimique, comme cela est indiqué dans le chapitre de l'urine.

6. *Oxalate de chaux. Fürbringer* (2) a observé dans les crachats, dans un cas de diabète, de grandes quantités d'oxalate de chaux.

Ces cristaux étaient tantôt en forme d'enveloppe de lettre caractéristique (fig. 77), tantôt en forme d'agglomérats amorphes. *Ungar* (3) en a trouvé chez un rémouleur de 28 ans, qui souffrait d'un asthme depuis plusieurs années.

La propriété de ces cristaux, d'être solubles dans les acides minéraux, et d'être insolubles dans l'eau, la lessive potassique, les acides organiques, l'alcool et l'éther, permet de les reconnaître facilement.

7. *Phosphate ammoniaco-magnésien.* On a trouvé quelquefois, dans les crachats, de ces cristaux en forme de couvercle de cercueil (fig. 78). Ils sont solubles dans les acides de toutes espèces ; aussi ne les trouve-t-on fréquemment que dans les crachats à réaction alcaline. Ordinairement ils tirent leur origine de la décomposition des corps albuminoïdes, d'où la mise en liberté de l'ammoniaque. Il n'est pas rare de les rencontrer dans les exsudats sanieux ; aussi les trouve-t-on dans ce cas en abondance dans les crachats.

Cependant, il ne manque pas de cristaux de toute autre nature dans les crachats. J'ai représenté dans la fig. 24. *d* des cristaux, trouvés dans les crachats d'un phtisique ; qui, par leur réaction microchimique (fort développement de gaz à l'addition d'acide, etc.), se comportaient comme les carbonates (carbonate de chaux).

III. Analyse chimique. Autant l'examen microscopique des crachats nous fournit des renseignements précieux, autant l'analyse chimique est pauvre en résultats.

---

(1) *R. Fischer*, cité d'après un rapport : Jahresbericht für Thierchemie, 9, 361, 1879.

(2) *Fürbringer*, Deutsches Archiv für klin. Medic. 16, 499, 1875.

(3) *Ungar*, Deutsches Archiv für klin. Medic. 21, 435, 1878.

1. **Corps albuminoïdes.** Parmi les corps albuminoïdes trouvés dans les crachats, on peut citer l'albumine, et surtout de grandes quantités de mucine et de nucléine, et, dans les crachats purulents et pneumoniques, de la peptone, ce dont je me porte garant pour tous les crachats contenant de nombreux globules de pus. Pour chercher ces corps albuminoïdes, on réussit très bien avec la méthode indiquée par *Hoppe-Seyler* (1) pour la recherche de l'albumine dans les liquides séreux.

Pour trouver l'albumine du sérum, on traite les crachats avec de l'acide acétique très dilué et le produit filtré avec du ferrocyanure de potassium. La formation d'un trouble ou d'un précipité indique la présence de l'albumine.

Les crachats ayant la couleur du jus de pruneaux, dans l'œdème pulmonaire, sont très riches en sérum albuminé.

2. **Acides gras volatils.** *Peters* (2), *Hoppe* (3), *Leyden* (3) et *Jaffé* (3) ont démontré les premiers la présence des acides gras dans les crachats, et, surtout dans la gangrène pulmonaire, celle des acides acétique, butyrique et caproïque. Pour chercher dans un crachat les acides gras volatils, il faut le diluer dans l'eau, le traiter par l'acide phosphorique, et, au moyen d'un courant de vapeur, en retirer les acides volatils. Dans le produit de la distillation se trouvent les principes gras volatils, que l'on doit rechercher d'après la méthode indiquée dans le chapitre « fèces ». Pour rechercher les acides gras non volatils et la graisse, on traite par l'éther une portion de crachat préalablement acidulé, et, en agitant fréquemment l'extrait d'éther avec une solution aqueuse de carbonate de soude, on transforme les acides en sels qui se déposent dans la solution aqueuse ; on les recueille avec l'éther, après l'évaporation duquel on obtient de la graisse.

3. **Glycogènes.** *Salomon* (4) les a observés plusieurs fois dans les crachats ; pour les déterminer il se sert du procédé de *Brucke*.

4. **Ferments.** *Filehne* (5) et *Stolnikow* (6) ont trouvé que les crachats, surtout dans la gangrène pulmonaire, dans la bronchite putride, contiennent un ferment, qui, par son action, est en tous points semblable

---

(1) *Hoppe-Seyler*, Handb. der physiol. und pathol.-chem. Analyse, l. c. p. 414.

(2) *Peters*, Prager medic. Wochenschr. 4, 5, 1864, cité d'après Schmidt's Jahrbücher *1 23*, 277, 1864.

(3) *Leyden* et *Jaffé*, Deutsches Archiv für klin. Medic. 2, 499, 1867.

(4) *Salomon*. Rapport. *Maly's* Jahresbericht, *8*, 55, 1879.

(5) *Filehne*, Aus den Sitzungsberitchen der physikal.-medic. Societät in Erlangen, Sitzung vom. 11. Juni 1877 und 10. December 1877 (tirage à part).

(6) *Stolnikow*, Petersburger medic. Wochenschr. Nr. 8, 1878.

au ferment du pancréas. *Escherich* (1) a observé dans les crachats un ferment analogue, dans tous les cas où il y a destruction très étendue du tissu pulmonaire. Pour l'isoler des crachats, il faut traiter le crachat par la glycérine, et le ferment devient soluble.

5. Principes inorganiques. Outre les substances organiques que nous venons de mentionner, il existe dans les crachats une série de principes inorganiques (*v. Bamberger* (2), *Renk*) (3), savoir :

· 1. Chlorures : chlorure de sodium et chlorure de magnésium.

2. Phosphates : phosphate de soude, phosphate de chaux, et phosphate de magnésie.

3. Sulfates : sulfate de soude et sulfate de chaux.

4. Carbonates : carbonate de soude, carbonate de chaux et carbonate de magnésie.

5. Dans quelques cas, des sels d'oxyde de fer (phosphate d'oxyde de fer).

6. Silicates.

Ces sels n'ont aucune importance essentielle au point de vue clinique. Si on veut, dans des cas spéciaux, rechercher la présence de ces corps, il faut d'abord détruire les substances organiques par combustion et chercher dans les cendres les différents sels inorganiques (4).

IV. État des crachats dans les maladies les plus importantes des bronches et des poumons.

I. Affections des bronches.

1. *Catarrhe bronchique aigu.* Les crachats sont, dans les commencements, très visqueux, ténus, blanchâtres, et souvent striés de sang. A l'examen microscopique ils paraissent pauvres en éléments celluleux ; *ils n'ont pas de champignons spécifiques* (bacilles de la tuberculose, etc).

Dans le cours de cette affection, ils deviennent plus abondants, prennent une coloration légèrement verdâtre et, au microscope, paraissent exclusivement composés de cellules de pus. Il n'y a jamais de fibres élastiques.

2. *Catarrhe bronchique chronique et bronchectasie.* Les crachats sont abondants, ordinairement verdâtres, sans odeur caractéristique. A l'examen microscopique on voit qu'ils sont presque exclusivement composés

---

(1) *Escherich*, Deutsches Archiv für klin. Medic. *37*, 196, 1885.

(2) *V. Bamberger*, Würzburger medic. Zeitschr. 2, 333, 1861.

(3) *Renk*, Zeitschr. für Biologie, *11*, 102, 1875.

(4) Pour plus de détails voir : *Hoppe-Seyler's* Handb. der physiologisch-und pathologisch-chem. Analyse, 5. édit. p. 316.

de globules de pus, mêlés de cellules épithéliales renfermant des globules de graisse, et d'une grande quantité de micro-organismes non pathogènes. Lorsque le catarrhe bronchique chronique a déjà déterminé des altérations ulcéreuses dans les bronches, les malades expectorent une plus grande quantité de crachats dans la matinée (expectoration à pleine bouche de *Wintrich*). Les crachats sont filants et présentent ordinairement trois couches, dont la supérieure est spumeuse, la moyenne aqueuse, l'inférieure semi-fluide et presque uniquement composée de cellules.

Dans les crachats des personnes atteintes de bronchite chronique, avec accès d'asthme, on voit souvent dans les crachats, au moment de l'arrivée des accès et immédiatement après, des spirales (voir p. 65), des cristaux de *Leyden-Charcot* (voir pp. 65 et 78), et assez souvent encore des cristaux de nature différente.

3. *Bronchite putride.* Les crachats répandent une odeur extrêmement désagréable, ils sont ordinairement liquides, d'un brun verdâtre. A l'examen microscopique on constate une énorme quantité de micro-organismes d'espèces les plus différentes; souvent même d'énormes gazons de champignons, qui se colorent en bleu avec la solution d'iodure de potassium iodé; beaucoup de cellules épithéliales en voie de dégénérescence graisseuse ; pas de fibres élastiques ni de débris de parenchyme, pas de champignons spécifiques, mais cependant des bouchons mycotiques.

4. *Croup bronchial.* Le diagnostic est facile à faire, à l'aspect des membranes croupales et du coagulum fibrineux (fig. 29), dans les crachats, surtout quand il n'y a aucun symptôme de pneumonie. Ce coagulum contient une quantité énorme de cellules épithéliales et de champignons.

II. Maladies du parenchyme pulmonaire.

1. *Tuberculose des poumons.*

a) *Tuberculose miliaire des poumons.* Les crachats présentent l'aspect de ceux provenant d'un catarrhe aigu. Pas trace de bacilles de la tuberculose.

b) *Infiltration tuberculeuse aiguë des poumons*, sous forme d'une fièvre typhoïde, d'une pneumonie. Celle-ci, de toutes les formes de tuberculose que j'ai eu l'occasion d'observer à la clinique du professeur *Nothnagel*, est la première qu'on ait pu déterminer rien qu'à la présence des bacilles caractéristiques découverts par *Koch*.

α) Sous forme de fièvre typhoïde : frissons aux épaules, — fièvre intense, continue, — tuméfaction de la rate, — roséole ressemblant au typhus exanthématique, — violentes diarrhées. Dans les poumons, on trouve seulement au sommet un catarrhe intense, — pas de matité, — pouls très fréquent, — respiration peu accélérée, — pas de cyanose... Les crachats sont peu abondants, visqueux, et contiennent peu d'éléments. A l'examen microscopique, relativement à la recherche des bacilles de la tuberculose, on ne trouve que quelques bacilles épars, pourvus cependant de spores. Au bout de quelques jours, il y a matité à la percussion au sommet des deux poumons et de l'asthme. Les crachats deviennent alors purulents et sont extrêmement riches en bacilles de la tuberculose, de plus, on trouve des fibres élastiques en forme alvéolaire et de nombreuses cellules épithéliales. Les symptômes physiques de l'infiltration pulmonaire font bientôt place à ceux des cavernes plus ou moins étendues, et la fièvre prend un caractère rémittent. Ordinairement trois à quatre semaines après, la mort survient sous la forme type de la tuberculose chronique.

β) Sous forme de pneumonie : fièvre à un haut degré (continue), — cyanose très accusée, — respiration excessivement fréquente. Dans les poumons, symptômes du catarrhe aux deux sommets ; crachat contenant des bacilles épars. Quelques jours après, les crachats sont plus abondants ainsi que les bacilles, et on observe les symptômes caractéristiques de l'infiltration pulmonaire. La marche est très rapide, souvent de peu de durée. Lésions : infiltration tuberculeuse aiguë des deux poumons.

c) *Tuberculose pulmonaire chronique.* Si, avant la découverte des bacilles de la tuberculose, on était en état de diagnostiquer la phtisie rien qu'à l'examen physique, il est bien certain qu'on ne pouvait avoir une certitude aussi absolue dans le diagnostic que depuis la découverte de *Koch.*

Je puis affirmer, d'après le résultat de plusieurs centaines d'observations, recueillies à la clinique du professeur *Nothnagel,* que, dans tous les cas où, en examinant des crachats, nous trouvons des bacilles de la tuberculose, il s'agit d'une tuberculose caractérisée. On retire en effet de la découverte de *Koch* un énorme appoint pour le diagnostic, d'où la nécessité pour le médecin de s'initier à la recherche si simple des bacilles de la tuberculose.

Quant à la présence de ces bacilles, on peut dire que leur quantité, dans la plupart des cas de tuberculose chronique, n'est pas toujours en rapport avec la gravité des symptômes. S'il y a fièvre, on trouve ordinairement dans cette période les bacilles en quantité plus considérable qu'au moment où la fièvre a disparu. Dans le cas d'hémoptysie, ils sont en apparence plus rares (*H. v. Frisch*) (1), sans doute parce

––––––––––

(1) *H. V. Frisch,* Wiener medic. Presse. 24, 1437, 1469, 1883.

que les crachats tuberculeux sont dilués par le sang répandu dans les bronches.

On trouve quelquefois des quantités considérables de bacilles, dont la plupart portent des spores, de sorte que tout le champ du microscope paraît ensemencé de bâtonnets colorés. Je n'en ai jamais observé autant que dans les cas de tuberculose (voir ci-dessus) à marche extrêmement rapide.

Vu l'importance, au point de vue diagnostique, des bacilles de la tuberculose, tous les autres symptômes, signes, qu'on considérait comme caractéristiques, ont beaucoup diminué de valeur. Ainsi les fibres élastiques qui, autrefois, avaient une importance considérable pour le diagnostic de la tuberculose à son début, n'ont plus aucune valeur depuis qu'on sait qu'elles se trouvent dans les poumons, dans tous les processus ulcéreux.

Il faut ajouter que, naturellement, le médecin, dans le cas où il trouve des bacilles de la tuberculose dans les crachats, n'est pas autorisé à porter un pronostic pessimiste. J'ai vu des cas où on avait constaté la présence des bacilles de la tuberculose chez des malades dont l'état s'est amélioré. Toutefois ces cas ne sont pas nombreux, car la présence suffit dans un espace imprégné de ces bacilles (hôpital) même pour déterminer cette affection. C'est pourquoi les médecins des hôpitaux ont rarement l'occasion de faire ces observations (1).

2. *Processus inflammatoire chronique des poumons de nature non tuberculeuse.* Sous ce nom, on désigne ces affections qui présentent les symptômes cliniques types de la tuberculose dans le vieux sens du mot, fièvre, sueurs nocturnes, sans qu'on puisse trouver des bacilles dans les crachats, même après les recherches les plus minutieuses.

J'ai pu examiner un de ces cas et en faire l'autopsie; nous avons trouvé des foyers caséeux très étendus, qui s'éloignaient beaucoup de la tuberculose, rien qu'à l'aspect macroscopique.

Quant aux crachats, ils ne *renferment pas de bacilles de la tuberculose;* ils sont en outre très riches en fibres élastiques et en cellules épithéliales.

Cependant ces cas, avec fièvre peu accusée, déterminent assez souvent tôt ou tard de l'épuisement suivi de mort. *Biedert* (2) a fait de semblables observations. Je suis convaincu qu'en cherchant bien, ces cas de phtisie non bacillaire ne sont pas si rares qu'on le croit.

---

(1) Voir *Leyden*, Zeitschr. für klin. Medic. 8, 375, 1885. — *Lichtheim*, Fortschritte der Medic. 1, 1, 1883. — *Brehmer*, Die Aetiologie der chronischen Lungenschwindsucht etc, Hirschwald, Berlin 1885. — *G. Sée*, Die bacilläre Lungen-Phthise, trad. allemande du Dr *M. Salomon*, *G. Hempel*, Berlin 1886.

(2) *Biedert* et *Sigel*, Virchow's Archiv, *98*, 91, 1884.

3. *Pneumonie croupale*. Dans les cas les plus récents de cette affection, les crachats sont toujours très rares, de couleur blanche, et parsemés çà et là de stries sanguines. Dans ce stade on ne constate ordinairement, à l'examen microscopique, que des globules blancs et rouges, en faible quantité. On ne trouve dans les crachats rien d'essentiel, mais seulement quelques pneumocoques dont nous parlerons plus loin.

A un stade plus avancé, quelquefois même quelques heures après le frisson aux épaules, les crachats ont une coloration rouillée ; ils sont à ce moment extrêmement visqueux et adhèrent intimement.

Au microscope on constate relativement moins de globules rouges fortement détrempés, de sorte que leur coloration n'est plus guère apparente sous le champ du microscope ; mais, comme le suppose *Traube*, la matière colorante est dissoute. Les globules rouges sont ordinairement rangés en séries ; le nombre des globules blancs est faible ; on rencontre en outre les cellules épithéliales alvéolaires que nous avons déjà décrites (v. pag. 65). Dans quelques cas rares on constate, à ce degré de l'affection, les formes en spirales ci-dessus décrites et les caillots fibrineux.

Quelquefois les crachats ont, à cette époque ou même plus tard, une coloration verdâtre, même dans les cas où on ne constate pas d'ictère. Le professeur *Nothnagel* (1) a tiré cette observation de la clinique de *Traube* et croit que la matière colorante du sang, dans ces conditions, se change en matière colorante de la bile. A ce sujet, j'ai examiné une série de ces crachats verdâtres expectorés pendant la pneumonie. Ceux-ci furent traités avec un mélange d'alcool et d'un peu de chloroforme, puis ce mélange fut filtré et le produit de filtration évaporé. Il resta une matière colorante qui se comportait comme la biliverdine. Dans ce cas, la couleur verte des crachats est produite par le changement de l'hémoglobine, de l'hématine, en bilirubine, fait qui, d'après les rapports chimiques intimes qui existent entre la matière colorante du sang et celle de la bile, n'a rien d'extraordinaire (v. pag. 34). La bilirubine formée s'oxyde ensuite dans les poumons en biliverdine.

D'après *Traube*, ces crachats verdâtres se trouveraient dans les pneumonies sub-aiguës, et quand il y a formation d'abcès pulmonaire à la suite d'une pneumonie.

D'après les observations de *Rosenbach* (2), à la clinique de *Nothnagel* à Iéna, on aurait constaté aussi des microbes, probablement des micrococcus chlorinus (3), qui peuvent colorer les crachats en vert, sans qu'il y ait un processus pneumonique. La présence de ces crachats, qu'on peut

(1) *Nothnagel*, Berl. klin. Wochenschr. *1*, 273 et 283, 1864.
(2) *Rosenbach*, Berl. klin. Wochenschr. *12*, 645, 1875.
(3) *Zopf*, Spaltpilze, p. 59, 3. édit., Breslau 1885.

trouver dans les affections les plus diverses, n'a aucune importance clinique.

Dans un stade plus avancé de la pneumonie les crachats sont plus abondants, plus liquides. Leur couleur brun rougeâtre se change en couleur jaune safran ou jaune citron, altération qui, dans la plupart des cas, est causée par l'altération de la matière colorante du sang. On trouve aussi un grand nombre de caillots fibrineux, et parfois des spirales.

Cependant les crachats colorés en jaune safran ou en jaune citron ne peuvent être considérés comme caractéristiques de la pneumonie. Ainsi *Renz* (1) a vu, dans un cas de tuberculose, un crachat jaune d'ocre dans lequel, à l'examen microscopique, il trouva de nombreux cristaux d'hématoïdine. En outre *Lower* (2) a décrit un crachat d'un jaune spécial qui se distingue essentiellement du crachat jaune citron observé dans la pneumonie. D'après *Traube*, il ne se trouverait que pendant les mois d'été, dans la tuberculose, dans la pleurésie et dans les exsudats pleurétiques. Les véhicules de la matière colorante sont des microbes. Ces crachats n'ont d'importance clinique qu'en tant qu'ils peuvent occasionner une méprise avec les crachats pneumoniques.

Dans un stade encore plus avancé, les caillots fibrineux sont très épars ; le nombre des globules blancs et rouges diminue aussi de beaucoup ; ils sont surtout en voie de dégénérescence. On trouve assez souvent une grande quantité de cellules épithéliales alvéolaires en dégénérescence graisseuse ou hyaline (?) (*Feuerstock*) (3), et aussi des formes de myéline. Dans ce stade, on rencontre quelquefois des spirales éparses, et, s'il y a un processus ulcéreux dans les poumons, des fibres élastiques en disposition alvéolaire.

Si la pneumonie marche vers la guérison, les crachats se décolorent de plus en plus. A l'analyse microscopique, on constate toujours de moins en moins de cellules épithéliales dégénérées, et enfin, pendant un temps plus ou moins long, persiste un crachat qui ne diffère pas du crachat d'un catarrhe bronchique ordinaire.

Il nous reste encore à dire quelques mots de l'importance diagnostique des pneumocoques découverts par *Friedländer*. Nous ne voulons pas ici discuter sur l'action spécifique de ces micro-organismes, nous voulons seulement, d'après les nombreuses expériences que nous avons recueillies à la clinique du professeur *Nothnagel*, et surtout d'après les recherches de *Richter* et du Dr *V. Brennerberg*, indiquer quelle est leur importance au point de vue clinique.

------

(1) *Renz*, Schmidt's Jahrbücher, *123*, 278, 1864.
(2) *Löwer*, Berl. klin. Wochenschr. *1*, 335, 1864.
(3) *Feuerstock*, rapport : Fortschritte der Medic. *1*, 456, 1883.

D'abord il est prouvé qu'avec les procédés de *Friedländer* et de *Gram* ci-dessus indiqués, on trouve dans les crachats, dans presque tous les cas de pneumonie, des formes analogues aux microbes de la pneumonie. Dans les cas de pneumonie centrale, difficiles à diagnostiquer au début, nous en avons également trouvé ; c'est pourquoi nous ne pouvons attribuer à ce microbe une valeur « diagnostique » certaine. Dans les cas douteux, leur présence peut effectivement faire supposer l'existence d'une pneumonie, mais on n'est pas autorisé à conclure à l'existence de cette affection rien qu'à la présence des pneumocoques ou, pour mieux dire, de microbes peut-être semblables aux pneumocoques. En effet, dans des cas qui ne présentaient aucune infiltration pneumonique, tels que catarrhe bronchique chronique, bronchectasie, nous avons trouvé dans les crachats, et même assez souvent, des corps qui, au point de vue morphologique, avaient le même aspect que les pneumocoques de *Friedländer*. Nous n'affirmerons pas cependant que ces produits étaient identiques aux cocci de *Friedländer*, car nous n'avons fait aucune culture ; mais il y a lieu de supposer que ces champignons, si morphologiquement semblables aux coccus de la pneumonie, peuvent se différencier de ceux-ci par leur mode d'accroissement et leur action physiologique. D'après les observations de *Fränkel* (1) et de *Weichselbaum* (2), il paraît qu'il existe plusieurs microbes, différents au point de vue morphologique, qui peuvent produire un processus pneumonique.

Je pourrais dans ce sens me prononcer sur l'importance de la découverte de *Friedländer*, en disant que, si les pneumocoques ont une importance diagnostique, ils n'ont pas l'importance pathognomonique des bacilles de la tuberculose (3).

D'après les nouvelles observations de *A. Fraenkel* (4), il paraît cependant que, dans les crachats des pneumoniques, il se trouve un champignon morphologiquement bien caractérisé (diplococcus).

4. *Abcès pulmonaires.* La composition microscopique des crachats ressemble dans la plupart des cas à celle du pus. Ils ont ordinairement une odeur fade, légèrement putride ; au bout d'un certain temps de

(1) *A. Fränkel*, Zeitschr. für klin. Medic. *10*, 401, 1886.

(2) *Weichselbaum*, Wien. med. Wochenschrift, *39*, 1301, 1339, 1367, 1886.

(3) Pour la bibliographie sur le microbe de la pneumonie voir : *Seifert*, Berichte der Würzburger medic. Gesellschaft, 1884. — *Platonow*, Mittheilungen aus der medic. Klinik zu Würzburg (*Gerhardt*), p. 221, Wiesbaden 1885 ; puis *Baumgarten*, Bericht, l. c. p. 10. — *Matray*, Wr. allgem. medic. Zeitung, *31*, 217, 1886. — *Flügge*, l. c. p. 204. — *Baumgarten*, Jahresbericht, l. c. p. 9.

(4) *A. Fraenkel*, Zeitschr. für klin. Medic. *11*, 437. 1886.

repos, les crachats se divisent en deux couches, une supérieure aqueuse, et une inférieure spumeuse, composée de globules de pus.

La composition microscopique des crachats dans les abcès pulmonaires est généralement très variable; cependant, on peut considérer comme constants les signes caractéristiques suivants : débris de tissu pulmonaire, fibres élastiques en disposition alvéolaire (fig. 25), très fortement dégénérées; globules de pus déjà en partie détruits ; cristaux d'hématoïdine, en partie bien formés ; amas de nature pigmentaire plus ou moins gros, colorés en rouge ou en brun; cristaux de cholestérine fréquents, très nombreux même quand il y a eu longue stagnation du pus; cristaux de tyrosine et de leucine, rares; cristaux de graisse, fréquents, et enfin quantité énorme de champignons non spécifiques, à morphologie différente.

5. *Gangrène pulmonaire*. Les crachats ont une odeur extrêmement désagréable, ils sont plus fréquents, liquides, d'un vert sale, et divisés en trois couches. La partie supérieure est spumeuse, fortement trouble, colorée en brun verdâtre; la moyenne, liquide, séreuse; l'inférieure, non liquide, très mince, de couleur brune. Dans cette dernière on trouve quelquefois des débris de parenchyme brunâtres, tantôt petits, tantôt gros.

A l'examen microscopique, on constate que la couche supérieure est pauvre en éléments figurés. Dans la couche la plus inférieure on trouve une grande quantité de détritus, de grosses et petites vésicules adipeuses, des cristaux relativement rares, des cristaux d'hématoïdine très fréquents, une quantité considérable de champignons, surtout de schizomycètes, de gros gazons qui se colorent en bleu par l'iodure de potassium iodé (Leptothrix), assez fréquemment des corps qui se colorent en bleu rougeâtre avec le réactif ci-dessus et ressemblent aux corps amyloïdes (?) et quelquefois des monades (*Kannenberg* (1). L'absence des fibres élastiques est très importante. Les crachats possèdent un ferment analogue dans son action au suc du pancréas, ferment qui dissout très bien les fibres élastiques (voir p. 82).

6. *Œdème pulmonaire*. Les crachats sont abondants, liquides, aqueux, et, suivant la nature du processus, tantôt spumeux, blanchâtres (analogues à l'eau de savon), tantôt d'un brun sale (semblables au jus de pruneaux). A l'examen microscopique on constate qu'ils sont relativement pauvres en éléments figurés. On trouve souvent des leucocytes et des cellules épithéliales éparses, surtout si l'œdème est survenu rapidement (œdème pulmonaire aigu), pas de dégénérescence graisseuse : le nombre des globules rouges est faible et n'est pas en rapport avec la coloration

---

(1) *Kannenberg*, l. c. p. 77.

intense des crachats. Dans un cas, je crois avoir vu les bandes caractéristiques de la methémoglobine dans un crachat digéré dans l'eau, puis
filtré et examiné au spectroscope. L'analyse chimique montre qu'ils sont
ordinairement riches en albumine.

7. *Hémoptysie.* Dans les hémorragies intenses des poumons les
crachats sont composés de sang spumeux, d'un rouge clair. Les autres
éléments ne se rencontrent que dans des cas bien déterminés. A la
fin d'une hémorragie aiguë, les crachats restent encore plusieurs jours
colorés en rouge ou en rouge brun ; à ce moment, on trouve ordinairement des cristaux et des débris de cristaux englobés dans les nombreux
leucocytes et dans les cellules épithéliales. Des petites cavernes tuber-
culeuses sont souvent la cause des hémorragies pulmonaires. Nous
pouvons également reconnaître d'autres causes, telles que la rupture d'un
anévrysme dans les bronches; nous pouvons aussi rappeler qu'une hyperhémie des poumons de longue durée peut provoquer des hémoptysies.

8. *Infarctus hémorragiques.* Dans les infarctus hémorragiques
récents des poumons, les malades expectorent quelques masses sanguines,
d'un rouge clair, mêlées à des mucosités. Plusieurs jours après, les crachats sont plus bruns, et on y trouve exactement les altérations que nous
avons décrites dans le paragraphe 7 ; ordinairement on y rencontre de
nombreuses cellules épithéliales plus ou moins dégénérées, et des leucocytes. Les affections organiques du cœur, — celles du système musculaire du cœur, la faiblesse cardiaque sans dégénérescence visible des
muscles, sont très fréquemment la cause de la formation de ces infarctus.

9. *Pneumokonioses* (1).

A) *Anthracosis du poumon.* On trouve, à un faible degré, des particules
de charbon dans les crachats des individus qui fument ou qui sont con-
finés dans une atmosphère enfumée.

La couleur de ces crachats, surtout celle de ceux expectorés dès le
matin, est d'un gris perle. Ces crachats visqueux, filants, sont expectorés
en masses plus ou moins grandes. Dans l'anthracosis type des poumons
les crachats sont moyennement abondants et fortement colorés en brun
foncé ou en noir. A l'examen microscopique, on trouve, dans ces crachats,
des particules libres de charbon, facilement reconnaissables à leur résistance vis-à-vis les acides et les alcalis, des leucocytes et des cellules épithéliales alvéolaires ordinairement nombreux et remplis de corpuscules
de pigment plus ou moins gros.

---

(1) *Merkel*, Ziemssen's Handb. 1 vol. p. 501, 2ᵉ édit.

B) *Sidérose pulmonaire*. Les crachats ont ordinairement une couleur brun noirâtre et ont la même propriété que ceux des catarrhes chroniques. A l'examen microscopique, on trouve dans les leucocytes, aussi bien que dans les épithéliums alvéolaires, une grande quantité de pigment rougeâtre qu'on reconnaît facilement à sa manière d'être vis-à-vis le sulfure d'ammonium (formation de sulfure de fer : coloration noire) ou l'acide chlorhydrique et le ferrocyanure de potassium (formation de bleu de Berlin).

c) *Poussière de pierres dans les poumons*. Dans ce cas, les crachats ont le plus souvent les caractères de ceux du catarrhe chronique. On y trouve des particules de poussière, tantôt libres, tantôt enfermées dans les cellules. — Les poussières de chaux, de gypse, sont faciles à reconnaître à leur réaction chimique (1), celles d'outremer à leur couleur caractéristique.

-----

(1) Voir les chapitres : *Matières fécales et urine*.

CHAPITRE V

Suc gastrique et vomissements

I. Examen du suc gastrique.

Comme la salive, le suc gastrique n'est pas le produit d'une seule glande, mais le mélange de sécrétions glandulaires différentes. Il est composé de liquides fournis par les glandes de la partie pylorique de l'estomac, de la sécrétion des glandes à pepsine, qui, dans le suc gastrique, est la partie active pour la digestion, puis des sécrétions de la cavité buccale dégluties et déjà altérées en partie pendant le cours de la digestion (1).

1. Composition macroscopique du suc gastrique. — Le suc gastrique de l'homme est incolore, ordinairement clair, rarement un peu trouble ; sa réaction est acide.

2. Eléments constituants du suc gastrique. — L'examen microscopique du suc gastrique, au moment où l'estomac ne contient pas ou presque pas d'aliments, nous montre dans cette sécrétion de l'épithélium pavimenteux, qui provient des parties les plus supérieures du canal digestif ; ce n'est que rarement, et dans quelques cas isolés, qu'on trouve des cellules épithéliales cylindriques ; il existe toujours dans le suc gastrique différentes espèces de champignons, surtout des micrococcus, des bacilles et aussi des champignons des levûres.

Si on examine le suc gastrique au moment de la digestion, on trouvera des produits dont nous parlerons quand nous nous occuperons des vomissements ; ce sont des restes de repas d'espèces différentes.

---

(1) Voir bibliographie physiologique : *Maly*, Chemie der Verdauunssäfte und Verdauung, Hermann's Handb. der Physiologie, 5, 2, p. 37, puis : *Hoppe-Seyler*, Handb. der physiolog. Chemie, l. c., Verdauung, p. 75.

3. Extraction du suc gastrique. *Leube* (1) et *Külz* (2) sont les premiers qui se soient servis de la sonde stomacale pour aller chercher du suc gastrique dans l'estomac de l'homme. L'emploi de cette sonde, si le tube est élastique et si on n'aspire pas avec trop d'intensité, est sans danger. Pour extraire du suc gastrique pour l'analyse chimique, chez les personnes malades ou bien portantes, il est indiqué de faire usage du procédé signalé par *E. Schütz* (3). Dans l'estomac vide, autant que possible débarrassé des restes d'aliments, on introduit le matin une sonde en gomme, molle, munie d'un mandrin verni, et pourvue à l'extrémité de nombreuses ouvertures, très fines, à peine de la grosseur d'une tête d'épingle. On la pousse jusqu'à ce qu'on perçoive une faible résistance, puis la sonde est tenue en place par le patient, les dents posées sur un anneau de corne placé sur cet appareil. Environ 1/2 minute après, on retire le mandrin, et on fixe à sa place une pompe aspirante ; le piston retiré, le bout de sonde qui sort de la bouche est serré avec le doigt, puis on retire la sonde et son contenu est vidé dans une bouteille de verre, après qu'on a replacé le piston. Les dangers d'une aspiration de la muqueuse stomacale, d'une meurtrissure, d'une blessure de cette membrane, à la suite de l'emploi de la sonde, sont très restreints. Cependant, pour plus de sécurité, *Schütz* recommande d'intercaler entre la sonde et la pompe un manomètre à mercure, et de chercher, par plusieurs essais préalables, quelle pression on peut exercer sur la colonne de mercure, sans déterminer une aspiration trop forte sur la muqueuse stomacale.

4. Composition chimique du suc gastrique. Les principes les plus importants sont :

1. La pepsine. — 2. La présure. — 3. Les acides organiques et inorganiques.

Dans les conditions pathologiques, ces principes constituants peuvent subir des modifications diverses. Les altérations de la pepsine et des acides, qu'on trouve à l'état pathologique, sont très importantes.

1. Pepsine.

A) *Analyse qualitative de la pepsine dans la sécrétion de l'estomac.* Elle est basée sur sa propriété de changer les corps albuminoïdes, la fibrine, en peptone. On procède de la façon suivante :

10 à 20 cmc. du liquide acide obtenu sont dilués dans l'eau, puis filtrés, et le filtrat traité avec une faible quantité de fibrine bien lavée et

---

(1) *Leube*, Ziemssen's Handb. der spec. Pathol. und Therapie, 7, 2 ; puis Volkmann's Sammlung klin. Vortrage, Nr. 62, p. 496 ; Archiv für klin. Medic. 33, 1, 1883.
(2) Siehe : *Maly*, Hermann's Handb. 5, 2, l. c. p. 41.
(3) *Schütz*. Zeitschr. für Heilkunde, 5, 401, 1884.

porté à une température de 40°. Dans le cas où le suc gastrique contient de la pepsine, la fibrine est dissoute en quelques heures. Si 10 ou 12 heures après on ne remarque rien, ou si le mélange répand une odeur putride, on peut en conclure qu'il n'y a pas de pepsine. Si le suc gastrique est faiblement acide ou alcalin, on doit, avant de faire digérer, ajouter un volume égal d'acide chlorhydrique dilué (une solution de 8 cmc. d'acide fumant dans 992 cmc. d'eau).

B) *Analyse quantitative de la pepsine.* On fait usage de la méthode indiquée par *Schütz.* Elle repose sur ce fait fondamental, trouvé par *Huppert* et *Schütz* (1), que, dans des conditions déterminées choisies par l'expérimentateur, les quantités de peptone formées sont exactement proportionnelles à la racine carrée des quantités relatives de pepsine. *Schütz* considère comme unité de pepsine toute quantité de pepsine qui est en état de former 1 gramme de peptone, dans les conditions choisies par lui. Relativement à la façon de procéder avec cette méthode, je renvoie à l'article original.

2. **Présure.** Sur ce ferment, étudié d'abord par *Hammarsten,* il existe des faits de peu d'importance pour la clinique, c'est pourquoi nous n'en parlerons pas davantage.

3. *Acides.* Dans l'estomac on trouve de l'acide chlorhydrique, des acides butyrique, acétique, lactique.

A) *Acidité.* Ce n'est que dans des cas très rares qu'on a trouvé une augmentation des acides de l'estomac. Ces cas, provenant d'une hypersécrétion du suc gastrique, ont été signalés par *Reichmann* (2), *Sahli* (3), *Schütz* (4), *Van der Velden* (5) et *Riegel* (6).

Il peut y avoir diminution de l'acidité du suc gastrique, à la suite de l'ingestion de substances à réaction alcaline en quantités considérables ; on l'observe, et à l'état persistant, dans toutes les maladies fébriles. On détermine l'acidité du suc gastrique de la façon suivante. Le suc gastrique, dilué en volume déterminé avec de l'eau, est filtré et analysé au point de vue de sa réaction. Si elle est acide, on colore une quantité déterminée du filtrat avec la teinture neutre de tournesol et on ajoute une

---

(1) *Huppert* et *Schütz*, Zeitschr. für physiolog. Chemie, 9, 577, 1885 et *Schütz*, Zeitschr. für Heilkunde, l. c.

(2) *Reichmann*, Berl. klin. Wochenschr. 19, 606, 1882 et 21, 768, 1884.

(3) *Sahli*, Corresp.-Blatt der Schweizer Aerzte, 15, 1885, cité d'après *Riegel*.

(4) *E. Schütz*, Prager medic. Wochenschr. 10, 173, 1885.

(5) *Van der Velden*, Tagebl. der 58. Versamml. deutsch Naturforscher, 437, 1885, Strassburg.

(6) *Riegel*, Deutches Archiv für klin. Medic. 36, 427, 1885 et Zeitschr. für klin. Medic, 11, 1, 1886.

quantité graduée (Burette) de lessive de soude en proportion déterminée (il est préférable de se servir de lessive de soude normale), jusqu'à ce que cette solution change en violet la couleur pelure d'oignon du liquide (1).

Ces déterminations sont naturellement justes dans les cas où le suc gastrique contient seulement de l'acide chlorhydrique.

B) *Acide chlorhydrique.* Au moment de la digestion, le suc gastrique sécrété ne contient, paraît-il, dans les conditions normales, que de l'acide chlorhydrique libre.

A) *Analyse qualitative de l'acide chlorhydrique libre.* La difficulté qu'on éprouve à rechercher de l'acide chlorhydrique libre consiste avant tout dans la recherche de l'acide chlorhydrique en présence des chlorures, puisque presque toutes les réactions des chlorures contenus dans le suc gastrique proviennent de l'acide chlorhydrique.

On a dans ce but indiqué une série de méthodes (2), mais nous ne signalerons que celles qui peuvent trouver leur emploi dans la clinique.

1. *Analyses de Mohr* (3).

a) On traite le suc gastrique par une solution d'iodure de potassium et de colle d'amidon, puis on ajoute quelques gouttes d'une solution très diluée d'acétate d'oxyde de fer. S'il y a de l'acide chlorhydrique libre, il se forme une coloration bleue. Cette analyse si simple n'est pas exacte, car, en présence de l'acide phosphorique et de ses sels, elle donne des résultats négatifs sur la présence des acides chlorhydriques libres.

b) Il est préférable de recourir dans ce cas à la méthode suivante, indiquée par *Mohr*. Une solution très diluée d'acétate d'oxyde de fer privée d'acétate d'ammoniaque n'est pas altérée par l'addition de quelques gouttes d'une solution de sulfocyanure de potassium, elle reste jaune. S'il y a des acides minéraux, elle se colore en rouge intense.

D'après *Ewald* (4), l'analyse faite de la façon suivante donne de bons résultats. On mélange 2 ccm. d'une solution de sulfocyanure de potassium à 10 %, 0,5 cmc. d'une solution neutre d'acétate d'oxyde de fer et 10 cmc. du liquide à examiner; on place quelques gouttes de cette

---

(1) Sur les procédés relatifs à l'acidimétrie voir *E. Ludwig*, Medicinische Chemie, p. 118, Urban und Schwarzenberg, Wien-Leipzig 1885.

(2) Voir *R. Müller*, Schmidt's Jarhbücher, *171*, 113, 1876; *179*, 113, 1878 et *192*-65, 1881. — *Maly*, Chemie der Verdauungssäfte und der Verdauung. Hermann's Handb. der Physiol., 5, 2, l. c. p. 59.

(3) *Mohr*, Zeitschr. für analytische Chemie, *13*, 321, 1874. (Rapport.)

(4) *Ewald* et *Boas*, Virchow's Archiv, *101*, 325, 1885.

solution rouge rubis dans une capsule de porcelaine et on fait couler lentement une à deux gouttes du liquide à examiner au point de vue de la recherche de l'acide chlorhydrique. S'il y a de l'acide chlorhydrique, on constate, aux endroits en contact avec le liquide d'examen, un nuage violet, faiblement accusé, qui, dans une grande quantité de liquide, est fortement coloré en brun acajou. Cette analyse doit avoir, d'après *Ewald* (1), la préférence sur l'analyse au moyen des matières colorantes d'aniline, parce que les peptones et les sels n'exercent aucune influence sur cette méthode; cependant elle est moins sensible que l'analyse avec le violet de méthylaniline et la tropéoline.

2. *Analyse avec les matières colorantes d'aniline.*

a) *Violet de méthylaniline.* *Witz* (2) et *Hilger* (3) ont recommandé cette matière colorante pour rechercher les acides minéraux libres à côté des acides organiques. *Maly* (4) a employé ce réactif dans un but physiologique, et *Van der Velden* (5) (6) (7) dans un but clinique.

Voici comment on procède : on mélange le liquide à examiner avec une solution violette aqueuse de violet de méthylaniline. Dans le cas où il y a beaucoup d'acide chlorhydrique libre, le liquide est décoloré; si cet acide n'est qu'en faible quantité, la coloration devient verte; et enfin si ce liquide ne contient que quelques traces d'acide, il se forme une couleur bleue. D'après *Maly*, il est avantageux, dans les cas où il y a peu d'acide, de faire évaporer au bain-marie jusqu'à réduction d'une ou deux gouttes; on voit alors, dans une proportion de liquide d'environ 1/3 de mgrm. d'acide chlorhydrique, la coloration passer du violet au bleu.

b) *Tropéoline* (oo). La Tropéoline, en solution alcoolique ou aqueuse, prend, en présence des acides libres, une coloration variant du rouge rubis au rouge brun foncé.

Ewald (8) considère cette réaction comme extrêmement sensible pour la recherche des acides libres, aussi bien de l'acide lactique que de l'acide chlorhydrique.

c) *Fuchsine.* Ce réactif n'est pas à recommander.

---

(1) *Ewald*, l. c.

(2) *Witz*, Zeitschr. für analytische Chemie, *15*, 108, 1876 (Rapport de : Pharm. Centralhalle, p. 94, 1875).

(3) *Hilger*, Zeitschr. für analyt. Chemie, *16*, 116, 1877 (Rapport de : Pharm. Centralhalle, *17*, 257).

(4) *Maly*, Zeitschr. für physiol. Chemie, *1*, 174, 1877.

(5) *Van der Velden*, Zeitschr. für physiol. Chemie, *3*, 25, 1879.

(6) *Van der Velden*, Deutsches Archiv für. klin. Medic. 23, 369, 1879.

(7) *Van der Velden*, Deutsches Archiv für klin. Medic. 27, 186, 1880.

(8) *Ewald*, l. c.

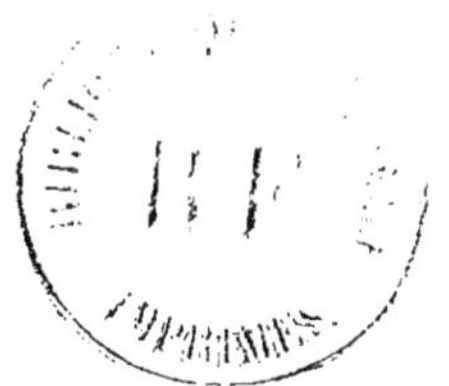

d) Vert de Smaragdite. Par contre, le vert de Smaragdite, pris à la fabrique de *B. Bayer* à Elberfeld, sous la désignation « cristallisé », d'après les expériences faites suivant mes conseils par le Dr *Voigt*, est considéré comme un réactif excellent pour la recherche de l'acide chlorhydrique libre. Les solutions concentrées d'acide chlorhydrique colorent ce réactif en rouge brun, les solutions très diluées en gris, ou en jaune verdâtre ; les acides organiques tels que, acide butyrique, acide acétique, acide lactique, en solutions concentrées, sont sans influence sur ce réactif.

Les autres couleurs de vert de smaragdite provenant de la fabrique que nous venons d'indiquer, telles que vert de smaragdite (extra-cristallisé), vert de smaragdite II et III, qui sont utilisables cependant, sont moins recommandées. D'autres substances colorantes ont été essayées : le bleu impérial de *Guster* (Berlin), peu recommandé ; l'acide chlorhydrique concentré colore les solutions en brun verdâtre ; l'acide dilué, en bleu azur. Une série de couleurs vertes de la maison *Poirrier* (Paris) sont inutilisables dans ce cas.

Köster (1) a recommandé, dans ces derniers temps, le vert de malachite comme réactif pour la recherche de l'acide chlorhydrique libre.

Toutes ces couleurs ne donnent aucun résultat absolument positif. Si les résultats sont positifs, c'est qu'il y a certainement présence d'acide chlorhydrique libre ; mais, même dans les cas où l'acide chlorhydrique existe, ces analyses peuvent donner des résultats négatifs, si le suc gastrique contient de grandes quantités d'albumine, de peptone ou de sels. Les analyses avec le violet de méthylaniline et le vert de Smaragdite sont les plus sûres.

3. Analyse d'Uffelmann.

Uffelmann (2) a conseillé, pour la recherche de l'acide chlorhydrique libre dans le suc gastrique, la matière colorante du vin, puis, dans ces dernières années, l'extrait de l'alcool amylique de myrtilles, sous forme de papier brouillard humecté (3).

La réaction consiste en ce que la couleur d'un gris bleuâtre de ce papier humecté, en présence de l'acide chlorhydrique, et même de la peptone, des albuminates et des sels, se change en rose. Cette réaction persiste, si on arrose le papier réactif avec l'éther.

L'acide lactique, l'acide acétique et l'acide butyrique donnent des réactions semblables, mais seulement en concentrations telles qu'ils n'existent jamais ainsi dans le contenu de l'estomac. La réaction ne persiste pas si on traite par l'éther.

---

(1) *Köster*, Läkare förenings förhandlingar, *20*, 355 ; rapport de *Hammarsten* dans Maly's Jahresber. für Thierchemie, *15*, 287, 1886.
(2) *Uffelmann*, Deutsches Archiv für klin. Medic. *26*, 431, 1880.
(3) *Uffelmann*, Zeitschr. für klin. Medic. *8*, 393, 1884.

ʙ). *Analyse quantitative de l'acide chlorhydrique libre*. Elle peut être déterminée exactement par le procédé très minutieux indiqué par *Bidder* et *C. Schmidt* (1). On détermine d'abord quantitativement tous les acides et toutes les bases contenus dans le suc gastrique, puis on calcule la quantité de toutes les bases et acides trouvés, par 100 cmc. de liquide, et on compare enfin l'équivalent des bases trouvées avec celui des acides. L'acide chlorhydrique qui reste est considéré comme la quantité d'acide chlorhydrique libre qui existait dans l'estomac.

Une autre analyse pour la recherche quantitative de l'acide chlorhydrique repose sur la propriété que possède cet acide, contrairement aux acides organiques, d'être insoluble dans l'éther. *Richet* (2), d'après l'avis de *Berthelot*, s'est servi de ce procédé pour démontrer la présence de l'acide chlorhydrique. Il agite du suc gastrique avec de l'éther et détermine, par *titrage* quantitatif, la quantité d'acide restée dans la dernière solution et celle contenue dans la solution aqueuse.

Dans ces derniers temps, *V. Mering* et *Cahn* (3) ont déterminé les acides volatils par distillation, l'acide lactique par extraction avec l'éther, uni à la cinchonine l'acide chlorhydrique libre d'acides organiques, agité le chlorhydrate de cinchonine obtenu avec le chloroforme, et enfin considéré l'acide chlorhydrique comme chlolure d'argent.

Köster (4) a cherché à déterminer quantitativement l'acide chlorhydrique contenu dans le suc gastrique en titrant avec des alcalis le suc gastrique traité par le violet de méthylaniline.

c). *Recherche des acides organiques contenus dans le suc gastrique.* Nous avons à examiner ici l'acide lactique, l'acide acétique et l'acide butyrique.

Acide lactique. Pour rechercher cet acide dans le suc gastrique, *Uffelman* (5) et *Kredel* (6) ont recommandé de se servir de chlorure de fer et d'acide phénique. On mélange 10 cmc. d'une solution à 4 % d'acide phénique avec 20 cmc. d'eau, et on ajoute quelques gouttes d'une solution de chlorure de fer. La couleur bleue d'améthyste est transformée en jaune par de faibles quantités d'acide lactique.

Un bon réactif pour la recherche de l'acide lactique serait, d'après *Uffelman* (7), une solution très diluée de chlorure de fer, deux à

---

(1) *Bidder* et *C. Schmidt*, Die Verdauungssäfte und der Stoffwechsel, p. 44, 1852.

(2) *Richet*, Du suc gastrique chez l'homme et les animaux, ses propriétés chimiques et physiol. Paris, 1878.

(3) *v. Mering* et *Cahn*, Deutsches Archiv für klin. Medic. 39, 233, 1886.

(4) *Köster*, l. c.

(5) *Uffelmann*, l. c.

(6) *Kredel*, Zeitschr. für klin. Medic. 7, 592, 1884.

(7) *Uffelmann*, l. c.

cinq gouttes d'une solution aqueuse de chlorure de fer dans 5o cmc. d'eau. Cette solution, à peine colorée en jaune, n'est pas altérée par l'addition d'acide chlorhydrique dilué, d'acide butyrique ou d'acide acétique ; si on ajoute de l'acide lactique dilué, elle se colore fortement en jaune. Pour isoler l'acide lactique du suc gastrique, il est recommandé de traiter par l'éther le produit de la distillation du suc gastrique (voir plus bas) dans lequel se dissout l'acide.

Acide butyrique et acide acétique. Uffelmann recommande de traiter avec l'éther le contenu stomacal et de rechercher l'acide butyrique et l'acide acétique par l'odorat. Distiller le suc gastrique pour isoler l'acide butyrique et l'acide acétique. D'après le procédé que j'ai indiqué pour l'urine, on peut déterminer exactement l'acide butyrique et l'acide acétique dans le produit de la distillation.

On peut également rechercher, d'après *Uffelmann* (1), les acides libres contenus dans le suc gastrique, de la façon suivante. On filtre le contenu de l'estomac, on examine sa réaction, et, dans le cas où elle est acide, on procède ainsi : on commence d'abord par titrer l'acidité avec une lessive de soude normale au 1/10, puis on traite une partie du liquide avec une solution de chlorure de fer et d'acide phénique, et cette solution de chlorure de fer diluée est ensuite analysée pour rechercher la présence de l'acide lactique.

On fait une autre analyse avec le papier réactif, imbibé de matière colorante de myrtille. La coloration rose, dans le cas de faible acidité, indique, quand elle persiste après l'addition d'éther, la présence d'acide chlorhydrique, et, quand elle disparaît sous l'action de l'éther, la présence d'une grande quantité d'acides lactique, butyrique, acétique. *Riegel* (2) et *Köster* (3) indiquent un procédé analogue.

4. *Urée.* S'il s'agit de rechercher l'urée, il est préférable de faire usage d'un procédé qui est indiqué pour la recherche de l'urée dans le sang (p. 42). On trouve de grandes quantités d'urée dans l'estomac, dans le cas d'urémie (voir p. 47).

5. *Ammoniaque.* On trouve rarement dans l'estomac de grandes quantités de sels d'ammoniaque. Pour démontrer leur présence, on commence par éliminer l'albumine au moyen de la méthode indiquée par *Salkowski* (4), puis on cherche à déterminer l'ammoniaque. Cette méthode n'est utilisable que quand on est en présence de grandes quantités

---

(1) *Uffelmann*, l. c.
(2) *Riegel*, Zeitschr. für klin. Medic. *11*, 167, 1886.
(3) *Köster*, l. c.
(4) *Salkowski*, Centralbl. für die med c. Wissenschaften, *18*, 690, 1880.

de suc gastrique, ou de matières vomies. On prend 5o cmc. du contenu de l'estomac, on ajoute 20 grm. de sel pur pulvérisé et 100 cmc. d'un mélange de 7 volumes d'une solution saturée de chlorure de sodium et de un volume d'acide acétique (du poids spécifique de 1.040) ; on mêle le tout, et on laisse reposer quinze à vingt minutes. On mesure le volume total du mélange, et on filtre. On mesure 5o à 100 cmc. de filtrat débarrassé d'albumine, on le traite avec du lait de chaux et on le place sous une cloche de verre où se trouve une quantité mesurée d'acide normal à 1/100. Cette solution est colorée, trois ou cinq jours après, avec de l'acide rosolique, titrée de nouveau avec de l'ammoniaque normal à 1/100, et par ce moyen on peut déterminer quantitativement la quantité d'ammoniaque qui existe (1).

On peut employer ce procédé pour rechercher la présence des sels ammoniacaux dans le sang et dans les autres sécrétions.

6. *Sucre de raisin*. Le sucre de raisin peut se trouver dans l'estomac, où il est introduit en partie par les aliments et en partie par l'action amylacée de la salive. On détermine sa présence, après avoir éloigné les corps albuminoïdes, de la même manière qu'on recherche le sucre dans le sang (p. 43).

II. Examen des vomissements.

Les matières vomies se composent d'un mélange des différentes sécrétions nasales et buccales dégluties, de suc gastrique et des résidus d'aliments, tantôt modifiés, tantôt non modifiés dans leur aspect par l'estomac. Elles renferment très fréquemment de la bile.

L'aspect macroscopique des ces matières varie beaucoup suivant la composition des aliments contenus dans l'estomac. Il en est de même aussi de la composition microscopique. Outre les éléments qui tirent leur origine des sécrétions nasales et buccales dégluties, nous trouvons dans presque tous les vomissements : 1º des cellules épithéliales cylindriques et des cellules épithéliales pavimenteuses, ordinairement fort altérées ; 2º quelques globules blancs, également fort altérés par l'action du suc gastrique (ordinairement c'est à peine si on voit leur noyau); 3º quelques globules rouges, qui apparaissent sous forme d'anneaux incolores, rarement intacts (seulement dans les hémorragies récentes); 4º les produits suivants provenant de l'alimentation.

1. Fibres musculaires reconnaissables à leur striation transversale.

2. Corpuscules de graisse, aiguilles de graisse, caractérisées par leur grande réfringence et leur propriété d'être solubles dans l'éther.

---

(1) Pour plus de détails sur cette méthode voir : *Hoppe-Seyler*, Handb. der physiol. und pathol.-chem. Analyse, l. c. P. 348: — *Huppert, Neubauer* et *Vogel*, Anleitung zur Analyse des Harns, etc. P. 112, 8, édit. 1881,

3. Fibres élastiques, tissu cellulaire.

4. Corps amylacés : ils ont une structure concentrique et possèdent la propriété de se colorer en bleu sous l'action de l'iodure de potassium iodé ; ils sont ordinairement gonflés par les sucs digestifs, et plus ou moins dissous.

5. Cellules végétales diverses.

Fig. 36.

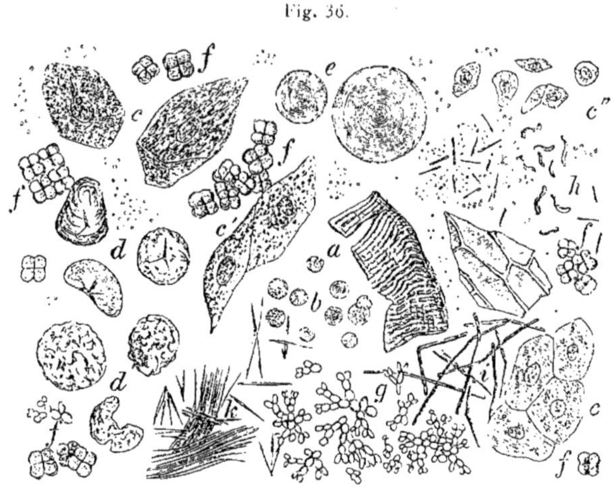

Reproduction d'ensemble des matières vomies.

a : Fibres musculaires.

b : Globules blancs.

c : Cellules épithéliales pavimenteuses.

c' : Cellules épithéliales pavimenteuses.

c'' : Cellules épithéliales cylindriques.

d : Corps amylacés déjà altérés par l'action des sucs digestifs.

e : Corpuscules de graisse.

f : Sarcina ventriculi.

g : Champignons des levures.

h : Corps analogues aux bacilles en virgule que j'ai une fois trouvés dans les vomissements dans un cas d'iléus.

i : Micro-organismes divers, tels que bacilles, coccus.

k : Aiguilles de graisse, entre le tissu cellulaire, provenant de l'alimentation.

l : Cellules végétales.

Les vomissements présentent en outre, suivant le processus pathologique, une flore riche au point de vue cryptogamique, qui a été étudiée dernièrement par *W. de Bary* (1). On y trouve des moisissures, des levures, des schizomycètes.

1. *Moisissures.* J'ai trouvé assez souvent des mycéliums et des conidies de moisissures dans les vomissements, mais ces productions n'ont aucune importance au point de vue pathologique.

2. *Levures.* Saccharomyces cerevisiae. Corps fortement réfrin-

____

(1) *W. de Bary*, Archiv für experimentelle Pathologie u. Pharmakologie, 21, 283, 1886.

gents, semblables par leur grosseur aux leucocytes, réunis ordinairement en groupes de trois et même plus, que l'iodure de potassium iodé colore en jaune brun intense. Très souvent on observe des saccharomyces plus elliptiques qui sont semblables au Saccharomyces ellipsoideus (*Rees*) (1). On rencontre encore fréquemment des champignons de levures extrêmement petits, en groupes nombreux et épais (fig. 36, *g*), puis (fig. 36, *c*) des bâtonnets, très réfringents, pourvus de noyaux, arrondis aux extrémités, rarement isolés, et ordinairement réunis en filaments passablement longs et gros, bâtonnets qui, à ce qu'il paraît, sont en état de produire la fermentation lactique du sucre.

3. *Schizomycètes*. Ici la flore est extrêmement riche et variée. A côté d'un nombre considérable de bâtonnets que la solution d'iodure de potassium iodé colore en bleu, nous trouvons des bacilles et des micrococques d'espèces les plus variées, et aussi un bacille qui produit la fermentation de la glycérine en alcool (fig. 36, *i*).

On constate aussi la présence de la Sarcina ventriculi (2), facilement reconnaissable à sa forme analogue aux balles de coton, à sa couleur d'un gris argenté foncé, et à sa propriété de revêtir une coloration intense en rouge violet sous l'action de l'iodure de potassium iodé (fig. 36, *f*).

J'ai trouvé une fois dans les matières vomies un grand nombre de gros bacilles, analogues aux bacilles en virgule (fig. 36, *h*).

Après le coup d'œil général que nous venons de jeter sur la composition microscopique des vomissements, nous allons retracer les propriétés physiques, chimiques et microscopiques que les vomissements présentent dans les diverses affections.

1. Catarrhe aigu de l'estomac. — Les matières vomies se composent en partie de mucus dégluti, en partie de reste d'aliments à moitié digérés. Le microscope montre fréquemment des globules rouges épars sous des formes particulièrement variables dans cette affection.

Leurs propriétés chimiques sont peu connues; elles sont très riches en acides organiques et ont une réaction acide ordinairement intense. Nous ne connaissons rien de positif sur la proportion de l'acide chlorhydrique. Souvent sa quantité paraît avoir augmenté, tandis que la proportion de pepsine, ainsi que l'indiquent les expériences, a considérablement diminué.

Les vomissements sont ordinairement verdâtres, teinte due à leur

---

(1) Voir *Mayer's* Lehrbuch der Gährungschemie, P. 93, Heidelberg 1879.
(2) Voir *Fischer*, 1. c. et *Falkenheim*, Archiv für experimentelle Pathologie u. Pharmakologie, *19*, 1, 1885.

mélange avec la matière colorante de la bile (biliverdine). Ils renferment aussi souvent des acides biliaires.

Pour la recherche de la matière colorante de la bile, on se sert du procédé de *Gmelin* (1) et du procédé de *Pettenkofer* (2) pour celle des acides biliaires.

2. Catarrhe chronique et dilatation de l'estomac. — Dans ces affections, on vomit de grandes quantités d'un liquide clair, muqueux, (vomitus matutinus), dont la réaction est alcaline, quelquefois faiblement acide. D'après *Van der Velden* on doit toujours trouver, dans ces cas, de la pepsine et de l'acide chlorhydrique, des acides organiques, surtout de l'acide acétique et de l'acide butyrique. Souvent les matières vomies sont très riches en corps albuminoïdes, surtout en peptone, qu'on découvre facilement au moyen de la méthode indiquée au chapitre de l'urine. On trouve aussi de la matière colorante de la bile.

3. Ulcère stomacal chronique. — Le vomissement ne contient aucun principe caractéristique de cette affection. Par sa composition microscopique, il se confond tout à fait avec celui du processus décrit au n° 2. On ne connaît, dans cette affection, tout au moins jusqu'à présent, aucune altération chimique du vomissement ou du suc gastrique capable d'être utilisée pour le diagnostic. Cependant la présence du sang dans ces matières a une grande importance (hématémèse).

1. Si l'épanchement de sang est considérable, des grumeaux de sang coagulé, presque intact, peuvent être éliminés.

2. Mais ordinairement le sang extravasé reste longtemps dans l'estomac, en contact avec le suc gastrique, et par conséquent s'altère ; l'hémoglobine oxygénée (voir le chapitre du sang) se change en hématine, et le vomissement prend l'aspect du marc de café.

Au microscope, on ne trouve plus, dans ce cas, de petits globules entiers, mais seulement des grosses et des petites masses de pigment.

La recherche du sang se fait de préférence au moyen de l'analyse d'hémine de Teichmann (voir p. 33), et en examinant à l'appareil spectral la manière d'être caractéristique de l'hématine. Dans ce dernier cas, il faut traiter les matières vomies avec la lessive de potasse, filtrer et examiner au spectroscope (spectre de l'hématine en solution alcaline, fig. 15, *a*. Les vomissements, chez les individus qui prennent des préparations de fer, peuvent présenter une couleur analogue, sans qu'il y ait présence de sang extravasé. Après un usage abondant de vin rouge, les vomisse-

---

(1) Voir le chapitre de l'urine.
(2) Voir P. 46.

ments ont également cette coloration ; de plus la matière colorante de la bile peut donner un aspect brun noirâtre aux matières vomies.

4. CANCER DE L'ESTOMAC. — Les propriétés physiques et chimiques des vomissements dans cette affection sont de même nature que dans l'ulcère stomacal. Ce qui est frappant c'est que nous trouvons souvent de plus grandes quantités de sarcines. Dans cette affection, le sang vomi est extrêmement rare à l'état naturel, le plus souvent on trouve la matière colorante du sang, dont on peut rechercher la présence d'après la méthode ci-dessus indiquée.

Les altérations chimiques du contenu de l'estomac dans cette maladie ont été étudiées avec soin par *Van der Velden* (1), *Ewald* (2) (3), *Uffelmann* (4), *Kredel* (5), et tout récemment par *V. Mering* (6), *Cahn* (6), et surtout par *Riegel* (7), *Korczynski* (8) et *Jaworski* (8). La diminution ou l'absence d'acide chlorhydrique libre dans ces vomissements est vivement discutée.

Avec les procédés actuels dont nous pouvons disposer, le fait peut être jugé. Je puis dire, d'après de nombreuses expériences personnelles, que, dans le carcinome de l'estomac, on ne peut trouver aucune trace d'acide chlorhydrique libre au moyen des procédés colorants indiqués ci-dessus. Toutefois l'absence de cet acide n'est pas tellement constante qu'on puisse diagnostiquer un carcinome avec une certitude absolue quand l'acide chlorhydrique fait défaut; d'autant plus que, dans d'autres affections de l'estomac, telles que la dégénérescence amyloïde de la muqueuse stomacale (*Edinger*) (9), ou la stagnation des matières contenues dans l'estomac, ou les états fébriles (*Velden*), cet acide manque également. Mais comme presque tous les autres symptômes cliniques font pressentir l'existence d'un carcinome, le manque d'acide chlorhydrique est toujours d'un secours important pour le diagnostic. Peut-être qu'une étude plus approfondie des faits trouvés dernièrement par *Jaworski* (10) sur l'état différent des

---

(1) *Van der Velden*, l. c.

(2) *Ewald*, Zeitschr. für klin. Medic. *1*, 619, 1880.

(3) *Ewald* et *Boas*, l. c. et Virchow's Archiv, *104*, 271, 1886.

(4) *Uffelmann*, l. c.

(5) *Kredel*, Zeitschr. für klin. Medic. 7, 592, 1884.

(6) *v. Mering* et *Cahn*, l. c.

(7) *Riegel*, l. c.

(8) *Korczynski* et *Jaworski*, Deutsche medic. Wochenschr. *12*, 829, 856, 872, 1886.

(9) *Edinger*, Berliner klin. Wochenschr. *17*, 117, 1880 et Deutsches Archiv für klin. Medic. *29*, 555, 1881.

(10) *Jaworski*, Centralbl. für klin. Medic. 7, 849. 1886.

éléments figurés de l'estomac dans le suc gastrique acide et non acide nous donnera une solution utile.

Quant à la présence de la pepsine dans cette affection, nous ne possédons que quelques observations. Pour la détermination qualitative de ce principe chimique, on procède comme page 94 ; pour l'analyse quantitative, on recommande le procédé de *E. Schütz*.

5. Mycose de l'estomac.

a) On n'a jusqu'à présent observé qu'un cas, dans un cas de favus, où l'estomac contenait les altérations caractéristiques de cette affection (*Kundrat*) (1).

b) Il y a quelquefois dans l'estomac des champignons du muguet en voie de développement ; on trouve alors dans les matières vomies de grandes quantités de ces parasites.

6. Croup et diphtérie. — Les affections croupeuses et diphtéritiques se propagent très rarement de la muqueuse buccale à l'estomac. Dans ce cas, on trouve dans les vomissements les formes décrites p. 56.

7. Iléus. — Jamais les matières fécales formées ne sont éliminées par la bouche. Mais, dans l'occlusion intestinale ou dans la paralysie partielle de l'intestin, le contenu de l'intestin peut se mêler au suc gastrique, et ce mélange est alors éliminé avec les vomissements. Dans ce cas, les matières vomies ont une odeur excrémentitielle très prononcée, une coloration jaune verdâtre. Leur réaction est faiblement acide, assez souvent alcaline. Le microscope ne présente rien de caractéristique ; j'ai cependant trouvé une fois dans ces matières de gros champignons semblables aux bacilles en virgule (fig. 56, *h*).

8. Pus. — On trouve rarement de grandes quantités de pus dans les vomissements, et seulement quand des abcès se sont formés dans l'estomac (phlegmon de l'estomac), ou quand des abcès provenant des organes voisins se sont vidés dans la cavité stomacale.

9 Parasites animaux. — On trouve des entozoaires dans l'estomac : ascaris lumbricoides, oxyuris vermicularis, ankylostoma duodenale (2) (4), très rarement d'autres helminthes tels que les trichines, et encore plus rarement des crochets ou des kystes d'échinocoques.

10. État des vomissements dans les empoisonnements (3).

1. *Empoisonnements par les acides*. Dans tous les empoisonnements

---

(1) *Kundrat*, Wiener medic. Blätter, 7, 1538, 1884.

(2) Voir le chapitre : matières fécales.

(3) Voir *F. C. Schneider*, Die gerichtliche Chemie für Gerichtsärzte und Juristen, W. Braumüller, Wien 1852. — *Fr. J. Otto*, Anleitung zur Ausmittlung der Gifte. 6. édition, Braunschweig 1884. — *E. Ludwig*, Med. Chemie, l. c.

(4) *Note du traducteur*. Uncinaria duodenalis (Dub).

avec des acides minéraux ou organiques en solutions concentrées, les vomissements ont une réaction acide intense. Si la quantité d'acide introduit dans l'estomac est très grande, au bout de quelques heures les vomissements ont déjà une coloration noire provenant de l'altération du sang et des tissus. L'état est à peu près le même dans tous les empoisonnements avec des solutions concentrées d'acide. S'il s'agit de discerner quelle espèce d'acide a été absorbée, la détermination, dans quelques empoisonnements, est facile par l'odorat, comme dans l'empoisonnement avec l'acide acétique.

Pour les autres acides, on doit suivre les règles établies par la chimie analytique, mais il ne faut pas oublier que, dans les vomissements, même quand il n'y a pas d'intoxication, on trouve en grande quantité certains acides minéraux (acide chlorhydrique).

A) *Recherche de l'acide sulfurique.* La recherche qualitative peut se faire de la manière suivante. La matière vomie est traitée avec une grande quantité d'eau distillée (1), agitée plusieurs heures de suite, puis laissée en repos et filtrée. Le résidu est lavé de nouveau et filtré, et le liquide filtré évaporé au bain-marie jusqu'à ce qu'il prenne une couleur foncée. Après refroidissement, on le traite avec deux fois son volume d'alcool, on le filtre plusieurs heures après, puis le produit filtré est dilué dans l'eau et de nouveau évaporé au bain-marie, jusqu'à ce que l'alcool soit complètement disparu. Le liquide restant peut être alors examiné au point de vue de la recherche de l'acide sulfurique.

Dans ce but, on le traite avec une solution de chlorure de baryum ou de nitrate de plomb. S'il y a de l'acide sulfurique ou des sulfates, il se forme dans les deux cas un précipité blanc.

B) *Recherche de l'acide nitrique.* Le vomissement est additionné d'eau, bouilli, filtré, et le liquide filtré examiné au point de vue de sa réaction. S'il est acide, on le neutralise avec la lessive de potasse, puis on le réduit à un faible volume. Pendant le refroidissement, il y a séparation de cristaux de nitrate de potasse, avec lesquels on obtient la réaction suivante.

1. On arrose d'acide sulfurique concentré une solution de ces cristaux, et, après refroidissement, on ajoute un peu de sulfate de fer au mélange. En présence de l'acide nitrique, il se forme, aux points de contact, une zone très brune. Cette analyse n'est démonstrative que, lorsqu'après l'addition d'acide sulfurique, il n'y a pas eu formation d'une couleur brune.

2. Sur une solution de brucine, dans l'acide sulfurique, on dépose le

---

(1) Voir *E. Ludwig*, Medic. Chemie, l. c. P. 278.

liquide dont on veut trouver l'acide nitrique. S'il y en a, il y aura une coloration rouge aux points de contact.

La recherche de l'acide chlorhydrique a déjà été indiquée précédemment (p. 96).

c) *Acide oxalique.* Pour trouver l'acide oxalique dans les vomissements, on évapore un peu de la masse organique au bain-marie, puis on traite par l'alcool, et l'alcool évaporé, on dissout le résidu dans l'eau, et on le traite par l'acide acétique et une solution de chlorure de calcium.

Il se forme un dépôt composé d'oxalate de chaux. L'examen microscopique des cristaux confirme le diagnostic.

2. *Empoisonnements par les lessives alcalines.* On trouve ici dans les vomissements un liquide ordinairement visqueux, vitreux, à réaction fortement alcaline. Si des solutions concentrées d'alcalis caustiques ont pénétré dans l'estomac, des morceaux de tissus sont vomis, comme dans l'empoisonnement par les acides.

La recherche chimique de la lessive de potasse, employée dans les empoisonnements, offre quelquefois de grandes difficultés, quelquefois cependant elle est très facile.

Si l'empoisonnement a eu lieu par l'ammoniaque, il sera facile, surtout si les matières vomies ont été examinées rapidement après l'empoisonnement, de reconnaître ce corps à l'odeur. Cette constatation sera confirmée par le dégagement de vapeurs d'ammoniaque, si on se sert d'une baguette de verre arrosée d'acide chlorhydrique.

Par contre, la recherche de la potasse caustique, de la soude caustique, offre de grandes difficultés, car ces substances se changent rapidement en carbonates.

On doit mentionner encore ici l'examen des vomissements au point de vue de la recherche du chlorate de potasse.

D'après *E. Ludwig* (1), elle a lieu de la façon suivante. Les matières vomies, si elles ne sont pas déjà acides, sont faiblement acidulées avec de l'acide acétique, soumises à la coction pendant une minute, filtrées, et le produit filtré réduit à un petit volume par évaporation au bain-marie, et laissé en repos. Il se forme alors des cristaux qui seront pressés entre des feuilles de papier brouillard et soumis à la réaction suivante.

1. On les traite avec un peu d'acide chlorhydrique dilué et on chauffe; le liquide se colore en vert jaune et laisse dégager des vapeurs de chlore. En employant l'acide chlorhydrique concentré, ce phénomène s'observe à la température ordinaire.

---

(1) *E. Ludwig,* l. c. p. 289.

2. On dissout dans l'eau les cristaux obtenus, ou, dans le cas où il n'y a pas eu formation de cristaux, on emploie le liquide soumis à l'évaporation, on le traite par une solution d'indigo et d'acide sulfurique dilué. Le liquide bleu, en présence du chlorate de potasse, change de couleur sous l'action d'une solution aqueuse d'acide sulfureux ou de sulfate de soude ; il prend alors une couleur jaune, ou ordinairement il se décolore.

3. *Empoisonnements avec les métaux et les métalloïdes.*

A) *Empoisonnements avec les sels de plomb.* Généralement quelques heures après apparaissent des vomissements présentant une coloration variant du gris au gris noir. Pour trouver les différents sels de plomb, on évapore au bain-marie les matières vomies, et les substances organiques sont ensuite détruites par voie humide, sous l'action des réactifs.

D'après *E. Ludwig* (1), le procédé de *Fresenius* et *Babo* serait recommandé comme étant le meilleur. On procède ainsi : on met les matières vomies dans une coupe de porcelaine spacieuse, on ajoute environ la même quantité en poids d'acide chlorhydrique à 20 % et 3 à 5 gr. de chlorate de potasse, on recouvre la coupe et on laisse le tout environ douze heures en repos ; puis on chauffe le mélange au bain-marie à 60°. Après cessation du développement des gaz, on traite de nouveau la masse brunâtre par le chlorate de potasse, jusqu'à ce que le liquide ne soit plus coloré en brun. Si le liquide est trop épaissi par ce procédé, on l'arrose de nouveau avec de l'eau. Dans le cas où la destruction des matières organiques n'a pas réussi complètement par ce procédé, on ajoute à nouveau de l'acide chlorhydrique et du chlorate de potasse. On évapore au bain-marie, jusqu'à ce que l'odeur de chlore disparaisse, on dilue dans un double volume d'eau, on filtre à travers un filtre humecté, on lave ensuite avec de grandes quantités d'eau et on mélange l'eau du lavage avec le filtrat. Dans ce liquide on introduit du sulfure d'hydrogène jusqu'à saturation.

Le précipité foncé est filtré, lavé avec de l'eau contenant du sulfure d'hydrogène, puis desséché, dissous dans l'acide nitrique, ce qui se fait de la façon suivante.

On le place dans une coupe de porcelaine, et on ajoute quelques gouttes d'acide nitrique pur (libre de chlore), jusqu'à ce que la masse soit devenue liquide ; ce liquide est évaporé au bain-marie jusqu'à dessication, le résidu lavé à l'eau chaude et filtré. Il reste un résidu blanchâtre, insoluble, sans doute composé de sulfate de plomb. Pour y décou-

----

(1) *E. Ludwig,* l. c. p. 239.

vrir le plomb, on dessèche ce résidu blanc et on réduit le sulfate de plomb en plomb métallique, en ajoutant de la soude sur le charbon dans les parties réductrices de la flamme du chalumeau

Dans le cas où il y a du plomb, il se forme dans le produit filtré, traité par l'acide sulfurique, un précipité blanc de sulfate de plomb, et dans le produit de filtration, traité par le chromate de potasse, un précipité jaune.

On peut procéder aussi, pour l'analyse quantitative, de la façon suivante. On place dans le liquide un fil de magnésium exempt de plomb. Si les matières vomies contiennent des sels de plomb, le plomb métallique se précipite sur le fil ; on peut alors dissoudre le dépôt dans l'acide nitrique et procéder comme ci-dessus.

B) *Empoisonnements avec les sels de mercure.* Les vomissements sont très fréquents dans les empoisonnements par les sels de mercure. Ils présentent, suivant la concentration des sels employés, une très grande différence. Si de grandes quantités de sublimé ont été introduites dans l'estomac, des débris de tissu, colorés en brun par l'hématine, sont assez souvent éliminés avec les vomissements, par suite de la cautérisation des parois stomacales.

Pour rechercher les sels de mercure dans les vomissements, on procède, comme pour chercher le plomb, d'après le procédé que nous avons déjà indiqué. Le sulfure de mercure formé peut alors être transformé en mercure métallique par le procédé suivant.

On mélange le précipité avec du carbonate de soude et du cyanure de potassium, on dessèche le mélange, on le place dans une éprouvette et on chauffe ; il se forme sur les parties restées froides de l'éprouvette un dépôt composé de gouttelettes métalliques.

On peut chercher directement le mercure de la manière suivante. On ajoute de la poudre de zinc (*E. Ludwig*) (1) ou de laiton (*Fürbringer*) (2) à la masse de matières vomies, préalablement acidulée avec de l'acide chlorhydrique ; on chauffe le mélange pendant une heure au bain-marie, on le retire et on l'arrose d'abord avec de l'eau, puis avec de l'alcool et enfin avec de l'éther et on le dessèche de préférence à l'air libre. On dépose ensuite de la poussière de laiton dans une éprouvette et on chauffe ; sur les parois se dépose une efflorescence métallique. On ajoute alors dans le verre à réactif encore chaud un petit morceau métallique d'iode : il se forme un dépôt métallique qui, par la formation d'iodure de mercure, est coloré en beau

---

(1) *E. Ludwig*, Wiener med. Jahrb. 143, 1877, 1880.
(2) *Fürbringer*, Berliner klin. Wochenschr. 15, 332, 1878.

rouge (*Schneider*) (1). De la même manière on peut rechercher le mercure, ainsi que l'iodure de mercure.

Du reste, les matières vomies sont très riches en substances organiques, aussi est-il recommandé, avant l'introduction des poudres de zinc ou de laiton, d'éloigner les substances organiques d'après le procédé ci-dessus décrit par *Fresenius* et *Babo*.

c) *Empoisonnements avec les sels de cuivre.* Dans les empoisonnements avec le sulfate de cuivre, les vomissements présentent toujours une couleur d'un vert bleuâtre. Dans les intoxications avec les acétates de cuivre (verdet), qui sont des plus fréquentes, les vomissements ont une couleur verte, mais souvent n'ont pas d'aspect caractéristique. Pour la recherche de ces sels, on procède comme au paragraphe A. Le sulfure de cuivre formé est dissout dans l'acide nitrique. Si le cuivre existe, le liquide prend une couleur bleue et une coloration bleu foncé après l'addition d'ammoniaque. Quand le liquide, après l'addition d'ammoniaque, forme un précipité, on filtre, et le liquide filtré est acidulé avec de l'acide chlorhydrique. En ajoutant du ferrocyanure de potassium jaune à une partie du liquide filtré, on obtient un précipité rouge brun. Dans une autre partie du filtrat on dépose une plaque de fer. Quelque temps après, s'il y a du cuivre, le liquide revêt la coloration rouge du cuivre métallique.

Il ne faut pas oublier de mentionner que des traces de cuivre se trouvent dans tous les organes.

D) *Empoisonnements avec l'arsenic.* Après l'usage de grandes doses d'acide arsénieux, teinture de Fowler, ou d'eaux minérales très riches en arsenic, comme celles de *Roncegno* et *Levico,* il se produit toujours, peu de temps après, de violents vomissements bilieux, ordinairement colorés d'une façon intense. Si l'empoisonnement a été causé par l'acide arsénieux (arsenic blanc), il est déjà possible, à l'examen macroscopique et microscopique des vomissements, de le diagnostiquer avec certitude. On trouve fréquemment dans ces vomissements de grandes et de petites parcelles de cette substance. Ces particules blanches sont enlevées avec des pinces et débarrassées des autres mélanges par de nombreux lavages, puis lavées à l'eau froide et dissoutes, dans une éprouvette, dans le moins d'eau chaude possible. Pendant le refroidissement, il se forme de l'acide arsénieux cristallisé qu'on peut facilement reconnaître à l'examen microscopique ; il se dépose sous forme de petits cristaux octaédriques. En chauffant ces cristaux avec de la soude, sur le charbon, dans la partie réductrice de la flamme d'un cha-

----

(1) *F. C. Schneider*, Sitzungsber. der kaiserl. Akademie der Wissensch. (Wien) *44,* 255, 1860.

lumeau, il se dégage une odeur caractéristique d'ail. Si on chauffe un échantillon de cette substance avec du charbon, dans un verre à réactif, il se forme, dans la partie froide de l'éprouvette, un miroir métallique.

Il est préférable et plus exact de détruire d'abord les substances organiques, en les traitant par le chlorate de potasse et l'acide chlorhydrique, puis de traiter par l'acide sulfhydrique le liquide restant, chauffé à 60° pendant longtemps. On dissout le précipité jaune de réalgar dans le sulfure d'ammonium; puis on évapore jusqu'à dessication le produit filtré, après refroidissement on ajoute quelques gouttes d'acide nitrique concentré, et on chauffe jusqu'à ce qu'il ne se forme plus ni gaz ni vapeurs d'un rouge brun. Le liquide est alors fortement réduit au bain-marie, puis dilué avec un peu d'eau, et additionné de petites quantités de carbonate de soude, jusqu'à l'apparition manifeste d'une réaction alcaline. On évapore alors ce liquide au bain-marie jusqu'à dessication. Le résidu sec est liquéfié avec un mélange de carbonate et de nitrate de soude, puis, après refroidissement, étendu plusieurs fois d'eau et filtré. On traite le liquide filtré, à différentes reprises, avec de faibles quantités d'acide sulfurique dilué, jusqu'à ce qu'il n'y ait plus d'effervescence; on ajoute de nouveau de l'acide sulfurique, puis on évapore au bain-marie, et enfin sur le feu même, jusqu'à la disparition des vapeurs blanches. Après refroidissement, on dissout le résidu dans l'eau froide, on met ensuite le liquide dans un appareil à développement d'hydrogène (1) rempli de zinc et d'acide sulfurique, tous deux dépourvus d'arsenic. Pour nettoyer et dessécher le mélange de gaz (hydrogène et arséniure d'hydrogène), à cet appareil est annexé un tube rempli de morceaux de potasse caustique et de chlorure de calcium granulé, accompagné d'un tube à ampoules et embouchure en pointe où l'air ne peut pénétrer. Le liquide à examiner au point de vue de l'arsenic est placé dans l'appareil, et, après qu'on l'a débarrassé de tout l'air atmosphérique, on allume le gaz hydrogène qui s'échappe de la pointe du tuyau. On chauffe le tuyau seulement aux endroits où il se rétrécit. Dans le cas où il y a de l'arséniure d'hydrogène dans le gaz hydrogène, l'arsenic métallique se sépare à ces endroits (rétrécis).

On procède ensuite de la manière suivante. On dirige, après que la flamme est éteinte, le gaz dans une solution de nitrate d'argent. De l'argent métallique se sépare alors sous la forme d'un précipité gris noir, et dans le liquide filtré, après l'addition préalable d'ammoniaque, il se forme de l'arséniate d'argent, sous forme d'un précipité jaune.

---

(1) Voir *Ludwig*, l. c. p. 252 et *Fr. Otto*, l. c. P. 167.

e) *Empoisonnement par le phosphore.* Il se produit régulièrement dans cet empoisonnement de violents vomissements qui durent souvent plusieurs jours. On ne trouve jamais dans les matières vomies les signes d'une lésion grave de l'estomac, comme sang, débris de tissus, etc., etc. Si de grandes quantités de phosphore (bâtons de phosphore) ont été introduites dans l'estomac, on le reconnaîtra souvent à l'odeur particulière de ce corps. Les matières vomies, en dégageant des vapeurs de phosphore, brillent dans l'obscurité. Mais il est à remarquer qu'en présence de l'alcool, de l'essence de térébenthine et du chloroforme, les liquides qui renferment du phosphore perdent cette propriété.

Pour chercher le phosphore, on traite, d'après *Mitscherlich*, les matières vomies avec de l'acide sulfurique, et on les distille dans un réfrigérant de verre et dans une chambre obscure. S'il y a du phosphore, il se forme un anneau lumineux, surtout aux endroits où les vapeurs de phosphore ont été en contact avec l'eau froide du réfrigérant. *Scherer* a indiqué une méthode très simple pour rechercher le phosphore. On enferme les matières vomies dans un récipient pourvu d'un bouchon fermant hermétiquement, dans lequel on place une bande de papier imbibé de nitrate d'argent et une autre d'acétate de plomb. Si la bande d'argent noircit, tandis que le papier de plomb reste intact, c'est qu'il y a du phosphore dans les matières examinées (1).

4. *Empoisonnement avec les alcaloïdes* (2).

a) *Empoisonnement par la morphine.* Ordinairement, dans le premier stade de l'empoisonnement, il y a vomissements; on peut trouver la morphine dans les matières vomies, quand ce poison a été donné par la bouche.

Pour isoler la morphine, on suit le procédé suivant, indiqué par *Stas-Otto* (3). Les matières vomies sont digérées au bain-marie avec de l'alcool et de l'acide tartrique, filtrées après refroidissement, puis on évapore l'extrait alcoolique au bain-marie, à une douce température (60° C), jusqu'à disparition de l'alcool, et on filtre la solution aqueuse obtenue. Le liquide est alors évaporé au bain-marie et le résidu, ordinairement sirupeux, de nouveau traité par l'alcool. On

---

(1) Pour d'autres méthodes, voir *J. Otto*, l. c. p. 14 et *Ludwig*, l. c. p. 172.

(2) Je ne parle ici que de la recherche des quelques alcaloïdes que le médecin peut avoir fréquemment l'occasion d'observer. Relativement à la recherche des autres alcaloïdes, je renvoie aux livres bien connus de *F. C. Schneider*, l. c., *J. Otto*, l. c. et *E. Ludwig*, l. c.

(3) *J. Otto*, l. c. P. 103 et *E. Ludwig*, l. c. P. 327.

ajoute ensuite au résidu, petit à petit, de l'alcool en petite quantité, jusqu'à formation d'un précipité floconneux, puis on arrose avec de plus grandes quantités d'alcool, jusqu'à ce que le liquide ne soit plus trouble. La solution alcoolique est filtrée, le filtrat évaporé au bain-marie et dissous dans un peu d'eau. La solution aqueuse acide est agitée avec de l'éther (afin de séparer les autres alcaloïdes et les corps résineux); puis on alcalise avec de la lessive de soude le reste de la solution aqueuse acide, et on agite de nouveau avec de l'éther. Dans le cas où il y a de la nicotine et de l'atropine, ces corps passent dans la solution (voir ci-dessous). Le résidu est traité avec une solution d'ammoniaque, et plusieurs fois ensuite avec l'alcool amylique, dont la morphine est recueillie. L'extrait d'alcool amylique est nettoyé, filtré et évaporé au bain-marie jusqu'à dessication. Après des dissolutions répétées du résidu dans l'eau acidulée avec de l'acide chlorhydrique, filtrage des solutions, agitation de la solution chlorhydratée avec l'alcool amylique, et enfin neutralisation de la solution acide aqueuse par l'ammoniaque, nouvelle extraction avec l'alcool amylique chaud et évaporation de l'alcool amylique au bain-marie, on obtient un résidu avec lequel on peut faire les analyses suivantes.

1. Une partie du résidu est traitée avec une solution fraîchement préparée de molybdate de soude et d'acide sulfurique concentré, (1 cmc. d'acide sulfurique et 5 à 10 mgrm. de molybdate de soude) (réactif de *Fröhde*); s'il y a de la morphine, le liquide se colore d'abord en violet, puis en bleu, en vert, et en dernier lieu en rouge pâle.

2. On dissout un échantillon de la substance dans de l'eau contenant de l'acide chlorhydrique, on évapore au bain-marie jusqu'à dessication et on ajoute une goutte d'une solution diluée de chlorure de fer libre d'acide chlorhydrique. Le liquide prend aussitôt une couleur bleue.

On obtient, d'après *E. Ludwig* (1), une solution de chlorure de fer exempte d'acide, par la dissolution du chlorure de fer sublimé dans l'eau.

b). *Empoisonnement par la nicotine.* Dans cette sorte d'empoisonnement les vomissements sont fréquents. On isole la nicotine des matières vomies par le procédé de *Stas-Otto*. La nicotine d'une solution alcaline du résidu évaporé passe dans l'éther (voir plus haut). Après évaporation de l'éther au bain-marie, à une basse température (30° C), il reste une masse colorée en brun ou en jaune.

Si on isole ainsi la nicotine, on peut de préférence chercher l'alcaloïde dans une solution d'éther avec une solution d'iode éthérée; du

---

(1) *E. Ludwig*, l. c. p. 317.

liquide provenant de ce mélange on obtient une masse huileuse, où se cristallisent petit à petit des aiguilles d'un rouge rubis (cristaux de *Roussin*).

c) *Empoisonnement par l'atropine.* Dans l'empoisonnement avec l'alcaloïde pur, si le poison a été absorbé par l'estomac ou par la surface du corps, les vomissements sont rares, fréquents par contre après l'ingestion de baies de belladone contenant de l'atropine. La présence des baies dans les vomissements suffit pour diagnostiquer un empoisonnement par l'atropine. Dans les autres circonstances, on peut rechercher ce corps par le procédé de *Stas-Otto*. L'atropine, d'une solution alcaline du résidu, passe dans l'éther (voir ci-dessus).

Avec le résidu éthéré on peut faire les réactions suivantes.

1. On dissout un peu du résidu dans l'eau additionnée d'une trace d'acide, puis on porte une goutte de cette solution dans la conjonctive de l'œil d'un animal (chat ou lapin); six à vingt minutes après, même en n'employant que 0,01 mgrm. seulement, s'il y a de l'atropine, le sphincter de l'iris est paralysé et la pupille extrêmement dilatée.

2. Un échantillon du résidu est dissous dans quelques gouttes d'acide nitrique fumant, et évaporé au bain-marie; il se forme un résidu incolore qui, après refroidissement et addition de lessive de potasse alcoolique, se colore en violet et définitivement en rouge cerise.

d). *Empoisonnement par les ptomaïnes* (1). Quelquefois, à la suite de l'ingestion de viandes corrompues, il survient des symptômes d'empoisonnements graves. Une série de cas de gastrite aiguë, survenus après l'ingestion de certains aliments tels que foie, reins, huîtres, et accompagnés de symptômes à apparition soudaine, nausées, vomissements, violentes diarrhées, ralentissement du pouls, doivent être attribués aux empoisonnements par les ptomaïnes; on peut également compter au nombre de ces affections l'ammonihémie (p. 47). Les substances qui agissent comme toxiques sont bien des alcaloïdes qui se forment pendant ce processus. Les recherches dans ce sens ne sont pas encore bien avancées, cependant il serait important, dans ces cas de vomissements, de les examiner au point de vue de la recherche des ptomaïnes. Dans les vomissements se trouvent des peptones, desquelles on peut obtenir des substances toxiques analogues aux alcaloïdes; aussi doit-on, dans la recherche d'un de ces alcaloïdes dans les vomissements, être très circonspect avant de formuler un diagnostic. Pour séparer les ptomaïnes

----

(1) *Brieger*, Ueber Ptomaine, Hirschwald, Berlin, 1885, 1886. — *Oeffinger*, Die Ptomaine oder Cadaveralkaloide, Bergmann, Wiesbaden, 1885, etc., etc. — *Hugounenq*, Les Alcaloïdes d'origine animale, Baillière, Paris, 1886. — *Béchamp*, Microzymas et Microbes etc., Paris, 1886.

des vomissements, on suit le procédé de *Stas-Otto*. Mais les ptomaïnes connues jusqu'à présent ont une composition chimique extrêmement variable. Quelques-unes passent des solutions acides, d'autres des solutions alcalines dans l'éther. Un troisième groupe est seulement soluble dans l'alcool amylique, le chloroforme ou la benzine. Il y a aussi des ptomaïnes qui sont insolubles dans l'alcool amylique. On voit en effet, en recherchant ces substances, que, en suivant avec la plus scrupuleuse exactitude le procédé indiqué par *Stas-Otto*, on réussit par l'emploi des méthodes d'extraction les plus diverses.

Les ptomaïnes donnent les réactions générales des alcaloïdes. Nous n'avons pas à nous occuper ici de celles qui ont une réaction chimique ou physiologique spéciale.

Les réactions générales des alcaloïdes sont les suivantes : (*Otto*) (1), (*E. Ludwig*) (2).

1. *La solution d'iodure de potassium iodé* produit des précipités bruns floconneux qui sont facilement séparés par l'acide sulfurique des solutions d'alcaloïdes acidulées.

2. *L'iodure double de potassium et de mercure* produit des précipités jaunes ou blancs, insolubles dans l'eau et les acides dilués.

3. *L'iodure double de potassium et de bismuth* produit, dans une solution acidulée avec de l'acide sulfurique dilué, un précipité couleur orange.

4. *Le phosphure de molybdène* produit des précipités, variant du jaune clair au jaune brun, insolubles dans l'eau et les acides minéraux dilués.

5. *L'acide tungstique et le phosphure de tungstène* produisent des précipités blancs floconneux, également presque insolubles dans l'eau et les acides dilués. D'après *E. Ludwig*, ces réactifs sont extrêmement sensibles.

6. *Le tanin* produit, en solutions neutres ou faiblement acides, des précipités jaunes ou blancs.

7. *Le bichlorure de platine* donne des précipités variant du blanc jaunâtre au jaune citron, dont quelques-uns sont facilement solubles dans l'eau et difficilement solubles dans l'alcool.

8. *Le chlorure d'or* donne des précipités jaunes ou d'un blanc jaunâtre, tantôt amorphes, tantôt cristallisés.

5. *Empoisonnement avec l'alcool éthylique.* Les vomissements, dans l'empoisonnement aigu par l'alcool (alcool éthylique), sont faciles à reconnaître à leur odeur alcoolique intense. S'il s'agit de déterminer exactement la présence de l'alcool, il faut soumettre les matières vomies à la distillation, au moyen d'un courant de vapeur d'eau, après avoir eu soin de les diluer auparavant dans l'eau et de neutraliser leur réaction acide en y ajoutant de la lessive de potasse.

Le produit de la distillation est alors soumis aux analyses suivantes.

1. Un échantillon du produit distillé est traité avec quelques gouttes

---

(1) *Otto*, l. c. p. 43—44.
(2) *E. Ludwig*, l. c. p. 55.

de chlorure benzoïque, puis avec un peu de lessive de potasse, et chauffé. S'il y a de l'alcool, l'échantillon, pendant le refroidissement, présente l'odeur caractéristique de l'éther éthyle benzoïque (*Berthelot*) (1).

2. Une faible quantité du produit distillé est mélangée, avec précaution, avec un volume égal d'acide sulfurique concentré, additionnée d'un peu d'acétate de soude pulvérisé et chauffée ; dans le cas où il y a de l'alcool éthylique, il se dégage une odeur caractéristique d'éther acétique (*J. Otto*) (2), (*E. Ludwig*) (3).

6. *Empoisonnement par le chloroforme.* On peut rechercher le chloroforme dans les vomissements, soit en agissant directement, soit en soumettant le liquide à la distillation. Les matières vomies ou le produit distillé de ces matières sont alors soumises aux analyses suivantes.

1. On dissout un peu de thymol dans de la lessive de potasse, on l'ajoute au liquide à examiner et on chauffe ; s'il y a du chloroforme, le mélange sera coloré en violet foncé (*Vitali*) (4), et si on remplace le thymol par du naphtol β, la coloration sera bleue (*Lustgarten*) (5).

2. Quelques gouttes d'une lessive de potasse alcoolique sont chauffées avec quelques gouttes d'aniline et du liquide distillé dans lequel on cherche la présence du chloroforme. Si cette substance existe, il se forme, en présence du chloroforme, un isocyanure de phényle, facile à reconnaître à son odeur nauséabonde (*Hoffmann*).

Dans un cas d'ingestion de chloroforme, je n'en ai pas trouvé dans les vomissements, trois heures après, bien que les symptômes de l'empoisonnement aient été manifestes.

7. *Empoisonnement par l'acide phénique.* Dans l'empoisonnement par l'acide phénique, les vomissements, si le poison a été pris par la bouche, ont l'odeur caractéristique de cette substance.

Pour chercher l'acide phénique directement dans les vomissements, on recommande les méthodes suivantes.

1. L'eau de brome donne, avec les liquides contenant de l'acide phénique, un précipité jaune cristallin de phénol tribromé.

2. Une solution de chlorure de fer se colore en violet foncé avec l'acide phénique. Il est préférable de filtrer les matières vomies, au préalable additionnées d'eau, et de chercher la réaction du liquide obtenu. Si cette réaction est négative, on soumet à la distillation le produit filtré, après y avoir ajouté un peu d'acide sulfurique, et on analyse ce produit

---

(1) *Berthelot*, Chem. Centralbl. *11*, (3) 584 (Referat), 1871.
(2) *J. Otto*, l. c. p. 219.
(3) *E. Ludwig*, l. c. p. 192.
(4) *Vitali*, Rivista di Chimica med. et farm. I. Tirage à part.
(5) *Lustgarten*, Monatshefte für Chemie, *3*, 715, 1882.

pour voir si les deux méthodes indiquées ci-dessus donneront des résultats positifs (1). Il ne faut cependant pas oublier que, dans certains états pathologiques, il se forme de grandes quantités d'acide phénique dans le canal intestinal, qui (dans l'iléus) peuvent se mélanger aux vomissements (2).

8. *Empoisonnement par la nitrobenzine et l'aniline.*

a) *Nitrobenzine.* Si la nitrobenzine se trouve dans les matières vomies, on peut le reconnaître souvent à son odeur caractéristique tout à fait semblable à celle de l'huile d'amandes amères.

Pour séparer cette substance des vomissements, on ajoute un peu d'acide sulfurique et on distille; dans le produit de la distillation se trouvent des gouttes d'huile solubles dans l'éther. De la nitrobenzine, traitée avec de la poudre de zinc et de l'acide chlorhydrique dilué, on obtient l'aniline. En poursuivant la réduction, et en rendant le liquide alcalin avec la lessive de potasse, on en retire l'aniline par l'éther.

Le résidu oléagineux, isolé par évaporation de l'éther, est soumis aux analyses suivantes.

1. Un copeau de pin, plongé dans une solution d'aniline traitée par l'acide chlorhydrique, se colore en jaune intense.

2. Une goutte d'huile est mise en suspension dans l'eau, on ajoute quelques gouttes d'une solution de chlorure de chaux et d'une solution très diluée de sulfhydrate d'ammoniaque; le liquide prend une couleur rose (*Jacquemin*) (3).

3. Une réaction très sensible est celle indiquée par *E. Ludwig* (4). Une solution aqueuse d'aniline se colore en bleu foncé par l'addition d'une solution aqueuse d'acide phénique et d'hypochlorite de soude; la couleur passe au rouge si on ajoute de l'acide chlorhydrique.

b) *Aniline.* Dans l'empoisonnement par l'aniline, il y a assez souvent vomissements. Ceux-ci, additionnés d'eau et d'un peu d'acide sulfurique, sont soumis à la distillation, le produit distillé traité par l'éther, et les gouttes d'huile obtenues après évaporation de l'éther soumises aux analyses 1 à 3 pour la recherche de la nitrobenzine.

9. *Empoisonnement par l'acide cyanhydrique.* On reconnaîtra ordinairement la présence de ce corps à l'odeur caractéristique d'huile d'amandes amères.

---

(1) Pour plus de détails sur la détermination quantitative, etc., etc., voir le chapitre : Urine, et *E. Ludwig*, l. c. p. 186.

(2) Voir le chapitre : Urine.

(3) *Jacquemin*, Berichte der deutschen chem. Gesellsch. 9, 1433 (Bericht), 1876.

(4) *E. Ludwig*, l. c. p. 189.

Pour plus de certitude, on soumettra à la distillation les matières vomies, additionnées d'une faible quantité d'acide tartrique.

L'acide cyanhydrique passe dans le produit distillé. Cependant, pour que cette analyse soit concluante, on doit s'assurer auparavant si les vomissements ne contiennent pas des cyanures doubles non toxiques, tels que ferrocyanure de potassium jaune ou rouge. On examine de préférence le liquide d'examen filtré en le traitant par une solution de chlorure de fer et de sulfate de fer. Le ferrocyanure de potassium donne, avec ce dernier réactif, un précipité blanc qui devient bientôt bleu clair; avec la solution de chlorure de fer il forme un précipité bleu de Prusse. Le ferrocyanure de potassium rouge forme, avec le sulfate de fer, un précipité bleu foncé, et, avec le chlorure de fer, une coloration brun foncé.

Si ces deux corps se trouvent dans les vomissements, on procède, d'après *Jacquemin* (1), de la façon suivante.

Le liquide acidulé avec de l'acide sulfurique est traité avec un excès de carbonate de chaux; le ferro ou ferricyanure de potassium donne naissance à des sels de chaux, et il n'y a que l'acide cyanhydrique indépendant des cyanures doubles qui passe dans le liquide distillé.

Dans ce produit distillé, on recherche ainsi l'acide cyanhydrique.

1. On alcalise, au moyen d'une lessive de potasse, quelques centimètres cubes de ce liquide, et on ajoute quelques gouttes d'une solution de deutosulfate de cuivre récemment préparée; puis on chauffe pendant un temps assez court, on soumet le mélange à l'ébullition pendant une minute (*Ludwig*), et on traite la solution refroidie avec de l'acide chlorhydrique jusqu'à ce qu'elle devienne fortement acide. On obtient alors un liquide coloré en bleu où, après un temps de repos assez long, se déposent des flocons bleus (Bleu de Berlin).

2. A quelques gouttes du produit distillé on ajoute une solution de sulfure d'ammonium jaune contenant du polysulfure d'ammonium, on soumet le mélange à l'ébullition jusqu'à ce que le liquide ait perdu sa couleur jaune. Après refroidissement, on traite la solution avec du chlorure de fer et de l'acide chlorhydrique. En présence de l'acide cyanhydrique, le mélange prend une coloration rouge (sulfocyanure de fer). D'après *E. Ludwig* (2), on fait l'analyse de la façon suivante. La solution est traitée avec une solution de sulfure d'ammonium en excès, évaporée jusqu'à dessication, après addition de quelques gouttes de lessive de potasse, recueillie dans l'eau, traitée par l'acide chlorhydrique, et le produit filtré soumis à l'action d'une solution de chlorure de fer. Il se produit alors une coloration rouge sang.

---

(1) Voir *Lewin*, l. c. p. 182.
(2) *E. Ludwig*, l. c. p. 182.

3. Une deuxième réaction très bonne est celle indiquée par *Vortmann* (1). On traite le liquide à examiner avec quelques gouttes de nitrite de potassium, 2 à 4 gouttes d'une solution de chlorure de fer et autant d'acide sulfurique dilué, jusqu'à ce que la coloration jaune brun du sel d'oxyde de fer basique, formée au début de la réaction, se transforme en jaune clair. La solution est ensuite chauffée jusqu'à ébullition, et, après refroidissement, traitée par l'ammoniaque, filtrée, et le produit filtré additionné de quelques gouttes d'une solution incolore de sulfhydrate d'ammoniaque. En présence de traces d'acide cyanhydrique, il y a formation d'une couleur d'un bleu verdâtre ; en présence de grandes quantités de cet acide, la coloration devient d'un beau rouge violet. *Vortmann* désigne cette analyse sous le nom de (*réaction de nitroprussiate*).

Les vomissements qui sont le résultat d'autres empoisonnements, intoxication par le gaz oxyde de carbone, le sulfure d'hydrogène, etc., etc., n'ont aucune propriété caractéristique.

---

(1) *Vortmann*, Monatshefte für Chemie, 7, 416, 1886.

CHAPITRE VI

Matières fécales

Sous le nom de fèces (1) on désigne les résidus de la digestion, mélangés aux divers produits de sécrétion du tube digestif, qui sont éliminés par le rectum.

I. Examen macroscopique des fèces.

Dans les conditions physiologiques, la composition des fèces est dépendante de celle des aliments ingérés, et c'est pourquoi, dans les conditions normales, leur composition subit de très importantes variations. Néanmoins, d'après les recherches très étendues de *Nothnagel*, on reconnaît une série de propriétés caractéristiques pour les selles normales. Elles ont plus ou moins de consistance. Leur réaction est ordinairement alcaline (*Nothnagel*). Pendant l'état pathologique, les selles sont plus fréquentes, comme dans le typhus, à réaction alcaline, dans le catarrhe intestinal aigu des enfants, et, d'après mes observations, dans la croissance, elles ont ordinairement une réaction acide.

Suivant *Nothnagel*, la réaction des fèces n'a presque pas d'importance pour le diagnostic.

Les fèces ont une coloration très différente suivant la nature des aliments ingérés et suivant la composition des médicaments administrés.

L'usage abondant des myrtilles produit une coloration noire des fèces. Les préparations de fer, ainsi que celles de manganèse, de bismuth,

---

(1) Voir pour la Bibliographie : *Nothnagel*, Beiträge zur Physiologie und Pathologie des Darmes, Hirschwald, Berlin, 1884, etc., etc.

colorent la plupart du temps les selles en noir par suite de la formation de sulfure de fer, de sulfure de manganèse, ou de sulfure de bismuth. On trouve les fèces colorées en gris après l'usage de gousses de cacao ou de chocolat (*Widerhofer*) (1). Après l'usage du calomel, les selles prennent une coloration verdâtre, qui, comme on l'a admis depuis longtemps déjà, doit être due à la formation de sulfure de mercure ; cependant, elle provient bien aussi de la présence de la biliverdine dans ces selles (*Betz*) (2), (*A. Vogel*) (3), (*Monti*) (4). La santonine ainsi que les préparations de rhubarbe et de séné donnent aux selles une couleur jaune.

Il est à remarquer que la coloration d'une selle normale n'est jamais due à la substance colorante normale de la bile, car la présence de cette substance colorante dans les selles (*Pettenkofer*) (5) indique toujours un état pathologique. Par contre, on trouve constamment dans les fèces ordinaires une substance colorante que *Vanlair* et *Masius* (6) désignent sous le nom de stercobiline. D'après *Maly* (7) ce corps serait de l'hydrobilirubine (urobiline). D'après de récentes expériences, nous ne devons pas nous étonner de trouver dans les fèces cette substance colorante qu'on retire aussi par voie chimique de la substance colorante de la bile ; par suite de son passage dans le canal intestinal, la bilirubine est transformée en urobiline (8). Quant aux propriétés de l'urobiline et au moyen de déceler sa présence, voyez page 160 et le chapitre de l'urine.

La quantité des fèces éliminées pendant vingt-quatre heures, pour un homme bien portant, est de 120 à 200 gr.

Il n'est pas rare de trouver dans les excréments, à l'examen macroscopique, des restes grossiers d'aliments non digérés, tels que baies, morceaux de pommes et de pommes de terre, restes de tissus tendineux. *Virchow* (9) cite plusieurs observations dans lesquelles on a pris pour un état pathologique (parasites intestinaux) des cellules d'oranges éliminées avec les fèces. *Eichhorst* (10) rapporte qu'une asperge dure fut trouvée dans les grosses circonvolutions sans avoir presque subi aucune action digestive.

Parmi les produits macroscopiques qui proviennent de l'intestin, nous devons encore signaler les cylindres de mucus qui se détachent,

---

(1) *Widerhofer*, Jahrbuch f. Kinderheilkunde, *4*, 256, 1871.

(2) *Betz*, cité d'après Schmidt's Jahrbücher, *108*, 202, 1860.

(3) *A. Vogel*, cité d'après Schmidt's Jahrbücher, *108*, 202, 1860.

(4) *Monti*, voir *Widerhofer*, l. c. p. 257.

(5) *Pettenkofer*, Annalen der Chemie, *52*, 95, 1844.

(6) *Vanlair* et *Masius*, Centralbl. für die medic. Wissenschaften, *9*, 369, 1871.

(7) *Maly*, l. c. p. 34.

(8) Voir p. 34.

(9) *Virchow*, Virchow's Archiv, *52*, 558, 1871.

(10) *Eichhorst*, l. c. p. 240.

sous forme de gros ou de petits morceaux, dans le cours de certaines affections intestinales, telles que le catarrhe intestinal tubulaire.

Dans les collections de la clinique médicale, j'ai trouvé un corps de cette espèce, d'environ 1/4 de mètre de long, ayant l'aspect d'un tænia, qui s'était détaché de l'intestin dans un cas de catarrhe intestinal chronique. L'analyse chimique montra que ce corps se composait principalement de fibrine et de mucine. Je n'ai pu obtenir aucun renseignement sur la date approximative à laquelle ce cas s'était produit.

Virchow (1) et *Nothnagel* (2) ont signalé dans les selles (p. 125) la présence de frai de grenouilles ou de produits analogues aux grains de sagou cuits, que certains observateurs ont pris pour des grumeaux de mucus, détachés des follicules intestinaux ulcérés. *Virchow* pense que ces produits proviennent parfois des aliments féculents. *Nothnagel* a aussi trouvé dans les excréments des corpuscules de la grosseur des grains de pavot, qui, d'après l'analyse chimique, se composaient de mucus. Il est cependant à remarquer que, d'après les observations de cet auteur, jamais le mucus (mucine) ne se trouve en quantité appréciable dans les selles normales.

On trouve en outre les corps étrangers les plus variés dans les fèces des hallucinés ou des enfants.

Nous devons enfin mentionner la présence dans les matières fécales de tumeurs ou parties de tumeurs provenant du canal intestinal, et surtout de concrétions et de calculs formés dans les canaux biliaires ou intestinaux.

La présence des calculs biliaires a une importance clinique tout à fait spéciale. On les trouve facilement au moyen d'un examen macroscopique attentif des excréments.

II. Examen microscopique des fèces.

Pour rechercher les produits microscopiques qui se trouvent dans les matières fécales, il suffit, si les fèces sont d'une certaine consistance, d'en écraser une parcelle entre la lame porte-objet et la lamelle couvre-objet, et, si les déjections sont liquides, d'en déposer une gouttelette sur la lame de verre.

1. Parties constituantes des aliments.

a) *Cellules végétales*. Leurs formes sont extraordinairement variées ; ainsi, après l'ingestion de légumes, on trouve fréquemment des cellules végétales aux formes les plus diverses, telles que cellules en spirale, cellules étoilées, tantôt isolées, tantôt en amas considérables. Parfois elles renferment encore des grains d'amidon ou des restes de chlorophyle (fig. 37, *e — i, l*).

---

(1) *Virchow*, Virchow's Archiv. 5, 278, 1853.
(2) *Nothnagel*, l. c. p. 96.

b) *Fibres musculaires*. A l'état physiologique on trouve constamment dans les selles des fibres musculaires, mais leur quantité dépend de la quantité de viande ingérée. Dans l'alimentation mixte on n'en trouve qu'une faible quantité (*Nothnagel*) (1). Celles-ci sont le plus souvent très altérées, colorées en jaune par la matière colorante de la bile, très fortement gonflées; malgré tout, si on les examine à un fort grossissement, on aperçoit très nettement leur striation transversale.

c) *Fibres élastiques*. Elles sont faciles à reconnaître à leur double contour et à leur forme entortillée. On les trouve fréquemment, aussi bien chez les individus sains que chez les individus malades. Elles proviennent toujours des aliments.

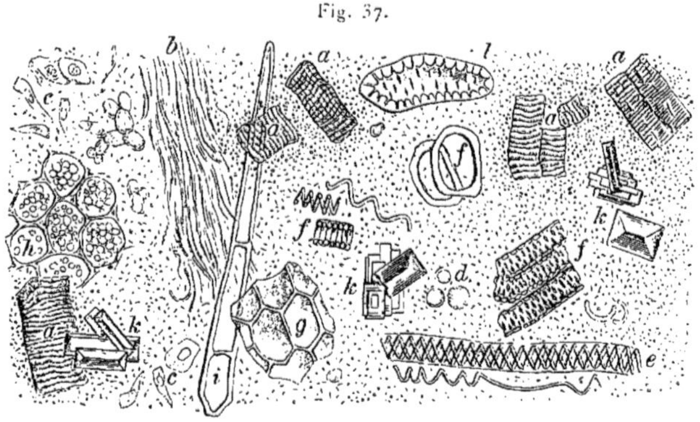

Fig. 37.

a : Fibres musculaires, b : Tissu conjonctif, c : Epithélium, d : Globules blancs, e : Cellules en spirale, f-i : Cellules végétales diverses, k : Cristaux de phosphate triple dans un amas considérable de micro-organismes, l : Cellules étoilées.

d) *Tissu conjonctif*. Chez les individus qui mangent beaucoup de viande, on voit fréquemment ce tissu dans les selles. Si on constate une grande quantité de tissu conjonctif dans les selles des individus qui n'absorbent qu'une quantité modérée de viande, c'est un indice que la digestion est troublée.

e) *Graisse*. On la trouve rarement sous forme de gouttelettes, mais par contre elle est fréquente sous forme d'aiguilles ou de faisceaux d'aiguilles (*Nothnagel*, voir p. 5). La graisse est surtout très abondante après l'usage d'aliments riches en graisse; les selles des cholériques (voir p. 154) sont toujours très riches en graisse.

f) *Grains d'amidon*. Ils sont fréquents et se reconnaissent facilement au moyen de la solution d'iodure de potassium iodé; cependant,

---

(1) *Nothnagel*, 1. c.

dans les selles normales, ils ne sont qu'à l'état de fragments (*Nothnagel*), et sont épars dans l'intérieur des cellules végétales.

La présence d'une grande quantité de grains d'amidon isolés est l'indice d'une altération pathologique dans l'intestin.

g) *Albumine coagulée.* Quelquefois, surtout chez les enfants, on trouve du lait non digéré dans les selles ; cela est aussi très fréquent chez les individus qui ont de la diarrhée. *Nothnagel* a décrit un produit particulier qui rappelle l'albumine coagulée et qui se trouve quelquefois dans certaines affections pathologiques de l'intestin. Ce sont de petits corps ovales, de la grosseur d'une lentille à celle d'un pois, de couleur jaunâtre, solubles dans l'acide chlorhydrique à 5 % ; ils sont précipités par l'acide acétique en solution alcaline et, encore solubles en excès, par le ferrocyanure de potassium. Ils sont tout à fait semblables aux grains de mucus décrits antérieurement par *Nothnagel*, qui croit que c'est peut-être de la caséine.

2. Éléments provenant du canal intestinal.

1. *Globules rouges.* Les globules rouges du sang dans les selles sont extraordinairement rares. *Nothnagel* déclare n'avoir jamais trouvé de globules rouges, même dans les selles fraîches fortement colorées en rouge dans les hémorragies intestinales des typhoïdes. Mais on trouve ordinairement dans ces selles des amas plus ou moins considérables de granulations pigmentaires, colorées en rouge brun, qui se composent d'hématoïdine. On trouve aussi fréquemment des cristaux, de forme rhomboïde, caractéristiques de l'hématoïdine. Lorsque le sang séjourne longtemps dans l'intestin ou provient des couches supérieures du canal intestinal, les fèces ne présentent jamais la couleur rouge caractéristique du sang, elles sont au contraire colorées en brun ou en noir. Toutefois cette coloration n'est pas assez caractéristique pour permettre de diagnostiquer la présence de la matière colorante du sang dans les déjections, car, après l'usage de certains médicaments, les matières fécales peuvent revêtir une couleur analogue (voir p. 122). Le microscope même, ainsi que nous l'avons déjà indiqué ci-dessus, ne nous montre pas les globules sanguins avec une certitude absolue, car ils sont le plus souvent très altérés. Dans ce cas il est nécessaire de recourir au procédé déjà cité de *Teichmann* (voir p. 33) avec une parcelle de matière fécale desséchée ; s'il donne un résultat positif, c'est qu'il y a certainement du sang épanché.

2. *Leucocytes.* Dans les fèces normales les leucocytes sont très peu nombreux, et ordinairement fortement dégénérés ; même dans les états pathologiques on ne trouve que rarement la présence de grandes quantités de leucocytes dans les déjections. Dans le catarrhe intestinal sim-

ple *Nothnagel* n'a pas constaté l'augmentation des leucocytes. S'ils se trouvent en très grand nombre, c'est toujours l'indice d'un processus ulcéreux dont le siège est dans l'intestin. Les selles purement purulentes sont consécutives à la dysenterie ou à la rupture d'un abcès dans le canal intestinal.

3. *Épithélium*. Dans les déjections normales on trouve quelques cellules épithéliales, telles que l'épithélium pavimenteux qui provient toujours de l'orifice de l'anus, et l'épithélium cylindrique (fig. 37, *c*) toujours très peu abondant. Leur présence n'est pas considérée comme indice d'un état pathologique. Les cellules épithéliales cylindriques paraissent fréquemment incolores, quelquefois cependant elles sont pigmentées en jaune. Elles sont ordinairement isolées et rarement réunies en groupe. Leurs bords sont souvent difficiles à voir ; cependant on rencontre quelquefois des cellules caliciformes bien formées (*Nothnagel*). Il n'est pas rare d'en trouver de très grosses, remplies de gouttelettes de graisse. Les cellules épithéliales présentent assez souvent une altération que *Nothnagel*, par une image très heureuse, a considérée comme une *Verschallung* fusiforme.

Ces cellules ont la forme de petits fuseaux, tout à fait homogènes, peu brillants, sans noyau (fig. 38) ; en même temps existent des formes

Fig. 38.

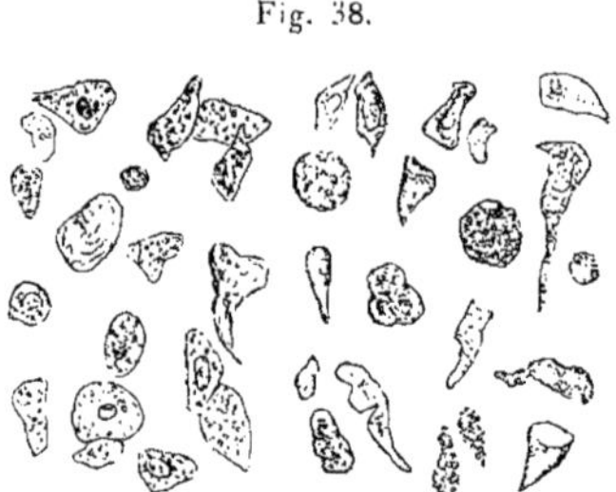

de transition des plus variées entre les cellules altérées et celles qui paraissent normales. *Nothnagel* croit que cette altération est due à la privation d'eau, et il base son opinion sur ce qu'il a trouvé les altérations des cellules epithéliales, dont nous venons de parler, dans le mucus qui enduit les scybales dans la constipation.

La présence d'une grande quantité de cellules épithéliales dans les excréments indique une altération catarrhale du tube intestinal. C'est dans le choléra asiatique qu'on trouve la plus grande quantité d'épithélium dans les selles.

4. *Détritus*. Dans chaque selle on voit une quantité, tantôt grande, tantôt petite, de corpuscules ordinairement en amas, qui offrent passa-

blement de résistance vis-à-vis les réactifs ; ils sont cependant pour la plupart solubles dans l'éther ; ce sont évidemment en partie des produits de décomposition des aliments, en partie des produits des sécrétions intestinales.

3. Parasites.

Aucun organe du corps humain n'est autant que l'intestin le siège des parasites si divers qui appartiennent, les uns au règne animal, les autres au règne végétal. Une série de ces organismes appartenant au règne végétal paraît avoir pour but de faciliter et d'achever la digestion des aliments parvenus dans le tube intestinal, digestion déjà préparée par les sucs digestifs. Ce sont surtout les schizomycètes, dont nous allons parler, qui sont chargés de ce travail.

A). *Végétaux parasites.* Il est de règle de les diviser, d'après leur action physiologique, en champignons pathogènes et non pathogènes ; cependant, dans certaines circonstances, quelques-uns de ces parasites, considérés comme non pathogènes, peuvent avoir une action nocive.

1. Champignons non pathogènes.

1. *Moisissures (Mucorinées).* Parmi les mucorinées, on n'a signalé jusqu'à présent, et dans quelques cas seulement, que la présence de l'oïdium albicans dans les selles des enfants atteints du muguet (fig. 21). Il ne paraît pas qu'on doive attribuer une importance pathologique spéciale à ce parasite. Quant à la présence d'autres mucorinées dans l'intestin, nous ne connaissons rien.

2. *Levures* (Saccharomycètes). La présence des champignons des levûres (saccharomyces) (fig. 37, entre *c* et *b*) est, d'après *Nothnagel*, des plus fréquentes dans les déjections normales et pathologiques. *Uffelmann* (1) signale la présence fréquente de saccharomyces jaunes dans les déjections fraîches des enfants à la mamelle. On les trouve aussi en grande quantité dans les fèces à réaction acide des enfants. Leur forme est ordinairement elliptique, assez souvent ovale. Ils gisent en groupes de trois ou quatre et présentent fréquemment des formes de prolifération qui leur sont spéciales. Les formes définitives des saccharomyces, telles qu'on les trouve dans la fermentation des solutions sucrées, sont extrêmement rares. *Nothnagel* les a observées quelquefois chez des enfants atteints de typhus abdominal. D'après mes recherches, on trouve assez souvent dans les selles fortement bilieuses, à réaction acide, des adultes atteints d'un catarrhe aigu de l'intestin grêle, des

---

(1) *Uffelmann*, Deutsches Archiv für klin. Medic. **24**, 437 (447), 1881.

produits qui le plus souvent ressemblent aux formes que *Rees* (1) donne aux saccharomyces ellipsoideus; seulement ces corps sont un peu plus petits que ceux décrits par *Rees* (voir p. 103).

Les ferments qu'on trouve dans les selles ont la propriété de se colorer en brun acajou quand ils sont traités par l'iodure de potassium iodé; cette propriété est due aux principes glycogènes qu'ils renferment.

Très souvent on trouve dans les selles des produits tout à fait semblables aux cellules de la levure, au point de vue morphologique; ils en diffèrent cependant par la réaction bleue qu'ils donnent quand on les met en contact avec une solution d'iodure de potassium iodé (voir p. 130).

3. *Schizomycètes*. Les schizomycètes se trouvent dans l'intestin, dans les conditions normales, en très grande quantité. Dans aucun produit d'excrétion on n'en trouve un aussi grand nombre que dans les fèces (*Nothnagel* (2), *Brieger* (3), *Uffelmann* (4), *Escherich* (5), *Bienstock* (6), *Stahl* (7), *Kuisl* (8), *Miller* (9); on peut même dire que la plus grande partie des fèces est formée par des masses de ces champignons.

On trouve surtout des bacilles et des microcoques d'espèces les plus différentes. Ils sont tantôt isolés, tantôt réunis en amas, et sont assez souvent doués de mouvements très vifs. Dans les selles liquides, les bacilles prospèrent, mais dans les dures ce sont les microcoques qui dominent. Quelquefois on trouve des coccus en forme de torula ou de sarcines. Le bacterium termo — malgré l'opinion contraire de *Bienstock* — est des plus fréquent dans les fèces, et doit avoir certains rapports avec le processus de la putréfaction qui s'opère dans l'intestin. Aussi sommes-nous d'avis que ce champignon, si fréquent dans les fèces normales, est peu connu quant à son action physiologique, et que certainement les nombreux micro-organismes qui se trouvent dans les déjections ont une part considérable dans le processus putride.

On trouve assez fréquemment le bacillus subtilis, aussi bien dans les déjections normales que dans les déjections pathologiques. *Nothnagel*

------

(1) *Rees*, cité d'après *Mayer*, Gährungschemie, p. 93, Heidelberg, 1879.

(2) *Nothnagel*, l. c.

(3) *Brieger*, Zeitschrift für physiologische Chemie, *8*, 306, 1884.

(4) *Uffelmann*, l. c.

(5) *Escherich*, Fortschritte der Medicin, *3*, 515, 547, 1885; les bactéries intestinales des nourrissons, etc. Enke, Stuttgart, 1886.

(6) *Bienstock*, Zeitschrift für klinische Medicin, *8*, 1, 1884.

(7) *Stahl*, Verhandlungen des Congresses für interne Medicin, *3*, 193, 1884.

(8) *Kuisl*, cité d'après un rapport : Fortschritte der Med. *4*, 144, 1886.

(9) *Miller*, Deutsche med. Wochenschrift, *11*, 138, 843, 1886.

a découvert le premier sa présence dans les matières fécales. Il se présente aussi bien sous forme de longs filaments mobiles, portant des spores, que sous forme de bacilles et de grands amas de spores. Sous toutes ces formes, du reste, il est facile à reconnaître à ses contours relativement épais et à ses spores excessivement brillantes. Le bacillus subtilis n'a aucune importance au point de vue pathologique. Sous toutes ses formes, il se colore du jaune au brun jaunâtre, quand il est traité par une solution d'iodure de potassium iodé ou une solution d'iodure ioduré d'ammonium. Ce sont surtout les amas de micrococoques qui prennent une coloration brun jaunâtre, extrêmement intense, sous l'action de ce réactif.

Outre ces parasites, les selles normales ou pathologiques recèlent toute une série de micro-organismes qui se colorent en bleu ou en violet sous l'action des solutions d'iodure de potassium iodé. *Nothnagel,* le premier, a décrit ces différents organismes, et considéré l'un d'eux comme identique au clostridium butyricum étudié par *Praẓmovsky* (1).

Après une série d'expériences que j'ai entreprises, je suis en mesure de confirmer complètement l'opinion émise par *Nothnagel;* seulement, j'ai étendu mes observations aux formes que prennent les champignons qui se colorent en bleu sous l'action de la solution d'iodure de potassium iodé. Tout d'abord nous trouvons, pour commencer par les organismes les plus petits, des amas de microcoques finement granuleux, très réguliers, en forme de zooglœes, que les solutions d'iodure de potassium iodé colorent en rouge violet. Ensuite viennent de petits bâtonnets, courts, minces, un peu en pointe aux extrémités, qui, au microscope, ressemblent à ceux de la septicémie des souris, et présentent la même coloration, quand ils sont traités par les réactifs que nous venons de citer. Assez souvent on voit, dans ces bâtonnets, un ou deux corpuscules sphériques qui ne prennent pas le liquide de coloration. On remarque, en outre, des bâtonnets, tantôt longs, tantôt courts, qui, traités par les solutions d'iodure de potassium iodé, ressemblent exactement aux leptothrix buccalis ; puis, enfin, des micro-organismes qui, par leur aspect, ressemblent beaucoup aux formes ci-dessus décrites du bacillus subtilis, avec cette seule différence, que les filaments soumis à l'action de l'iodure de potassium iodé se colorent en bleu intense, tandis que les produits, décrits ci-dessus comme spores, restent incolores (fig. 39). J'ai eu très fréquemment l'occasion de voir les formes de clostridium butyricum décrites minutieusement par *Nothnagel.* J'ai également trouvé la plupart du temps des formes

----

(1) *Praẓmovsky,* Untersuchungen über die Entwicklungsgeschichte und Fermentwirkung einiger Bacterienarten, Leipzig, 1880.

grosses, ovales, qui frappent déjà dans les préparations non colorées par leur éclat mat; d'ailleurs, elles paraissent ressembler extraordinairement aux champignons de la levure. Ces produits étaient fréquemment rangés en forme de colliers de perles, rarement réunis en groupe (fig. 40). J'ai eu aussi l'occasion d'observer dans les fèces des formes oblongues ou un peu.pointues. Il faut encore mentionner que ces différents micro-organismes se comportent d'une façon assez différente vis-à-vis des solutions d'iodure de potassium iodé. Tandis que les dernières formes décrites prennent, pour la pluplart, une couleur bleu foncé intense,

Fig. 39.

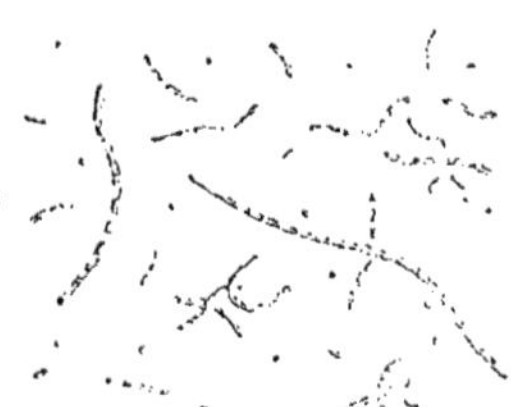

les microcoques ne se colorent que peu, et prennent une couleur où le rouge prédomine. La coloration du protoplasma est du reste passablement inconstante (voir p. 57); elle pâlit déjà après vingt-quatre, quarante-huit heures, et disparaît complètement quelques jours après.

On trouve généralement dans presque chaque selle normale, mais en petite quantité, ces champignons, qui se colorent avec les solutions

Fig. 40.

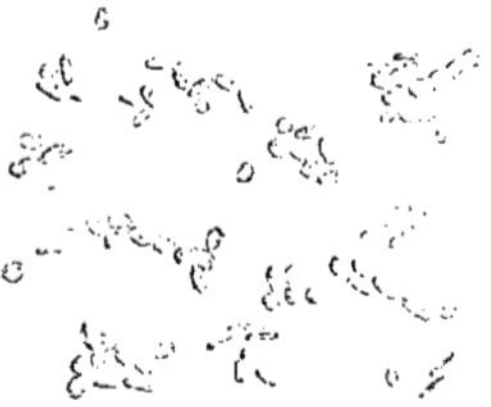

d'iodure de potassium iodé. Ils ne se trouvent en grande quantité que dans certaines affections pathologiques de l'intestin, principalement dans le catarrhe. La réaction des selles paraît n'avoir aucune action essentielle sur l'invasion de ces organismes; nous les trouvons aussi bien dans les selles à réaction alcaline que dans les déjections à réaction acide.

Toutes les formes de champignons signalées jusqu'à présent n'ont qu'une faible importance au point de vue clinique. Il arrive que, dans certaines affections de l'intestin, les unes ou les autres formes prédominent quelque peu ; c'est pourquoi nous n'avons pas encore admis définitivement que ces parasites soient la cause des maladies. Mais la présence, en grande quantité, d'une espèce déterminée est peut-être la conséquence d'une lésion intestinale déjà existante, qui change les conditions d'accroissement des champignons, et favorise les conditions d'existence de l'une ou l'autre espèce.

Dans l'intestin se trouvent aussi des microbes pathogènes qui, au point de vue morphologique, sont très semblables aux micro-organismes que nous venons de décrire, et dont la connaissance exacte est due aux savants expérimentateurs de ces dernières années. Ces microbes ont une importance capitale pour le diagnostic. Pour les reconnaître avec certitude, outre l'emploi d'une série de procédés dont nous parlerons plus loin, il est avant tout nécessaire d'avoir au moins une idée exacte des formes les plus essentielles de ces micro-organismes qui vivent dans l'intestin ; c'est pourquoi j'ai cru indispensable de commencer par la description encore incomplète des micro-organismes non pathogènes qu'on rencontre le plus fréquemment dans les matières fécales.

b) 2. Champignons pathogènes.

Nous allons commencer la description des champignons pathogènes. Parmi eux on peut citer les bacilles du choléra, ceux du typhus et de la tuberculose.

1. *Les bacilles du choléra.* Bacille en virgule (kommabacillus). A *Robert Koch* (1), le créateur de la bactériologie moderne, était réservé de découvrir également ce microbe qui est la cause d'une des maladies épidémiques les plus dangereuses de notre époque : le choléra.

Nous n'avons pas l'intention de faire un exposé précis des travaux relatifs à cette affection ; nous nous bornerons à indiquer aux lecteurs les sources les plus importantes (1). Nous ne voulons pas non plus pénétrer trop avant dans des points de doctrine encore contestés, d'autant plus que l'expérience spéciale nous fait défaut pour les élucider. Néanmoins, nous ferons ressortir qu'il n'est pas douteux que certains champignons, à formes bien caractérisées, se trouvent dans les déjections des cholériques. C'est donc le moment opportun de faire

---

(1) *Koch*, Ueber den Infectionsorganismus der Cholera, Berlin. klin. Wochenschr. 21, 477, 493, 509, 1884 ; puis, Deutsche medic. Wochenschr. 10, 499, 519, 1884 ; *Baumgarten*, Jahresber, l. c. 109 ; *Cornil* et *Babes*, l. c. p. 467 ; *Crookshank*, l. c. 137 ; *Flügge*, l. c. p. 344.

Note du traducteur. Nous ne contestons pas les savants travaux de l'illustre bactériologiste de Berlin, mais nous ne devons pas oublier que la bactériologie est une science essentiellement française, due aux admirables travaux de Pasteur.

connaître avec soin les propriétés morphologiques de ce champignon et les méthodes à employer pour le découvrir.

Koch décrit les bacilles du choléra comme des bâtonnets courts, recourbés en arc ou en demi-cercle, et, à ce qu'il paraît, un peu plus gros que les bacilles de la tuberculose. Fréquemment deux bacilles se trouvent accolés l'un derrière l'autre, de sorte que leurs courbures sont en opposition l'une à l'autre, ce qui leur donne la forme d'un S. Par scissiparité, ils présentent des circonvolutions spéciales, en forme de vis, qui rappellent les spirilles de la fièvre récurrente (fig. 26), mais ils sont plus gros (fig. 41). *Koch* n'a pas observé de spores dans ces bacilles ; il paraît cependant que *Hüppe* (1) a réussi à les découvrir.

Koch a trouvé ces micro-organismes dans le canal intestinal et dans les matières fécales des individus atteints du choléra asiatique, mais il

Fig. 41.

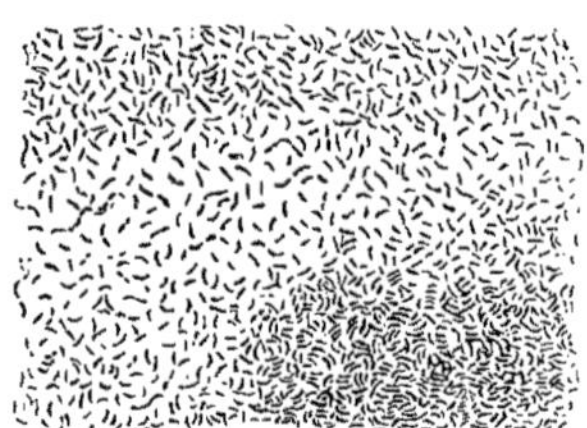

ne les a observés que très rarement dans les vomissements ; ils manquent dans le sang, les larmes, la salive, l'urine et l'air expiré. Quelquefois, d'après *Koch*, les selles des cholériques donnent des cultures presque pures du bacille du choléra. Cette observation de *Koch*, sur la présence de microbes spécifiques du choléra dans l'intestin, a été confirmée par une série d'autres observateurs (*Babes*) (2), (*Vandyke*) (*Carter*) (3), (*Nicati* et *Rietsch*) (4), (*van Ermengem*) (5).

Vu la quantité énorme de micro-organismes de toutes sortes qui existent dans le canal intestinal, il est évident qu'un simple examen microscopique des fèces soupçonnées de renfermer les bacilles du choléra ne suffit

---

(1) *Hüppe,* Fortschritte der Medic. *3*, 619, 1885.

(2) *Babes,* Virchow's Archiv, *99*, 148, 1885.

(3) *Vandyke Carter*, Lancet, II, 405, 1884.

(4) *Nicati* et *Rietsch*, Deutsche medic. Wochenschr. *9*, 361, 1884 et Archives de physiologie normale et pathologique, *12*, 72, 1885.

(5) *van Ermengem*, Recherches sur le microbe du choléra asiatique, Paris, 1885; Deutsche Wochenschr. *11*. 499, 1885, Neuere Untersuchungen über die Cholera Mikrobien, traduit par le Dr *R. Kukula*, Braumüller, 1886; *Pfeiffer*, rapport épuisé Deutsche medic. Wochenschr. *12*, N°. 5, 6, 7, 8, 9, 13, 14, 1886; *Rossbach*, v. Ziemssen's Handb. 3. édit., II vol., p. 32, 1886.

pas, car, s'ils n'y sont pas en très grande quantité, ils peuvent facilement passer inaperçus. Il faut, pour diagnostiquer d'une façon certaine le choléra asiatique par l'examen des fèces, prendre en considération une série d'autres conditions d'accroissement de ce parasite découvertes par *Koch*.

Dans ce but, il est nécessaire d'isoler les champignons et leurs germes qui se trouvent dans les selles; on y arrive facilement au moyen des méthodes ci-dessus décrites (1).

1. D'abord il faut chercher les bacilles du choléra, sans addition d'aucun réactif, dans une petite parcelle de matière fécale étalée sur le porte-objet. Pour cela, il est avantageux d'employer le procédé de *Schottelius* (2). On mêle les déjections avec une certaine quantité de bouillon de viande alcalin, et on laisse reposer le tout dans un vase de verre non fermé, pendant douze heures, à une température de 30 à 40° C. Les bacilles du choléra se développent de préférence à la surface, et en prélevant des échantillons à la surface même du liquide, on obtient des préparations presque uniquement composées de ces bacilles.

2. La petite partie de selle ou la goutte de bouillon infectée (*Schottelius*) est répartie, en couche aussi mince que possible, entre deux lamelles de verre, séchée, passée trois fois à travers la flamme d'un brûleur Bunsen, colorée avec des couleurs à base d'aniline (fuchsine, bleu de méthylène) (3), et enfin examinée au microscope.

3. On fait également des cultures de selles suspectes en plaques sur la gélatine, l'agar-agar, d'après les procédés décrits au chapitre x.

4. Dans le cas où il se développe des bacilles en virgule, on les cultive ensuite par inoculation.

5. On doit également recourir aux cultures en gouttelettes suspendues (voir chapitre x), et il est recommandé, quand on a trouvé des bacilles du choléra, d'après le procédé de *Schottelius*, de pratiquer aussitôt l'examen dans la goutte en suspension, et de répéter cet examen avec les parasites du choléra prélevés sur les cultures en plaques.

S'il s'agit d'une selle provenant d'un malade atteint du choléra asiatique, on trouvera fréquemment, dans les préparations faites suivant les méthodes indiquées, numéros 1 ou 2, des productions en grande quantité, en forme de virgules, considérées par *Koch* comme caractéristiques.

L'examen, pratiqué d'après le procédé indiqué au numéro 3,

---

(1) Voir le chapitre : Méthodes pour les recherches bactériologiques.
(2) *Schottelius*, Deutsche medic. Wochenschr. *11*, 213, 1885.
(3) Voir p. 23.

donne les résultats suivants : le bacille virgule forme, au bout de vingt-quatre heures, sur les plaques de gélatine tenues à 22° C., des colonies blanchâtres, à contours irréguliers, crénelés, échancrés.

Les cultures ont une coloration variant du jaune clair au rose et ont l'aspect d'une plaque de gélatine saupoudrée de verre pulvérisé. Petit à petit les colonies prennent une teinte plus foncée dans leur partie centrale, et, plus tard, commencent à liquéfier la gélatine. Sur l'agar-agar les cultures de bacilles en virgule forment une couche muci-lagineuse, ridée, d'un gris jaune, mais elles ne liquéfient pas le terrain nutritif.

Dans les cultures par inoculation (voir chapitre x), dans des tubes en verre (voir n° 4, p. 133), le champignon cultivé présente, vingt-quatre heures après, une coloration blanchâtre le long de la piqûre, autour de laquelle se produit une excavation en forme d'entonnoir, assez étendue, qui paraît contenir des globules d'air. La partie supé-rieure de la culture est seulement liquéfiée, tandis qu'au-dessous du point d'inoculation, le terrain de culture reste intact assez longtemps.

Dans les cultures en gouttes (voir 5, page 133) le champignon se comporte de la manière suivante. Le lendemain, ou déjà même quelques heures après, on aperçoit, en examinant la goutte avec un objectif à immersion dans l'huile et un étroit diaphragme, que celle-ci présente, au centre, un fourmillement animé de bacilles en virgule, tandis que sur les bords se trouvent des micro-organismes en forme de spirochætes pourvus de nombreuses circonvolutions, allant jusqu'à 20. Quand, dans ces cultures obtenues par ensemencement, d'après le procédé de *Schot-telius*, on trouve des micro-organismes qui, par leur aspect morpholo-gique, ressemblent aux bacilles en virgule, on doit, ainsi qu'il est indiqué au chapitre x, cultiver à nouveau par des ensemencements sur plaques ou par inoculation.

Étant donné la grande importance et la difficulté du diagnostic dans le premier cas de choléra, au début d'une épidémie, il est néces-saire que le médecin se familiarise avec ces méthodes.

J'ajouterai que le bacille du choléra prospère à 37° C. sur la pomme de terre cuite; les cultures, dans leur aspect macroscopique, ressemblent beaucoup à celles du bacille de la morve (1), mais leur accroissement est lent et n'a lieu que dans un thermostat. Les bacilles du choléra sont très sensibles à l'action de la dessication et à celle de l'acide phénique à 5 %.

Je dois encore mentionner ici deux microbes qui ont une certaine ressemblance morphologique avec le bacille en virgule du choléra, mais

---

(1) Voir le chapitre VIII.

qui n'en ont pas l'importance pathogène; ce sont les bacilles du choléra nostras et les spirilles du fromage de *Deneke*.

Bacilles du choléra nostras. Finkler (1) (2) (3) et *Prior* (3) ont trouvé dans les selles, dans les cas de choléra nostras, des bacilles analogues aux bacilles en virgule, que l'on distingue cependant, ainsi qu'on peut le constater dans la figure 42, surtout par leur grandeur, des bacilles du choléra asiatique. Les bacilles de *Finkler-Prior* ne sont pas seulement plus grands, mais aussi plus gros que les bacilles de *Koch*. La différence entre ces deux parasites est aussi très tranchée relativement à leurs propriétés biologiques. Les colonies des bacilles de *Finkler-Prior*, dans les cultures en plaque sur la gélatine, se présentent sous l'aspect de formes régulièrement rondes, à bords amincis, et, à un faible ou à un moyen grossissement, ont un aspect granuleux, et le plus ordinairement une couleur brune. Ils liquéfient très rapidement la gélatine, en développant une odeur putride, intense, pénétrante.

Fig. 42.

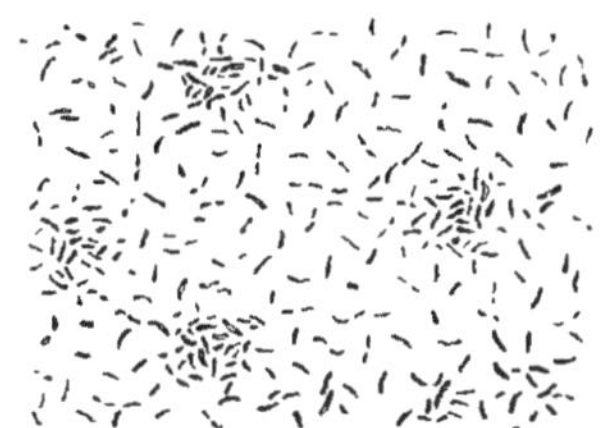

Le bacille en virgule de *Koch* croît plus lentement sur les plaques que celui de *Finkler-Prior*. Les cultures n'ont jamais une coloration brune, mais une couleur beaucoup plus claire, variant du jaune au rose. De plus ces cultures, ainsi que nous l'avons indiqué ci-dessus, n'ont pas les bords aigus, mais crénelés (voir p. 134).

Leur manière d'être dans les cultures par inoculation est aussi très caractéristique. Le bacille de *Koch* croît en forme d'entonnoir, tandis que la culture en pointe du bacille de *Finkler-Prior* prend la forme d'un sac ou d'un bas.

Les travaux démontrant l'importance du bacille de *Finkler-Prior* ne

---

(1) *Finkler*, Tagblatt der Magdeburger Naturforscherversammlung und Deutsch medic. Wochenschr. *10*, 36, 1884.

(2) *Finkler*, Tagblatt der 58. Versammlung deutscher Naturforscher und Aerzte zu Strassburg, p. 438, 1885.

(3) *Finkler* et *Prior*, Ergänzungshefte zum Centralbl. für allgem. Gesundheitspflege, *1*, livr. 5 et 6, 1885.

sont pas encore terminés. Toutefois, il est nécessaire d'avoir quelques notions sur leurs caractères morphologiques pour pouvoir, vu la grande ressemblance de ces deux champignons et la similitude des symptômes des deux maladies, différencier avec certitude le dangereux bacille en virgule du bacille du choléra nostras relativement inoffensif.

2. *Spirilles du fromage.* Deneke (1) a trouvé dans les vieux fromages des micro-organismes se rapprochant beaucoup, au point de vue morphologique, des bacilles du choléra de *Koch*, mais qui différaient cependant, par leurs caractères biologiques, aussi bien des bacilles de *Finkler-Prior* que des bacilles en virgule de *Koch*. Ils liquéfient plus rapidement la gélatine que les bacilles de *Koch*, mais plus lentement cependant que les micro-organismes de *Finkler-Prior*. Sur la pomme de terre ce microbe ne s'accroît pas, tandis que les deux autres réus-

Fig. 43.

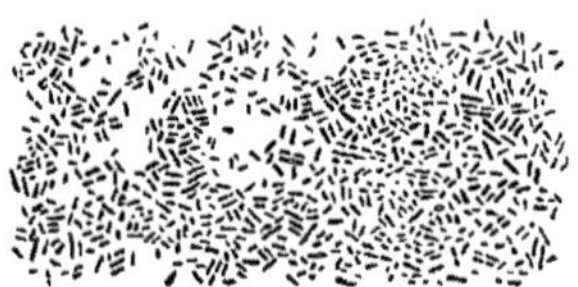

sissent sur ce terrain nutritif. Mais ils diffèrent surtout par leur action sur l'espèce animale. Le bacille de *Deneke* n'a aucune action pathogène sur l'intestin.

3. *Bacilles du typhus. Eberth* (2) a trouvé, en 1880, dans les organes des individus atteints de typhus abdominal, un champignon caractéristique. *Klebs* (3) et *Eppinger* (4) l'ont également constaté. Cette découverte a été confirmée par *R. Koch* (5), puis par *Meyer* (6), *Friedländer* (7), et enfin tout dernièrement par *Gaffky* (8).

Gaffky décrit ces champignons comme des bâtonnets ayant environ, en diamètre, le tiers de la longueur d'un globule rouge ; on les trouve parfois aussi sous forme de longs filaments, qui, à un examen attentif,

---

(1) *Deneke*, Deutsche medicinische Wochenschrift, *11*, 33, 1885.

(2) *Eberth*, Virchow's Archiv, *83*, 486, 1881.

(3) *Klebs*, Archiv für experimentelle Pathologie u. Pharmakologie, *12*, 231, 1880 u. *13*, 381, 1881.

(4) *Eppinger*, Kleb's Handbuch der patholog Anatomie, 7. Lieferg., travail du Prof. *Eppinger*, 1880.

(5) *Koch*, Mittheilungen aus dem kaiserlichen Gesundheitsamte, 1, Berlin, 1881.

(6) *Meyer*, Inauguraldissertation, Berlin, 1881, cité d'après *Gaffky*.

(7) *Friedländer*, Verhandl. der Berliner physik. Gesellschaft, 1881, cité d'après *Gaffky*.

(8) *Gaffky*, Mittheilungen aus dem kaiserlichen Gesundheitsamte, 2, 372, 1884 ; voir ensuite *Cornil* et *Babes*, l. c. p. 419 et *Crookshank*, l. c. p. 174, *Flügge*, l. c. p. 198.

semblent être composés de plusieurs articles. Ils sont environ trois fois aussi longs que larges, leurs extrémités sont arrondies ; parfois on trouve aussi des spores dans les bâtonnets. Ces champignons se colorent très bien avec une solution aqueuse saturée de bleu de méthylène ; le procédé le meilleur est celui de *Löffler* (1).

Gaffky (2) a fourni quelques explications sur leurs propriétés biologiques. Ils se laissent facilement cultiver sur la gélatine de viande peptonisée. Après vingt-quatre heures les cultures commencent à se montrer. Elles paraissent, à un faible grossissement, légèrement colorées en jaune ; elles ne liquéfient pas la gélatine ; elles se composent de bâtonnets ainsi que de filaments animés de mouvements propres très visibles. Les champignons croissent sur les pommes de terre. La culture est macroscopiquement à peine perceptible. Si elle est maintenue à une température d'environ 37° C., il y a formation de spores dans les cultures sur la pomme de terre, trois à quatre jours après l'ensemencement. Ces champignons peuvent également se cultiver, dans le bouillon de viande stérilisé, en gouttelettes suspendues.

Ces champignons se trouvent dans les fèces des typhiques ; cependant, vu le nombre incommensurable de micro-organismes qui existent dans les matières fécales, il est impossible, après l'examen microscopique, de formuler un diagnostic sur la présence des bacilles du typhus, car ils n'ont pas, comme les bacilles de la tuberculose, une manière d'être caractéristique vis-à-vis des matières colorantes ; c'est pourquoi, si on veut agir avec certitude, il faut obtenir des fèces des cultures pures, au moyen de la méthode de *Koch*, ce qui a réussi du reste à *Pfeiffer* (3) par l'emploi des plaques d'agar-agar.

La difficulté d'isoler les bacilles du typhus gît surtout en ce que la gélatine est liquéfiée par les autres champignons qui se trouvent dans les selles (bacilles du foin), bien avant que les cultures des bacilles du typhus aient commencé à pousser

D'après les observations de *E. Fränkel* (4), de *M. Simmonds* (4) et *C. Seitz* (5), l'importance pathologique de ces parasites n'est pas douteuse, car, transmis à des animaux, ils déterminent également le typhus.

4. *Bacilles de la tuberculose.* Dans les abcès tuberculeux de l'intestin, de nombreux observateurs, et en première ligne *Lichtheim* (6), ont trouvé des bacilles de la tuberculose dans les fèces. Pour diagnostiquer la présence de ces bacilles spécifiques dans les excréments, on procède

(1) *Löffler*, l. c. p. 23.

(2) *Gaffky*, l. c.

(3) *Pfeiffer*, Deutsche medicinische Wochenschrift, *11*, 500, 1885.

(4) *E. Fränkel* et *M. Simmonds*, Centralbl. für klin. Medic. *6*, 737, 1885, et, Die actiologische Bedeutung des Typhusbacillus, Hamburg und Leipzig, Voss, 1886.

(5) *C. Seitz*, Bacteriologische Studien zur Typhus-Aetiologie, München, 1886.

(6) *Lichtheim*, Fortschritte der Medicin, *2*, 1, 1883.

de la même façon que pour rechercher les bacilles de la tuberculose dans les crachats (voir p. 72).

Leur présence dans les déjections permet de diagnostiquer une affection tuberculeuse, mais ils ne suffisent pas à spécifier une tuberculose purement intestinale, car ces bacilles peuvent provenir des crachats tuberculeux déglutis. Cependant, si on les trouve, à chaque examen, en grande quantité dans les fèces, et si les symptômes indiquent un processus ulcéreux de l'intestin (présence du pus, etc.), on peut diagnostiquer alors une tuberculose intestinale ulcéreuse en toute sécurité.

B) *Parasites animaux.*

1. Infusoires.

a). Monades. Nothnagel (1) les a trouvés plusieurs fois chez des individus atteints de catarrhes aigus et chroniques de l'intestin, ainsi

Fig. 44.

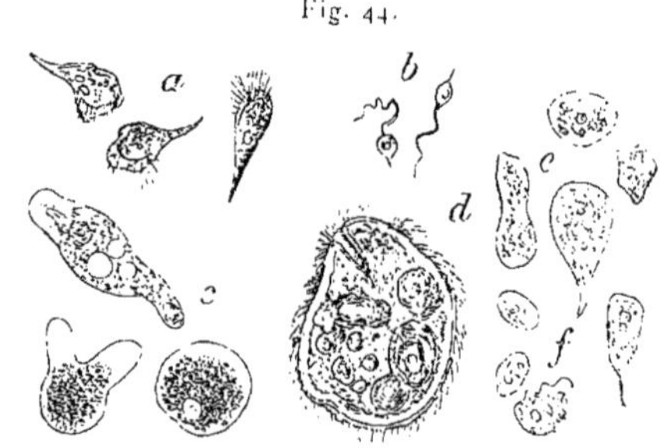

a. Trichomonas intestinalis.   d. Paramaecium coli.
b. Cercomonas intestinalis.   e. Monades, vivants.
c. Amoeba coli.   f. Monades, morts.

que chez les phtisiques, les typhiques, les malades atteints d'affections organiques du cœur. Si les selles ne sont pas examinées aussitôt leur évacuation, ces parasites sont trouvés morts. Ils se présentent alors sous des formes ovales de différentes grosseurs (fig. 44, *f*).

Les monades vivants et doués de mobilité sont piriformes ; ils sont assez souvent pourvus d'une pointe apparente (flagellum) qui se meut çà et là avec rapidité (fig. 44, *e*). D'après *Nothnagel*, ces monades n'ont aucune importance au point de vue pathologique. *Grassi* (2) a trouvé des parasites de formes analogues à celles des monades dans les selles d'un individu atteint d'entéro-côlite aiguë.

b). Amoeba coli (3). *Lösch* (4) a décrit de gros éléments celluleux

---

(1) *Nothnagel*, l. c. p. 110, etc., etc.

(2) *Grassi*, cité d'après *Bizzozero*, l. c. p. 134.

(3) *Note du traducteur*. D'après *Railliet*, Éléments de zoologie médicale et agricole, Paris, 1885, on classe les amibes dans la classe des amoebiens, p. 149.

(4) *Lösch*, Virchow's Archiv. 65, 196, 1875.

observés dans les fèces, dans un cas de tuberculose intestinale avec abcès de l'intestin. Ceux-ci étaient contractiles. Les exemplaires ovales avaient environ 20 à 35 μ en diamètre. Le corps de ces parasites se compose d'une vésicule en partie hyaline, en partie granuleuse, pourvue de protoplasma, sans membrane apparente (fig. 44, *c*).

Lambl (1) a également observé des productions semblables dans l'intestin. Tout dernièrement, des espèces d'amibes ont été trouvées par *Cartulis* (2) dans les selles d'égyptiens atteints d'entérite chronique.

c). *Cercomonas intestinalis*. C'est *Lambl* (3) qui a trouvé, le premier, le cercomonas intestinalis dans les excréments muqueux des enfants. Cette découverte a été confirmée par *Davaine* (4), *Marchand* (5) et *Zunker* (6). Ce parasite est piriforme, pourvu d'un noyau apparent et d'un long flagellum (fig. 44, *b*). *Davaine* l'a trouvé dans le choléra, *Marchand* chez un individu atteint de typhus, *Zunker*, à la clinique de Leyde, dans 9 cas de diarrhée. Il semble, d'après ces observations, que cet entozoaire ne prospère bien que dans un intestin déjà malade et qu'il peut déterminer des évacuations diarrhéiques persistantes. L'opinion émise par *Zunker* plaide favorablement en faveur de cette hypothèse.

d). *Trichomonas intestinalis*. Ce parasite (fig. 44, *a*) est un peu plus gros que le cercomonas intestinalis ; il est piriforme, mais diffère du cercomonas par une bordure ciliée composée de cils nombreux et située à la périphérie du corps. D'après *Marchand* (7) et *Zunker* (8), ces parasites ont été trouvés dans l'intestin.

e). *Paramœcium coli* (Balantidium coli). *Malmsten* (9) a signalé le premier ces parasites dans les selles diarrhéiques, observation confirmée par *Stieda* (10), *Graziadei* et *Perroncito* (11). Cet entozoaire est oviforme, il a 0,1 mm. de long ; sa face ventrale présente une faible convexité, de même que sa face dorsale; il est muni, sur toute la périphérie, de cils vibratils très serrés à l'ouverture buccale (?); l'ouverture postérieure (anus) présente également des cils vibratils, mais plus disséminés. Dans l'intérieur du corps se trouvent un noyau et deux vésicules

(1) *Lambl*, Prager Vierteljahresschrift, *61*, 1, 1859, et autres communications, cité d'après *Nothnagel*, p. 110.
(2) *Cartulis*, Virchow's Archiv. *99*, 145, 1855.
(3) *Lambl*, l. c. p. 51 u. Pl. 1, Fig. 2.
(4) *Davaine*, Traité des entozoaires, *6*, Paris, 1860.
(5) *Marchand*, Virchow's Archiv, *64*, 293, 1875.
(6) *Zunker*, Deutsches Archiv für prakt. Medicin, 1, 1878, cité d'après *Bizzozero*.
(7) *Marchand*, l. c.
(7) *Zunker*, l. c.
(9) *Malmsten*, Virchow's Archiv, *12*, 302, 1857.
(10) *Stieda*, Virchow's Archiv, *36*, 285, 1866.
(11) *Graziadei* et *Perroncito*, cité d'après *Bizzozero*, l. c. p. 133.

contractiles; on y voit également assez souvent des grains d'amidon et des globules de graisse. Leur présence dans l'intestin paraît provoquer la diarrhée, cependant ils n'ont aucune importance au point de vue pathologique.

2. Vers.

La recherche des helminthes intestinaux, dans les fèces, a pour le médecin une très grande importance, depuis que les progrès quotidiens et continus en helminthologie nous ont appris que, outre les helminthes relativement inoffensifs qui habitent notre intestin, il s'en trouve d'autres qui sont considérés comme les ennemis les plus dangereux de l'espèce humaine. La connaissance de ces parasites est donc pour le médecin d'autant plus importante, que, mettant à même de formuler un diagnostic certain, elle permet de recourir aux modes de traitement nécessaire pour combattre les symptômes occasionnés par ces helminthes qui mettent fréquemment en danger la vie du malade.

1. *Classe. Platodes* (1) (2).

a). Parmi les cestodes, les suivants ont une certaine importance pour nous :

1. Tænia solium.
2. Tænia mediocanellata.
3. Bothriocephalus latus.

1. *Tænia solium* (3). Ce ver a une longueur de 2 à 3 mètres; ses proglottis ont 9 à 10 mm. de long et 6 à 7 mm. de large. La tête paraît ordinairement, même à l'œil nu, pigmentée de grains noirs, de la grosseur d'une tête d'épingle. Elle est portée par un cou grêle, long d'un pouce, qui, au microscope, semble dépourvu d'anneaux. Les anneaux situés à la partie antérieure sont courts, mais ils augmentent successivement en grosseur, de sorte que, à un mètre en arrière de la tête, leur forme quadrangulaire est facilement visible (*Leuckart*).

Si on examine ce ver au microscope ou à la loupe, on voit que la tête quadrangulaire est pourvue de quatre ventouses saillantes, ordinairement pigmentées, et d'un rostellum muni d'une couronne de vingt-six crochets environ, de grosseurs différentes.

Les proglottis qui se détachent sont oblongs, à coins arrondis. Les orifices génitaux sont situés en arrière de la partie moyenne du proglottis; l'utérus est peu ramifié.

Les œufs, de forme ovale, ont environ 0,036 mm. de long et 0,03 mm. de large; ils sont entourés d'une enveloppe épaisse présentant des stries

---

(1) Je classe les helminthes d'après le système adopté par *Leuckart*.

(2) Plathelminthes. *Railliet*, l. c. p. 214.

(3) Voir *Leuckart*, l. c. p. 225.

apparentes. Dans l'intérieur de l'œuf on peut apercevoir ordinairement les crochets de l'embryon.

2. Le *tænia mediocanellata* (1) est long de quatre à cinq mètres, et ses proglottis sont plus longs que ceux du tænia solium. La tête n'a ni

Fig. 45.

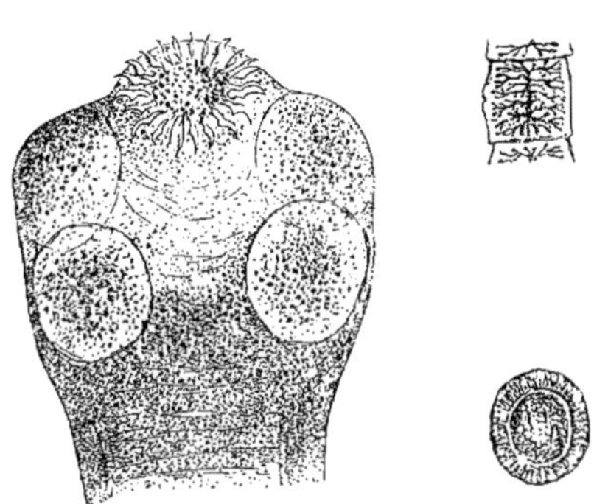

Tænia solium. Tête. Proglottis. Œufs.

couronne de crochets, ni rostellum, elle est seulement pourvue de quatre ventouses très grandes, ordinairement entourées d'une bordure de granulations pigmentaires noires. La longueur des proglottis ne diminue pas en approchant de la tête autant que dans le tænia solium.

Fig. 46.

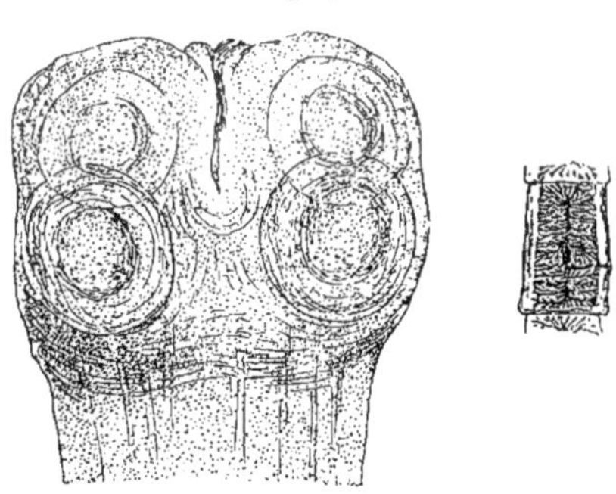

Tænia mediocanellata. Tête et proglottis.

Ils sont fréquemment pigmentés. Les orifices génitaux sont latéraux, l'utérus très ramifié. Les œufs du tænia mediocanellata ressemblent beaucoup à ceux du tænia solium ; ils sont cependant plus ovales que ces derniers, et munis d'une membrane vitelline primordiale.

------

(1) Voir *Leuckart*, l. c. p. 285.

3. *Bothriocephalus latus* (1). Ce ver a de cinq à huit mètres de long. La tête, fendue en forme de haricot, a 2 mm. de long et 1 mm. de large. Elle est munie de ventouses aplaties situées dans la ligne médiane de la fente de la tête. Les anneaux antérieurs sont courts et grêles, tandis que ceux du milieu augmentent en largeur. Les anneaux terminaux ont une forme presque quadrangulaire.

Sur les proglottis à maturité on voit une marque étoilée caractéristique, spéciale à ce ver, formée par la matrice fendue en forme de mailles remplies d'œufs.

Les œufs du bothriocéphalus latus, de forme ovale, ont une longueur de 0,07 mm. et une largeur de 0,045 mm. Ils sont enveloppés d'une coque brune, sur laquelle on aperçoit un petit opercule situé à l'extrémité antérieure. Leur contenu se compose de globules de protoplasma passablement gros, clairs au centre.

Fig. 47.

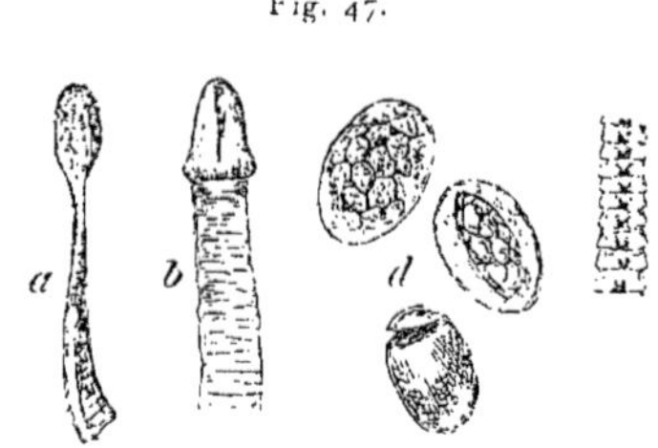

Tête du Bothriocephalus latus : *a*. Vue de côté. *b*. Vue de face. *c*. Proglottis. *d*. Œufs.

Si nous faisons abstraction des symptômes cliniques, dont nous n'avons pas à nous occuper ici, nous dirons qu'on pourra diagnostiquer la présence d'un de ces vers dans l'intestin si, après un examen attentif des selles, on trouve des proglottis blanchâtres. Un examen microscopique très soigneux des fèces, à un grossissement moyen (*Hartnack*, objectif IV ; *Zeis*, objectif C ; *Reichert*, objectif IV), permettra de reconnaître la présence des œufs. Si, tout en soupçonnant de l'helminthiase, on ne trouve, à l'examen macroscopique et microscopique, aucune des formes spéciales que nous venons d'indiquer, il faut arroser d'eau les matières fécales, les laisser reposer, et arroser de nouveau jusqu'à ce que la plus grande partie des fèces soit dissoute. On trouvera alors dans le dépôt les œufs cherchés. Pour déterminer, à l'examen d'un proglottis, à quelle espèce de tænia il appartient, il suffit de le mettre dans la glycérine et de l'examiner à un faible gros-

---

(1) *Leuckart*, l. c. p. 417 et 865.

sissement ; on procède de la même façon pour savoir à quelle espèce de tænia appartient la tête.

Dans quelques cas assez rares on peut trouver dans les fèces des crochets et des vésicules d'échinocoques, lorsque le contenu d'un de ces kystes s'est vidé dans l'intestin. *Heller* (1) a pu ainsi diagnostiquer la présence d'échinocoques dans le foie, chez un individu atteint d'une maladie de foie de nature douteuse.

b). Trématodes (2). Ce n'est que dans des cas très rares qu'on a trouvé des distomes (distoma hepaticum et lanceolatum) dans les canaux biliaires et dans l'intestin de l'homme.

1. *Distoma hepaticum.* Ce ver, en forme de feuille, a 28 mm. de long et

Fig. 48.

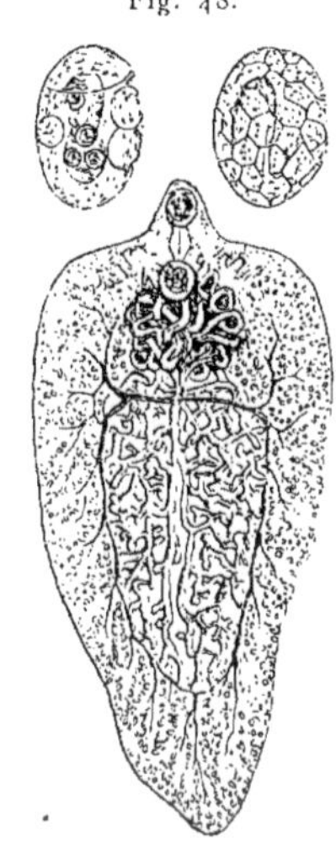

Distoma hepaticum.

12 mm. de large. Sa tête, courte, en forme de cône, est munie d'une ventouse ; une deuxième ventouse existe à la surface du ventre ; entre les deux se trouve l'orifice génital qui conduit dans l'utérus entrelacé en forme de peloton. Les œufs sont ovoïdes, de 0,13 mm. de long et 0,08 mm. de large. Le pôle antérieur de l'œuf, muni d'un opercule, est légèrement bombé, le postérieur plus aminci en pointe. La couleur de l'œuf est brune ; sa coque se compose de deux membranes. *Biermer* (3), *Bostroem* (4) et *Baelz* (5) ont constaté sa présence chez l'homme.

(1) *F. Heller*, Aerztlicher Bericht des Wiener Allgem. Krankenhauses, p. 262, 1857.
(2) *Leuckart*, l. c. p. 589.
(3) *Biermer*, Schweizerische Zeitschr. für Heilkunde, 2, 381, 1865. cité d'après *Bostroem*.
(4) *Bostroem*, Deutsches Archiv für klin. Medic. *33*, 557, 1883.
(5) *Baelz*, Berliner klin. Wochenschr. *20*, 234, 1883.

2. *Distoma lanceolatum.* Cet entozoaire en forme de lancette a 8 à 9 mm. de long et 2 à 3, 5 mm. de large. Les extrémités sont terminées en pointe, l'antérieure plus que la postérieure; par sa structure il ressemble beaucoup au distoma hepaticum.

Les œufs ont 0,04 de long et 0,03 de large; ils renferment des embryons déjà développés. *Bizzozero* (1) croit que, par suite de la présence de ce ver dans le canal intestinal, on doit trouver les œufs dans les fèces. Cette assertion a été confirmée par les observations de *Baelz* (2). *Perroncito* (3) a trouvé des œufs de ce distome chez des individus hébergeant des ankylostomes.

Les distoma hepaticum et lanceolatum ne se rencontrent ordinaire-

Fig. 49.

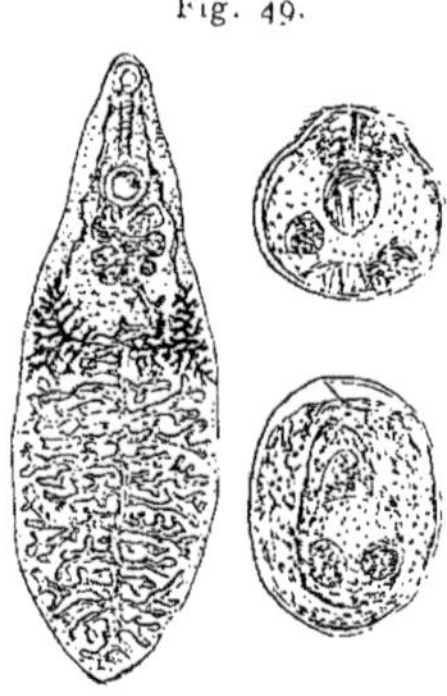

Distoma lanceolatum.

ment dans l'espèce humaine qu'à l'état isolé. C'est pourquoi on trouve peu fréquemment dans l'intestin les œufs de ces parasites ou les parasites eux-mêmes. En général, ils déterminent rarement des lésions graves.

II. Classe. Annélides (4).

1. Ordre : Nématodes.

α) Famille des Ascaridés (*Leuckart*) (5).

1. *Ascaris lumbricoides* (Lombric commun). Ce sont des vers cylindriques, de grosseur considérable, dont le corps va en s'amincissant en avant et en arrière. La tête se compose de trois proéminences (lèvres) en forme de cône, munies de papilles de tact et de fines dentelures. Le mâle a 250 mm. de long, la femelle peut atteindre jusqu'à 400 mm. L'extrémité caudale du mâle, conique, courbée vers la face ventrale,

---

(1) *Bizzozero*, l. c. p. 121.

(2) *Baelz*, l. c.

(3) *Perroncito.* Voir *Bizzozero*, l. c. 121.

(4) Sous-chapitre ii. Némathelminthes. *Railliet*, l. c. p. 305.

(5) *Leuckart*, l. c. 156.

est pourvue de papilles. La vulve de la femelle est située vers le tiers antérieur du corps.

Les œufs ellipsoïdes ont une couleur d'un brun jaunâtre. Ils mesu-

Fig. 5o.

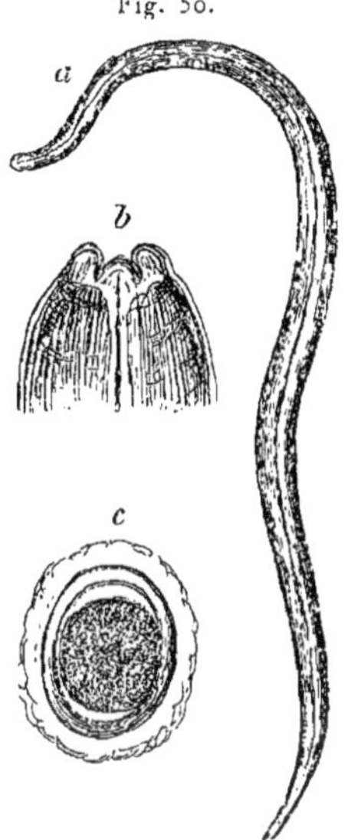

Ascaris lumbricoïdes : a. Animal. b. Tête. c. Œuf.

rent en diamètre 0,06 à 0,07 mm. Ils sont, à l'état frais, entourés d'une couche d'albumine, gibbeuse, la coque devient ensuite solide. Elle enveloppe un contenu fortement granuleux.

Fig. 51.

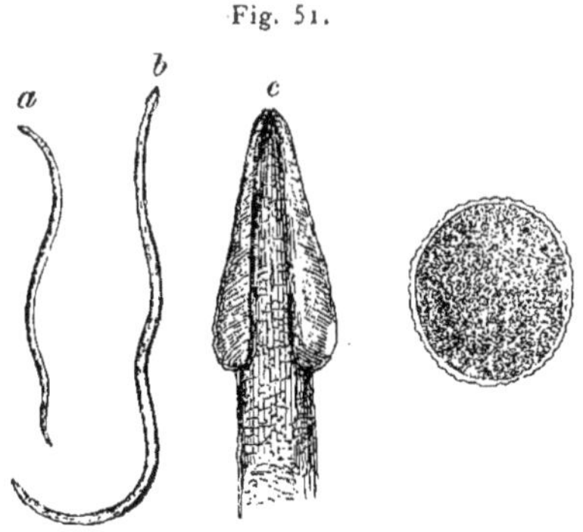

Ascaris mystax : a. Mâle. b. Femelle. c Tête. d. Œuf.

L'ascaride lombricoïde qui habite l'intestin de l'homme, est, à ce qu'il paraît, très répandu sur toute la surface du globe. Il se trouve aussi chez le bœuf et le porc. Il n'a aucune importance au point de vue médical.

2. *Ascaris mystax* (ascaride du chat). Il est plus petit et plus mince que l'ascaride ordinaire ; toutefois, sa structure est identique à celle de ce dernier. Il est facile à distinguer de l'ascaris lumbricoides par sa tête munie d'appendices pointus, en forme d'ailes. Le mâle a de 45 à 60 mm. de long, et la femelle de 110 à 120 mm. Les œufs sont globuleux, plus gros que ceux de l'ascaris lumbricoides, leur coque est pourvue de nombreuses petites fossettes (fig. 51).

3. *Oxyuris vermicularis* (Pfriemenschwanz, Madenwurm)(1). Le mâle a 4 mm. de longueur, la femelle 10 mm. Ils ont des lèvres petites, en forme de tubercule, et, à l'extrémité de la tête, un fort renflement cuti-

Fig. 52.

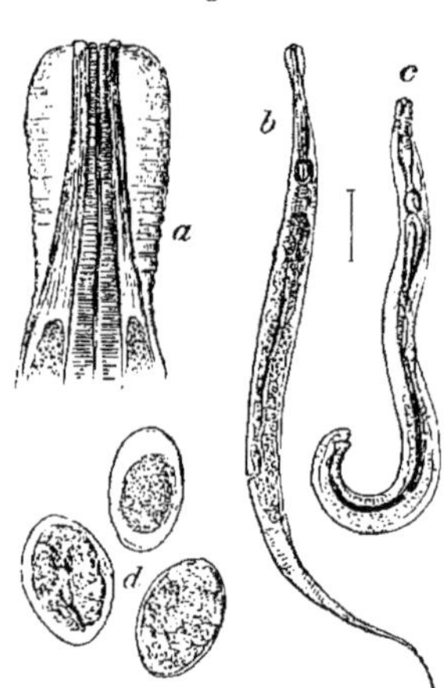

Oxyuris vermicularis : *a*. Tête. *b*. Femelle. *c*. Mâle. *d*. Œuf.

culaire. La queue du mâle est munie de six paires de papilles. La femelle est caractérisée par deux utérus bien développés qui partent symétriquement de l'extrémité du vagin, d'avant en arrière.

Les œufs ont 0,05 mm. de long et de 0,02 à 0,03 de large. Ils ont une membrane d'enveloppe à double ou triple contour. Leur contenu est grossièrement granuleux ; on trouve fréquemment dans les œufs l'embryon avec un canal intestinal confus et une queue ayant presque la moitié en longueur de l'embryon.

β) Famille des Strongylidés (*Leuckart*) (2).

A cette famille appartient un des plus importants et des plus dangereux parasites de l'homme.

---

(1) *Railliet*, loc. cit. Famille des Oxyuridés.
(2) *Leuckart*, l. c. p. 351.

Ankylostoma duodenalis (1) (Dochmius duodenalis, Strongylus duodenalis). Tout d'abord on admit (*Leuckart*) (2) que ce nématode existait
seulement sous les tropiques et dans quelques contrées de l'Italie.
D'après les nombreuses communications de ces dernières années, faites
surtout en Italie (*Perroncito*) (*Grassi*) (*Parrona*) (3), en Allemagne et
en Suisse (*Menche*) (4) (*Sahli*) (5) *Leichtenstern* (6) (*Baümler*) (7)
(*Seifert*) et (*Müller*) (8), en Belgique (*Firket*) (9), et d'après les
anciennes observations de *Heschl* (Vienne), il est hors de doute que
ce parasite est passablement répandu dans les contrées des zones tem-
pérées.

Fig. 53.

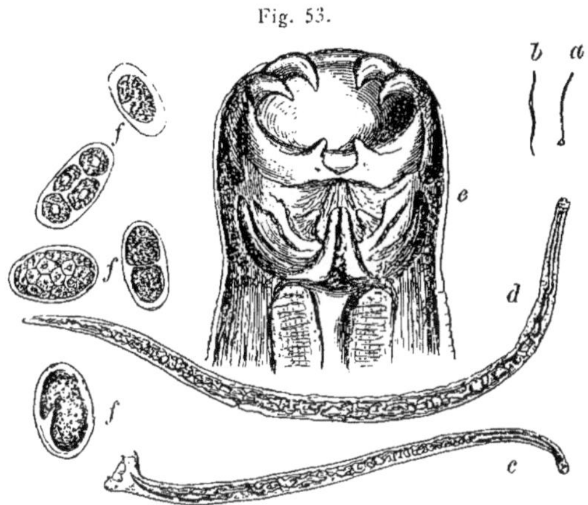

Ankylostoma duodenalis.

a. Mâle (grandeur naturelle).　　　d. Femelle (vue à la loupe).
b. Femelle (grandeur naturelle).　　e. Tête.
c. Mâle (vu à la loupe).　　　　　　f. Œuf.

Le mâle a de 8 à 12 mm. de long, la femelle de 10 à 18 mm. Corps
cylindrique, extrémité de la tête en pointe recourbée vers la face dorsale,

(1) *Note du traducteur*. *Railliet*, l. c. Uncinaria duodenalis. Dub.
(2) *Leuckart*, l. c. p. 411.
(3) *Meissner*, Schmidt's Jahrb. *189*, 85, 1881 et *Bizzozero*, l. c. 125.
(4) *Menche*, Zeitschrift für klin. Medic. *6*, 161, 1883.
(5) *Sahli*, Deutsches Archiv für klin. Medic. *32*, 421, 1883.
(6) *Leichtenstern*, Centralblatt f. klin. Medic. *6*, 195, 1885 et Deutsche med.
Wochenschrift, *11*, N°. 29 et N°. 38, 1885, *12*, N°. 11, 12, 13, 14, 1886.
(7) *Baümler*, Correspondenzblatt der Schweizer Aerzte, 1, 1885, cité d'après
Leichtenstern.
(8) *Seifert* et *Fr. Müller*, Centralbl. f. klin. Medic. *6*, 27, 1885.
(9) *Firket*, Académie royale de Belgique, *8*, N° 12, 1884.
Cette bibliographie n'est pas complète ; presque tous les jours paraissent de nouvelles communications sur ce sujet.

capsule buccale un peu renflée, munie de quatre dents en forme de griffes. L'extrémité de la queue du mâle forme une bourse trilobée ; celle de la femelle est conique ; la vulve est située en arrière de la partie moyenne du corps.

Les œufs, à forme ovoïde, à surface lisse, ont de 0,05 à 0,06 mm. de long et de 0,03 à 0,04 mm. de large. Dans leur intérieur se trouvent parfois 2 à 3 sphères segmentées. Ces embryons se développent très rapidement en dehors du corps humain : vingt-quatre ou quarante-huit heures après que les excréments ont été rendus on voit déjà des embryons.

Tant qu'on n'emploie aucun antihelminthique, on trouve les œufs dans les selles ; aussi est-il nécessaire de les bien connaître pour diagnostiquer la maladie causée par les ankylostomes.

La figure 53,*f* représente les œufs de ce ver à divers stades de développement.

L'attention se trouve éveillée sur la présence des ankylostomes, lorsqu'on constate des symptômes d'anémie grave, sans cause apparente, chez les ouvriers, surtout chez les briquetiers, les mineurs et ceux qui sont occupés à percer les tunnels. L'examen microscopique des selles complète le diagnostic. S'il y a des ankylostomes dans l'intestin, on ne manquera pas de trouver dans les matières fécales les œufs caractéristiques avec leur segmentation. Si, après l'examen microscopique des œufs, on n'est pas certain qu'il s'agisse d'*ankylostomasie*, on recommande de laisser pendant deux ou trois jours, dans un endroit chaud, les matières fécales suspectes et de les examiner de nouveau. Le processus de segmentation des œufs aura continué pendant ce temps et on trouvera des embryons déjà complètement développés. Au moyen des antihelminthiques, surtout de l'extrait éthéré de fougère mâle, on obtient l'élimination des vers, ce qui assure complètement le diagnostic.

Les selles sont très variables; la diarrhée est fréquente, et assez souvent les déjections contiennent du sang ; elles peuvent même être tout à fait normales; on y trouve quelquefois en grand nombre des cristaux de *Charcot-Leyden* (*Leichtenstern*) (1).

Anguillula intestinalis et Anguillula stercoralis (2).

Normann (3) (4), *Bavay* (3) (4), puis *Seifert* (5) ont trouvé ces vers

---

(1) *Leichtenstern*, l. c.

(2) *Note du traducteur*. Famille des anguillulidés. *Railliet*, l. c.

(3) *Meissner*, l. c. p. 88.

(4) *Bizzozero*, l. c. p. 125.

(5) *Seifert*, Verhandlungen des II. Congresses für interne Medic. 2, 337, Wiesbaden, 1881.

chez des personnes atteintes de la diarrhée de Cochinchine ; ils ont été également observés par *Grassi, Parrona* et *Perroncito* (1). Ces vers, de même que les ankylostomes, ne sont donc pas rares dans l'intestin. S'ils ont une importance au point de vue pathologique, elle n'est certainement pas bien connue. Cependant il est nécessaire de connaître ces entozoaires, car ils se rapprochent beaucoup de l'ankylostome duodénal et peuvent être confondus avec ce dangereux parasite. Je vais donner ici la description qu'en ont donnée *Bizzozero* (2) et *Seifert* (3).

a) *L'Anguillula intestinalis* a 2,25 mm. de long et en moyenne 0,04 mm. d'épaisseur. La bouche est triangulaire, limitée par trois petites lèvres. La vulve est située entre la partie moyenne et le tiers postérieur du corps. Les œufs sont analogues à ceux de l'ankylostome duodénal ; ils sont cependant plus longs, plus elliptiques, et ont les pôles amincis en pointe ; dans les matières fécales fraîches on ne trouve que des œufs.

b) *Anguillula stercoralis.* Ce ver a un corps arrondi, muni de stries transversales peu apparentes. La tête est tronquée, non distincte du corps, pourvue de deux mandibules latéraux munis chacun de deux dents. Le mâle a 0,88 mm. de long et la femelle 1,22 mm. La femelle produit des œufs et met au monde des petits vivants. Les œufs sont plus petits que ceux de l'ankylostoma duodenalis et de l'anguillula intestinalis. Dans les matières fécales fraîches on trouve des petits vivants, à divers degrés de développement.

γ) *Famille des Trichocéphalidés (Leuckart)* (4).

1. *Trichocephalus dispar* (Peitschenwurm). Ce ver a l'aspect d'un fouet. La partie antérieure du corps est longue, contournée en spirale, tandis que la partie postérieure est plus courte et plus épaisse ; cette dernière mesure jusqu'à 1 mm. de diamètre. Le mâle a 40 mm. de long et la femelle peut atteindre en longueur jusqu'à 50 mm. Les œufs, assez fréquents dans les selles, sont colorés en brun ; ils ont 0,05 à 0,06 mm. de long et 0,02 mm. de large ; leur coque est munie d'une double enveloppe ; elle est aplatie aux deux pôles et munie d'un opercule formé d'une substance brillante. Le jaune est fortement granuleux (fig. 54). Ces parasites paraissent n'avoir aucune importance au point de vue pathologique.

2. *Trichina spiralis* (5) (6). Elle se trouve sous ses deux formes dans

(1) *Bizzozero*, l. c. p. 125.
(2) *Bizzozero*, l. c. p. 129.
(3) *Seifert*, l. c. p. 339.
(4) *Leuckart*, l. c. p. 460.
(5) *Leuckart*, l. c. 512.
(6) *Note du traducteur.* Famille des Trichinidés. *Railliet,* l. c.

l'organisme humain : trichine intestinale et trichine musculaire. Nous devons parler ici des trichines intestinales, bien qu'elles soient assez rarement rencontrées dans les fèces. Le mâle a 1,5 mm. de long, et est muni de quatre papilles gibbeuses. La femelle mesure 3 mm. de long; les organes sexuels de la femelle se composent d'un ovaire tubulaire, situé à l'extrémité postérieure du corps, qui conduit dans l'utérus également tubulaire, situé en avant (fig. 55).

La fécondation a lieu dans l'intestin. Les œufs se transforment en embryons dans l'intérieur de l'utérus et les embryons à peine nés percent l'intestin et gagnent les muscles de leur hôte.

Fig. 54.

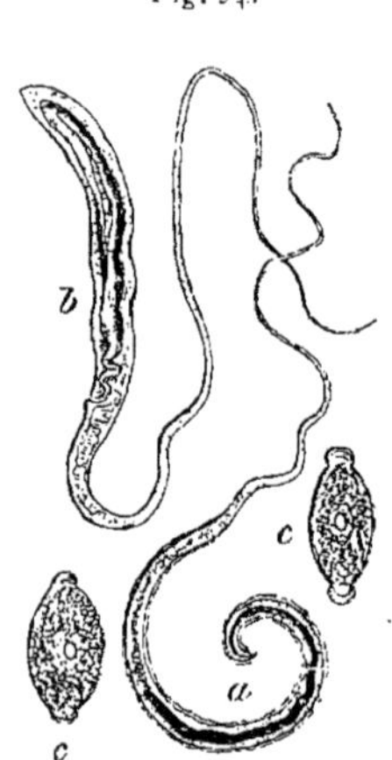

Trichocephalus dispar : *a*. Mâle. *b*. Femelle. *c*. Œuf.

Dans la trichinose, ces vers éclosent rarement spontanément dans les fèces. On admet cependant que, si on donne des antihelminthiques aux personnes qui ont ingéré de la viande trichinée, on obtient l'expulsion de trichines intestinales, ce qui permet de diagnostiquer la trichinose de très bonne heure.

4. Cristaux.

Les productions cristallines sont très fréquentes et souvent en quantité considérable dans les selles.

1. *Phosphate triple.* Le phosphate ammoniaco-magnésien est tantôt sous forme de cristaux en couvercle de bière bien formés (fig. 37, *k*), tantôt sous forme de fragments de cristaux peu apparents, rarement en forme de fleur de sureau (fig. 86).

On rencontre très fréquemment des cristaux très bien développés dans les selles liquides et dans les glaires provenant des matières fécales dures ou en bouillie. Parfois on trouve seulement des fragments de cristaux, souvent brisés, cassés, et fréquemment même des éclats (*Nothnagel*). Il est à remarquer cependant que ces cristaux ne prennent que rarement le pigment de la bile. Par leurs propriétés chimiques les cristaux de phosphate triple sont faciles à reconnaître. Ils se dissol-

Fig. 55.

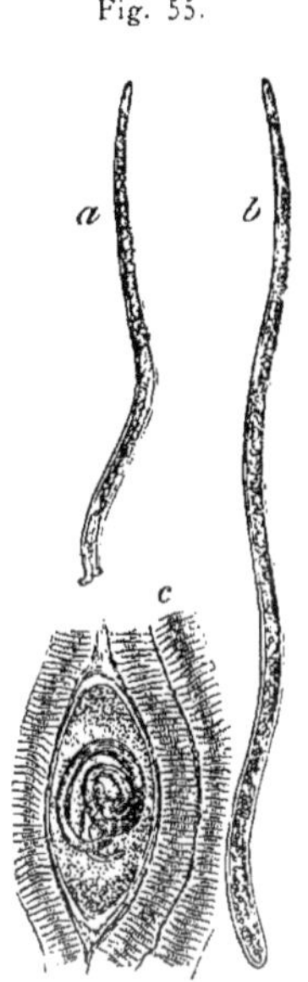

Trichine intestinale : *a*. Mâle. *b*. Femelle. *c*. Trichine musculaire.

vent facilement, ainsi que nous l'avons déjà indiqué, dans l'acide acétique.

2. *Phosphate de chaux*. Il se présente ordinairement sous forme d'amas plus ou moins gros, groupés comme le tissu glandulaire, amas à angles grossièrement ébauchés ou délicatement délimités (fig. 80). Ces cristaux n'ont aucune importance au point de vue pathologique. On trouve assez souvent dans les déjections des cristaux colorés en jaune intense et imprégnés des matières colorantes de la bile.

3. *Sulfate de chaux*. On le trouve très rarement dans les excréments. On peut cependant l'obtenir des fèces par l'addition d'acide sulfurique, ce qui indique que les selles renferment d'autres cristaux de chaux.

Les formes sous lesquelles il se présente sont aussi variables que celles des cristaux qui se trouvent dans l'urine (fig. 81).

4. *Carbonate de chaux.* Ce n'est que rarement qu'on trouve des cristaux de carbonate de chaux dans les fèces, et sous forme de granulations amorphes (fig. 89).

5. *Oxalate de chaux et autres sels organiques de chaux.* Il n'est pas rare de constater de l'oxalate de chaux dans les préparations microscopiques des selles (fig. 77) ; d'après les observations de *Nothnagel* (1), il provient toujours de l'alimentation.

Il est surtout très abondant après l'usage de légumes, et lorsque les selles sont riches en résidus végétaux.

Fig. 56.

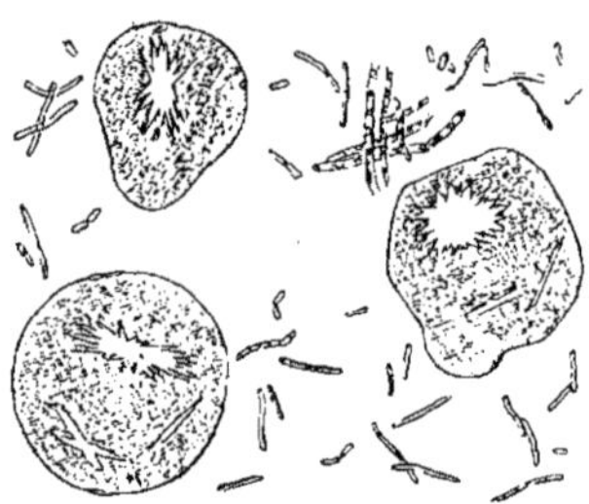

Cristaux d'hématoïdine des selles.

On trouve souvent dans les selles des enfants, d'après *Uffelmann* (2), des lactates de chaux sous forme de faisceaux d'aiguilles rayonnantes. D'après mes observations, on trouve aussi d'autres sels organiques de chaux, tels que l'acétate et le butyrate de chaux, qui ne sont pas rares dans les excréments d'individus atteints d'un catarrhe intestinal ou d'un catarrhe de l'estomac.

6. *Cholestérine.* La cholestérine est à l'état normal dans les fèces.

La forme cristalline (voir le chap. *Crachat*), d'après *Nothnagel*, est extrêmement rare. J'ai pu, par de nombreuses analyses, confirmer ces observations (fig. 90). (Analyse microscopique et microchimique, voir p. 80 ; analyse chimique, voir p. 159.)

---

(1) *Nothnagel*, l. c.
(2) *Uffelmann*, l. c. p. 446.

7. *Cristaux de Charcot-Leyden.* Ces productions, qui ont été décrites dans le sang (p. 15) et dans les crachats (p. 78 et fig. 35) (1), sont très rares dans les fèces. *Nothnagel* (2) y a observé leur présence dans le typhus, et *Leichtenstern* (3) chez les phtisiques. Elles n'ont cependant aucune importance au point de vue du diagnostic.

8. *Cristaux d'hématoïdine.* Il est étonnant que, dans la bibliographie, on fasse si peu mention de ces produits. *Uffelmann* (4) seul annonce qu'on les trouve parfois dans les selles des nourrissons. Je les ai observés souvent dans les fèces, dans les catarrhes intestinaux de longue durée, causés par engorgement, et dans des cas très nombreux où des hémorragies intestinales avaient eu lieu depuis plusieurs jours. Ils ont ordinairement une forme cristalline peu

Fig 57.

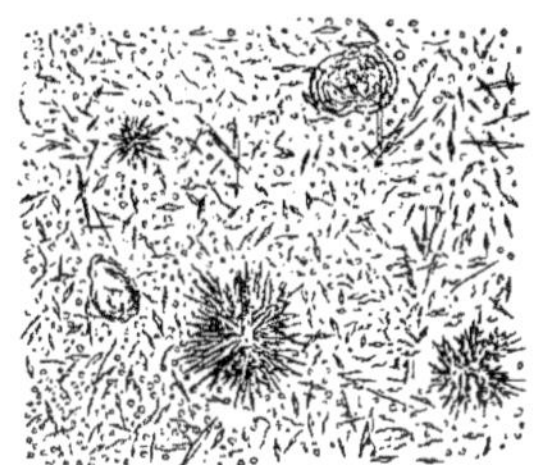

Selle acholique.

apparente. J'ai observé surtout des cristaux bien formés dans les selles d'un néphrétique. Les cristaux sont tantôt libres, tantôt enfermés dans une masse analogue à la mucine, d'un brillant mat (fig. 56).

9. *Cristaux de graisse. Nothnagel* (5), dans sa monographie bien connue, a signalé ce fait que la graisse se trouve assez souvent dans les fèces sous forme d'aiguilles. *Gerhardt* (6) a trouvé une quantité énorme de formations cristallines organiques dans les selles acholiques. Il suppose qu'il s'agit là de tyrosine. Un de ses élèves, *Oesterlein* (7), a travaillé cette question et croit pouvoir conclure, d'après les propriétés

---

(1) Voir aussi chapitre IX.
(2) *Nothnagel*, l. c.
(3) *Leichtenstern*, Deutsche med. Wochenschrift, *12*, 175, 1886.
(4) *Uffelmann*, l. c. p. 452.
(5) *Nothnagel*, l. c.
(6) *Gerhardt*, Zeitschr. f. klin. Medic. *6*, 78, 1883.
(7) *Oesterlein*, Mittheilungen aus der medic. Klinik in Würzburg, Wiesbaden, 1885.

chimiques de ces cristaux, qu'il s'agit de sels calciques, de sels magnésiques, d'acides gras supérieurs; en effet les savons de chaux et de magnésie se trouvent dans ces selles. Après de nombreuses recherches, je puis confirmer les observations de *Gerhardt*, c'est-à-dire que dans les selles acholiques se trouvent des quantités considérables de cristaux, rangés en forme de glande. D'après des recherches ultérieures, et surtout d'après les propriétés chimiques de ces corps, que j'ai trouvés, du reste, dans d'autres sécrétions (voir le chapitre de l'urine), je crois également qu'il s'agit non pas de tyrosine, mais d'une combinaison des terres alcalines avec les acides gras supérieurs.

Des observations analogues ont été faites du reste par *Uffelmann* (1) pour les fèces des enfants. Aussi devons-nous conclure de tout ceci que, dans ces cas, il n'y a pas de tyrosine dans les selles.

III. Analyse chimique des matière fécales.

Autant sont importants, au point de vue du diagnostic, les signes macroscopiques et microscopiques des fèces, autant sont insignifiantes, au point de vue des résultats, la plupart des analyses chimiques des excréments.

A) Substances organiques.

1. *Mucine.* Le principe dominant dans les matières fécales, ainsi que l'indique *Hoppe-Seyler* (2), est la mucine. J'ai fait à ce sujet une série de recherches, et j'ai pu constater ce fait, aussi bien dans les conditions normales que dans les conditions pathologiques.

Pour rechercher la mucine dans les fèces, on procède surtout de la façon suivante. On délaie les fèces avec de l'eau, on ajoute un volume égal d'eau de chaux, on laisse le mélange reposer plusieurs heures, on filtre et on traite le liquide filtré par l'acide acétique, pour chercher la présence de la mucine (voir le chapitre urine).

2. *Albumine.* Pour trouver ce corps dans les fèces, on les délaie dans une grande quantité d'eau, additionnée d'une trace d'acide acétique, puis on les soumet à l'évaporation et on filtre l'extrait aqueux plusieurs fois. Le produit filtré peut alors être examiné, au point de vue de la recherche de l'albumine, par la méthode indiquée au chapitre de l'urine. Ordinairement, chez les

---

(1) *Uffelmann*, l. c. p. 450.

(2) *Hoppe-Seyler*, Handbuch der physiologisch und pathologisch-chemischen Analyse, l. c. p. 505.

individus sains, l'analyse des fèces ne donne aucune réaction au point de vue de l'albumine ; par contre, dans les fèces des typhiques, des personnes atteintes de diarrhée, j'ai trouvé assez souvent des quantités appréciables d'albumine. J'ai constaté, une fois seulement, de grandes quantités d'albumine chez une femme atteinte de chlorose, qui évacuait des selles pâles, acholiques, et dans les selles acholiques d'un individu ne présentant aucun symptôme d'ictère.

3. *Peptone*. Pour la recherche de la peptone on agit de la façon suivante.

Les fèces sont mélangées avec de l'eau, jusqu'à ce qu'elles aient pris la consistance d'une bouillie claire, puis soumises à la coction et filtrées à chaud ; le produit filtré clair, mais faiblement coloré en rouge, est alors traité, après refroidissement, par l'acide acétique et le ferrocyanure de potassium, et examiné au point de vue de la recherche de l'albumine. Ordinairement, après l'addition d'acide acétique, il se forme un léger trouble (mucine) qui n'augmente pas après l'addition d'une solution de ferrocyanure de potassium. Dans ce cas, la mucine est traitée par une solution d'acétate de plomb, puis le produit filtré soumis à une méthode qu'il nous reste à indiquer (1), et traité par le phosphure de tungstène ; le liquide restant est définitivement traité par le biuret. Après cuisson, si l'albumine est encore visible après addition d'acide acétique et de ferrocyanure de potassium, on l'élimine en traitant ce corps par les combinaisons d'acétate d'oxyde de fer (1), et on continue comme ci-dessus.

Je n'ai jamais trouvé de peptone dans les fèces normales ; par contre, j'en ai constaté la présence dans les fèces d'individus malades.

Sur cette question, j'ai déjà recueilli plus de 5o à 6o observations avec 7o à 8o analyses.

Sur 7 cas de typhus abdominal, j'ai trouvé, dans 5 cas, dans les évacuations alvines liquides, de grandes quantités de peptone ; dans un cas, le résultat était douteux, dans un autre négatif.

J'ai obtenu en outre des résultats positifs dans tous les cas dans lesquels les selles contenaient du pus : dysenterie (2 cas), abcès intestinaux tuberculeux (3 cas), péritonite purulente avec épanchement dans l'intestin (1 cas).

La proportion de peptone est très variable dans les affections du foie. Dans une série de cas d'ictère catarrhal, je n'ai trouvé aucune trace de peptone dans les selles plus ou moins acholiques, tandis que, dans les selles filantes, non purulentes, d'un individu atteint d'une inflammation syphilitique du foie, j'en ai trouvé des quantités appréciables. On a observé beaucoup de peptone dans les fèces d'individus

---

(1) Voir chapitre *Urine*.

souffrant d'une cirrhose atrophique du foie et chez des personnes atteintes de carcinome du foie.

La composition des selles acholiques sans ictère est très variable, ordinairement elles sont riches en peptone (voir ci-dessus).

4. *Urée.* On démontre la présence de l'urée par les méthodes que nous avons déjà décrites (page 41). Pour cette recherche, il est absolument nécessaire de déterminer la proportion quantitative d'azote contenue dans les excréments. Dans ce but, il est préférable, après l'addition d'acides dilués pour empêcher une perte d'ammoniaque pendant la dessication, de les faire sécher et de les soumettre à l'analyse organique élémentaire pour la détermination quantitative de l'azote.

5. *Hydrates de carbone.* Dans les matières fécales on trouve les divers hydrates de carbone, surtout l'amidon, dont on peut facilement constater la présence au moyen du microscope ; *Hoppe-Seyler* (1) ajoute qu'on doit y trouver aussi du sucre de raisin et des hydrates de carbone gommeux.

Pour trouver ces corps, on fait bouillir les matières fécales avec de l'eau, on filtre et on évapore un peu le produit filtré, au bain-marie ; on soumet ensuite une partie du liquide dans lequel on veut rechercher le sucre à l'action du phénylaldéhyde ou de l'essai de *Trommer ;* dans une deuxième analyse, on recherche la présence de l'amidon au moyen de l'iodure de potassium iodé. On traite ensuite le résidu de la distillation des matières fécales avec l'alcool et l'éther (voir p. 159), on fait bouillir le tout avec de l'eau, on filtre, on évapore un peu le produit filtré, et on fait bouillir avec de l'acide sulfurique dilué. Ensuite on sature avec de la lessive de soude, on ajoute du sulfate de cuivre et on recherche par la cuisson la dextrine et la gomme (*Hoppe-Seyler*) (2).

6. *Acides.*

a) Acides biliaires. Pour démontrer leur présence, on peut procéder, avec le résidu obtenu par distillation des matières excrémentitielles (voir p. 159), comme il a été indiqué p. 46. Si les fèces sont riches en acides biliaires, l'extrait aqueux sera soumis directement à l'analyse de *Pettenkofer* pour la recherche de ces acides (voir p. 160).

b) Acides gras volatils. On les retire des fèces de la façon suivante. On dilue les matières fécales dans l'eau, on les traite avec de l'acide phosphorique et on les distille. Dans le produit de la distillation

---

(1) *Hoppe-Seyler*, Physiolog. Chemie, p. 339.

(2) *Hoppe-Seyler*, Handb. der physiolog. u. pathol.-chemischen Analyse, l. c. p. 507.

se trouvent les acides gras avec de l'indol, du phénol et du scatol. On neutralise alors le produit distillé, avec du carbonate de soude, et on distille de nouveau ; l'indol, le scatol et le phénol se décomposent, tandis que les sels de soude des acides gras restent. Ils sont alors évaporés au bain-marie jusqu'à dessication ; le résidu est ensuite traité par l'alcool, dissous de nouveau dans l'eau après évaporation de l'alcool, et la solution examinée au point de vue de la recherche des acides gras.

La séparation des divers acides gras, dans les cas où ils sont en grande quantité, peut être obtenue par distillation fractionnée. Nous pouvons également obtenir une séparation partielle en précipitant par l'éther les sels de soude, en solutions alcooliques à divers degrés de concentration (V. *Jaksch*) (1). Si on possède les matériaux suffisants, on peut transformer les acides en leurs sels d'argent ou de baryte et utiliser, pour les isoler, leur solubilité différente dans l'eau.

La détermination de la proportion d'argent, de baryum ou de sodium contenue dans ces sels est rendue possible au moyen des réactions indiquées ci-dessous. Les acides butyrique et acétique sont en première ligne (2). Les acides formique et propionique ne semblent pas démontrés avec une certitude absolue dans les fèces ; malgré tout je les indique, car j'ai démontré leur présence dans d'autres sécrétions (urine) (3).

a). *L'acide formique* est un liquide incolore, à odeur forte, pénétrante, qui se congèle à 0° et bout à 100° C ; il est miscible dans l'alcool et l'eau.

1. Le nitrate d'argent ne précipite pas l'acide formique libre, mais seulement les formiates alcalins en solution concentrée. Le sel à base d'argent noircit déjà à froid, à chaud il entre en réduction.

2. La solution de chlorure de fer, dans les solutions de formiates neutres, détermine une coloration rouge sang, qui disparaît à la cuisson, et en même temps il se forme un précipité couleur de rouille.

3. Si on chauffe l'acide formique ou formiate d'ammoniaque avec le chlorure de mercure, à une température de 60 à 70° C, on obtient un précipité de chlorure de mercure.
L'acide chlorhydrique libre et de grandes quantités de chlorures métalliques alcalins empêchent cette réaction.

b) *L'acide acétique* est un liquide à odeur forte et piquante, qui bout

---

(1) V. *Jaksch*, Zeitschr. für physiol. Chemie, *10*, 536, 1886.
(2) *Brieger*, Berichte der deutschen chem. Gesellsch. *10*, 1027, 1877.
(3) Voir le chapitre *Urine*.

à 119° C et cristallise à 0° C. En présence d'une solution de chlorure de fer, ses sels se comportent comme ceux de l'acide formique. Le nitrate d'argent produit, dans une solution neutre d'acétates, un précipité qui est soluble dans l'eau chaude sans réduction.

Si on chauffe un acétate avec un peu d'acide sulfurique et d'alcool, il se dégage une odeur caractéristique d'éther acétique.

c) L'acide propionique est un liquide huileux, qui bout à 117° C. En présence du nitrate d'argent, il se produit des propionates analogues aux formiates. Leurs sels, traités par le chlorure de fer, ne donnent pas de coloration rouge.

d) Acide butyrique. A l'état pur, c'est un liquide huileux, à odeur repoussante, qui bout à 137° C; il est soluble dans l'alcool et l'éther en proportion déterminée. Ses sels, additionnés d'acides minéraux, dégagent l'odeur repoussante d'acide butyrique. Les solutions de chlorure de fer ne forment avec eux aucune coloration rougeâtre. Dans ces solutions, le nitrate d'argent produit un précipité cristallisé, insoluble dans l'eau froide.

Pour séparer l'acide butyrique des acides isomères qui se trouvent dans les matières fécales, on en traite une fraction, portée à l'ébullition à 158°, avec du carbonate de guanidine (*Brieger*) (1), et on transforme par la chaleur le sel de guanidine obtenu en un sel de guanamine correspondant. La base présente alors, sous le microscope, les rhomboèdres aigus caractérisant la guanamine des acides butyriques isomères.

Les acides valérianique, caproïque, et les autres acides gras se trouvent aussi dans les fèces. *Wegscheider* (2) indique la présence, dans les matières excrémentitielles des nourrissons, d'acides oléique, palmitique, stéarique, caproïque, caprique.

7. *Acide phénique.* Il existe toujours dans les fèces. Après la séparation des acides gras et des sels de soude, il passe (voir plus haut), pendant la distillation, dans le produit distillé. Pour séparer le phénol du scatol et de l'indol, on rend alcalin le produit de la distillation avec la potasse caustique, et on distille de nouveau. Le phénol reste et on le nettoie par distillation avec l'acide sulfurique. Dans le produit distillé, on obtiendra, vu sa manière d'être vis-à-vis les solutions de chlorure de fer (coloration violette), un précipité cristallisable avec l'eau de brome (phénol tribromé), et, par suite de sa manière d'être avec le réactif de *Millon* (3), une coloration rouge.

8. *Indol et scatol.* Ils se trouvent également dans les fèces; ce dernier

---

(1) *Brieger*, l. c.

(2) *Wegscheider*, Ueber die normale Verdauung der Säuglinge, Strassburg, Berlin, 1875, cité d'après *Hoppe-Seyler*, Physiol. Chemie, p. 338.

(3) Voir le chapitre *Urine*.

a été découvert par *Brieger* (1). Pour les isoler du phénol, on distille les matières fécales (voir ci-dessus), on traite par les alcalis, et on distille de nouveau ; ces corps se transforment alors pendant l'évaporation. L'indol forme des petites feuilles incolores semblables à l'acide benzoïque. Il se dissout dans l'eau chaude et légèrement dans l'alcool ; on le décompose en le traitant par une lessive de potasse concentrée.

Le scatol, par contre, se dissout beaucoup plus difficilement dans l'eau, il cristallise également en feuilles incolores et possède une odeur piquante désagréable. Il n'est pas décomposé par les lessives de potasse modérément concentrées.

Pour séparer ces deux corps, on utilise de préférence le faible pouvoir dissolvant du scatol dans l'eau, puis on en constate la présence en le traitant avec la lessive de potasse.

L'indol a la propriété de donner une coloration rouge, facilement reconnaissable, avec les nitrates contenant de l'acide nitrique ; en solutions concentrées, il donne un précipité rouge (*Nencki*) (2), en solution alcoolique, il colore en peu de temps en rouge un copeau de pin imbibé d'acide chlorhydrique.

Le scatol ne donne pas la réaction ci-dessus mentionnée. La première analyse est trouble, de même que la deuxième. Ces corps sont donc faciles à différencier (3).

9. *Cholestérine. Acides organiques gras et non volatils.* Pour chercher la cholestérine dans les fèces, qu'on y trouve rarement en cristaux (voir ci-dessus), et qui, d'après les observations de *Hoppe-Seyler*, se trouve dans toutes les déjections, on distille les acides gras volatils et le phénol, puis on traite le résidu par l'acide sulfurique, par l'alcool et enfin par l'éther. On filtre l'extrait d'éther, on distille l'éther, et, pour séparer définitivement les acides gras volatils qui peuvent avoir passé dans l'éther, on fait digérer le résidu dans l'eau avec du carbonate de soude, on l'évapore jusqu'à dessication, et on traite de nouveau par l'éther. L'extrait alcoolique est également filtré, saturé de carbonate de soude, l'alcool distillé, et le résidu, dissous dans l'eau, est traité également avec l'éther. Dans les résidus alcalins aqueux on trouve

---

(1) *Brieger*, l. c.

(2) *Nencki*, Berichte der deutschen chemischen Gesellschaft, 8, 723, 1875.

(3) Voir *Kühne*, Berichte der deutschen chem. Gesellschaft, 8, 206, 1875 ; *Nencki*, ibidem, 8, 336, 722, 1517, 1875 ; *Brieger*, ibidem, 10, 1027, 1877 ; *Nencki*, Zeitschr. für physiol. Chemie, 4, 371, 1880 ; *Brieger*, Zeitschr. für physiol. Chemie, 4, 414, 1880 ; *A. Bayer*, Berichte der deutschen chem. Gesellsch. 13, 2339, 1880 ; *Tappeiner*, Berichte der deutschen chemischen Gesellschaft, 14, 2382, 1881 ; *E. Salkowski*, Zeitschrift für physiologische Chemie, 8, 417, 1884 ; *E. Salkowski* et *W. Salkowski*, ibidem, 9, 8, 1885.

les acides de la bile (voir ci-dessus), les acides oléique, palmitique, stéarique, que l'on peut isoler, d'après *Hoppe,* en les transformant en leurs sels de baryte.

La cholestérine et la graisse passent dans l'éther qu'on évapore alors ; on traite le résidu avec une lessive de potasse alcoolisée, on élimine l'alcool par évaporation au bain-marie (1), puis le liquide restant est dilué dans l'eau et traité par l'éther. Les graisses restent alors sous forme de savon dans les solutions aqueuses, tandis que la cholestérine se mélange à l'éther.

On peut alors isoler la cholestérine de la manière suivante.

1. On fait pénétrer, sur les cristaux placés sur le porte-objet, de l'acide sulfurique concentré. Les tables disparaissent, tandis que leurs bords se colorent lentement en rouge jaunâtre.

2. On dissout les cristaux dans le chloroforme, on ajoute de l'acide sulfurique et on agite ; la solution de chloroforme se colore rapidement du rouge sang au rouge pourpre. L'acide sulfurique présente en même temps une fluorescence très verte.

La solution savonneuse obtenue est acidulée avec de l'acide sulfurique dilué et les acides gras sont isolés par filtration (le produit filtré, qui est neutralisé par l'ammoniaque, contient de la glycérine). Les acides gras obtenus sont examinés relativement à leur degré de fusion, et transformés définitivement en sel de baryte. Ce sel sera ensuite identifié par la détermination de la proportion de baryum qu'il contient (*Hoppe-Seyler*) (2). On trouve les acides gras et la cholestérine dans toutes les selles ; les selles acholiques en contiennent de grandes quantités.

10. *Substances colorantes.*

1. **Urobiline.** L'urobiline est considérée comme la substance colorante normale des fèces (voir p. 122). En traitant par l'alcool acidulé, on peut facilement l'isoler des matières fécales. Le procédé de *Mehu* (3) donne également à ce sujet de bons résultats. On traite les fèces avec de l'eau, on ajoute à l'extrait aqueux 2 grm. d'acide sulfurique liquide et de sulfate d'ammoniaque solide. Il se forme un précipité qu'on filtre, qu'on lave ensuite avec une solution à chaud, saturée de sulfate d'ammoniaque ; on fait sécher au bain-marie et on traite avec de l'alcool chaud contenant de l'ammoniaque. L'urobiline est caractérisée par sa propriété de montrer, en solution acide, une bande d'absorption très bien délimitée, entre les raies de *Frauenhofer b* et *f* du spectre (fig. 95).

---

(1) Voir *Hoppe-Seyler*, Lehrbuch der physiol. et pathol. Analyse, l. c. p. 114.

(2) *Hoppe-Seyler*, Lehrb. der physiol. et pathol.-chem. Analyse, l. c. p. 96.

(3) *Mehu*, Journ. de pharm. et de chim. Août 1878 ; *Maly's* Jahresbericht, *8*, 269, (Rapport) 1879 et L'urine normale et pathologique, p. 49. Paris, 1880.

Il est à remarquer que, dans les selles acholiques, l'urobiline est en grande quantité.

2. **Matière colorante du sang.** Le sang se montre sous cette forme dans les hémorragies intenses de l'intestin, lorsqu'elles ont été rapidement évacuées du tube intestinal. On trouve rarement des cristaux d'hématoïdine ; mais les cristaux d'hématine sont très fréquents dans les fèces. On peut rechercher la matière colorante du sang par l'analyse de *Teichmann* (voir p. 33) ou par l'analyse spectrale (voir p. 104).

3. **Matière colorante de la bile.** On ne la trouve jamais dans les fèces, dans les conditions normales. Elle est extrêmement abondante dans les selles, dans le cas de catarrhe de l'intestin grêle ; il est très facile d'en constater la présence en traitant les fèces par l'acide nitrique (*analyse de Gmelin*). Dans le cas où la matière colorante existe, le mélange prend rapidement une coloration violette, et autour des gouttelettes d'acide nitrique se forment des anneaux colorés en vert, rouge et violet. La présence d'anneaux verts (biliverdine) est la caractéristique de la matière colorante de la bile. Relativement aux autres substances colorantes qu'on peut trouver dans les selles, nous avons déjà fait le nécessaire p. 122.

11. *Gaz intestinaux.* Ceux-ci se composent d'hydrogène, d'acide carbonique et de carbures d'hydrogène (méthan) (1) ; il n'est pas encore démontré avec certitude qu'on puisse trouver dans l'intestin des sulfures d'hydrogène. *Senator* (2) et *Ottavio Stefano* (3) admettent que, dans certaines conditions pathologiques, les gaz susindiqués se forment en grande quantité dans l'intestin et produisent de graves symptômes d'empoisonnement.

B) Substances inorganiques. — On les trouve en formes cristallines ; nous les avons déjà décrites précédemment (voir p. 151). Pour rechercher le chlorure de sodium dans les fèces, il faut traiter les matières fécales avec de l'eau contenant de l'acide nitrique, puis filtrer l'extrait et, après addition de nitrate d'argent, rechercher la présence du sel. Dans le cas où il se forme un précipité blanc (chlorure d'argent) qui se dissout dans l'ammoniaque, on est sûr qu'il y a du chlorure de sodium. D'après *Hoppe-Seyler* (4), pour la détermination quantitative des substances organiques il est nécessaire de séparer les substances inorganiques, solubles dans l'alcool, des corps organiques solubles dans l'acide acétique et l'acide chlorhydrique.

---

(1) *Hoppe-Seyler*, Physiol. Chemie, l. c. p. 329.
(2) *Senator*, Berliner klin. Wochenschr. 5, 251, 1868.
(3) *Stefano*, Gazetta degli ospedali, 1883.
(4) *Hoppe-Seyler*, Handb. der physiol. und pathol.-chemischen Analyse, l. c. p. 317.

En agissant ainsi, on trouvera dans les nucléines qui existent presque toujours dans les fèces et qui se composent en général d'acide phosphorique, en combinaison spéciale, des acides phosphorique libre et d'autres en combinaison avec le premier (1).

IV. Examen du Méconium.

Immédiatement après la naissance de l'enfant, sont éliminées par le rectum des matières épaisses, visqueuses, gluantes, colorées en vert brun, qu'on désigne sous le nom de méconium.

A l'examen microscopique, on constate dans ces matières la présence de cellules épithéliales de l'intestin éparses, de gouttelettes de graisse, de globules de graisse (*Widerhofer*) (2), de nombreux cristaux de cholestérine et des cristaux de bilirubine plus ou moins formés. Dans le méconium il n'y a pas de champignons, et, suivant *Escherich* (3), immédiatement après la naissance, le méconium ne contient même aucun germe de champignons. Mais, 24 heures après, l'aspect change, et on trouve alors des micro-organismes divers. *Escherich*, à l'aide du procédé de culture en plaque de *Koch*, a pu isoler trois microbes différents.

Après que l'enfant a pris le lait de la mère, la flore bactériologique change beaucoup; on trouve, d'après *Escherich*, presque exclusivement des bâtonnets recourbés de 1 à 5 μ de long et de 0,3 à 0,4 μ de large, puis des micro-organismes qui ressemblent beaucoup au bacille de l'acide lactique décrit par *Hüppe*.

On trouve également dans le méconium une quantité considérable de cellules épithéliales pavimenteuses, détachées du pharynx ou de l'œsophage, ou provenant de l'ouverture anale (*Bizzozero*) (4).

Zweifel (5), puis *Hoppe-Seyler* (6) ont examiné au point de vue clinique les excréments des enfants, et y ont trouvé de la bilirubine, de la biliverdine, des acides biliaires, mais pas d'hydrobilirubine (urobiline).

Wegscheider (7) a démontré dans les fèces des nourrissons des traces de peptone, puis de la graisse et des savons, ainsi que de la bilirubine et des traces d'hydrobilirubine.

---

(1) Voir pour plus de détails : *Hoppe-Seyler*, Lehrbuch der physiol.-chem. und pathol.-chem. Analyse, l. c. p. 326.

(2) *Widerhofer*, l. c. p. 250.

(3) *Escherich*, Fortschritte der Med *3*, 515 et 547, 1885.

(4) *Bizzozero*, l. c. p. 135.

(5) *Zweifel*, Archiv f. Gynaekologie, 7, 474, 1875.

(6) *Hoppe-Seyler*, Physiologische Chemie, l. c. p. 340.

(7) *Wegscheider*, l. c.

J'ai eu une fois l'occasion d'analyser le méconium au point de vue chimique, grâce à mon collègue le Dr *V. Erlach.* Je n'y ai trouvé ni albumine du sang, ni peptone, ni sucre, mais il était très riche en mucine ; comme matière colorante je n'ai vu que de la bilirubine.

V. État des matières fécales dans quelques maladies intestinales.

1. Catarrhe aigu de l'intestin. — La quantité des selles est très variable suivant l'intensité du catarrhe ; elles sont ordinairement sous forme de bouillie, fortement colorées en jaune brun, et ont une odeur extrêmement désagréable. Leur réaction est alcaline ; elles n'ont une réaction acide que dans l'entérite catarrhale aiguë des enfants. Ces excréments renferment toujours beaucoup de mucosités.

Au microscope, on constate une quantité considérable de champignons d'espèces les plus différentes, beaucoup de cellules épithéliales de l'intestin et des leucocytes isolés.

2. Catarrhe intestinal chronique. — A l'examen macroscopique ou microscopique de cette affection, on ne trouve rien de précis. Relativement à la localisation du catarrhe chronique, idiopathique, *Nothnagel* (1) établit les règles suivantes :

1. Quand le gros intestin est exclusivement intéressé, il n'y a ordinairement qu'une évacuation de matières fécales dans l'espace de 24 heures ; parfois il y a des diarrhées qui reparaissent à des intervalles déterminés.

2. Quant le catarrhe est exclusivement localisé dans l'intestin grêle, il y a de la nonchalance dans l'évacuation des fèces.

3. Quant le catarrhe est dans l'intestin grêle et le gros intestin, il n'y a pas de diarrhée.

4. Dans le catarrhe de la partie supérieure du gros intestin, on trouve des grumeaux de mucus, hyalins, seulement visibles au microscope (voir p. 123 et 125), avec des matières excrémentitielles dures ou en bouillie et des mucosités visibles à l'œil nu.

5. La présence du pigment de la bile dans les fèces peut être constatée par l'analyse de *Gmelin ;* elle indique toujours une affection catarrhale de l'iléon et du jéjunum. On trouve dans ce cas des cellules épithéliales colorées en jaune et des mucosités colorées ordinairement en jaune intense, couleur de bile.

3. Entérite ulcéreuse (*abcès intestinal*). — La diagnose des ulcérations de l'intestin présente toujours une très grande difficulté ; fréquem-

---

(1) *Nothnagel,* l. c. p. 141.

ment, mais pas toujours cependant, il y a diarrhée. Si, dans les cas qui, par leurs symptômes cliniques, font supposer l'entérite ulcéreuse, on trouve du sang dans les selles, on a certainement affaire à un abcès de l'intestin ; mais nous ne possédons aucun point de repère certain pour formuler ce diagnostic, ni dans l'analyse chimique, ni dans l'examen physique des selles. Par contre, on pourra reconnaître facilement certaines formes spécifiques d'abcès par l'examen des fèces et la constatation, d'après les méthodes indiquées dans ce livre, de la présence de certains micro-organismes pathogènes déterminés. C'est le cas du reste pour la démonstration des bacilles de la tuberculose (voir p. 138).

4. TYPHUS ABDOMINAL. — Le plus souvent il y a, dans cette affection, des évacuations alvines abondantes, de la couleur d'une purée de pois, à odeur extrêmement fétide, et qui, par la grande quantité de matière colorante de la bile qu'elles contiennent, indiquent clairement qu'on a affaire à un catarrhe de l'intestin grêle. D'après *Nothnagel* l'odeur extrêmement fétide qu'elles dégagent est spécifique. La réaction de ces selles est toujours alcaline. A l'examen microscopique on constate que les fèces renferment beaucoup de cellules épithéliales de la couleur de la bile, quelques globules blancs, de très grandes quantités de cristaux de phosphate ammoniaco-magnésien et une énorme quantité de champignons; on y trouve surtout les clostridies de *Nothnagel*. Bien qu'il soit admis que les bacilles du typhus existent en très grande quantité dans les fèces, il n'est naturellement pas possible, à un simple examen microscopique, de les différencier des autres champignons non pathogènes. Dans ce but, il est nécessaire de recourir aux méthodes bactériologiques indiquées p. 136.

A un degré plus avancé du typhus, les selles peuvent présenter des signes analogues à ceux décrits dans l'ulcération intestinale ; dans le cas d'hémorragie intestinale à la suite d'abcès du typhus, les fèces ont une coloration noire et présentent toutes les réactions caractéristiques de la matière colorante du sang, de l'hématine.

5. DYSENTERIE. — Les évacuations alvines présentent, dans cette affection, des aspects passablement différents : mentionnons d'abord ceux qu'on trouve le plus souvent dans les cas de dysenterie. Les fèces sont riches en mucine et contiennent, d'après mes recherches, un peu d'albumine du sang et beaucoup de peptone.

L'examen microscopique montre que les fèces sont très riches en leucocytes, en cellules épithéliales de l'intestin et en champignons. On trouve aussi, parfois en assez grande quantité, des globules rouges bien conformés; l'examen microscopique présente, dans bien des cas, presque toujours les mêmes caractères, seulement les globules du sang sont en quantité plus ou moins variable.

Mais, à l'examen macroscopique, on constate des différences considérables. *Heubner* (1) les différencie ainsi :

1. Selles muqueuses et muco-sanguinolentes : masses teintées de sang d'un jaune pâle, visqueuses, avec ou sans excréments.

2. Selles sanguinolentes et purulentes : liquide jaunâtre ou rougeâtre, dans lequel nagent quelques parcelles ou fragments de la grosseur d'un pois à celle d'un haricot. L'aspect de ces selles ressemble à de la viande hachée.

3. Selles purement sanguinolentes : elles ont lieu quand des abcès dysentériques ont déterminé l'érosion d'un vaisseau.

4. Selles purement purulentes : elles se composent seulement de leucocytes et ne se trouvent que dans les stades anciens de cette maladie.

5. Selles gangréneuses : elles répandent une odeur de gangrène, et leur coloration, qui provient de l'altération de la matière colorante du sang, varie du rouge brun au brun noir. Ces selles indiquent qu'il y a un processus gangréneux étendu dans la muqueuse intestinale.

Nous avons encore à mentionner la présence, dans la dysenterie, de boules de mucosités semblables au frai de grenouille (voir p. 123), que *Nothnagel* a vues dans d'autres affections intestinales ; elles n'ont aucune importance spéciale. L'aspect macroscopique des selles dysentériques est du reste ordinairement si caractéristique que le diagnostic n'offre jamais de difficultés dans les cas bien déclarés, même sans examen microscopique.

6. Choléra. — Dans les diarrhées qui surviennent pendant une épidémie de choléra, sans que les symptômes cliniques du choléra se soient déclarés, les selles ne présentent ordinairement aucune altération caractéristique ; cependant il est nécessaire, surtout dans les cas suspects, d'examiner les selles au point de vue de la recherche du bacille du choléra, d'après le procédé indiqué p. 133.

Tout autre est l'aspect des selles dans les cas de choléra manifeste. Elles sont liquides, incolores et inodores ; elles sont désignées sous le nom de selles « semblables à de l'eau de riz ». Au microscope, on voit qu'elles sont riches en cellules épithéliales et en leucocytes. Mais le critérium le plus important est la présence du bacille en virgule. La démonstration de ce bacille ne sera efficace que si le champignon, isolé des matières fécales, peut être cultivé comme il a été dit ci-dessus (voir p. 133) ; il s'agit alors sûrement d'un cas de choléra asiatique. Les selles semblables à l'eau de riz ne caractérisent pas par elles-mêmes le choléra ; je les ai souvent constatées dans les coups de chaleur et dans l'empoison-

(1) *Heubner*, Ziemssen's Handbuch, 2, 508, 2. Edition F. C. W. Vogel, Leipzig, 1886.

nement par l'arsenic. Ces évacuations alvines sont toujours, comme les selles du choléra, très riches en cellules épithéliales de l'intestin.

Relativement à la composition chimique des selles du choléra, je dois encore ajouter qu'elles contiennent du sérum albuminé (1) et beaucoup de mucine.

7. SELLES SANGUINOLENTES. — Elles arrivent dans l'engorgement veineux prononcé de l'intestin, dans les abcès typhiques, tuberculeux et dysentériques de l'intestin et de l'estomac, dans l'ulcus duodeni et ventriculi rotundum. Relativement à leur importance, il faut faire remarquer qu'elles indiquent toujours une affection intestinale grave. Le sang même est profondément altéré (voir p. 104). Dans les hémorragies des couches les plus profondes de l'intestin (S. romanum rectum), le sang rouge clair peut être évacué sans altération.

8. SELLES ACHOLIQUES. — Elles ont lieu dans l'obstruction des canaux biliaires, dans l'ictère, et même en dehors de ces affections.

Elles sont caractérisées : 1° par leur coloration grisâtre ; 2° par leur richesse en graisse ; 3° par la grande quantité de cristaux de graisse (probablement savons de chaux et savons de magnésie) qu'on y trouve (fig. 57). Leur présence dans l'ictère indique toujours qu'il y a obstacle à la sécrétion de la bile, obstacle dû à une obstruction des canaux biliaires. Jusqu'à présent il n'est pas établi d'une façon certaine que ces selles soient constatées alors que les canaux biliaires ne sont pas obstrués. Il n'y a que des probabilités. Tantôt la matière colorante de la bile est tellement altérée dans l'intestin qu'on ne peut pas en obtenir le produit de réduction (urobiline), ou la sécrétion de la bile est si faible (acholie) qu'il n'y a pas une quantité suffisante de matière colorante de la bile pour former l'urobiline, ou encore il y a des produits de décomposition incolores de bilirubine. Comme preuves à l'appui de cette dernière opinion, je dirai que j'ai fréquemment obtenu des quantités considérables d'urobiline en traitant les fèces acholiques par l'alcool acidulé.

J'ai remarqué des fèces acholiques, sans ictère, dans les processus les plus divers, tels que tuberculose intestinale, néphrite chronique et chlorose.

C'est pourquoi on ne peut tirer aucune conclusion clinique des fèces de cette nature, avec absence d'ictère de la peau. Quand il y a ictère, si les fèces sont incolores, cela indique toujours, comme nous l'avons déjà mentionné, une obstruction des canaux biliaires.

---

(1) C. *Schmid*, Charakteristik der epidem. Cholera etc. Leipzig u. Mitau 1850, cité d'après *Hoppe-Seyler*, Physiologische Chemie, p. 258.

CHAPITRE VII

Analyse de l'urine

L'urine est la sécrétion des reins (1).

L'analyse exacte de cette sécrétion est de la plus grande importance pour le médecin, car un certain nombre d'affections pathologiques, plus ou moins graves, sont causées par des altérations de l'urine, et leur diagnostic est relativement facile (2). .

I. Examen macroscopique de l'urine.

1. Quantité.

La quantité d'urine est, dans l'état physiologique, soumise à de grandes variations, et dépendante de la quantité de boissons et de liquides absorbés. On ne peut donc avoir que des données approxi-

---

(1) Relativement à l'état physiologique de la sécrétion urinaire, voir les manuels et livres de physiologie, surtout : *Heidenhain*, Hermann's Handbuch der Physiologie, 5, 1, 279, F. C. W. Vogel, Leipzig, 1883.

(2) *Huppert, Neubauer, Vogel*, Anleitung zur qualitativen und quantitativen Analyse des Harns, VIII. Edit., Kreidel, Wiesbaden, 1881. — *Leube* et *Salkowski*, Die Lehre vom Harn, Hirschwald, Berlin, 1882. — *Lóbisch*, Anleitung zur Analyse des Harns, Wien, Urban et Schwarzenberg, 1883. — *Hoppe-Seyler* Handb. der physiol. und pathol. chemischen Analyse, p. 340, 5, Edit., Berlin, 1885. — *L. Laache*, Harn-Analyse für prakt. Aerzte, F. C. W. Vogel, Leipzig, 1885. Sont encore à mentionner : *W. Zuelzer*, Lehrb. der Harnanalyse, Hempel, Berlin, 1880. — *C. Fr. W. Krukenberg*, Grundriss der medic.-chem. Analyse, Winter, Heidelberg, 1884. — *Leo Liebermann*, Grundzüge der Chemie des Menschen, Enke, Stuttgart 1885. — *Tappeiner*, Anleitung zu chemisch-diagnostischen Untersuchungen am Krankenbette, M. Rieger, München, 1886. — *Seifert* et *Müller*, Taschenb. der medic-klinischen Diagnostik, Bergmann, Wiesbaden, 1886.

matives quand on veut déterminer la quantité d'urine dans un cas pathologique. En général, chez un homme sain, vigoureux, la quantité d'urine sécrétée, pendant 24 heures, s'élève de 1.500 à 2.000 cmc.

A l'état pathologique (voir ci-dessous), on constate des variations considérables dans un sens ou dans l'autre.

Pour recueillir l'urine, de façon à en déterminer la quantité, il est bon d'examiner la quantité d'urine éliminée pendant 24 heures ; on réussit d'autant mieux en recueillant l'urine sécrétée de 8 heures du matin à 8 heures du matin du jour suivant. Pour que cet examen soit à peu près exact et ait une valeur scientifique, surtout s'il s'agit de mutations intra-organiques, il faut avoir soin que, au commencement de l'observation, la vessie soit complètement vidée. On doit en outre recommander au malade de vider sa vessie le plus complètement possible avant l'évacuation des selles ; toutefois il faut tenir compte de la perte légère d'urine pendant la défécation. S'il y a obstacle à la sécrétion urinaire, la détermination de la quantité d'urine sécrétée offre de très grandes difficultés, et on n'a d'autre ressource que de se borner à l'examen de l'urine éliminée, par l'emploi répété, d'heure en heure, du cathéter. Dans la paralysie de la vessie, on peut, au moyen d'un récipient, prévenir la perte d'urine. Pour déterminer la quantité totale de ce liquide, il est nécessaire de recueillir l'urine éliminée pendant l'espace de 24 heures dans un vase de la contenance de 2 litres, gradué en divisions de 10 ou de 5 cmc. On détermine plus exactement encore la quantité d'urine au moyen de la balance (1).

On trouve généralement une diminution dans la quantité de l'urine (oligurie), dans les états fébriles, dans les désordres de l'appareil circulatoire de toutes espèces, surtout dans les désordres de la petite circulation, de plus dans la néphrite aiguë et dans certaines formes de la néphrite chronique. L'augmentation de la sécrétion urinaire a lieu généralement dans le diabète sucré, diabète insipide, dans l'atrophie rénale, dans la dégénérescence amyloïde des reins et surtout dans la période de convalescence des maladies aiguës. La sécrétion urinaire est considérablement augmentée dans la période non fébrile du typhus récurrent, dans le cours de la néphrite aiguë et dans sa transformation en néphrite chronique ou pendant la période de guérison ; il en est de même pendant la diminution des désordres circulatoires de la petite circulation.

On constate la disparition complète de la sécrétion urinaire (anurie) quelquefois dans l'urémie, dans les maladies accompagnées de grandes pertes d'eau, telles que : anémies à marche rapide — catarrhe aigu de l'estomac et de l'intestin — choléra et dysenterie. Les anuries, qui ont.

---

(1) Voir les livres relatifs à la chimie de l'urine, indiqués ci-dessus.

lieu après de grandes pertes de sueurs chez les individus sains, et qui ne persistent que pendant un délai très court (2 à 3 heures), n'ont aucune importance au point de vue pathologique.

Tout naturellement, on ne peut, d'après les symptômes de l'oligurie ou de la polyurie, diagnostiquer telle ou telle maladie ; mais l'existence de la polyurie ou de l'oligurie servira de point d'appui pour le diagnostic, si les autres symptômes font pencher vers telle ou telle affection. Comme nous le verrons plus loin, cela nous servira à différencier les différentes formes des affections des reins.

2. Densité de l'urine (poids spécifique).

Dans les conditions normales, la densité de l'urine est très variable ; le plus souvent elle est en proportion inverse de la quantité d'urine éliminée. Plus grande est la sécrétion urinaire, plus le poids spécifique est diminué ; plus cette sécrétion est faible, plus le poids spécifique est élevé. Si nous prenons comme quantité moyenne de l'urine éliminée 1.500 à 2.000 cmc., nous verrons que le poids spécifique de l'urine normale varie entre 1.020 et 1.017. Pour déterminer avec exactitude ce poids spécifique, on se sert du *Picnomètre* (1), dans le cas où on veut obtenir les déterminations les plus exactes. Mais, pour la clinique et pour le médecin, il suffit d'employer l'aréomètre. Il est très recommandé d'avoir deux de ces instruments, l'un pour l'urine dont la densité est de 1.000 à 1.025, l'autre pour l'urine dont la densité est de 1.025 à 1.050. Pour que l'aréomètre ou l'uromètre, ainsi qu'ont été désignés les aréomètres construits dans ce but, soit utilisable, il faut que les divisions de l'échelle soient suffisamment distantes l'une de l'autre ; je prends comme minimum 1 mm. S'il s'agit de déterminer exactement la densité de l'urine, on doit se servir d'instruments dont l'échelle est divisée en dixièmes ; ces appareils doivent aussi être munis d'un thermomètre à un degré de température déterminé et gradué en dixièmes (de 0° C à 30° C).

Il est très utile de placer dans l'eau distillée chaque nouvel uromètre qui marque 1,000; et, pour utiliser l'instrument, il faut le plonger dans l'eau distillée jusqu'à la marque 1,000.

Pour la détermination de la densité de l'urine, on procède de la façon suivante. L'urine est versée dans un cylindre de verre modérément large. S'il se forme de la mousse, on l'enlève avec un peu de papier à filtrer ; ou bien on place le cylindre de verre dans une soucoupe plate, on remplit d'urine jusqu'au bord, on enlève la mousse en soufflant dessus et on se

---

(1) Voir les livres de chimie de l'urine, mentionnés ci-dessus.

sert alors de l'uromètre. On doit faire attention que le cylindre soit assez large pour que l'instrument ne soit en contact en aucun point avec les parois du verre. On lit les divisions aussitôt que l'instrument est en repos, de façon que l'œil soit au niveau du ménisque formé par le liquide, et on compte chaque division de l'échelle qui se croise en un plan avec la limite inférieure du ménisque.

Pour les déterminations exactes, l'examen doit se faire à la température de l'urine pour laquelle l'instrument a été construit.

A l'état pathologique, les altérations de la densité de l'urine ont une grande importance ; elles donnent la mesure approximative de l'intensité des mutations intra-organiques, comme aussi de la quantité des éléments fixes que perd l'organisme par la sécrétion urinaire. En général, nous pouvons dire qu'à l'état pathologique, on trouvera toujours le poids spécifique de l'urine augmenté, quand la quantité d'urine diminue, et nous devons en outre affirmer que c'est la règle dans les maladies. Chaque écart de cette règle signifie que les mutations intra-organiques languissent beaucoup, de sorte que les produits les plus importants, tels que l'urée, l'acide urique, etc., ne se forment plus qu'en faible quantité, ou bien que, s'ils ont été primitivement formés dans l'organisme, ils ne peuvent plus être éliminés par les reins. Dans le premier cas, l'abaissement subit de la densité de l'urine indique, ainsi que je l'ai déjà vu quelquefois, que dans les maladies fébriles graves, la maladie prend une marche mortelle. L'abaissement subit de la densité de l'urine dans la néphrite, la quantité d'urine, restant exactement la même, est beaucoup plus important ; cela s'explique par l'incapacité des reins malades à éliminer l'urée et les sels formés dans l'organisme. Je suis convaincu que, dans un grand nombre de cas, cet abaissement de la densité de l'urine annonce un commencement d'urémie beaucoup plus tôt que l'oligurie définitive et l'anurie, plusieurs jours même d'avance ; souvent cela suffit pour poser un diagnostic, alors que tous les autres symptômes urémiques font encore complètement défaut. Il peut aussi arriver qu'au début de l'apparition des symptômes urémiques la quantité d'urine ne soit que faiblement diminuée, mais nous trouverons toujours, dans ces cas, une diminution très considérable de la densité de l'urine.

3. Coloration de l'urine.

Les matières colorantes normales de l'urine n'ont pas été jusqu'à présent encore isolées. D'après l'analyse spectrale (*C. Vierordt*) (1), il y en aurait plusieurs. Par contre, on a trouvé, jusqu'à ce jour, deux substances

______

(1) *C. Vierordt,* Zeitschrift für Biologie, *10,* 21 et 399, 1874.

chromogènes dans l'urine, l'indicane (voir indicanurie) et le chromogène de l'urobiline.

Dans les conditions normales, la coloration de l'urine dépend de sa
concentration; plus elle est concentrée, plus elle est foncée; plus elle est
diluée, plus elle est claire.

Les proportions sont aussi les mêmes à l'état pathologique ; seulement
l'intensité de la coloration de l'urine n'est pas toujours en rapport avec
la quantité d'urine éliminée ; ainsi, dans les sécrétions urinaires abondantes, dans quelques affections, l'urine peut être très foncée et *vice versa*
(voir p. 172).

Dans une série d'affections, notamment dans la fièvre, les matières
colorantes sont éliminées en quantité plus considérable ; quelques-unes
ne sont pas encore caractérisées même approximativement (uroérythrine,
urochrome).

Dans le cours des maladies, la couleur de l'urine peut varier, surtout
quand il y a présence du sang dans ce liquide. L'urine, dans le cas où
elle ne contient que quelques parcelles de la matière colorante du sang,
a la couleur de l'eau de viande : dans le cas où il y a beaucoup de
cette matière colorante, elle est rouge rubis (voir p. 174). ·

La présence de la matière colorante de la bile communique à l'urine
une couleur variant du brun jaunâtre au verdâtre. La mousse jaunâtre
que donne cette urine après qu'elle a été agitée est, dans la plupart des
cas, caractéristique de cette altération. On doit cependant mentionner
que les urines riches en urobiline, après agitation, peuvent présenter
aussi une mousse jaunâtre (*Leo Liebermann*) (1) ; il en est de même de
l'urine ictérique mentionnée ci-dessus. Les urines qui sont riches en
sels d'indicane ont ordinairement une coloration brune foncée, sans
donner de mousse jaune après agitation (voir indicanurie). Les urines
riches en urobiline sont toujours colorées en brun rouge intense
(v. urobilinurie).

La coloration de l'urine change aussi après l'usage de certains médicaments ; la rhubarbe et le séné lui communiquent une couleur variant
du brun au rouge sang. Après l'emploi de l'acide phénique, l'urine,
surtout si elle a été éliminée longtemps après, prend une couleur noirâtre ;
un changement analogue a lieu à la suite de l'absorption de la naphtaline, de l'hydrochinone, de la résorcine et de la pyrocatéchine. La coloration spéciale de l'urine phéniquée est due, d'après *Baumann* et *Preusse* (2),
probablement à la formation de produits d'oxydation de l'hydrochi

---

(1) *Leo Liebermann*, Maly's, Jahresbericht für Thierchemie, *15*, 447 (Referat), 1886
(2) *E. Baumann* et *C. Preusse*, Du Bois-Reymond's Archiv. 245, Jahrgang 1879.

none. Après l'usage de la quinine, de la cairine, de l'antipyrine, de la thalline, l'urine prend également des colorations intenses différentes.

En général, nous pouvons dire que les urines fortement colorées (riches en matières colorantes) sont éliminées pendant la fièvre, dans l'engorgement des reins consécutifs aux affections organiques du cœur, dans l'emphysème, etc., etc. Par contre, nous trouvons l'urine pauvre en substance colorante dans le diabète sucré, le diabète insipide, la néphrite chronique, l'urina spastica et les anémies de toutes sortes. On observe aussi très fréquemment chez les cancéreux, surtout lorsque la maladie a son siège dans l'intestin, une urine très foncée, fortement colorée. Ordinairement on trouve une proportion élevée d'indicane dans l'urine.

Vogel a cherché à déterminer la coloration de l'urine au moyen d'une échelle de coloration spéciale.

4. Réaction de l'urine.

L'urine normale de l'homme, après une alimentation ordinaire, a ordinairement une réaction acide. Cette réaction ne provient cependant pas des acides mis en liberté, mais des sels (phosphates et urates).

A l'état physiologique la réaction de l'urine est soumise à d'importantes modifications. D'après *Quincke* (1), le minimum d'acidité a lieu généralement avant midi, et il n'est pas rare de trouver, avant cette heure, l'urine alcaline chez des individus entièrement sains.

Après un repas abondant, même après l'ingestion d'alcalis et de substances telles qu'acétates, tartrates, citrates, etc., qui se transforment dans l'organisme en carbonates, la réaction de l'urine peut être alcaline; mais l'absorption d'acides rend ce liquide fortement acide. En outre l'urine normale, pendant le repos, a une réaction alcaline; sous l'influence de certains micro-organismes (micrococcus ureæ, voir p. 191), l'urée se transforme en carbonate d'ammoniaque.

Quelquefois l'urine a la propriété de colorer en rouge le papier bleu de tournesol et le rouge en bleu; elle a donc une réaction double. Cela provient de la quantité de phosphate acide ou neutre qu'elle contient (*Huppert*) (2).

A l'état pathologique, on trouve que l'urine, récemment éliminée, a tantôt une réaction acide, tantôt une réaction alcaline. Cependant ce

---

(1) *Quincke*, Zeitschrift f. klin. Med. (Supplément), 7, 22, 1884.
(2) *Huppert, Neubauer, Vogel*, l. c. p. 103.

symptôme n'a d'importance clinique que quand toutes les influences sur la réaction de l'urine, indépendantes du processus pathologique, influences que nous avons mentionnées ci-dessus, peuvent être écartées avec certitude comme conséquence de la réaction de la sécrétion urinaire. Et cette réaction a une très grande valeur, quand on peut démontrer — ordinairement on peut déjà le constater par l'odorat — que l'urine doit son alcalinité à la fermentation ammoniacale de l'urée. On trouve régulièrement l'urine acide dans les processus fébriles, puis dans le diabète et la leucocythémie ; de même les urines, dans le scorbut, ont une réaction acide ordinairement intense.

Par contre, on observe l'urine alcaline dans les anémies de toutes sortes, telles que la chlorose, l'anémie pernicieuse. D'après *Bence Jones*, cela s'explique par le développement lent des acides dans l'estomac. Pour le médecin, cet état a une grande importance, car, chez les chlorotiques, tant que l'urine reste alcaline, le processus ne peut être considéré comme terminé. L'urine ammoniacale se trouve dans les affections qui donnent lieu à une fermentation ammoniacale de l'urine dans la vessie ; elle est très fréquente, après l'emploi de cathéters malpropres, de même aussi dans la cystite.

Pour déterminer la réaction de l'urine on se sert de préférence du papier de tournesol rouge et bleu.

Pour la détermination quantitative de l'acidité de l'urine, il faut recourir au procédé indiqué par *Huppert* (1).

II. Examen microscopique de l'urine.

L'urine normale de l'homme, fraîchement éliminée, est ordinairement complètement claire ; pendant le repos il se forme à sa surface un léger nuage (nubécule des anciens), si toutefois elle n'est pas décomposée, pendant ce temps, par le développement de champignons. A l'examen microscopique on voit qu'elle se compose de cristaux épars d'espèces différentes, de quelques globules blancs et de cellules épithéliales diverses.

Déjà, à l'état normal, ces produits sont extrêmement variables et, chez les individus parfaitement sains, dans l'urine concentrée du matin, il se forme assez souvent un fort dépôt d'urate, qu'on ne doit pas considérer comme la conséquence d'un état maladif, mais seulement comme provenant de la forte concentration de l'urine. A l'état pathologique on

---

(1) *Huppert, Neubauer, Vogel*, l. c. p. 347 et *Ott*, Zeitschr. für physiologische Chemie, *10*, 1, 1885.

peut trouver toute une série d'éléments, dont quelques-uns ont une grande importance au point de vue du diagnostic. Dans ces conditions, tantôt l'urine est trouble au moment où elle est éliminée, ou bien, après un temps de repos, tantôt long, tantôt court, il se forme un précipité plus ou moins épais, dont l'examen microscopique a une très grande importance, et qui contient des éléments organiques et inorganiques.

Pour examiner ce précipité (sédiment urinaire), on procède de la façon suivante. Après que la plus grande quantité de l'urine a été décantée, on place un peu du sédiment, qu'on a eu le soin de bien agiter auparavant, dans un verre (flûte à champagne), et on laisse reposer; si le sédiment est tombé au fond, on en enlève un peu avec une pipette et on étale une goutte, en couche aussi mince que possible, sur le porte-objet, puis on examine la préparation au microscope. Si l'urine est tellement pauvre en sédiment que celui-ci ne puisse se déposer qu'après un temps de repos de plus de 24 heures, il est recommandé de la placer pendant ce temps dans un endroit frais, pour empêcher la formation exagérée de champignons et la fermentation ammoniacale, qui pourraient gêner l'examen.

Il est bon pour cela de traiter l'urine avec quelques substances antiseptiques inoffensives, telles que thymol, acide iodique, essence de térébenthine, etc. L'acide phénique ne doit pas être employé, car il peut former un précipité, quand il y a de l'albumine.

1. Éléments du sédiment urinaire (sédiments organiques).

1. *Globules rouges.* A l'état pathologique, l'urine peut contenir des globules rouges en quantité extrêmement variable. Parfois leur nombre est si faible que la couleur de l'urine ne subit aucun changement, et que leur présence ne peut être décelée que par le microscope. Parfois cependant les globules rouges sont en si grande quantité, qu'ils forment au fond du vase une couche épaisse de plusieurs centimètres, ou, s'ils sont intimement mélangés à l'urine, ils lui communiquent une couleur rouge foncé.

De même que leur quantité varie, les globules rouges peuvent revêtir des formes diverses. Ils peuvent conserver leur forme normale ou présenter l'aspect de disques colorés en jaune, plus ou moins pâles (*Bluschatten*, ombre du sang de *Traube*) (voir fig. 61).

La quantité et la forme des globules rouges modifieront les conclusions diagnostiques que peuvent suggérer leur présence. On doit remarquer que le sang peut provenir de l'urètre, de la vessie, des uretères, du bassinet ou des reins.

Si les globules rouges sont intimement mélangés à l'urine, et si, malgré leur quantité considérable (urine colorée en rouge foncé), ils ne forment pas de sédiment au fond du vase, même après un repos de plusieurs heures, cela indique que le sang provient des reins ou est la conséquence d'une hémorragie de l'uretère ou du bassinet. Si on voit au microscope que les globules rouges soient altérés ou aient perdu leur matière colorante, de façon à n'avoir plus que l'aspect de disques d'un jaune pâle, on peut en conclure qu'il y a hématurie rénale ; il peut être aussi question d'une néphrite aiguë ou d'une exacerbation récente d'une néphrite chronique. Quand ces disques de sang lavés sont très épars, et quand d'autres indications viennent tout naturellement à l'appui, on peut supposer l'existence d'un engorgement et, éventuellement, une tuberculose miliaire des reins.

Il est beaucoup plus difficile, dans certains cas spéciaux, de se prononcer et de dire si telle affection tire son origine d'une lésion du bassinet ou de l'uretère. Les autres substances organiques, qui se trouvent quelquefois dans l'urine et dont il sera question plus loin, telles que épithélium, cylindres urinaires, etc., etc., doivent alors entrer en ligne de compte pour formuler des conclusions définitives (voir p. 177 et 179).

Si le sang est en très grande quantité dans l'urine et s'il ne se mélange pas intimement avec elle, c'est qu'il provient, dans la plupart des cas, de la vessie. Les hématuries intermittentes, qui occasionnent de violentes douleurs, indiquent clairement la présence dans la vessie de calculs ou de tumeurs.

2. *Leucocytes*. Des leucocytes isolés se trouvent, à l'état normal, dans le sédiment urinaire de l'homme en bonne santé. Les leucocytes n'ont d'importance que quand ils sont en grande quantité ou quand, à l'état isolé, ils accompagnent d'autres éléments pathologiques (cylindres). Ils ne paraissent pas souvent altérés dans leur forme ; parfois cependant, surtout dans l'urine alcaline, ils sont très dilatés, au point de paraître vitreux et homogènes, perdent tout à fait leur forme normale et il ne reste plus que leurs noyaux, qu'on peut souvent rendre visibles en traitant par l'acide acétique. Ils subissent assez souvent la dégénérescence graisseuse, surtout lorsqu'ils ne proviennent pas de l'appareil urinaire, et se trouvent dans les voies urinaires par suite de la rupture d'un abcès des organes voisins (rectum, prostate).

On observe parfois sur les leucocytes de l'urine des appendices protoplasmatiques ; c'est le cas, quand l'urine a une réaction faiblement alcaline.

Les leucocytes, trouvés dans le sédiment urinaire, peuvent provenir des reins, du bassinet, des uretères, de la vessie, de l'urètre ou d'un abcès de l'appareil urinaire ou des organes voisins.

On trouve très fréquemment, dans le catarrhe purulent de la vessie, des sédiments de plusieurs centimètres de hauteur, contenant des leucocytes. J'ai également observé un sédiment purulent aussi épais dans l'urétrite aiguë infectieuse. Le sédiment purulent est très visqueux, filamenteux, et les leucocytes sont plus ou moins altérés (voir ci-dessus). Dans l'inflammation des uretères et dans la pyélite, il peut se trouver dans l'urine des globules de pus en quantité très considérable; cependant leur nombre n'atteint jamais des proportions aussi grandes que dans la cystite. On aperçoit fréquemment, dans cette affection, un précipité floconneux, et l'examen du sédiment montre que ces flocons se composent d'une substance mucilagineuse, vitreuse, qui, au microscope, paraît renfermer une quantité variable de leucocytes. Ces différences ne sont pas très caractéristiques et sont soumises, suivant les cas, à des variations considérables. On pourra malgré tout facilement distinguer quelle est l'affection existante, surtout si on fait attention aux autres symptômes. Dans les affections des reins, on ne trouve ordinairement dans le sédiment urinaire que des leucocytes épars. Il y a exception cependant pour ces cas rares, où un foyer purulent, formé dans le rein, s'est ouvert directement dans les grosses voies urinaires ou dans le bassinet.

Chez la femme, on doit être très circonspect pour diagnostiquer la provenance du pus trouvé dans le sédiment urinaire, car, par suite du mélange de l'urine avec la sécrétion vaginale, comme dans la blennorrhée du vagin, des quantités très considérables de pus peuvent être éliminées avec l'urine. Si on constate la présence subite de grandes quantités de pus dans l'urine (pyurie), c'est que très probablement un abcès s'est ouvert dans les voies urinaires. Pour trouver les leucocytes, le microscope suffit ; si on doute que les globules que l'on voit soient des globules blancs, on ajoute un peu d'iodure de potassium iodé à la préparation ; les leucocytes se colorent alors souvent d'une façon intense en brun acajou (réaction glycogène), tandis que les cellules épithéliales qui, dans quelques cas, peuvent être confondues avec les leucocytes, ne prennent qu'une faible coloration jaunâtre.

3. Epithélium. — D'abord on trouve, dans le nubécule insignifiant que produit chaque urine normale, quelques cellules épithéliales, surtout de l'épithélium pavimenteux, et plus rarement quelques petites cellules épithéliales qui proviennent presque toujours du bassinet ou des uretères et bien rarement des reins même.

Des quantités très considérables de grosses cellules, ordinairement à un noyau, polygonales, parfois aussi ovales (état embryonnaire), proviennent du méat urinaire, du prépuce, et du vagin de la femme. Leur présence en petite quantité ne doit pas être considérée comme la conséquence d'un état pathologique. Quand on les trouve en très grand nombre dans l'urine, cela indique toujours la présence d'un catarrhe ou d'une irritation catarrhale de la muqueuse des voies urinaires. Les cellules épithéliales cylindriques, longues, atténuées dans leurs parties inférieures, à bords bien délimités (*Bizzozero*), proviennent de l'urètre.

Il est très difficile d'établir une différence, à l'examen microscopique, entre les cellules épithéliales du bassinet et celles de l'uretère et de la vessie. D'après *Bizzozero* (1), le type des cellules épithéliales est le même dans toutes ces parties, et *Eichhorst* (2) est du même avis. C'est pourquoi il est très difficile, d'après la forme des cellules épithéliales qu'on

Fig. 58.

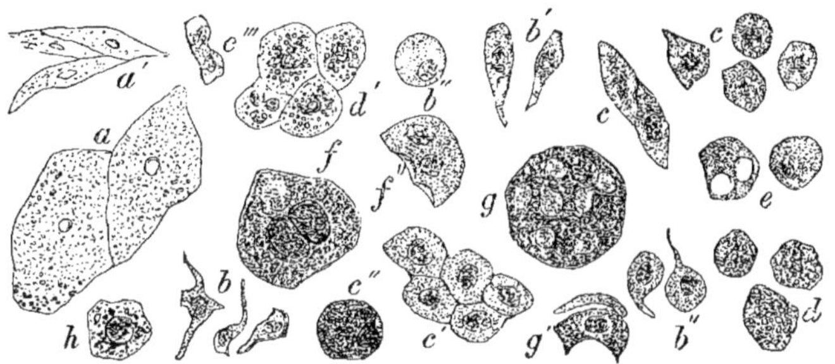

a a' : Epithélium pavimenteux du sédiment urinaire.
b b' b'' : Epithélium de la vessie.
c c' c'' c''' : Epithélium des reins.

d d' : Epithélium des reins, en dégénérescence graisseuse.
e-h : Epithélium de la vessie.

trouve dans le sédiment de l'urine, de déterminer le siège de l'affection. Les cellules épithéliales qui proviennent de ces endroits sont ordinairement un peu plus petites que celles que nous avons signalées antérieurement ; elles ont une forme polygonale ou elliptique, quand elles proviennent des couches superficielles de la muqueuse. Elles sont ordinairement pourvues d'un gros noyau, et leur protoplasma est souvent très granuleux. Les cellules épithéliales des couches moyennes et profondes ont une forme plus ovale, souvent irrégulière, fusiforme, due aux appendices très longs du protoplasma (fig. 58, *b*, *b'*, *b''*) qu'elles

(1) *Bizzozero*, l. c. p. 197.
(2) *Eichhorst*, Lehrb. der physikal. Untersuchungsmethoden innerer Krankheiten, 2e partie, p. 320. — Voir aussi l'histologie de *C. Toldt*, p. 493 et p. 503, Stuttgart, Enke, 1884.

projettent au dehors, et il n'est pas rare de voir de ces cellules à deux appendices. Elles sont ordinairement pourvues d'un gros noyau, et leur protoplasma est manifestement granulé. Ni *Bizzozero*, ni *Eichhorst*, ni moi, n'avons trouvé de différences essentielles dans la morphologie de ces éléments, suivant qu'ils proviennent de la vessie, des uretères ou du bassinet. Cependant je crois qu'en se basant sur leur nombre, on peut déterminer leur provenance. S'ils sont épars, c'est qu'ils viennent des uretères. En quantité modérée, placés les uns au-dessus des autres, comme les tuiles d'un toit, ils sont, à mon avis, des plus fréquents dans la pyélite ; on les trouve sous forme de gazons de cellules épithéliales dans la cystite. Bien que je n'attache pas une trop grande importance à ces différences, elles peuvent cependant, quand les symptômes font supposer l'existence de telle ou telle affection, servir pour compléter le diagnostic différentiel.

En général, ainsi que je l'ai déjà signalé, la présence de ces cellules indique l'irritation ou l'inflammation de la muqueuse du bassinet, des uretères et de la vessie. Si on fait attention à ce que nous avons dit de ces affections, au sujet des leucocytes, il sera facile, vu l'ensemble de ces deux indications et des autres symptômes cliniques, de poser le diagnostic, et d'indiquer s'il s'agit d'une cystite ou d'une affection de l'uretère ou du bassinet.

La présence des cellules épithéliales des canaux urinaires ou des cellules épithéliales des reins dans le sédiment de l'urine est de la plus grande importance.

Celles-ci se distinguent par leur faible grosseur des formes que nous avons déjà décrites ou tout au moins de celles qui proviennent des couches supérieures et moyennes. Elles sont beaucoup plus petites et pourvues d'un noyau relativement gros, ovale, muni de nucléoles. Leur forme est polyédrique : leur protoplasma est finement granulé. Parfois elles sont isolées, souvent même en groupes (fig. 58, *c, c' c'' c'''*) ; elles peuvent alors prendre des formes cylindriques (cylindre épithélial, fig. 60). On les trouve fréquemment placées, isolément ou en groupes, sur des cylindres que nous décrirons bientôt (fig. 69, *c*).

Les altérations que ces cellules peuvent présenter sont d'une grande importance ; elles rappellent assez souvent, par leur aspect ferme, serré, vitreux, les cellules épithéliales dégénérées de l'intestin que *Nothnagel* (1) a décrites. Leur protoplasma est souvent fortement trouble ; quelquefois elles renferment des quantités plus ou moins grandes de gouttelettes de graisse (fig. 58, *d'*); ou bien encore on voit des cellules isolées, placées parfois sur les cylindres hyalins (voir fig. 68, *a*), composées de gouttelettes de

---

(1) *Nothnagel,* l. c. p. 126.

graisse, munies en partie d'un contour (fig. 58, *d*), qui proviennent évidemment des cellules épithéliales décrites ci-dessus (voir aussi fig. 68, *c*).

J'ai vu assez souvent, dans la période de guérison d'une néphrite aiguë (néphrite de la scarlatine et de l'érysipèle), de petites cellules rondes, pourvues d'un noyau excentrique, ressemblant beaucoup aux formes embryonnaires des cellules épithéliales (exemples de régénération de l'épithélium des canaux urinaires).

L'importance de ces produits est très grande au point de vue du diagnostic. Leur présence indique toujours une affection du rein ; et même, dans le plus grand nombre des cas, elle indique une altération inflammatoire des reins. Dans le cas où tous les autres symptômes font supposer l'existence d'une néphrite, on peut avec assez de vraisemblance se baser sur leur état, si on constate dans les reins, en même temps que des altérations inflammatoires, des lésions en voie de dégénérescence. Si ces cellules épithéliales sont fortement dégénérées, on trouvera toujours à l'autopsie une dégénérescence graisseuse plus ou moins accusée de la substance du rein. L'aspect de ces cellules, que nous venons de décrire, indique la présence d'un état amyloïde des reins; ce n'est cependant pas le symptôme pathognomonique de cette affection.

Il faut rappeler de nouveau que, pour formuler un diagnostic, on ne doit pas seulement s'appuyer sur l'aspect que présentent les cellules, mais encore sur les autres états de l'urine.

4. *Cylindres urinaires.* La présence de ces produits est de la plus grande importance. *Vigla* (1), *Quevenne* (1) et *Rayer* (2) les ont vus les premiers dans l'urine. *Simon* (3) et *Nasse* (4) ont fait presque en même temps des observations analogues. *Henle* (5) les a trouvés dans le sédiment urinaire d'un hydropique, et a vu les mêmes produits dans les canaux urinaires des reins, sains et malades. Les renseignements détaillés sur les cylindres urinaires, sur leur reproduction, sont dus à *Rovida* (6).

Leur nombre, leur forme et surtout leur importance sont extrêmement variables. Tout d'abord, il est à remarquer que ces produits ont été trou-

---

(1) *Vigla, Quevenne,* l'Esperience, Nr. 12, 1837 et Nr. 13, 26, 27, 1838, cité d'après un rapport de *Nassé* : Schmidt's Jahrbücher, *34,* 356, 1842.

(2) *Rayer,* Traité des maladies des reins, II, 1840.

(3) *Simon,* Johannes Müller's Archiv für Anatomie, Physiologie und wissenschaftliche Medicin. p. 28, Tab. II, Fig. 4, 1843.

(4) *Nasse,* Schmidt's Jahrbücher, *34,* 356 (Referat) 1842.

(5) *Henle,* dans C. Pfeufer, Zeitschr. für rationelle Medic. *1,* 61 et 68, 1844.

(6) *Rovida,* J. Moleschott, Untersuchungen zur Naturlehre des Menschen und der Thiere, *11,* 1 et *11,* 182, 1867.

vés, aussi bien dans les urines exemptes d'albumine, que dans les urines exemptes de tout état pathologique.

Ainsi, *Nothnagel* (1) a vu ces éléments dans l'urine non albumineuse des ictériques ; *Burkart* (2) et *Fischl* (3) les ont également constatés dans les urines non albumineuses d'individus atteints de catarrhes violents de l'estomac et de l'intestin. Il est évident qu'on ne peut tirer, de la présence de ces éléments, aucune conclusion clinique, sans tenir compte des autres symptômes.

La division suivante des cylindres urinaires me paraît convenable à tous les points de vue.

On peut diviser les cylindres urinaires qu'on trouve dans l'urine en deux grands groupes.

A) Ceux qui se composent d'éléments ou de leur transformation (cylindres organisés).

B) Ceux qui se composent de cristaux (cylindres non organisés).

A) L'importance des cylindres non organisés est très faible. On n'a trouvé, jusqu'à présent, ces éléments, qui se composent d'urates (fig. 59) ou d'hématoïdine, que chez les enfants, dans les premiers jours de la naissance, puis dans les reins des goutteux et les engorgements urinaires.

Peut-être qu'à ce groupe appartient une partie de ces éléments cylindriques qui n'ont jusqu'à présent été désignés que sous le nom de « détritus-cylinder » (cylindres de détritus).

B) Les cylindres organisés se divisent en trois grands groupes : 1. les cylindres composés d'éléments figurés (globules rouges, globules blancs, cellules épithéliales) ; 2. cylindres composés d'éléments figurés transformés (métamorphosés) ; 3. cylindres hyalins, dont l'origine est toujours controversée, et qui ont une importance spéciale, tant au point de vue clinique qu'au point de vue morphologique.

Le 1er groupe comprend les cylindres composés de globules rouges (fig. 61), ceux qui se composent de globules blancs (fig. 62) et enfin les cylindres composés de cellules épithéliales (fig. 60, *a* et *b*, fig. 63 *a* et *b*).

---

(1) *Nothnagel*, Deutsches Archiv für klin. Medic. *12*, 326, 1874.
(2) *Burkart*, Die Harncylinder, l. c. p. 44.
(3) *Fischl*, Prager Vierteljahrsschr. *139*, 27, 1878.
Voir : *O. Bayer*, Archiv für Heilk. *9*, 136, 1868. — *Senator*, Virchow's Archiv, *60*, 476, 1874. — *E. Wagner*, v. Ziemssen's Handb. V. IX, p. 47, III. edit. 1882. — *Knoll*, Zeitschr. für Heilk. *3*, 148, 1882. — *Fürbringer*, Die Krankheiten der Harn.- und Geschlechtsorgane, Wieden, Braunschweig, p. 20, 1884. — *Burkart*, Die Harncylinder, 1884. — *Knoll*, Zeitschr. für Heilk. *5*, 289, 1884.

On doit en outre comprendre dans ce groupe les cylindres recouverts de colonies de bactéries.

Le 2° groupe se divise en cylindres granuleux, — cylindres cireux, — cylindres recouverts de gouttelettes de graisse.

Le 3ᵉ groupe comprend les cylindres hyalins, qui se divisent eux-mêmes en cylindres pourvus de couches stratifiées et en cylindres qui en sont dépourvus.

Ces couches peuvent se composer de globules rouges et blancs, d'épithélium des reins, de bactéries, de cristaux d'espèces différentes. Au 3ᵉ groupe je puis encore rattacher les cylindroïdes de *Thomas*.

Fig. 59.

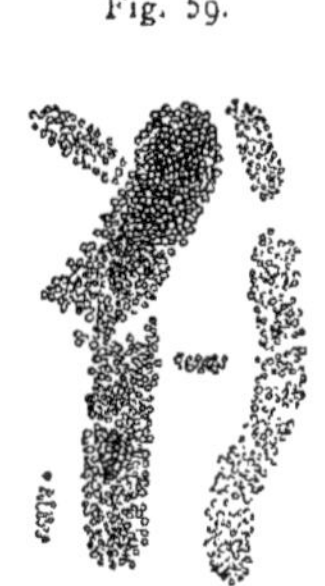

Le nombre de ces éléments est très variable, de même que leurs dimensions.

I. L'origine des cylindres du 1ᵉʳ groupe est encore peu connue. Lorsque de grandes quantités de globules blancs ou rouges passent dans les canaux urinaires, ou sont poussés dans l'épithélium de ces canaux, ils peuvent être enlevés par l'urine qui circule dans les voies urinaires, et être éliminés en totalité avec ce liquide.

La fig. 63 (*a* et *b*) montre des formes rares de cylindres urinaires, composés de cellules épithéliales des reins et de globules blancs, formes que j'ai trouvées chez un homme atteint de néphrite, au moment où apparaissaient l'oligurie et les symptômes urémiques.

L'importance de ces éléments, au point de vue du diagnostic, est très grande. Ils indiquent toujours une affection des reins, et de leur présence on peut conclure en toute vraisemblance à une néphrite aiguë. On trouve ordinairement en même temps tous les éléments représentés dans les fig. 60, 61 et 62, avec prédominance de l'une ou l'autre forme.

Les cylindres qui ne se composent que de colonies de micrococcus ont une toute autre importance (fig. 72, *d*).

Ils ont, dans leur aspect morphologique, une grande ressemblance avec les cylindres granuleux ; ils s'en distinguent cependant, par leur force

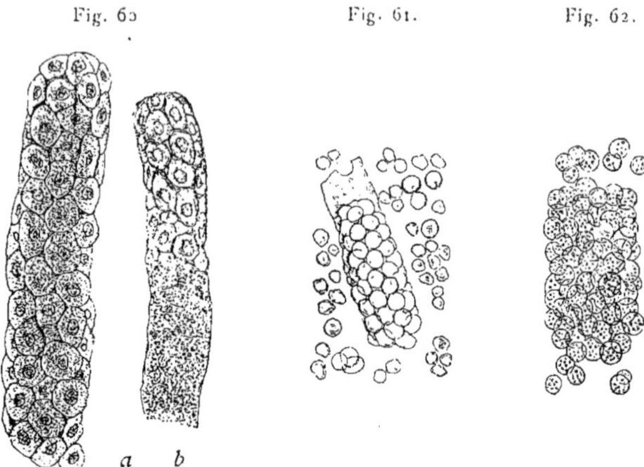

de résistance vis-à-vis les réactifs les plus actifs, tels que la potasse caustique, l'acide nitrique. Ils sont en outre caractérisés par leur couleur

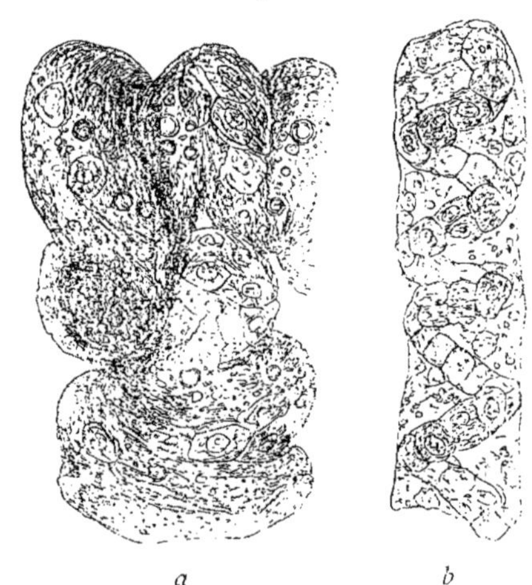

d'un gris opaque et par leur pointillé extrêmement fin et régulier (*Martini*) (1).

---

(1) *Martini*, Archiv für klin. Chirurgie, *16*, 157, 1884.

Leur présence indique, dans la plupart des cas, une néphrite septique, embolique ; on les trouve assez souvent, au début d'une pyélite septique, dans la substance du rein (pyélo-néphrite).

J'ai vu seulement deux ou trois de ces cas. Les éléments représentés dans la figure 72 proviennent d'une urine diabétique, fermentée, et ne sont dus qu'à un état accidentel.

II. Nous allons parler des cylindres contenus dans le 2ᵉ groupe, — cylindres granuleux, — cylindres cireux, — cylindres recouverts de gouttelettes de graisse.

A) *Cylindres granuleux.* Leur longueur et leur largeur sont extrêmement variables ; on n'en trouve souvent que des fragments, mais quelquefois ils sont entiers. Leurs bords sont ordinairement taillés à arête vive, et il n'est pas rare d'en trouver de longs exemplaires tordus (fig. 66 *a* et *b*). Dans le premier cas, l'extrémité paraît pointue, dans le dernier, mani-

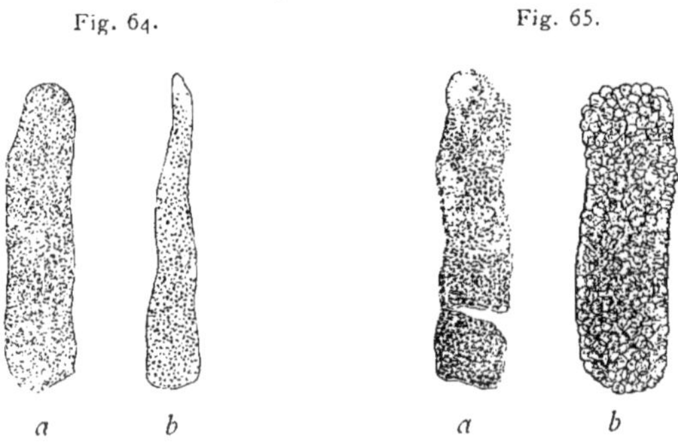

Fig. 64.

      a   b
Fig. 65.

      a   b

festement concave. Leur composition est aussi changeante que leurs contours. Ils se composent parfois de granulations extrêmement fines, qu'on aperçoit seulement à un fort grossissement (*Zeiss*, objectif F) (fig. 64, *a*) ; parfois ils sont constitués par des granulations relativement très grosses (fig. 65, *b*), qu'on peut déjà reconnaître avec l'objectif IV de *Hartnack*. Leur couleur est également variable ; ils présentent tous les degrés, du jaune blanchâtre au rouge brun. Assez souvent on trouve à la surface des dépôts, tels que globules blancs, gouttelettes de graisse et aiguilles de graisse (fig. 66, *b* et fig. 68 *a* et *b*) : ces différences ne servent pas pour différencier les formes diverses des affections des reins.

La présence de ces cylindres urinaires est due, dans la plupart des cas, à une décomposition des cylindres d'épithélium et de sang décrits antérieurement ; cependant on observe assez souvent les formes de transformation des cylindres épithéliaux en cylindres granuleux (fig. 60, *b*). La possibilité de cette transformation des cylindres urinaires a été, à ma connaissance, indiquée pour la première fois par *Rindfleisch* (1), puis par *Langhans* (2).

Leur présence indique ordinairement l'existence d'un processus inflammatoire dans les reins. Je ne les ai observés qu'exceptionnellement et très rarement dans les cas d'induration cyanotique pure des reins, mais ils étaient fréquents dans les formes mixtes d'induration cyanotique et de néphrite (néphrite secondaire). En tous cas, je ne crois pas aller trop loin en attachant une grande importance, pour le diagnostic

Fig. 66.

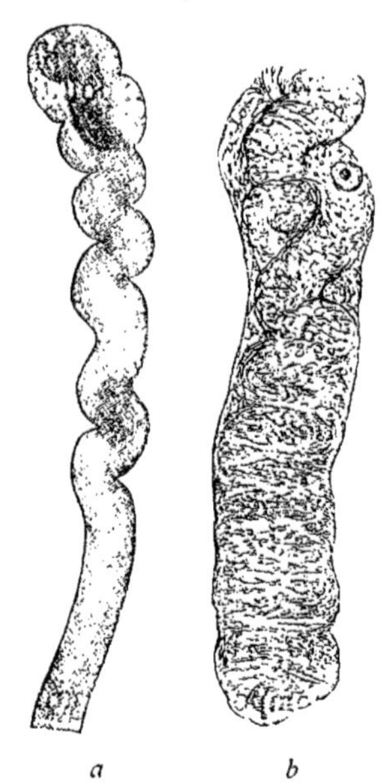

a   *b*

de la néphrite, à la présence des cylindres granuleux en même temps que des autres éléments morphologiques déjà décrits (épithélium des reins).

B) *Cylindres cireux.*

Ces productions sont ordinairement caractérisées par leur grande longueur. Assez souvent elles sont articulées, comme les ténias. On trouve fréquemment aussi des formes courtes et larges, ressemblant à des fragments de cylindres de cette nature. Au microscope, tantôt leur subs-

---

(1) *Rindfleisch*, Lehrb. der pathol. Gewebelehre, p. 438, Leipzig, 1875.
(2) *Langhans*, Virchow's Archiv, 76, 85, 1879.

tance paraît régulièrement homogène et fortement brillante, tantôt il se dépose à leur surface des gouttelettes de graisse isolées ou en groupes, des cellules épithéliales, des globules blancs et rouges, des champignons, et assez souvent des cristaux d'espèces différentes (fig. 67, *a*, *b*, *c*).

Fig. 67.

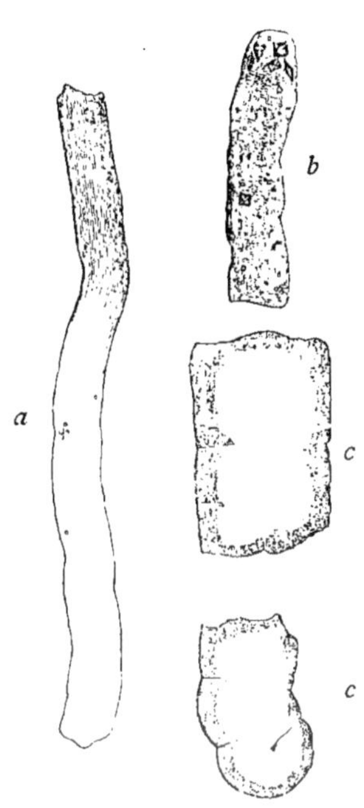

a : Cylindre cireux avec dépôt d'urates; *b* : cylindre cireux avec dépôt de cristaux d'oxalate de chaux
c : fragment de cylindre cireux.

On ne connaît rien de précis sur leur origine. Il me paraît très vraisemblable que les causes de leur formation sont très différentes. Ils peuvent être formés par la coalescence des cellules épithéliales, par des accidents inflammatoires, par exsudation de substances étrangères dans les canaux urinifères (fibrine, amyloïde) (1). Leur nombre est aussi variable que leur forme. Leur présence indique toujours une affection

---

(1) Voir : *Rovida*, l. c., puis : *Weisgerber* et *Perls*, Archiv für experimentelle Pathologie, 6, 113, 1877. — *Posner*, Virchow's Archiv, 79, 361, 1880. — *Voorhove* Virchow's Archiv, 80, 247, 1880. — *Singer*, Zeitschrift für Heilkunde, 6, 143, 1885.

des reins, mais elle ne caractérise pas une affection des reins déterminée. On les trouve dans les néphrites aiguë et chronique, dans l'atrophie des reins et dans les reins amyloïdes. Ils présentent parfois une réaction particulière (réaction amyloïde) avec l'acide sulfurique et l'iodure de potassium iodé ou le violet de méthyle. Mais cette réaction ne se manifeste pas toujours, même quand les reins sont amyloïdes, et il arrive fréquemment que, dans les cas amyloïdes, cette réaction manque, alors qu'elle existe dans les autres affections des reins. Ce symptôme n'a donc aucune valeur pour le diagnostic.

c) *Cylindres recouverts de gouttelettes de graisse.*

Ces gouttelettes se présentent sous forme de dépôts sur les cylindres

Fig. 68.

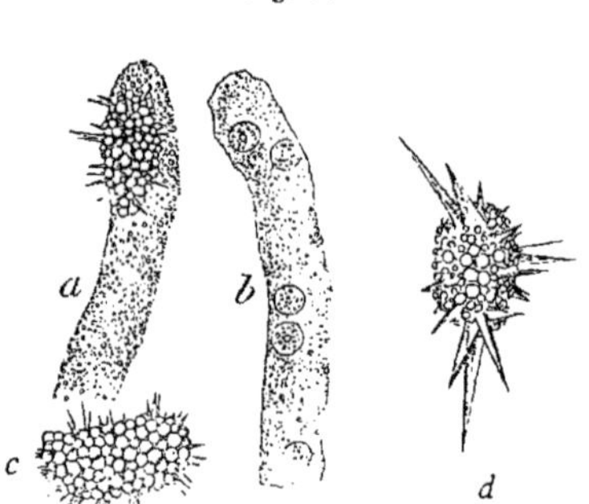

: Cylindre granuleux recouvert de gouttelettes de graisse et de cristaux ; *b* : Cylindre granuleux recouvert de leucocytes ; *c* et *d* : Cylindre de gouttelettes de graisse.

granuleux (fig. 68 *a*). Ces cylindres sont assez souvent courts, fortement réfringents, cylindriques, recouverts de tous côtés d'aiguilles de graisse (fig. 68, *c* et *d*).

J'ai trouvé plusieurs fois de ces cylindres, avec gouttelettes et aiguilles de graisse, depuis que *Knoll* (l. c.) les a signalés pour la première fois, et je puis résumer mes observations, relativement à leur importance, de la façon suivante. Ils se trouvent seulement dans les processus inflammatoires des reins, subaigus et chroniques, de longue durée, qui produisent la dégénérescence graisseuse du tissu du rein. Aussi leur présence indique un pronostic défavorable pour la vie du malade, ainsi que l'a déjà indiqué *Knoll* (l. c.). A l'autopsie, dans ce cas, on trouve ordinairement des « gros reins blancs, hypertrophiés » ; parfois cependant les reins sont plus ou moins atrophiés, mais toujours ils présentent une dégénérescence graisseuse très accusée. Les cristaux qui rayonnent à la surface de ces cylindres ne se composent pas toujours de graisse, mais peut-être aussi en partie de sels de chaux et de magnésie, des acides gras supérieurs ou des autres combinaisons chimiques analogues, car une partie de ces cristaux ne se dissout pas dans l'éther. Relativement à leur importance, il faut faire remarquer qu'ils doivent provenir des cellules épithéliales des reins en voie de dégénérescence graisseuse.

III. *Les cylindres hyalins* sont plus ou moins longs et extrêmement pâles et fins; ils sont visibles, pour les personnes exercées, par l'addition de solutions de substances colorantes. Ils peuvent se trouver en grosseur et en nombre variables, et ont une importance pathologique différente, suivant qu'ils sont recouverts ou non d'un dépôt.

Fig. 69.

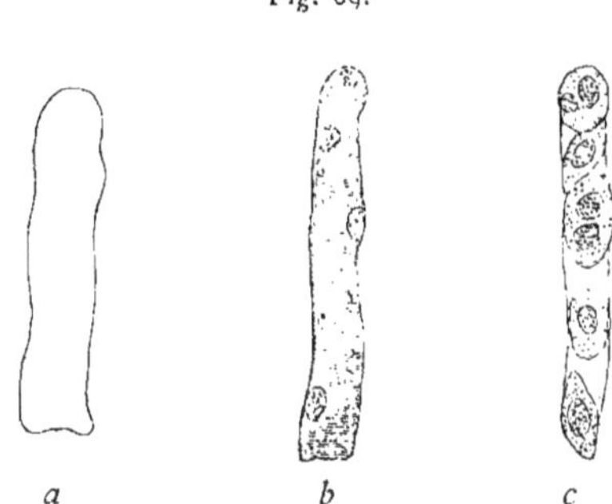

a   b   c

a : Cylindre hyalin; *b* : cylindre hyalin revêtu de leucocytes; *c* : cylindre hyalin revêtu de cellules épithéliales du rein.

Je ne saurais attribuer une importance pathologique, pour diagnostiquer une affection locale des reins, à tous les cylindres hyalins qu'on rencontre en petit nombre dans le sédiment de l'urine, dans les affections qui ne se rattachent pas à l'albuminurie. *Nothnagel* (1) les a cependant observés dans l'urine non albumineuse d'un ictérique, et *Henle* (2) même dans les reins sains. Je les ai rencontrés plusieurs fois dans les urines, où, pendant le cours de la maladie, toute affection des reins était exclue ; c'est pourquoi je tiens à mettre les observateurs en garde contre la tendance à diagnostiquer une affection des reins ou peut-être même une néphrite, rien qu'à la présence dans l'urine de ces cylindres hyalins. Cela est tellement vrai que, d'après les observations de M. *Huppert* (3), il

---

(1) *Nothnagel*, l. c.
(2) *Henle*, l. c.
(3) *M. Huppert*, Virchow's Archiv. 59, 395, 1874.

est démontré que l'urine éliminée après les cas d'épilepsie contient, avec de l'albumine, des cylindres hyalins ; l'albumine (voir ci-dessous) et les cylindres peuvent donc se trouver dans des cas où toute altération inflammatoire des reins est exclue.

Ces productions n'ont d'importance que si elles sont pourvues de couches stratifiées. Ainsi, dans la néphrite, on trouve assez souvent, à côté des formes différentes d'autres cylindres, des cylindres hyalins sur lesquels se sont déposées des cellules (fig. 69, *c*), normales ou dégénérées, des leucocytes (fig. 69, *b*) et des globules rouges.

Dans les cas graves d'ictère hépatique, dans le carcinome secondaire du foie, on trouve toujours, même quand ils ne se compliquent pas d'hépatite, des cylindres hyalins, incolores, recouverts de cellules épithéliales du rein d'un jaune d'or, et qui, par l'addition d'acide nitrique, se colorent en rouge, puis en bleu.

De même, dans l'engorgement des reins, il n'est pas rare de voir se déposer des urates sur les cylindres, et même d'autres cristaux, comme l'oxalate de chaux, et des bactéries.

Nous devons encore mentionner ici les cylindroïdes, ces longs éléments rubanés qui ont été découverts, par *L. Thomas* (1), dans l'urine d'individus atteints de scarlatine, et qui, dans des cas assez rares, se trouvent aussi dans l'urine normale (*Bizzozero*) (2), parfois même dans la néphrite, dans la cystite, dans les engorgements urinaires. Toutefois ces éléments ne sont pas caractéristiques d'une affection du rein.

Quant à l'origine des cylindres hyalins et des cylindroïdes, je suis de l'avis de *Rovida* (3) qui admet que ces éléments représentent une espèce de produit de sécrétion de l'épithélium des conduits urinaires, ce qui explique leur présence même en l'absence de lésions graves des reins. Il faut

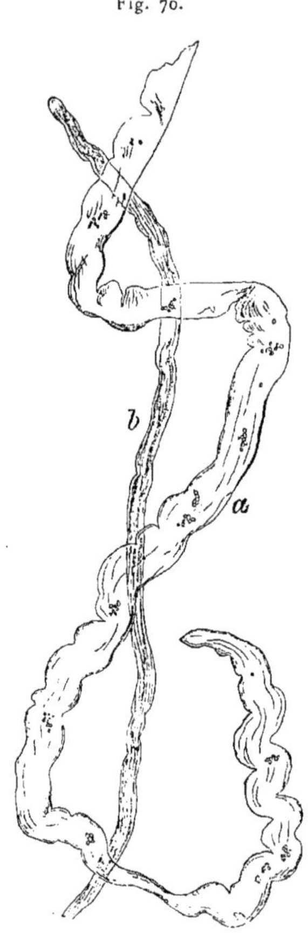

Fig. 70.

a et *b* : Cylindroïde d'un engorgement urinaire.

---

(1) *L. Thomas*, Archiv für Heilkunde, *11*, 130, 1870.
(2) *Bizzozero*, l. c.
(3) *Rovida*, l. c., p. 8.

cependant ajouter que l'expérimentation animale, qui a déjà été mise en pratique depuis plusieurs années par *Ribbert* (1), fait pencher vers cette supposition que les cylindres hyalins proviennent directement de l'albumine extravasée dans les canaux urinifères.

Analyse des cylindres.

Pour trouver ces cylindres, il suffit toujours de laisser l'urine en repos pendant plusieurs heures, après avoir eu soin d'ajouter des désinfectants (voir p. 174) ; puis on enlève le sédiment au moyen d'une pipette et on l'examine au microscope.

Les cylindres des groupes I et II sont faciles à reconnaître, même sans l'addition d'aucun réactif colorant; la difficulté est parfois plus grande pour trouver les cylindres hyalins non revêtus de dépôts. Je crois cependant que la coloration, c'est-à-dire l'addition de quelques gouttes d'une solution d'iodure de potassium iodé, donne de bons résultats. On peut employer aussi d'autres substances colorantes, telles que le picrocarminate, le violet de gentiane, l'éosine, l'hématoxyline acide, la safranine, le brun de Bismarck, et le violet de méthyle (*Knoll*). Mais il est à remarquer que tous les cylindres ne prennent pas la couleur et même que les cylindres, tout à fait semblables au point de vue morphologique, possèdent une manière d'être très différente vis-à-vis les solutions colorantes.

Pour ces analyses, on recommande de colorer le sédiment avec des solutions faibles des matières colorantes ci-dessus, après l'avoir lavé au préalable avec une solution de sel (*Knoll*) (2).

Propriétés chimiques des cylindres urinaires.

D'après les travaux célèbres de *Rovida* (3), on sait que les cylindres hyalins et les cylindroïdes ont la propriété chimique, et c'est là leur propriété capitale, d'être solubles dans les acides minéraux dilués. La manière d'être des cylindres cireux vis-à-vis des agents chimiques rappelle, d'après les observations de *Rovida*, celle des albuminates, dont ils se séparent cependant par certaines réactions. Il résulte en outre de ces observations que la substance des cylindres urinaires ne se rapporte pas à celle des corps albuminoïdes, mais bien à leurs dérivés, opinion qui a été émise longtemps avant les publications de *Rovida* et de *L. Mayer* (4). Il faut encore faire remarquer que *Knoll* a trouvé que la substance des cylindres hyalins n'est identique avec aucun des corps abuminoïdes connus jusqu'à ce jour, tels qu'albumine acide, albumine, albuminate, albuminose, globuline, fibrine, mucine ou peptone.

---

(1) *Ribbert*, Centralblatt für die medicinischen Wissenschaften, *19*, 305, 1880.

(2) *Knoll*, l. c. p. 297.

(3) *Rovida*, l. c.

(4) *E. L. Mayer*, Virchow's Archiv, 5, 199, 1853.

5. *Spermatozoïdes.* Ils ont jusqu'à 50 μ. de long, et sont pourvus d'une tête et d'une queue. La tête a 4 à 5 μ. Ils ont la forme d'une poire, et leur queue diminue de largeur à partir de la tête.

On trouve les spermatozoïdes dans l'urine de l'homme, après le coït, les pollutions ou les éjaculations, comme dans les accès d'épilepsie (*M. Huppert*) (1). On trouve aussi dans l'urine des femmes, après le coït, des filaments de sperme (Voir chap. ix).

6. *Eléments de tumeurs.* On trouve très rarement des éléments de tumeurs dans l'urine. Je ne les ai jamais considérés comme utiles pour le diagnostic dans les cas de tumeurs des reins. Il peut cependant arriver qu'un carcinome de la vessie se désagrège ou qu'une tumeur des organes voisins, c'est-à-dire du vagin ou du rectum, s'introduise dans la vessie, et alors on peut trouver dans l'urine les éléments constituants de cette tumeur. S'il s'agit de tumeurs de pigment, les parties constituantes de ces tumeurs, c'est-à-dire les granulations mélaniques, sont faciles à reconnaître. Mais, dans d'autres cas, les cellules du carcinome peuvent être confondues avec des cellules épithéliales normales, aussi le diagnostic basé sur la présence de ces cellules n'offre-t-il jamais de sécurité que lorsque les autres symptômes cliniques font supposer l'existence d'un carcinome. Les grosses tumeurs sont rarement éliminées avec l'urine (polypes, etc.).

7. *Parasites.*

1. *Champignons.* Nous conserverons ici la division en moisissures, ferments et levures, schizomycètes, et nous les diviserons, d'après leur action physiologique, en pathogènes et non pathogènes.

a) **Champignons non pathogènes.** Ces trois formes de champignons peuvent se trouver dans l'urine. L'urine normale récemment éliminée ne contient cependant jamais de champignons (*Leube*) (2). Au bout de quelque temps, quand l'urine normale est abandonnée à elle-même, le nombre des micro-organismes qu'on y trouve est considérable. Il est à remarquer que, dans l'urine normale, en fermentation ammoniacale, on ne trouve presque que des schizomycètes avec des champignons de la levure, tout à fait isolés.

Les moisissures sont des plus rares dans l'urine normale corrompue. Par contre, dans l'urine diabétique corrompue, après la fermentation alcoolique du sucre, les levures et les bactéries sont en très grande quantité, et recouvrent d'une couche blanchâtre de plusieurs millimètres

---

(1) *M. Huppert,* l. c.
(2) *Leube,* Zeitschr. für klin. Medic. *3,* 233, 1881.

l'urine trouble à odeur modérément désagréable, de sorte que, rien qu'à la présence de cette couche, on peut conclure que l'urine contient de grandes quantités de sucre.

La présence de grandes quantités de levures dans l'urine corrompue a une certaine importance, en tant qu'elle indique avec une grande vraisemblance que l'urine contient beaucoup de sucre et peut, de cette façon, attirer l'attention sur la glycosurie.

Les éléments microscopiques que présente une urine normale en fermentation sont très variables. Il est très probable que plusieurs

Fig. 71.

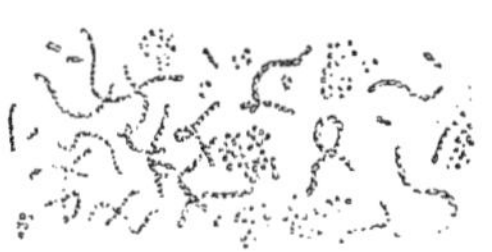

champignons participent à la transformation de l'urée en carbonate d'ammoniaque (*Miquel*) (1), (*V. Jaksch*) (2), (*Leube*) (3), (*Billet*) (4), (*C. Flügge*) (5). Ce qui prédomine dans l'urine, ce sont des colonies de micrococcus, surtout le micrococcus ureæ, qui forme presque des cultures pures à la surface de l'urine (fig. 71), puis des coccus relativement gros, ovales, en chapelet. On trouve aussi des bactéries de toutes grosseurs, de toutes formes, et assez souvent des formes en spirale très longues, — des bacilles munis de grosses spores, des coccus qui forment des balles rondes, tantôt grosses, tantôt petites, d'une coloration foncée (fig. 72, *g*). Il y a aussi des sarcines dans l'urine. Elles sont plus petites que les sarcines de l'estomac et égalent en grosseur celles du poumon (voir p. 70).

b) **Champignons pathogènes**. La présence d'une grande quantité de champignons dans l'urine fraîche est beaucoup plus importante; elle montre, quand il ne s'agit pas de champignons pathogènes déterminés, que les champignons non pathogènes peuvent avoir une action nocive, en déterminant la décomposition de l'urine dans la vessie.

(1) *Miquel*, Bulletin de la société chim. de Paris, *31*, 392. 1879 et 32, 126, 1879 cité d'après *Huppert*, l. c. p. 8.
(2) *v. Jaksch*. Zeitschr. für physiol. Chemie, 5, 398, 1881.
(3) *Leube*, Virchow's Archiv, *100*, 540, 1885.
(4) *Billet*, Comptes rendus, *100*, 1252, 1885.
(5) *C. Flügge*, l. c. p. 169

Des observations sur la bactériurie ont été rapportées par *Roberts* (1), *Schottelius* (2) et *Reinhold* (2). Ce sont des cas dont l'étiologie n'est pas encore complètement élucidée, et qu'on peut réunir sous le nom de bactériurie idiopathique. Il faut faire remarquer que, dans l'observation de *Schottelius* (2), la bactériurie ne produit absolument aucun symptôme morbide.

Chez un homme qui n'avait jamais été cathétérisé et qui souffrait depuis longtemps de gonorrhée et de cystite, j'ai observé, longtemps après la disparition des symptômes, la présence d'une urine trouble, ammoniacale, intermittente, contenant des quantités énormes de micro-

Fig. 72.

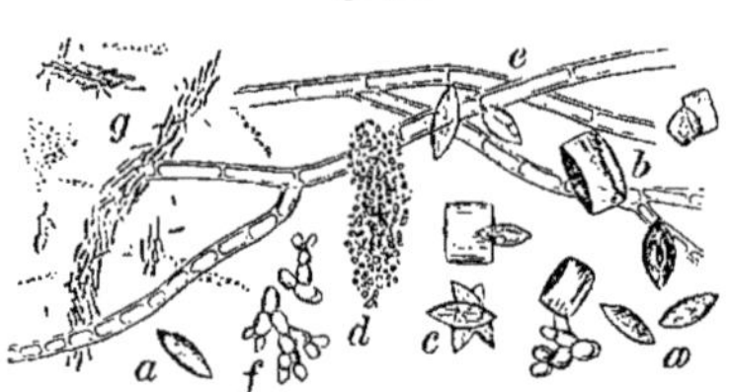

a b c : Formes différentes d'acide urique.	*e :* Moisissures.
d : Micrococcus à forme cylindrique.	*f :* Levures.
	g : Bacilles et microcoques.

coccus de toutes espèces. Cet accès de bactériurie était accompagné de douleurs.

On observe très fréquemment la bactériurie après l'usage de cathéters malpropres (non stérilisés) (*Fischer*) (3), (*Teufel*) (4). On ne l'observe pas dans tous les cas, mais souvent cependant à la suite d'une cystite. Tout dernièrement *Crämer* (5) a décrit une très intéressante observation de décomposition de l'urine par les champignons.

L'élimination de champignons pathogènes avec l'urine est très importante dans les maladies infectieuses diverses, comme dans l'érysipèle, le typhus récurrent, les processus septiques et la tuberculose.

Tout d'abord faisons une remarque générale.

Je puis, après de nombreuses recherches confirmant les observations de *Kannenberg* (6) et *Litten* (7), dire que, dans les maladies infectieuses,

(1) *Roberts*, On Bacilluria, Int. med. Congress, II, 157 — 163, London, 1881.

(2) *Schottelius* et *Reinhold*, Centralbl. für klin. Medic. 8, 635, 1886.

(3) *Fischer*, Berliner klin. Wochenschr. 1, 18, 1864.

(4) *Teufel*, Berliner klin. Wochenschr. 1, 17, 1864.

(5) *Crämer*, Zeitschr. für klin. Medic. 6, 54, 1883.

(6) *Kannenberg*, Zeitschr. für klin. Medic. 1, 506, 1880.

(7) *Litten*, Zeitschr. für klin. Medic. 4, 191, 1882.

l'urine récemment éliminée, surtout si elle contient de l'albumine et des cylindres, renferme une grande quantité de micro-organismes passablement différents.

Dans tous les cas d'érysipèle, j'ai trouvé dans l'urine, lorsque cette affection se manifestait avec les symptômes types de la néphrite aiguë, d'énormes quantités de champignons, ressemblant complètement, par leur aspect morphologique, au streptococcus pyogenes ou erysipe_ latus (*Fehleisen*) (1).

L'urine était presque toujours trouble à sa sortie, et à l'état frais, contenait un nombre infini de champignons en chaînettes. Régulièrement, dans ce cas, la bactériurie ou la néphrite disparaissait avec la fin de l'érysipèle.

Lorsqu'il s'agit d'une néphrite à cours favorable, elle est annoncée par l'examen microscopique et chimique : beaucoup d'albumine, de sang, de cylindres, des groupes I et II, de cellules épithéliales, de leucocytes, etc., etc.

Ainsi que je l'ai déjà mentionné à un autre endroit (p. 182), des cylindres ont été observés fréquemment dans l'urine, dans les processus septiques, cylindres qui, d'après leurs propriétés chimiques, paraissaient se composer de micrococcus (*Martini*) (2), (*Litten*) (3), (*Senetz*) (4). *Weichselbaum* (5) a en outre trouvé dans l'urine, dans l'endocardite verruqueuse, des microcoques spécifiques. *Philipowicz* (6) a constaté que les bacilles de la tuberculose et les bacilles de la morve peuvent passer dans l'urine.

On trouve très rarement des bacilles de la fièvre récurrente (voir p. 25) dans l'urine, et seulement lorsque, pendant les accès de fièvre, il y a eu hémorragie dans les reins. Par contre, *Kannenberg* (7) dit que, pendant ces accès, des microbes différents, en très grand nombre, sont éliminés par les reins.

La recherche des bacilles de la tuberculose dans l'urine a acquis une très grande importance, au point de vue du diagnostic, dans ces dernières années. (*Leube* (8), *Rosenstein* (9), *Babes* (10), *Shingleton Smith* (11), *Irsai* (12), *Benda* (13).

(1) *Fehleisen*, Die Aetiologie des Erysipels, Berlin, 1883.

(2) *Martini*, l. c.

(3) *Litten*, Zeitschr. für klin. Medic. 2, 452, 1881.

(4) *Senetz*, Petersburger medic. Wochenschr. Nr. 46, 1883.

(5) *Weichselbaum*, Wiener medic. Wochenschr. *34*, 241, 1885.

(6) *Philipowicz*, Wiener medic. Blätter, *34*, 673 et 710, 1885.

(7) *Kannenberg*, l. c.

(8) *Leube*, Sitzungsberichte der physik.-medic. Acad. Erlanger, 11. December 1882.

(9) *Rosenstein*, Centralbl. für medic. Wissenschaften, *21*, 65, 1883.

(10) *Babes*, Centralbl. für medic. Wissenschaften, *21*, 129, 1883.

(11) *Shingleton Smith*, The Lancet, II, 942, 1883.

(12) *Irsai*, Wiener medic. Presse, 1141 et 1173, 1884.

(13) *Benda*, Deutsche medic. Wochenschr. *10*, 154, 1884.

La recherche de ces bacilles dans l'urine se fait exactement de la même façon que pour la recherche des bacilles de la tuberculose dans les crachats, ainsi que nous l'avons indiqué (p. 72). Leur présence indique, dans la plupart des cas, une tuberculose ulcéreuse dans une région de l'appareil urinaire, surtout si ces bacilles sont en groupes en forme d'S, comme dans les cultures pures (fig. 73). Cependant, il faut ajouter que *Philipowicz* (1) a trouvé quelques bacilles de la tuberculose isolés dans l'urine d'individus qui souffraient de tuberculose miliaire et qui n'avaient aucun foyer tuberculeux ulcéré dans la région de l'appareil génito-urinaire.

On ne peut donc diagnostiquer sûrement la région où la tuberculose a son siège ; cependant, en faisant attention à la présence dans l'urine des éléments différents, on peut facilement porter un diagnostic assuré.

Fig. 73.

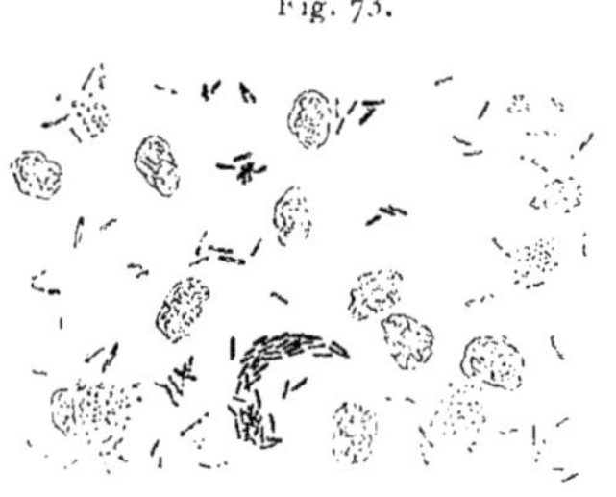

Il peut y avoir dans les reins des processus caséeux, resssemblant anatomiquement aux formes de la tuberculose chronique des reins, et dans lesquels on ne peut trouver, même par un examen attentif, des bacilles types, ni dans l'urine, ni dans les masses caséeuses. Il peut exister aussi dans les reins, comme dans les poumons, des processus inflammatoires, identiques, non spécifiques, avec destruction des tissus.

On supposera toujours l'existence de la tuberculose des reins, et on examinera l'urine au point de vue de la recherche de ces bacilles, si, dans le cours d'une tuberculose pulmonaire datant de longtemps, il y a présence d'albumine ou de pus dans l'urine ; ces symptômes, après examen microscopique, chimique et clinique, permettront de diagnostiquer une dégénérescence amyloïde des reins, une néphrite chronique ou une cystite compliquant une tuberculose pulmonaire.

Pour examiner l'urine, au point de vue de la recherche des champignons pathogènes, il est nécessaire de la verser directement dans des vases bien désinfectés, après désinfection préalable des canaux urinifères (2) ; on dépose alors une parcelle de sédiment sur la lamelle

____

(1) *Philipowicz*, l. c.
(2) Voir *Leube*, l. c.

porte-objet, suivant les procédés indiqués. Dans certains cas, nous nous servirons du procédé de culture en plaque de *Koch* pour isoler quelques germes; et, quand il s'agira de champignons pathogènes, nous aurons recours à l'inoculation animale.

2. *Infusoires.*

J'ai eu fréquemment l'occasion de trouver des infusoires dans l'urine. Mais il ne s'agissait jamais d'urine fraîche, presque toujours elle était plus ou moins décomposée et présentait ordinairement une faible réaction alcaline. J'en ai vu qui étaient complètement identiques avec les Cercomonas intestinalis observés dans les fèces. *Hassal* (1) a aussi observé dans l'urine des infusoires qu'il désignait sous le nom de Bodo urinarius. Ces parasites n'ont aucune importance au point de vue pathologique.

Fig. 74.

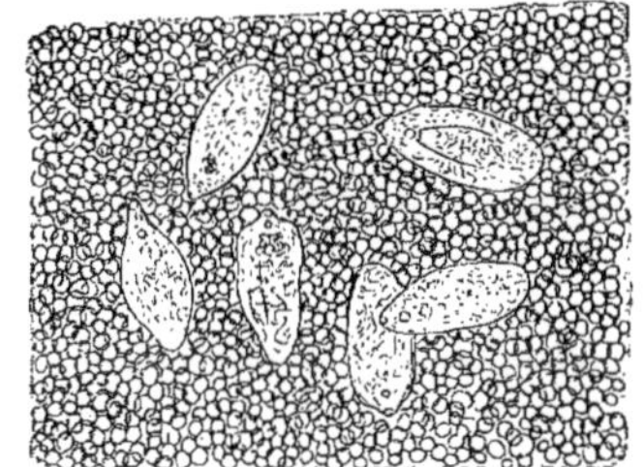

3. *Vers.*

1. *Distoma hæmatobium.*

On trouve très fréquemment chez les les habitants des tropiques, non seulement dans les voies urinaires, mais encore dans l'urine, les œufs déjà décrits du distoma hæmatobium (voir p. 29). L'urine, par suite de la présence de ce parasite, éprouve des altérations : elle contient du sang (fig. 74) et assez souvent de la graisse en grande quantité.

2. *Filaria sanguinis hominis.*

Celle-ci a été vue dans quelques cas dans l'urine par *Lewis*. Dans ces cas, le sang contenait également beaucoup de filaires. Ordinairement, il y a en même temps élimination d'une grande quantité de sang et de pus avec l'urine; ce sont probablement ces vers qui produisent l'hématurie des tropiques, qui a été observée et décrite, pour la première fois, au Brésil, par *Wucherer*.

---

(1) *Hassal*, Lancet, II, 21. November 1859, cité d'après Schmidt's Jahrbücher, *109*, 157, 1861.

3. *Echinocoques*. Les kystes d'échinocoques ou les restes de kystes sont très rares dans l'urine. Dans le cas où on y trouve des kystes d'échinocoques, ceux-ci peuvent s'être développés dans les voies urinaires, ce qui est très rare, ou bien ce sont des kystes ayant leur siège dans un organe voisin qui se sont rupturés dans les conduits urinaires. Avec les formes caractéristiques des échinocoques (fig. 34) et de leur membrane d'enveloppe, on trouve dans le sédiment urinaire des globules du sang, en plus ou moins grande quantité, des leucocytes, et, parfois aussi, en très grand nombre, des éléments de chaque partie de l'appareil urinaire directement lésé par le développement de ces kystes.

4. *Eustrongylus gigas*. D'après *Leuckart* (1), la présence de ce parasite dans les voies urinaires est des plus rares même et douteuse.

5. Dans des cas très rares, on a trouvé des *ascarides* dans l'appareil urinaire de l'homme ; ils proviennent toujours de l'intestin. On les trouve dans l'urine, quand il y a communication anormale entre l'appareil urinaire et l'intestin.

Schreiber (2) a trouvé dans l'urine d'une femme un ver qui, selon lui, provient des parties génitales. Il a désigné ce ver sous le nom de *Rhabditis genitalis*.

II. Précipités cristallisés et amorphes (*sédiments non organisés*) (3).

La couleur du sédiment et la réaction de l'urine indiquent déjà souvent quelles sont les parties constituantes qui dominent dans ce sédiment.

S'il se présente dans l'urine, après un temps de repos assez court, un précipité rouge intense, c'est qu'il s'agit d'un sédiment composé d'urate. La couleur provient de la substance colorante de l'urine, car les urates purs, de même que l'acide urique pur, sont incolores. Si, en chauffant le précipité, il se dissout sans addition d'acide, c'est une preuve qu'il s'agit d'un précipité contenant des urates.

Si l'urine a une réaction alcaline, et si on y trouve un précipité blanc, floconneux, c'est qu'elle se compose probablement, dans le cas où il n'y a pas de pus, de phosphates, de carbonates et

---

(1) *Leuckart*, l. c. p. 390.

(2) *Scheiber*, Virchow's Archiv, *82*, 161, 1884, voir aussi *Örley*, Die Rhabditiden und ihre medic. Bedeutung, Friedländer, Berlin, 1886.

(3) Nous indiquerons, en même temps que les propriétés microscopiques des sédiments, les réactions chimiques et micro-chimiques les plus importantes des sels qu'ils renferment.

d'urates alcalins. Ce précipité est insoluble à la chaleur, et soluble par l'addition d'acides (acide acétique).

Parfois aussi on peut trouver des sédiments mélangés, composés d'urates et de phosphates, ce qui arrive lorsque l'urine concentrée, à réaction acide, est évacuée successivement et prend, après repos, une réaction alcaline, par suite de la fermentation ammoniacale.

On trouve des sédiments riches en urates, à l'état fébrile, dans les engorgements urinaires et assez souvent, ainsi que je l'ai mentionné ci-dessus (p. 173), chez des individus parfaitement sains, lorsqu'une sécrétion exagérée de sueur a lieu après une faible ingestion d'eau.

Les sédiments phosphatés se présentent par contre dans tous les cas où l'urine est alcaline ; mais cela n'indique pas toujours un état pathologique, car ils peuvent se déposer après l'usage d'eau carbonatée.

Fig. 75.

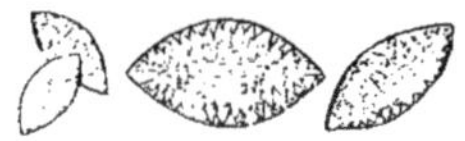

Dans les états pathologiques, dans la dyspnée, nous trouvons assez souvent des sédiments riches en phosphates, et, en général, nous pouvons dire qu'ils sont plus fréquents dans les maladies chroniques que dans les maladies aiguës.

Cette composition du sédiment nous indique quels sont les sels qui prédominent dans l'urine. Pour déterminer exactement les principes non organisés qui se trouvent dans le sédiment urinaire, il est nécessaire de recourir à l'examen microscopique et microchimique.

Les principes constituants du sédiment peuvent être ou cristallisés ou amorphes. Suivant que ces précipités cristallisés ou amorphes se trouvent dans l'urine acide ou alcaline, ils ont une importance différente. C'est pourquoi nous allons parler séparément des sédiments de l'urine acide et de ceux de l'urine alcaline.

A) Sédiments de l'urine acide.

I. Sédiments cristallisés.

I. Acide urique. Il se présente sous forme de cristaux colorés en jaune brun intense, de formes extrêmement variables, tantôt gros, tantôt épais, semblables à une pierre à aiguiser (fig. 72, *a* et fig. 75), souvent munis d'un noyau foncé ; tantôt sous forme de cristaux pointus, allongés (fig. 76), ou sous forme de tables rhomboïdales (fig. 72, *b* et 75) à coins émoussés. Quelquefois on ne trouve que quelques cristaux isolés, d'autres fois ils sont réunis en groupes ; leurs formes sont très variables. Malgré tout, ils sont très faciles à reconnaître à leur couleur d'un brun jaunâtre. Ils se dissolvent sous le microscope, après addition de potasse, et peuvent, sous l'action de l'acide chlorhydrique, se séparer de nouveau en cristaux de forme rhomboïde.

Fig. 76.

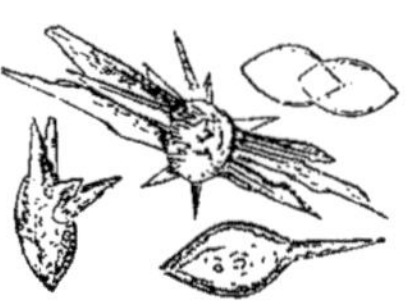

Dans certains cas particuliers, on peut les reconnaître au moyen de l'essai avec le murexyde (voir p. 43).

2. *Oxalate de chaux.* Il est caractérisé par des octaèdres (en forme d'enveloppe de lettres) transparents, fortement réfringents, solubles dans l'acide chlorhydrique et insolubles après l'addition d'acide acétique (*Fürbringer*) (1).

Fig. 77.

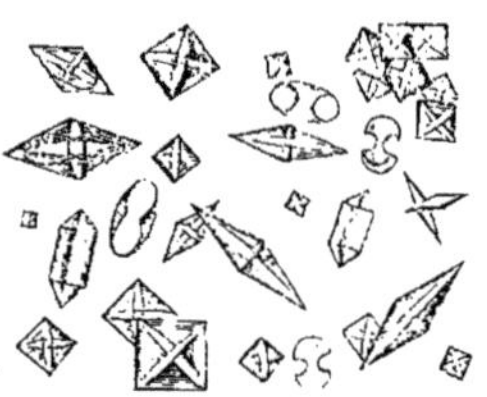

La présence de cristaux isolés n'a aucune importance, car on les trouve dans toutes les urines normales. De même, un sédiment de cette nature, composé d'oxalate de chaux en grande quantité, n'a aucune importance, si on a ingéré des aliments contenant de l'oxalate de chaux, tels que pommes de paradis, fèves vertes, raves rouges, asperges.

S'il s'agit d'une oxalurie pathologique (voir p. 264), on ne pourra pas toujours la diagnostiquer avec certitude, au moyen du microscope, car une urine peut contenir de grandes quantités d'acide oxalique, sans que

---

(1) *Fürbringer,* Archiv für klinische Medicin, *18,* 143, 1876.

cet acide ou ses sels prennent la forme cristalline. On doit donc, dans ce cas, déterminer quantitativement l'acide oxalique contenu dans l'urine.

3. *Bilirubine et Hématoïdine.*

La bilirubine se présente souvent sous forme de petites tablettes rhomboïdales, dont la coloration varie du jaune au beau rouge rubis, et aussi sous forme de faisceaux d'aiguilles ; elle est quelquefois amorphe. Les cristaux sont solubles dans la lessive de soude, et, après addition d'une goutte d'acide nitrique, se transforment en une auréole verte. *Kussmaul* (1) les a trouvés dans l'urine ictérique et *Ebstein* (2) dans la pyélo-néphrite.

L'hématoïdine ressemble extraordinairement à la bilirubine, et par son aspect et par ses propriétés chimiques. Ses cristaux sont semblables à ceux de la bilirubine (voir fig. 56).

Ils se distinguent cependant de ceux de la bilirubine par la coloration bleue prédominante qu'ils prennent après l'addition d'acide nitrique (*Holm*) (3), et par leur insolubilité dans la lessive de potasse et l'éther (*Städeler*) (4). D'après *Hoppe-Seyler* (5), la bilirubine serait, quant au reste, identique à l'hématoïdine; l'observation suivante confirme cette opinion.

J'ai observé souvent que les éléments figurés, colorés en jaune, qui se trouvent dans l'urine ictérique, surtout les cellules épithéliales, se colorent en rouge intense et ensuite en bleu, après l'addition d'acide nitrique, et présentent une réaction qui ne doit provenir que de l'hématoïdine. Malgré tout, il s'agit dans ce cas, sans aucun doute, de la bilirubine (voir aussi p. 188).

Leyden (6) a trouvé ces cristaux dans la néphrite grave, *Fritz* (7) dans une série d'autres affections chroniques et aiguës, dans un cas de carcinome hépatique, dans la scarlatine et l'iléo-typhus ; ordinairement ils étaient unis aux éléments figurés et libres seulement en partie dans l'urine ictérique. En général, on peut bien dire que la présence de ces cristaux libres, en grande quantité, permet de conclure à une extravasation du sang, ou à la rupture d'un abcès (kyste d'échinocoque purulent) dans les voies urinaires.

4. *Phosphate ammoniaco-magnésien.* Ces cristaux sont très fréquents

---

(1) *Kussmaul*, Würzburger medicinische Zeitschrift, *4*, 64, 1863.

(2) *Ebstein*, Archiv für klin. Medicin, *23*, 115, 1879.

(3) *Holm*, Journal für praktische Chemie, *100*, 142, 1867.

(4) G. *Städeler*, Annalen der Chemie u. Pharmacie, *132*, 323, 1864.

(5) *Hoppe-Seyler*, Handb. d. physiologisch u. pathlogisch-chem. Analyse, l. c. p. 245.

(6) *Leyden*, Zeitschr. für klin. Medic. *2*, 183, 1881.

(7) *Fritz*, Zeitschr. für klin. Medic. *2*, 471, 1881.

dans l'urine faiblement acide, comme dans les fèces (v. p. 151). Ce sont de très gros cristaux, en forme de catafalque, bien formés (fig. 78). Ils sont solubles dans l'acide acétique.

Fig. 78.

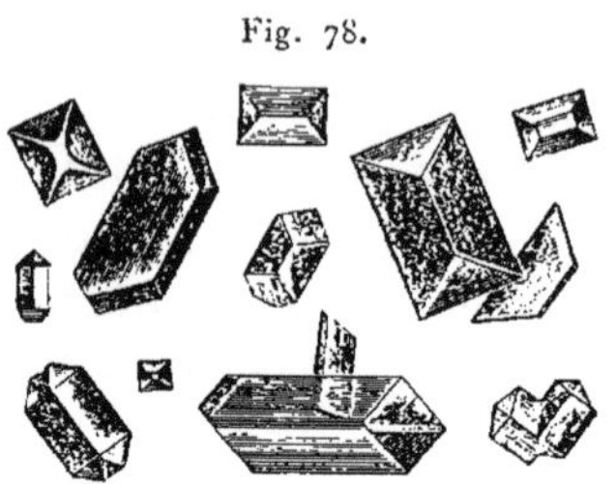

Leur présence n'a aucune importance pathologique spéciale. Même lorsqu'on les trouve en très grand nombre, on peut à peine diagnostiquer une phosphaturie générale (voir p. 278).

5. *Phosphate de magnésie basique.* Ces cristaux forment de grosses plaques de tablettes rhomboïdes, ordinairement allongées, fortement

Fig. 79.

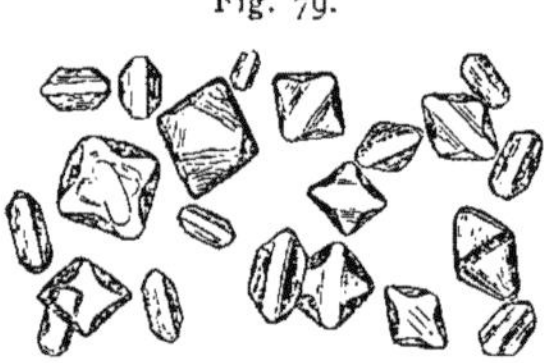

réfringentes, solubles dans l'acide acétique, et rongées par l'addition de carbonate de soude (fig. 79). On les trouve dans les urines concentrées, faiblement acides, et dans les urines neutres et alcalines *(Stein)* (1).

Fig. 80.

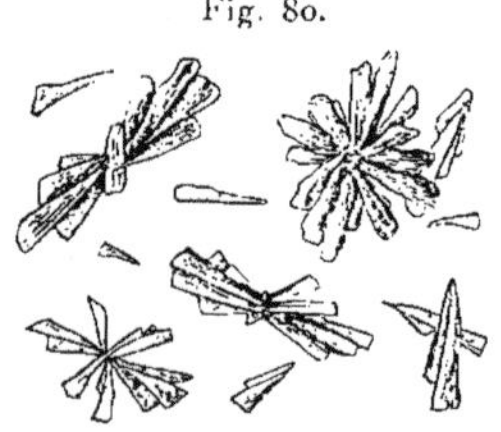

6. *Phosphate neutre de chaux.* Il se présente sous forme de prismes, gisant à côté les uns des autres, tantôt isolés, taillés en forme de coin, qui se précipitent dans l'ammoniaque et sont solubles dans l'acide acétique (fig. 80).

---

(1) *Stein*, Archiv für klin. Medic. *18*, 207, 1876.

On les trouve fréquemment dans la transformation d'une urine faiblement acide en urine à réaction alcaline.

7. *Sulfate de chaux*. Rare dans le sédiment urinaire. Il s'y trouve ordinairement sous forme d'aiguilles longues, incolores.

Fig. 81.

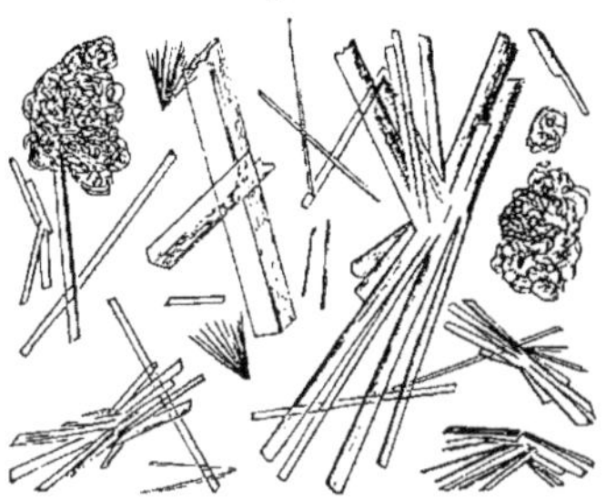

On le rencontre rarement sous forme de tables, ordinairement tronquées obliquement à l'extrémité; parfois, entre les cristaux bien formés, on trouve des masses cristallines imparfaites (fig. 81). Ces cristaux sont insolubles dans l'ammoniaque et les acides. Leur importance au point de vue pathologique est très faible. *Valentiner* (1), puis *Fürbringer* (2) ont observé ces cristaux dans l'urine.

Fig. 82.

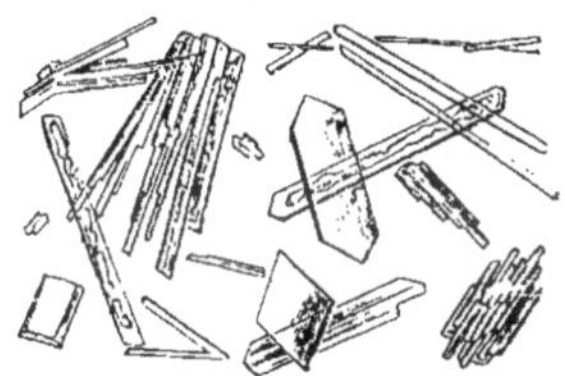

8. *Acide hippurique*. Se trouve extrêmement rarement dans le sédiment urinaire ; il y est sous forme de prismes rhomboïdaux allongés, isolés, parfois aussi réunis en groupes (fig. 82 et fig. 83).

Fig. 83.

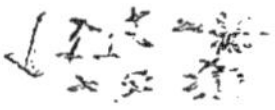

L'acide hippurique se dissout dans l'ammoniaque et est insoluble dans l'acide chlorhydrique.

On le trouve, en grande quantité, après l'absorption d'acide benzoïque,

(1) W. *Valentiner*, Centralblatt für medic. Wissenschaften, *1*, 913, 1865.
(2) *Fürbringer*, Archiv für klin. Medicin, *20*, 321, 1877.

et après l'ingestion de certains fruits tels qu'airelles rouges et myrtilles. Leur importance au point de vue du diagnostic est faible.

9. *Cystine*. Elle se présente en lames hexagonales régulières, gisant ordinairement au-dessus et à côté les unes des autres (fig. 84, *b*), insolubles dans l'acide acétique, et solubles dans l'ammoniaque, ce qui les différencie de l'acide urique.

Outre ces formes cristallines, on trouve aussi la cystine dissoute dans l'urine ; on la précipite au moyen de l'acide acétique.

Si on trouve dans l'urine, des cristaux qui se comportent comme nous venons de le décrire, on les isole de l'urine par filtration ou décantation, on lave le précipité avec un peu d'eau et on examine cette substance sur une plaque de platine. La cystine brûle avec une couleur d'un vert bleu, sans entrer en fusion (1).

Fig. 84.

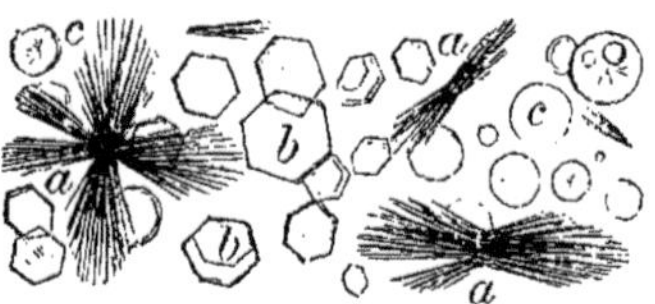

a : Tyrosine; b : Cystine; c : Leucine.

Pendant la cuisson avec la lessive de potasse, l'oxyde de plomb dissout se sépare en sulfure de plomb (*Liebig*) (2). Si on chauffe la cystine avec la lessive de potasse sur une plaque d'argent (argent monnayé), il se forme une tache brune ou noire qu'on ne peut enlever. Dans la lessive de potasse chaude, après dilution de la solution avec de l'eau et une solution de nitroprussiate de soude, la cystine prend une coloration violette (*F. Muller*) (3).

10. *Xanthine*. La xanthine a été trouvée une fois par *H. Bence Jones* (4) dans l'urine d'un enfant souffrant, depuis trois ans, de coliques néphrétiques. Dans le sédiment se trouvaient des cristaux en forme de pierre à aiguiser ; ils étaient insolubles dans l'acide acétique et solubles dans l'ammoniaque (ce qui les différencie de l'acide urique). Ces productions ont une importance, car elles peuvent provoquer des concrétions (voir les observations de *H. Bence Jones*, l. c.).

11. *Tyrosine et Leucine*. Ces deux corps se trouvent ordinairement ensemble dans l'urine.

----

(1) Voir *Huppert*, l. c. p. 195.
(2) *Liebig*, cité d'après *Huppert*, l. c. p. 196.
(3) *J. Müller*, cité d'après *Huppert*, l. c. p. 196.
(4) *H. Bence Jones*, Chem. Centralblatt, *13*, 847, 2 (Referat). 1868.

a) *Tyrosine.* Se trouve dans les sédiments urinaires sous forme de faisceaux d'aiguilles très fines (fig. 84, *a*), insolubles dans l'acide acétique, solubles dans l'ammoniaque et l'acide chlorhydrique.

Pour trouver ce corps chimiquement, on filtre le sédiment contenant de la tyrosine, on le lave dans l'eau, on le dissout dans l'ammoniaque additionné de carbonate d'ammoniaque et on le soumet à l'évaporation. L'analyse chimique de la tyrosine peut se faire de la manière suivante.

1. On place un milligramme de substance dans un verre de montre, et on arrose avec 1 à 2 gouttes d'acide sulfurique ; on couvre le mélange et on laisse au repos pendant une demi-heure, puis on dilue avec de l'eau, on sature à chaud avec du carbonate de chaux et on filtre. On obtient alors un liquide incolore qui, après addition de chlorure de fer non acide (voir p. 114), prend une coloration violette *(Piria)* (1) *(Staedeler)* (2).

2. La tyrosine est évaporée sur une plaque de platine avec de l'acide nitrique ; la substance prend une coloration jaune orange et laisse un résidu fortement coloré en jaune qui devient rouge après addition de lessive de soude. Après évaporation de la lessive de soude, il reste un résidu coloré en brun noir intense *(Scherer)* (3).

3. Les cristaux de tyrosine sont dissous dans l'eau chaude, et la solution chaude traitée avec de l'azotate mercurique et du nitrate de potasse. Le liquide devient rouge foncé et donne un précipité rouge *(R. Hoffmann)* (4) *(L. Meyer)* (5).

Outre la forme cristalline, la tyrosine peut se trouver en solution dans l'urine ; on l'obtient en précipitant l'urine avec un acétate de plomb basique. Pour débarrasser le produit de filtration du plomb, on le traite par l'hydrogène sulfuré ; le liquide filtré est ensuite concentré au bain-marie, traité avec une petite quantité d'alcool fort, et le résidu est soumis à l'ébullition avec l'alcool faible, puis à l'évaporation spontanée.

b) *Leucine.* La compagne fréquente de la tyrosine, la leucine, ne se trouve ordinairement dans l'urine qu'en solution. Elle est extrêmement rare dans le sédiment sous forme de sphères (fig. 84, *c*). Pour la rechercher dans l'urine, on procède comme pour la tyrosine. Elle en est isolée par cristallisation de l'eau, et, après isolement, on la nettoye par cristallisation avec de l'alcool chaud contenant de l'ammoniaque. A l'état complètement pur, la leucine forme des plaques fines ; à l'état impur, elle

---

(1) *Piria,* Liebig's Annalen, 82, 251, 1852.

(2) *Staedeler,* Liebig's Annalen, 116, 57, 1860.

(3) *Scherer,* Journal für prakt. Chemie, 70, 406, 1857.

(4) *R. Hoffmann,* Liebig's Annalen, 87, 124, 1857.

(5) *L. Meyer,* Liebig's Annalen, 132, 156, 1864.

se présente sous forme de nodosités ou de sphères, sans aucune forme cristalline. On la trouve par le procédé suivant.

1. En chauffant la solution avec de l'azotate mercurique, le mercure se sépare (*Hofmeister*) (1).

2. Après évaporation sur une plaque de platine avec de l'acide nitrique, elle laisse un résidu incolore ; après addition de lessive de potasse, il se forme, pendant qu'on chauffe, une goutte huileuse qui ne mouille pas la plaque de platine (*Scherer*) (2).

On a trouvé la tyrosine avec la leucine dans les empoisonnements par le phosphore, — dans l'atrophie aiguë du foie, et dans une série de mala-

Fig. 85.

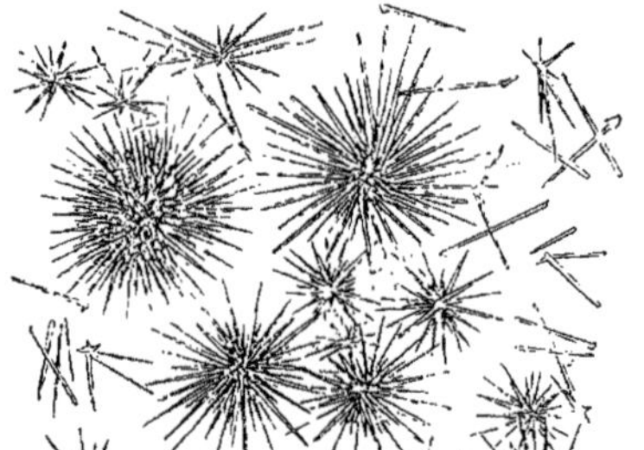

dies infectieuses (*Frerichs* (3), *Schultzen* et *Riess* (4), *A. Fränkel* (5), *Blendermann* (6), *A. Irsai* (7). — Je dois avouer que je suis quelque peu sceptique à l'endroit de ces découvertes qui ne s'appuient sur aucun fait analytique, et je suis persuadé que tel sédiment, considéré comme contenant de la tyrosine, ne contient aucune trace de tyrosine après analyse chimique.

12. *Savons de chaux et de magnésie.* J'ai trouvé plusieurs fois, dans l'analyse d'urine de différents malades, des cristaux qui ressemblaient beaucoup par leur forme à la tyrosine, et qui cependant ne se comportaient pas de la même façon. Une seule fois j'ai eu l'occasion

---

(1) *Hofmeister*, Liebig's Annalen, *189*, 6, 1877.

(2) *Scherer*, Journal für praktische Chemie, *79*, 410, 1857.

(3) *Frerichs*, Wiener med. Wochenschr. *4*, 465, 1854.

(4) *Schultzen* et *Riess*, Annalen des Charité-Krankenhauses, *15* ; *Pouchet*, Maly's Jahresber. für Physiol-Chemie, *10*, 244 (Referat), 1880.

(5) *A. Fränkel*, Berliner klin Wochenschr. *15*, 265, 1878.

(6) *Blendermann*, Zeitschr. für Physiol-Chemie, *6*, 234, 1882.

(7) *A. Irsai*, Maly's Jahresber. für Thier-Chemie, *14*, 451 (Referat), 1884.

de trouver, dans le sédiment urinaire de l'urine faiblement acide d'une femme atteinte de septicémie puerpérale très grave, des cristaux représentés dans la figure ci-dessus (fig. 85), et en quantité assez considérable. Ces cristaux rappelaient certainement la tyrosine, mais ils ne donnaient aucune des réactions qui la caractérisent.

Pour des analyses plus minutieuses, les indications que nous venons de donner ne suffisent plus (1). D'après leur manière d'être vis-à-vis des solutions, il me paraît des plus probable qu'il s'agit là de sels de magnésie et de chaux des acides gras supérieurs.

II. Sédiments amorphes.

1. *Urates*. Fines granulations, tantôt isolées, tantôt en groupes, qui se dissolvent complètement par la chaleur, de même qu'après l'addition d'acides. L'acide urique libre se sépare alors sous forme de tables rhomboédriques.

2. *L'oxalate de chaux* (voir p. 198) se présente ordinairement en cristaux sous la forme caractéristique d'enveloppe de lettre (fig. 77). Il ne subit aucune altération par l'addition d'acide acétique et se dissout dans l'acide chlorhydrique concentré (2).

3. *Le sulfate de chaux* se trouve dans l'urine sous forme de cristaux que nous avons déjà décrits (voir p. 201 et fig. 81), et en masses amorphes. Il est insoluble dans l'ammoniaque et dans l'acide chlorhydrique concentré.

Si les cristaux sont en grande quantité dans le sédiment, on les isole des autres parties constituantes de l'urine par décantation, filtration et lavage avec de l'eau froide; puis on les dissout dans une grande quantité d'eau chaude et on traite la solution avec du chlorure de baryte. En présence du sulfate de chaux il se forme un précipité de sulfate de baryte, insoluble dans l'acide nitrique ou l'acide chlorhydrique. On traite une deuxième portion de la solution avec de l'oxalate d'ammoniaque : il se forme alors un précipité d'oxalate de chaux, insoluble dans l'acide acétique, soluble dans l'acide chlorhydrique ou dans l'acide nitrique.

4. *Masses jaunes et brunes* tantôt isolées, tantôt réunies aux cellules; elles se composent d'hématoïdine ou de bilirubine (voir p. 199). Si elles sont solubles dans la lessive de potasse et si, par l'addition d'acide nitrique, il y a production d'un anneau coloré, à zone verte, cela indique, d'après *Holm* (3), la présence de la bilirubine; si au contraire elles sont insolubles dans la lessive de potasse et si elles se colo-

---

(1) Voir *Oesterlein*, l. c.

(2) Voir aussi *Feser* et *Friedberger* (les observations se rapportent à l'urine de cheval) : Maly's Jahresbericht für Thierchemie, *4*, 231 Referat), 1875.

(3) Voir *Holm*, l. c.

rent en bleu par l'addition de l'acide nitrique, c'est qu'elles se composent, toujours d'après *Holm*, d'hématoïdine.

5. *Graisse*. Elle forme des sphères tantôt petites, tantôt grandes, fortement réfringentes, solubles dans l'éther. La graisse se trouve en faible quantité dans les fractures, dans l'inflammation chronique et la dégénérescence graisseuse très accusée des reins (1). La graisse ne se trouve en grande quantité que dans la chylurie (voir p. 264), produite le plus souvent par les helminthes (distoma hæmatobium et filaria sanguinis hominis), et dans l'empoisonnement par le

Fig. 85.

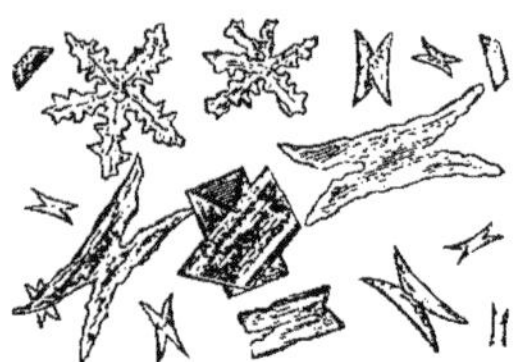

phosphore. Nous examinerons plus tard l'importance de la chylurie (voir p. 264).

B. Sédiments de l'urine alcaline.

I. Sédiments cristallisés.

1. *Phosphate ammoniaco-magnésien.* Gros cristaux incolores, en forme de couvercle de cercueil, plus ou moins bien formés. La richesse de leurs

Fig. 87.

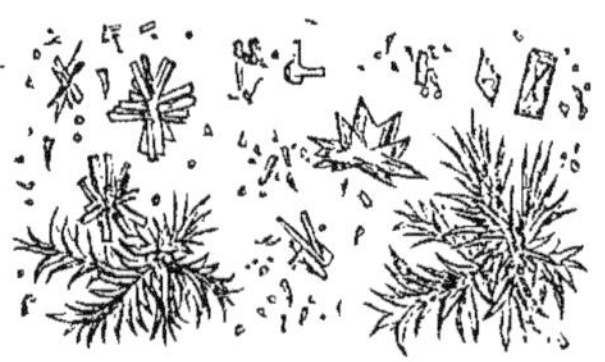

formes est ici très grande, surtout si on les examine, au moment où elles se produisent, pendant la fermentation ammoniacale de l'urine. On en voit qui ressemblent à des flocons de neige, d'autres sont en forme particulière de drapeau, de seringat déchiqueté (fig. 78 et 86).

2. *Indigo*. Il se présente en mottes, en fragments, en aiguilles bleues, fines, ordinairement rangées en groupes et en cristaux bleus. On trouve ces cristaux assez fréquemment dans l'urine en décomposition, en fermentation ammoniacale ; ils tirent leur origine de la décomposition de l'indicane (voir p. 251). J'ai trouvé une fois de l'indigo en très grande

____

(1) Voir p. 186.

quantité dans une urine ictérique en fermentation ammoniacale, provenant d'un malade atteint d'une cirrhose hypertrophique du foie (fig. 87).

3. *Urate d'ammoniaque.* Ce sel est sous forme de sphères foncées, plus ou moins grosses, munies à la périphérie de cristaux en aiguilles

Fig. 88.

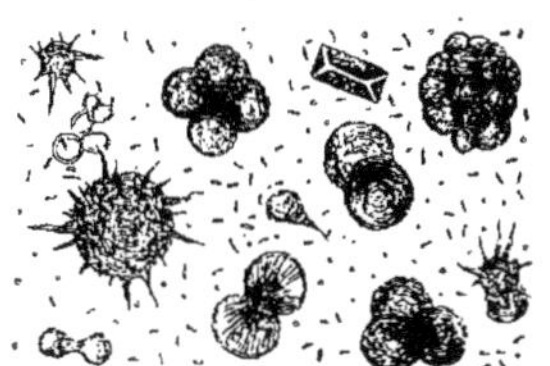

(fig. 88). Il se dissout dans l'acide chlorhydrique ou l'acide acétique; l'acide urique se sépare alors en tables rhomboïdes.

4. *Phosphate de magnésie* (*Stein*). Il a déjà été décrit précédemment (fig. 79).

Fig. 89.

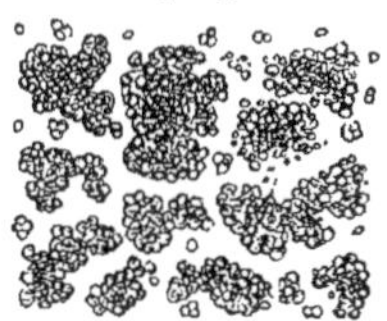

5. *Cholestérine.* On trouve très rarement ces cristaux dans le sédiment urinaire ; je ne les ai observés qu'une fois, chez un homme atteint de tabes et de cystite. La séparation de la cholestérine sous forme cristalline n'eut lieu que par hasard, et après quarante-huit heures. L'urine

Fig. 90.

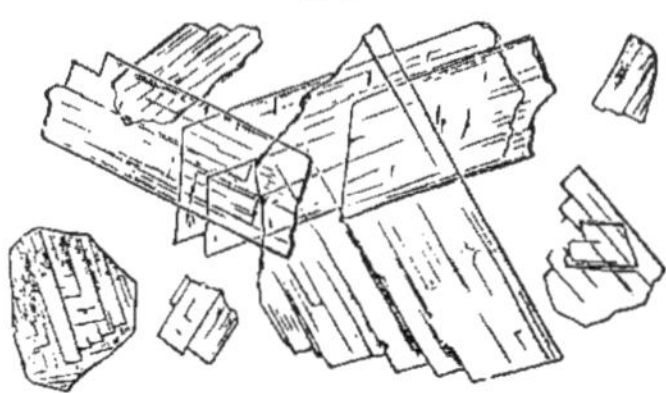

éliminée avait une faible réaction acide, elle était trouble et présentait à l'œil nu, après agitation, un grand nombre de squames brillantes (fig. 90).

II. Sédiments amorphes.

1. Grosses sphères foncées, solubles dans l'acide acétique et dans l'acide phosphorique, avec séparation en tables rhomboïdes : urate d'ammoniaque (voir fig. 88).

2. Petites et grosses granulations, solubles dans l'acide acétique sans développement de gaz : phosphates basiques terreux.

3. Granulations de différentes grosseurs, solubles dans l'acide acétique avec développement de gaz : carbonates alcalins terreux.

4. Masses et agglomérats grossièrement granuleux, solubles dans l'acide acétique avec développement de gaz : carbonate de chaux (fig. 89).

5. Indigo (voir p. 206).

III. Concrétions de l'urine.

On trouve quelquefois dans l'urine de grosses concrétions, visibles à l'œil nu (gravelle). Le plus souvent ce sont des urates ou un mélange d'urates et d'acide urique libre. Leur présence est d'une grande importance pour le diagnostic des coliques néphrétiques (néphrolithiase). Ordinairement, ces concrétions sont colorées d'une façon plus ou moins intense, et, en employant les réactifs ci-dessus indiqués, il est facile de reconnaître leurs combinaisons uratées. Il y a très rarement formation de grosses concrétions de phosphates ; elle ont une couleur blanche et une consistance très faible. On trouve en outre, mais très rarement, des concrétions urinaires composées de cystine, de xanthine, d'acide oxalique ou d'indigo (*Ord*) (1). Ces derniers produits sont faciles à reconnaître à leur coloration. Pour l'analyse chimique de ces concrétions, il faut recourir aux livres connus de la chimie de l'urine, de *Huppert, Hoppe-Seyler* et *Leube-Salkowski*.

IV. Corps étrangers de l'urine.

Comme impuretés accidentelles dans l'urine, on trouve des gouttelettes de graisse (surtout après le cathétérisme), puis des fils de soie, de toile et de laine, des parcelles de plume et de bois, et des grains d'amidon (après frottement des parties génitales avec de la poudre d'amidon).

Les principes constituants des fèces, qu'on trouve dans l'urine, sont importants pour le diagnostic. Dans le cas où les fèces sont mélangées à l'urine pendant la sécrétion urinaire, ce qu'il est facile de constater, cela indique avec certitude qu'il y a une communication anormale (formation d'une fistule) entre les voies urinaires et le tractus intestinal.

Des éléments de tumeurs, telles que cancer, sarcome, etc., qui s'abcèdent dans les organes voisins, peuvent également être éliminés avec l'urine (voir p. 190).

On a aussi observé l'évacuation de poils (pilimiction). Dans la plupart des cas, ils proviennent de kystes dermoïdes qui se rupturent dans les voies urinaires. Quelquefois, ils sont apportés dans l'urine accidentellement ou avec préméditation (dans l'hystérie). Ce n'est que dans des cas

---

(1) *Ord*, Berl. klin. Wochenschrift, *15*, 365, 1878.

très rares qu'il y a évacuation de gaz en grande quantité avec l'urine (pneumaturie), mais seulement quand il y a communication anormale entre le canal intestinal et l'appareil urinaire (voir hydrothionurie). Toutefois des gaz peuvent se développer, en grande quantité, dans la vessie, même pendant la décomposition spontanée de l'urine.

III. *Analyse chimique de l'urine.*

A. Substances organiques.

I. *Corps albuminoïdes.* Nous commencerons par la description des éléments pathologiques qui se trouvent le plus fréquemment dans l'urine, les corps albuminoïdes.

Quant à savoir s'il existe de grandes quantités d'albumine dans l'urine, à l'état physiologique, c'est une question qui n'est pas encore résolue. *Frerichs* (1), *Vogel* (2), *Ultzmann* (3) avaient déjà remarqué la présence de l'albumine dans l'urine normale, et, d'après de nouvelles observations, *Leube* (4), *Fürbringer* (5), *Senator* (6) et *C. Posner* (7) paraissent considérer comme certaine l'existence d'une albuminurie physiologique ; mais tout récemment *V. Noorden* (8), par des travaux très étendus, a résolu cette question dans le sens absolument négatif. On peut toutefois affirmer qu'il peut se trouver quelquefois dans l'urine de faibles ou de grandes quantités d'albumine (voir l'albuminurie expérimentale de *Schreiber*) sans qu'il y ait altération des reins. Cette albuminurie doit être seulement considérée comme l'effet de désordres rapides de la circulation. Une semblable albuminurie peut exister aussi, à l'état pathologique, comme l'a indiqué *Falkenheim* (9). Il faut ajouter que, d'après une opinion *de Virchow* (10) universellement confirmée, l'urine des nouveau-nés contient fréquemment de l'albumine.

------

(1) *Frerichs*, Die *Bright*'sche Nierenerkrankung und deren Behandlung, Braunschweig, 1851.

(2) *Vogel*, Virchow's Handbuch der spec. Pathologie und Therapie, *6*, 2, 709, Enke, Erlangen, 1865.

(3) *Ultzmann*, Wien. med. Presse, *11*, 82, 1870.

(4) *Leube*, Virchow's Archiv, *72*, 145, 1878.

(5) *Fürbringer*, Zeitschr. für klin. Medic. *1*, 346, 1880.

(6) *Senator*, Die Albuminurie, Berlin, 1882,

(7) *C. Posner*, Berl. klin Wochenschrift, *22*, 654, 1885.

(8) *v. Noorden*, Deutsches Archiv für klin. Medic. *38*, 3, 205. Voir aussi la bibliographie sur l'albuminurie physiologique.

(9) *Falkenheim*, Deutsches Archiv für klin. Medic. *35*, 446, 1884.

(10) *Virchow*, Gesammelte Abhandlungen zur wissenschaftlichen Medicin, 846, 1856.

A l'époque où *Bright* (1) trouvait le premier les rapports entre les maladies des reins, l'hydropisie et l'urine albumineuse, où *Christinson* (2) et *Rayer* (3), puis plus tard *Frerichs* (4) et *Traube* (5) instituaient les leçons cliniques de l'albuminurie, on se contentait de la présence seule de l'albumine, sans chercher à savoir s'il existait dans l'urine un, deux ou plusieurs corps albuminoïdes. Actuellement, à la suite d'une série d'observations physiologiques et cliniques, il est admis que dans l'urine on peut aussi trouver de l'albumine, — de la globuline, — des peptones, — de l'albuminose, — de l'hémoglobine oxygénée, — de la mucine et de la fibrine. Mais l'albumine du sérum, les peptones et l'albuminose ont seules une importance clinique, car les méthodes pour différencier ces corps albuminoïdes sont très perfectionnées. Les procédés simplifiés par *Kauder* (6) et *Pohl* (7), du laboratoire d'*Hofmeister*, pour la recherche de la globuline dans les liquides séreux et dans l'urine, font espérer que l'on résoudra bientôt la question de savoir si la globulinurie doit prendre rang parmi ces corps. C'est pourquoi nous indiquons ici ces méthodes. Nous aurons donc à différencier :

1. L'albumine, que nous désignerons plus loin sous le nom d'albuminurie ; 2. la peptonurie ; 3. l'albuminosurie ; 4. la globulinurie, dont la présence n'est pas encore complètement confirmée ; 5. la fibrinurie ; 6. l'hématurie déjà signalée page 174 ; 7. l'hémoglobinurie ; 8. la mucinurie.

1. **Albuminurie**.

D'après ce que nous avons dit ci-dessus, nous rassemblerons dans cette catégorie tous les cas où il est question de la présence de l'albumine du sérum, avec des quantités variables de globuline.

D'après une série d'analyses d'urines contenant de l'albumine, il m'a semblé que l'albuminurie n'est pas toujours accompagnée de globulinurie.

Il n'y a jamais de grandes quantités d'albumine dans l'urine, dans

(1) *Bright*, Report of medical cases, 1827 et 1831.

(2) *Christinson*, Ueber die Granular-Entartung der Niere, traduction de *J. Mayer*, avec annotations de *Rokitansky*, C. Gerold, Wien, 1841.

(3) *Rayer*, Traité des maladies des reins, 2, 1840.

(4) *Frerichs*, Die *Bright*'sche Nierenkrankheit und deren Behandlung, Vieweg. Braunschweig, 1851.

(5) *Traube*, Ueber den Zusammenhang von Herz-und Nierenkrankheiten, Hirschwald, Berlin, 1856. *E. Wagner*, v. Ziemssen's Handbuch der speciellen Pathologie und Therapie, 9, 2. F. C. W. Vogel, Leipzig, 1882.

(6) *Kauder*, Archiv für experiment. Pathologie und Pharmakologie, 20, 411, 1886.

(7) *Pohl*, Archiv für experiment. Pathologie und Pharmakologie, 20. 246, 1886.

les conditions normales. Sa présence est toujours considérée comme un symptôme pathologique important.

L'albumine qu'on trouve dans l'urine peut provenir des reins (albuminurie rénale), ou se trouver mélangée à l'urine, en dehors des reins, dans les voies urinaires (albuminurie accidentelle).

a) *Albuminurie rénale.*

Dans ce cas, qui est très fréquent et de beaucoup le plus important, il y a toujours une perturbation dans les fonctions des reins, perturbation qui peut provenir de causes très différentes.

D'abord on peut signaler, comme déterminant souvent l'albuminurie, les altérations inflammatoires ou les dégénérescences du tissu du rein. Cependant, il faut faire remarquer que la quantité d'albumine sécrétée n'est pas toujours en rapport avec l'intensité des affections des reins ; il y a des maladies très graves du rein (reins granuleux, atrophie rouge) dans lesquelles l'urine ne contient que des traces d'albumine.

De plus, les désordres de la circulation, d'espèces les plus différentes, qui ont une influence sur la circulation des reins, peuvent déterminer l'albuminurie, et nous ne devons pas oublier que ces perturbations, si elles persistent longtemps, déterminent des altérations du parenchyme du rein (engorgement des reins).

Au nombre de ces albuminuries passagères causées par des perturbations dans la circulation, nous pouvons placer l'albuminurie dans les accès d'épilepsie (*M. Huppert*) (1), l'albuminurie que *Schreiber* (2) a provoquée expérimentalement par compression du thorax, chez des individus qui n'avaient aucune affection des reins. Parmi les formes permanentes d'albuminurie causées par des perturbations de la circulation dans le rein, on peut citer celles qui se présentent dans l'emphysème, les affections organiques du cœur, etc.

La présence de l'albumine du sérum, dans la fièvre, appartient à un troisième groupe (albuminurie fébrile) (*Leyden*) (3). Les circonstances qui peuvent produire dans ces conditions l'excrétion de l'albumine, sont très multiples. D'abord les altérations de la pression sanguine, causées par la fièvre, suffisent pour produire l'albuminurie. Il faut en outre se rappeler que, dans les cas fébriles qui existent depuis longtemps, on peut trouver, dans l'épithélium des reins, des altérations produisant l'albuminurie. De plus, les champignons qui déterminent la fièvre dans les

---

(1) *M. Huppert*, Virchow's Archiv, 59, 395, 1874.

(2) *Schreiber*, Archiv für experimentelle Pathologie u. Pharmakologie, *19*, 237, 1885 et *20*, 85, 1885.

(3) *Leyden*, Zeitschrift für klin. Medic. *3*, 161, 1881.

maladies qu'ils provoquent, doivent, dans un très grand nombre de cas, jouer un rôle spécial ; nous verrons que, dans les maladies infectieuses, ces éléments sont éliminés par les reins en grande quantité (voir p. 192 et 193).

Un quatrième groupe d'albuminurie est formé par ces affections qui se manifestent chez les individus anémiques, et qui ne s'expliquent ni par une affection des reins, ni par des perturbations dans la circulation, ni par la présence d'un processus fébrile, mais dont la cause doit être recherchée dans l'altération des principes constituants du sang. De sorte que, même quand les reins sont intacts, même quand la pression sanguine n'est pas altérée d'une façon essentielle, ces organes peuvent servir à l'excrétion de l'albumine du sérum (albuminurie hématogène de *V. Bamberger*) (1).

Il me reste encore à dire quelques mots sur l'importance des albuminuries intermittentes. D'après mes propres expériences elles se manifestent sous les conditions les plus diverses, et se trouvent aussi bien dans l'albuminurie rénale que dans l'albuminurie accidentelle (voir celleci).

Il arrive assez souvent que, dans le cours d'une néphrite chronique, l'albumine ne se trouve dans l'urine qu'à l'état intermittent. Mais on trouve alors ordinairement dans ce liquide exempt d'albumine, après un examen microscopique sérieux, des éléments (cylindres urinaires, épithélium des reins) qui rendent possible le diagnostic de la néphrite. L'albuminurie qui n'est qu'intermittente est relativement fréquente dans l'atrophie des reins. Toutefois l'urine recueillie dans l'espace de vingtquatre heures contient presque toujours de l'albumine; mais si, dans l'atrophie rénale, on examine seulement des portions d'urine, c'est-à-dire si, dans l'espace de vingt-quatre heures, on fait cet examen de deux en deux heures, on trouvera assez souvent qu'il n'y a pas d'albumine dans l'urine recueillie dans la matinée, tandis que la quantité totale d'urine sécrétée pendant vingt-quatre heures en contient toujours. Ces cas sont relativement très rares dans les affections des reins; mais l'albuminurie intermittente est des plus fréquentes dans les maladies de l'uretère et de l'urètre, surtout s'il y a dans le canal de l'urètre des processus chroniques ayant leur siège dans la région prostatique. Ordinairement l'urine évacuée, trouble au matin, contient de l'albumine éliminée avec des cellules du pus (2). *Falkenheim* (3) a observé une espèce particulière d'albu-

---

(1) *v. Bamberger*, Wien, med. Wochenschrift, *31*, 145 et 177, 1881.

(2) Voir : *Kinnier*, Med. Record, Referat : Centralbl. für klin. Medic. 7, 712, 1886.

(3) *Falkenheim*, l. c.

minurie intermittente, causée par la pression d'une tumeur sur le rein gauche.

D'après la comparaison générale de ces différentes formes d'albuminurie rénale, il résulte que ce symptôme est par lui-même extraordinairement équivoque. Aussi ne peut-il servir pour le diagnostic d'une affection des reins qu'en tenant compte de toutes les autres propriétés macroscopiques et microscopiques de l'urine. *Mais on n'est jamais autorisé, comme on le faisait si souvent autrefois, à conclure à une affection rénale ou à la néphrite, rien qu'à la présence de l'albuminurie.*

b) Albuminurie accidentelle.

L'importance de cette albuminurie est beaucoup moindre si l'albumine ne provient pas des reins. L'albumine mélangée à l'urine peut provenir du bassinet, de l'uretère, de la vessie, de l'urètre ou d'une communication anormale avec les organes voisins (vaisseaux lymphatiques, ductus thoracicus). Ordinairement on constate facilement sa présence par l'examen microscopique combiné avec l'analyse chimique. Si on trouve très peu d'albumine avec beaucoup de cellules de pus, cela signifie que l'albumine provient seulement des leucocytes extravasés dans les voies urinaires ci-dessus indiquées. S'il n'y a ni cylindres urinaires, ni épithélium des reins, c'est un signe qu'il n'y a pas d'albuminurie rénale.

Recherche de l'albumine (albumine du sérum).

α) Analyse qualitative.

Le nombre des analyses dont on s'est servi pour la recherche de l'albumine est très considérable. Nous devons indiquer ici un certain nombre de réactions, et mentionner particulièrement les analyses en usage dans la clinique depuis de longues années et qui, comme je l'indique ici, peuvent permettre la différenciation superficielle des différents corps albuminoïdes.

1. *Recherche de l'albumine par l'ébullition et l'acide azotique.* On soumet l'urine à l'ébullition, et ensuite on ajoute une faible quantité d'acide azotique, 1/10 à 1/20 du volume de l'urine à examiner. Pendant l'ébullition il se forme un précipité qui peut se composer d'albumine ou de phosphates. S'il se dissout après l'addition d'acides, il se compose de phosphate ; s'il ne se dissout pas, mais devient au contraire plus intense, c'est qu'il se compose d'albumine (albumine acide).

Avec cette méthode on est exposé à quelques erreurs auxquelles il faut faire attention. D'abord il peut arriver, au cas où l'urine ne contient que de faibles quantités d'albumine, que celle-ci ne donne pas de précipité, tandis que, par l'addition d'acide azotique, en quantité relativement trop grande pour ce cas, le nitrate d'albumine formé se dissout. D'autre part, par suite d'une addition trop faible d'acide azotique, l'albumine peut rester en solution sous forme d'albuminate (combinaison de l'albumine avec sa base), tandis qu'alors une partie seulement du phosphate basique se transforme en phosphate acide.

De plus, par ce procédé, l'acide urique peut donner quelquefois un précipité. Ce précipité d'acide urique est ordinairement coloré en brun intense et jamais floconneux. On ne peut supposer l'existence de l'acide urique que lorsque le précipité se forme pendant le refroidissement. Au nombre des agents chimiques qui donnent lieu à des méprises, on peut classer les acides de la résine (acide abiétique) qui se présentent dans l'urine, en grande quantité, après l'usage du copahu, et sont précipités par la chaleur. Leur solubilité dans l'alcool permet facilement de les différencier des dépôts albumineux.

Par ce procédé on peut déceler la présence de l'albumine du sérum, de la globuline, et, en cas où le précipité se forme pendant le refroidissement, de l'albuminose, mais non de la peptone.

2. Recherche par l'acide acétique et le ferrocyanure de potassium. L'urine est filtrée, puis abondamment additionnée d'acide acétique et de quelques gouttes d'une solution de ferrocyanure de potassium. S'il y a de l'albumine (albumine du sérum), il se forme aussitôt un précipité floconneux, au cas où il y en a en grande quantité; s'il n'y en a que des traces, il se forme seulement un trouble ou un léger précipité opalin.

Lorsque l'urine ne devient pas claire, même après des filtrations répétées, ce qui a parfois lieu quand elle est riche en microbes, on recommande, surtout dans les cas où on ne constate qu'un trouble très léger, de comparer l'échantillon traité par l'acide acétique et le ferrocyanure de potassium avec l'urine filtrée. Une augmentation du trouble dans le premier cas, une diminution dans le deuxième, indique la présence de l'albumine dans l'urine. Cette analyse est très sensible; on arrive ainsi à trouver des quantités minimes d'albumine. En procédant de la façon suivante, elle donne encore des résultats meilleurs et plus nets. Immédiatement avant l'analyse, on mêle dans un verre à réactif plusieurs centimètres cubes d'une solution modérément concentrée d'acide acétique et un peu de ferrocyanure de potassium en solution, puis on verse petit à petit sur le liquide l'urine claire et filtrée. En présence même de traces d'albumine, il se forme un anneau blanchâtre. Au lieu d'une solution de ferrocyanure de potassium, on peut se servir avec avantage d'une solution de platinocyanure de potassium. L'analyse avec ce réactif est tout aussi sensible qu'avec le ferrocyanure de potassium. L'avantage de ce procédé est que le platinocyanure de potassium forme une solution incolore.

Par ce moyen, on peut trouver l'albumine du sérum, la globuline et l'albuminose, mais pas la peptone.

3. *Analyse avec le biuret* (1). On traite l'urine avec la potasse caustique et on ajoute, au moyen d'une pipette, goutte à goutte, une solution diluée de sulfate de cuivre. Dans le cas où il y a de l'albumine, l'oxyde de cuivre formé se dissout (précipité vert) et l'échantillon analysé prend une coloration rouge violacée. Par ce procédé on peut trouver l'albumine, l'albuminose, la globuline et la peptone.

4. *Analyse d'Heller* (2). L'urine est traitée avec soin par l'acide azotique; aux points de contact il se forme un trouble blanchâtre en forme d'anneau. Cette analyse est très sensible; je ne puis cependant la recommander dans la pratique pour l'analyse d'urines non diluées, car, pour les personnes peu exercées, le trouble brunâtre, formé par l'acide urique précipité, peut être confondu souvent avec les anneaux d'albumine; de plus, après l'usage de copahu, on peut constater la présence d'anneaux identiques. On peut l'utiliser pour la détermination quantitative de l'albumine contenue dans l'urine (voir p. 217).

Il y a encore une série d'analyses très sensibles pour la recherche de l'albumine, dont nous allons mentionner quelques-unes.

1. Analyse *d'Heynsius* (3). Par le procédé suivant on peut découvrir de faibles quantités d'albumine. On acidule fortement l'urine avec l'acide acétique, on ajoute quelques centimètres cubes d'une solution saturée de chlorure de sodium et on fait bouillir. En présence de l'albumine il se forme un précipité floconneux.

2. Analyse de *Hindenlang* (4) avec l'acide phosphorique monohydraté solide. Si on ajoute à l'urine albumineuse un peu d'acide phosphorique monohydraté solide, il se forme un trouble ou un précipité. Cette analyse est très commode, cependant elle ne convient pas pour la recherche de traces d'albumine. Je n'ai pas souvent obtenu de résultat positif, avec la méthode d'*Hindenlang*, pour l'analyse d'urines dans lesquelles on pouvait cependant constater la présence d'albumine par les analyses indiquées au n° 2 (p. 214). De plus, j'ai pu confirmer les opinions de *Penzoldt* (5) et *V. Noorden* (6), et constater qu'on obtient fréquemment avec ce réactif un précipité, alors que l'urine

---

(1) Voir : *F. Rose*, Annalen der Physik und Chemie, *28* (104), 132 (Extrait d'une dissertation inaugurale) 1883.

(2) *J. F. Heller*, Archiv für physiol. und pathol. Chemie und Mikroskopie, 5, 161, 1852.

(3) *Heynsius*, Pflüger's Archiv, *10*, 239, 1875.

(4) *Hindenlang*, Berliner klin. Wochenschrift, *18*, 205, 1881.

(5) *Penzoldt's* ältere und neuere Harnproben, 2. édit., Jena, 1886.

(6) *Noorden*, l. c.

soumise aux autres analyses pour la recherche de l'albumine donne des résultats négatifs.

3. L'analyse de *Fürbringer* (1), recommandée pour la recherche de l'albumine avec le chlorure double de mercure et de sodium, surtout sous forme de capsules (réactif d'albumine de *Stütz*), est très avantageuse, d'après les observations du *Dr Kovazs*, faites à la clinique du Prof. *Nothnagel*, mais elle n'a aucun avantage sur les méthodes décrites précédemment. On a aussi vanté dans ces derniers temps les papiers réactifs d'albumine, tels que le papier réactif de *Geissler*, ainsi que des préparations anglaises identiques, mais nous n'avons pu vérifier leur action.

4. L'albumine peut aussi être recherchée par l'acide picrique (*Johnson*) (2). Cette analyse est sensible, mais cependant pas tout à fait sûre; elle n'est pas à recommander, car ce réactif précipite aussi les alcaloïdes et la créatinine contenus dans l'urine (*Jaffe*) (3). Malgré tout, je la considère comme nécessaire, car on peut par ce procédé faire une estimation approximative de la quantité d'albumine contenue dans l'urine (voir p. 220).

5. Enfin, il nous reste encore à mentionner que les corps albumineux donnent une série de réactions colorantes, qui peuvent servir, dans une certaine mesure, pour la recherche de l'albumine dans l'urine; nous avons déjà indiqué le biuret, nous mentionnerons en dernier lieu l'analyse par l'acide xanthoprotéique et la réaction de *Millon*. Je ne détaillerai pas ici ces deux analyses, ni les réactions colorantes de *MM. Schultze, Adamkiewicz* et *Fröhde* (4), car elles n'ont aucun avantage sur les autres procédés usités en clinique pour la recherche de l'albumine du sang dans l'urine.

La réaction de *Millon* doit être mentionnée ici; bien que, pour la recherche de l'albumine, elle ne convienne pas à cause de la différence de ses résultats, nous nous en servirons pour rechercher les corps des groupes aromatiques (voir p. 256). D'après *O. Nasse* (5), tous les dérivés monohydratés de la benzine donnent cette réaction. On traite l'albumine avec une solution d'azotite de mercure et on chauffe jusqu'à ébullition. Le liquide est ensuite traité avec du nitrite de potasse; dans le cas où il y a de l'albumine ou des combinaisons aromatiques ci-dessus mentionnées, le liquide se colore et il se forme un précipité rouge.

Si les analyses indiquées aux nᵒˢ 1 et 3 (p. 213, 214 et 215) donnent des résultats positifs, il y a assurément présence d'albumine du sérum, accompagnée ordinairement d'une faible quantité de globuline, d'où l'on ne peut distinguer s'il y a, avec ces corps, de la peptone ou de l'albuminose dans l'urine.

S'il n'y a que de faibles quantités d'albumine du sérum, les analyses 1 et 2 donneront seulement des résultats positifs. Si l'analyse 1 donne un résultat négatif, et si l'analyse 2, après l'addition d'acide acétique, donne un précipité, cela est dû à la présence de la mucine, ou d'acides résineux, dans le cas où ce précipité se dissout dans l'alcool.

---

(1) *Fürbringer*, Deutsche medic. Wochenschr. *11*, 467, 1885.

2) *G. Johnson*, On the various modes of testing for albumen and sugar, p. Smith Elder and Comp., London, 1884.

(3) *M. Jaffe*, Zeitschr. für physiol. Chemie, *10*, 399, 1866.

(4) Voir : *Huppert, Neubauer* et *Vogel*, l. c. p. 121.

5) Voir : *Huppert, Neubauer* et *Vogel*, l. c. p. 71.

Si l'analyse 1 donne à chaud un résultat négatif, mais à froid un précipité qui, filtré et soumis à l'analyse 3 (analyse avec le biuret), donne un résultat positif, il s'agit certainement d'albuminose. Cette hypothèse sera d'autant plus vraie que l'urine, tantôt employée directement, tantôt après dilution avec de l'eau, donnera avec l'analyse 2 un résultat positif, et que l'analyse 3 donnera un précipité très intense avec l'urine au naturel. On doit alors examiner l'urine de la façon indiquée p. 223.

Si les analyses 1 et 2 donnent des résultats négatifs et qu'il ne se forme aucun précipité après l'addition d'acide acétique, tandis qu'il s'en produit avec l'analyse 3, on peut en conclure sûrement que l'urine contient beaucoup de peptone. Cependant ce cas est très rare. Je ne l'ai observé que 2 fois : une fois dans le cours d'une pneumonie très grave à la période de résolution ; une deuxième fois dans un cas de rhumatisme articulaire aigu et dans une période où, après l'usage du salicylate, l'intensité de l'affection avait rapidement disparu. Ordinairement on a recours, pour rechercher la peptone, à la méthode indiquée p. 223.

β) *Analyse quantitative de l'albumine.*

1. *Par la balance.* Que l'urine soit pauvre ou riche en albumine, on prend un volume déterminé de ce liquide, 60 à 100 cmc., qu'on fait chauffer au bain-marie dans un gobelet de verre, puis on ajoute goutte à goutte de l'acide acétique à 2 %, jusqu'à ce que l'albumine se sépare en flocons apparents. Le liquide est ensuite soumis à l'ébullition, puis le précipité placé sur un filtre pesé et ne contenant pas de sels minéraux, lavé avec de l'eau, de l'alcool et de l'éther, et desséché jusqu'à ce qu'on obtienne un poids constant entre 120 et 130° C. La différence entre le poids du filtre et celui du filtre plus le précipité d'albumine donne la quantité d'albumine qui se trouve dans l'urine soumise à l'analyse. Pour déterminer tout à fait exactement l'albumine, il est nécessaire de déterminer la proportion des sels inorganiques contenus dans le filtre et de la déduire. Dans ce but, on brûle le filtre avec l'albumine dans un creuset de platine (1).

2. *Roberts* (2), *Stolnikow* (3) et *Brandberg* (4) ont indiqué des méthodes approximatives très utilisables pour déterminer la présence de l'albumine dans l'urine. Elles reposent sur l'analyse d'*Heller*.

---

(1) Voir *Huppert*, l. c. p. 290.

(2) *Roberts*, Lancet, I, 313, 1870.

(3) *Stolnikow*, Petersburger Wochenschr. *12*, 1876 ; Rapport dans : *Maly's* Jahresbericht für Thierchemie, *6*, 148, 1877.

(4) *J. Brandberg*, Upsala Läkaref. förh. 15, cité d'après *Hammarsten*. Rapport dans : *Maly's* Jahresber. für Thierchemie, *10*, 265, 1881, voir aussi : *Laache*, l. c. p. 78.

Le principe de cette méthode est le suivant. Le trouble apparaît dans l'analyse d'*Heller* d'autant plus vite que l'urine est plus riche en albumine. Si elle ne contient que 0,0034 grm. (*Roberts*) ou 0,004 grm. (*Stolnikow*) d'albumine pour 100 cmc., le trouble commence à apparaître 35 à 40 secondes après, et est déjà très apparent au bout d'une minute et demie.

Le procédé qui donne les résultats les meilleurs et les plus sûrs est celui de *Roberts-Stolnikow* modifié par *Brandberg*.

Manière de procéder. Comme base de ses déterminations, *Brandberg* a observé que, dans une solution de 1 partie d'albumine pour 30,000 d'eau, dans le cas où l'urine contient 0,0033 % d'albumine, la réaction d'*Heller* se manifeste 2 1/2 à 3 minutes après. L'urine à examiner est directement soumise à la réaction d'*Heller* pour la recherche de l'albumine; s'il se forme aussitôt un précipité, on dilue un volume déterminé d'urine dans un cylindre gradué, avec neuf fois son volume d'eau (1/10 d'urine), et on soumet le mélange à la réaction d'*Heller*. On dépose un peu d'acide azotique pur, au moyen d'une pipette, dans une éprouvette suffisamment large, de la contenance d'1 cm. en diamètre, de façon que les bords ne soient pas mouillés; on incline l'éprouvette, puis on met tout doucement en contact l'urine, placée dans un vase gradué rempli de ce liquide (1/10 d'urine), avec le bord de l'éprouvette, et autant que possible près de la surface de l'acide azotique, mais à une distance suffisante pour que les deux liquides ne se mélangent pas. S'il se forme un trouble apparent avant que les 3 minutes soient expirées (anneau d'albumine), le 1/10 d'urine contient plus de 0,0033 %, et par conséquent l'urine plus de 0,033 % d'albumine. Si le trouble n'apparaît qu'un peu plus tard, la proportion d'albumine contenue dans l'urine est inférieure à 0,033 %. Dans le premier cas, on dilue encore le mélange, et on le traite, d'après *Brandberg*, de la façon suivante. On prend cinq éprouvettes, dans chacune d'elles on verse 2 cmc. d'urine au 1/10, et on ajoute à la première 4 cmc. d'eau, à la seconde 13 cmc., à la troisième 28 cmc., à la quatrième 43 cmc. et à la cinquième 58 cmc., puis on soumet de nouveau ces mélanges à l'analyse. La réaction apparaît alors au bout de 2 minutes 1/2 à 3 minutes, s'il y a 0,0033 % d'albumine. D'après le nombre de centimètres cubes d'eau employés, on peut, au moyen de la formule suivante, déduire facilement la proportion d'albumine.

$$p = \frac{k + x}{k \cdot 30}$$

p = le pourcentage d'albumine dans l'urine non diluée.
k = la quantité de $^1/_{10}$ d'urine employée pour chaque analyse.
x = la quantité d'eau employée pour la dilution.

Brandberg, pour épargner un calcul au médecin, a donné des tableaux très pratiques, qui donnent la proportion d'albumine en tant

pour cent, et que j'ai modifiés quelque peu dans la forme (1). Ils sont
basés sur l'apparition du trouble 3 minutes après l'emploi de la réaction
d'*Heller*.

I 2cmc. 1/10 d'urine	0.05	0.10	0.15	0.20	0.25	0.30	0.35	0.40	0.45	0.50	0/0 d'albumine.
II		1	4	7	10	13	16	19	22	25	28 cmc. d'eau.
I » »	0.55	0.60	0.65	0.70	0.75	0.80	0.85	0.90	0.95	1.00	0/0 d'albumine.
II		31	34	37	40	43	46	49	52	55	58 cmc. d'eau.
I » »	1.05	1.10	1.15	1.20	1.25	1.30	1.35	1.40	1.45	1.50	0/0 d'albumine.
II		61	64	67	70	73	76	79	82	85	88 cmc. d'eau.

Les rangées horizontales I indiquent la proportion pour cent d'albumine de l'urine non diluée ; les rangées horizontales II indiquent en
centimètres cubes les quantités d'eau correspondantes à ces chiffres, eau
qui doit être ajoutée par chaque 2 cmc. de 1/10 d'urine. Alors l'urine
répond à la proportion d'albumine exprimée par les chiffres (I). La
manière la meilleure et la plus rapide consiste à remplir une burette
avec de l'eau distillée et une autre avec de l'urine diluée (1/10). On
dépose alors dans une série d'éprouvettes, avec les précautions indiquées ci-dessus, des quantités à peu près égales d'acide azotique, et
dans une autre série 2 cmc. d'urine au 1/10 avec différentes quantités
d'eau (voir le tableau). Suivant que l'échantillon indiquera une proportion d'albumine plus élevée ou inférieure dans l'urine, on déposera
un mélange plus ou moins dilué de 2 cmc. d'urine au 1/10. Ce mélange
est placé avec soin au-dessus de l'acide nitrique réparti dans les verres
à réactifs (le mieux au moyen d'une pipette), de façon que les deux
liquides ne se mélangent pas, puis on examine chaque échantillon, dans
lequel un trouble se forme exactement au bout de 3 minutes. Si,
après l'addition de 13 cmc. d'eau pour 2 cmc. d'urine au 1/10, on voit
apparaître un léger trouble au bout de 3 minutes, on cherche dans le
tableau (II) le chiffre 13 qui correspond au nombre 0,25, indiquant
la proportion pour cent d'albumine. Si on voit qu'après l'addition de
13 cmc. il n'y a formation d'aucun trouble ou si ce dernier n'apparait
que longtemps après les 3 minutes fixées, on recommence alors l'analyse, en ajoutant 10, puis 7 cmc. d'eau. Si le trouble apparait aussitôt
après l'addition de 13 cmc., on en ajoute en plus 16,19 cmc. et on
continue ainsi jusqu'à ce qu'on obtienne un échantillon dans lequel
le trouble n'apparaisse exactement qu'au bout de 3 minutes. Si c'est le
cas après qu'on a ajouté 25 cmc. d'eau, la quantité correspondante
d'albumine sera de 0,45 %. Cette analyse, si elle est très bien exécutée,
est très sûre. *Hammarsten* (2) a comparé les résultats de cette méthode

---

(1) Voir *Laache*, l. c. p. 79.
(2) *Hammarsten*, Maly's Jahresbericht für Thierchemie, *10*, 206, 1881.

avec ceux obtenus en pesant l'albumine, et a trouvé que les différences entre ces deux procédés ne s'élevaient pas à 0,206 %.

3. *Recherche de l'albumine par la précipitation avec l'acide picrique au moyen de l'albuminimètre d'Esbach* (1).

Bien que ce procédé soit sujet à de nombreuses erreurs, parce qu'en opérant, l'albumine est précipitée par l'acide picrique, et peu sûr pour cette recherche (voir p. 216), on doit cependant l'indiquer ici, parce qu'il est extrêmement simple et donne au médecin une estimation approximative de la quantité d'albumine. L'albumine est précipitée dans l'urine par le procédé suivant : 10 gr. d'acide picrique pur et 20 gr. d'acide citrique pur sont dissous dans 900 cmc. d'eau et, après refroidissement du liquide, additionnés d'eau jusqu'à ce que le tout forme 1,000 cmc. On emploie alors ce mélange pour précipiter l'albumine. On opère dans un albuminimètre qui, par sa forme, ressemble à un tube à réactif à parois un peu épaisses. Sur ce tube est gravée en haut une marque R, puis une autre au-dessous, U ; dans le tiers inférieur de l'appareil, des marques nombreuses se succèdent de 7 à 1/2, de façon que les intervalles de ces chiffres soient toujours de plus en plus faibles en descendant (fig. 91). On pratique l'analyse de la façon suivante. On remplit l'appareil avec de l'urine jusqu'à la marque U, et on ajoute la quantité du liquide réactif nécessaire, jusqu'à la marque R. On mélange alors les deux liquides, en bouchant l'extrémité supérieure du tube avec le pouce et en le retournant plusieurs fois. L'albuminimètre est ensuite bouché avec un bouchon de caoutchouc, laissé en repos pendant vingt-quatre heures, temps au bout duquel on peut lire sur l'échelle la hauteur du sédiment. Le nombre indique la quantité d'albumine, exprimée en grammes. Si l'urine contient plus de 0,7 % d'albumine, et si le précipité dépasse l'échelle, on doit recommencer l'analyse avec de l'urine diluée. C'est pourquoi on recommande, pour économiser le temps, de diluer d'abord l'urine qu'on veut analyser, si, dans l'analyse qualitative, elle s'est montrée riche en albumine.

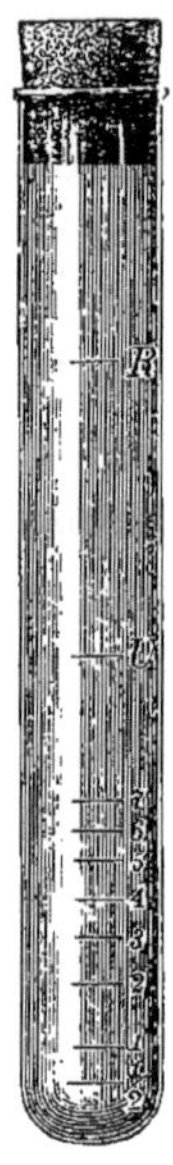

Fig. 91.

On peut tomber sur une urine qui ne donne pas de précipité, ou dans laquelle l'albumine ne se dépose pas ; dans ces cas, ce procédé est inutilisable.

D'après une série de recherches comparatives de Richter avec cette méthode et celle de *Brandberg*, le dernier procédé serait de beaucoup

---

1) *P. Guttmann,* Berliner klin. Wochenschrift, 23, 117, 1886.

le plus sûr. Il arrive que, dans la méthode d'*Esbach*, les sources d'erreurs sont extrêmement considérables, de sorte que ce procédé, comme je l'ai indiqué plus haut, ne peut servir à déterminer la proportion de l'albumine contenue dans l'urine que d'une façon très vague.

2. Peptonurie.

La peptonurie a acquis une certaine importance, depuis que *Hofmeister* (1) a indiqué une méthode chimique, relativement simple, pour la recherche de la peptone.

Avant tout, il faut remarquer que les causes qui produisent la peptonurie sont tout autres que celles qui déterminent l'albuminurie, et qu'on peut déterminer par les méthodes que nous venons d'indiquer. Il n'y a jamais ni néphrite, ni désordres circulatoires, ni anémie, quand il y a présence de peptone, mais une série de processus tout différents. On trouve très fréquemment la peptone dans l'urine, mais pas toujours cependant, dans les processus qui sont occasionnés par l'accumulation et la destruction des globules blancs ; de sorte que les produits de décomposition, comme la peptone provenant des leucocytes en voie de destruction, sont éliminés avec l'urine.

Cette forme de peptonurie est désignée sous le nom de peptonurie pyogénique (*Hofmeister*) (1), (*Maixner*) (2), (*V. Jaksch*) (3).

La présence de la peptone dans l'urine est très fréquente, dans les pneumonies à la période de résolution, dans les exsudats pleurétiques purulents, surtout dans les processus purulents de l'organisme, mais seulement si les conditions de résorption sont favorables à l'absorption des principes constituants du pus (peptone). On a en outre trouvé de la peptone, en quantité très considérable, dans la méningite purulente, dans le rhumatisme articulaire aigu, dans la phtisie purulente, en un mot dans presque tous les processus qui donnent lieu à la formation et à la décomposition du pus.

On peut donc conclure de la présence de la peptone, et avec assez de vraisemblance, qu'un processus purulent a son siège dans l'organisme. Mais pour que cette hypothèse soit admissible, pour que ces conclusions soient justes, il faut encore le concours d'autres circonstances.

On a trouvé également de la peptone dans les cas graves de scorbut (peptonurie hématogène) (V. *Jaksch*) (4) à marche mortelle.

---

(1) *Hofmeister*, Zeitschrift für physiol. Chemie, 4, 253, 1880 et 5, 66, 127, 1881, 6, 51, 1881 ; Prager med. Wochenschrift, 5, 321, 1880.

(2) *Maixner*, Prager Vierteljahresschrift, 144, 75, 1879.

(3) *R v. Jaksch*, Prager medic. Wochenschrift, 5, 292 et 303, 1880 et 6, 61, 74, 86, 133, 143, 1881 et Zeitschrift für klin. Medicin, 6, 413, 1883.

(4) *Jaksch*, 1. c.

Maixner (1) a démontré que les processus ulcéreux de l'intestin, d'espèces différentes, conduisent également à la peptonurie (peptonurie entérogène) lorsque la peptone provenant de l'alimentation est directement puisée dans les abcès par le torrent circulatoire ; cette opinion est du reste confirmée par les observations de *Pakanowski* (2).

On connaît une série d'observations sur la présence de la peptone dans les empoisonnements par le phosphore. *Fischel* (3) a montré que, dans les conditions physiologiques, notamment à l'époque de l'accouchement, on trouve constamment de la peptone dans l'urine (peptonurie puerpérale).

Je cite ici tous ces faits, pour montrer que la présence de la peptone n'indique pas toujours un processus purulent dans l'organisme. Ce n'est que lorsque l'examen clinique a exclu les autres formes de la peptonurie que ce symptôme peut avoir une valeur diagnostique, et indiquer un processus purulent dans quelque partie de l'organisme. La peptonurie nous fournit aussi des renseignements positifs pour le diagnostic et le pronostic de certains processus avec suppuration. La présence de la peptone dans la pneumonie indique le stade de la résolution commençante. Dans le cas de tumeurs abdominales, d'exsudats pleurétiques, la peptone indique la présence d'un foyer purulent. Dans la méningite purulente, la peptonurie peut nous fournir des indications précieuses sur la marche ultérieure de la maladie ; la récidive de cette affection coïncide avec la présence de la peptonurie.

La démonstration de la peptone dans l'urine a, dans ces circonstances, une grande valeur pour le diagnostic différentiel de la méningite tuberculeuse et de la méningite cérébro-spinale épidémique. L'absence de peptonurie, alors que les symptômes cliniques de la méningite sont très apparents, indique qu'on a affaire à une méningite tuberculeuse. Par contre, si dans ce cas on constate la présence de la peptone, on peut diagnostiquer avec certitude une méningite cérébro-spinale épidémique, surtout si l'examen ultérieur montre l'absence de processus ulcéreux dans les autres organes, surtout dans les poumons.

Dans les cas très difficiles à diagnostiquer, tels que la sepsie cachée, la peptonurie est un symptôme d'une grande valeur, surtout pour le diagnostic différentiel de la sepsie et d'une affection sarcomateuse généralisée cachée, qui ont des symptômes cliniques analogues (fièvre élevée, frissons).

Un cas s'est présenté à la consultation du professeur *Nothnagel*, où on a observé

---

(1) *Maixner*, Zeitschrift für klin. Medicin. *8*, 234, 1884.
(2) *Pakanowski*, Zeitschrift für klin. Medicin, *9*, 429, 1885.
(3) *Fischel*, Archiv für Gynäkologie, *24*, 27, 1884.

pendant longtemps de violents frissons, une fièvre intense ; le diagnostic était absolument négatif, et l'on croyait à une suppuration profonde. Des recherches répétées sur la présence de la peptone ne donnèrent pas de résultat. A l'autopsie, on trouva une sarcomatose généralisée.

Mes nombreuses expériences cliniques sur la peptonurie, qui datent bientôt de six ans, me permettent de résumer ainsi mes opinions ; la peptonurie est un symptôme important qui, dans beaucoup de cas, a une grande valeur au point de vue clinique. De plus il est possible que, dans des recherches ultérieures, le cercle des maladies dans lesquelles on trouve de la peptone, s'étende de plus en plus. Aussi devrait-on attacher une certaine importance à quelques formes de peptonurie, et surtout à ces formes, les plus importantes pour la clinique, qui ont déjà été observées dans des cas très nombreux, telles que celles de la peptonurie pyogène.

Recherche de la peptone.

Pour rechercher la peptone, on se sert du procédé indiqué par *Hofmeister* (1).

Pour chercher la peptone dans l'urine, on procède de préférence de la façon suivante.

Dans différents mémoires sur la peptonurie parus dans ces derniers temps, des modifications plus ou moins importantes ont été apportées à ce procédé. Je ne crois pas qu'elles offrent d'avantages ; quelques-unes même ne sont pas à recommander, parce qu'elles n'éliminent pas avec certitude les autres corps albumineux.

L'urine est d'abord soumise aux trois analyses d'albumine mentionnées plus haut (voir p. 213, 214 et 215). Si les analyses 1 et 2 sont négatives, et si l'urine ne présente aucun trouble après l'addition d'acide acétique, on peut traiter l'échantillon d'urine avec de l'acide acétique concentré, puis avec de l'acide acétique mélangé d'acide phosphotungstique. Si l'urine contient de la peptone, il se formera aussitôt, ou quelque temps après, un trouble ; si ce trouble persiste quelque temps, c'est que l'urine ne contient pas de peptone. L'essai 3 (essai avec le biuret) donnera des résultats positifs, après les résultats négatifs obtenus avec les analyses 1 et 2 (voir ci-dessus, p. 217), et indiquera directement la présence de la peptone, mais seulement dans les cas assez rares où l'urine est très riche en peptone. Il est encore plus sûr, surtout quand l'urine donne un trouble minimum avec l'acide acétique, de la traiter avec un peu d'acétate de plomb neutre, jusqu'à formation d'un

---

(1) *Hofmeister*, l. c.

précipité floconneux, et de répéter, comme on l'a dit ci-dessus, l'analyse avec l'acide acétique et l'acide phosphotungstique. L'addition d'acétate de plomb a pour but de précipiter la mucine. Elle donne un résultat positif, s'il y a de la peptone, un résultat négatif si l'urine en est exempte. Ce procédé réussit quand il y a de grandes quantités de peptone dans l'urine.

Pour déterminer exactement la peptone dans l'urine débarrassée d'albumine, il faut employer le procédé suivant, indiqué par *Hofmeister*. L'urine filtrée, claire, traitée avec de l'acétate neutre de plomb, dont le volume doit s'élever au moins de 5oo à 6oo cmc., est additionnée d'acide chlorhydrique, puis traitée avec l'acide phosphotungstique, jusqu'à ce qu'il ne se forme plus de précipité, et enfin filtrée rapidement.

On prépare l'acide phosphotungstique de la façon suivante. On dissout le tungstate de soude du commerce dans l'eau chaude, puis on ajoute l'acide phosphorique, jusqu'à réaction acide; le liquide, après refroidissement, est fortement acidulé avec de l'acide chlorhydrique, et filtré après vingt-quatre heures (*Huppert*) (1).

Avec une série d'autres corps, le précipité contient aussi de la peptone en combinaison avec l'acide qhosphotungstique.

Ce précipité est lavé sur un filtre avec une solution de 5 parties d'acide sulfurique concentré dans 100 qarties d'eau, jusqu'à ce que le liquide filtré soit incolore. Ce lavage a pour but d'éliminer le plus possible les sels existants; alors on retire du filtre le précipité encore humide, on le lave dans une soucoupe avec le moins d'eau possible, et on le traite avec du carbonate de baryte, jusqu'à ce que le liquide ait une réaction manifestement alcaline. On chauffe ensuite ce liquide au bain-marie bouillant, environ dix à quinze minutes, et on le soumet à la réaction du biuret, décrite page 215. Dans le cas où il y a de la peptone, l'échantillon prendra une coloration variant plus ou moins du rouge bleuâtre au violet, suivant la quantité de peptone qu'il contient. S'il n'y a que des traces de peptone, la couleur est seulement d'un rouge sale ou d'un violet sale. Le précipité de baryte, qui se forme pendant cette analyse, ne porte aucun préjudice à l'examen ; il vaut cependant mieux, que le résultat soit positif ou non, laisser reposer quelques minutes dans un verre à réactif. Le précipité se dépose et l'échantillon présente alors, suivant la quantité de peptone qu'il contient, les nuances les plus diverses, variant du rouge sale au violet. En l'absence de peptone, le liquide prend une coloration verte.

Si l'urine donne un résultat positif avec les réactions d'albumine décrites aux numéros 1 et 2 (voir p. 213, 214 et 215), et s'il se forme seulement dans l'urine filtrée, traitée avec l'acide acétique et le ferrocya-

---

(1) *H. Huppert,* l. c. p. 139.

nure de potassium, un trouble très léger, on devra éliminer l'albumine qu'elle contient par des combinaisons avec les oxydes métalliques, surtout avec l'oxyde de fer, en s'y prenant de la façon suivante. L'urine est traitée avec une solution d'acétate de soude, puis avec une solution de chlorate de fer; elle est ensuite neutralisée avec de la lessive de potasse, bouillie, filtrée et, après refroidissement, soumise à l'analyse 1 et 2. Dans les cas où ces deux analyses restent négatives, et où, avec la deuxième, il n'y a pas de coloration bleue (présence du fer), on procède comme il a été dit auparavant; on chauffe l'urine, on l'acidule avec de l'acide chlorhydrique et on précipite avec de l'acide phosphotungstique.

Si, après précipitation de l'albumine, une des analyses que nous venons d'indiquer donne encore des résultats positifs, on répète l'expérience jusqu'à ce que le liquide filtré soit complètement débarrassé d'albumine et de fer. Si l'urine est riche en albumine, on recommande d'en éliminer la partie principale par l'ébullition et de traiter le filtrat de cette urine comme il a été dit ci-dessus.

Cette méthode est recommandée pour les urines exemptes d'albumine et très riches en matières colorantes, car elle convient très bien pour la décoloration de l'urine. Pour la détermination quantitative de la peptone dans l'urine, on peut se servir du procédé colorimétrique indiqué par *Hofmeister et Maixner* (1).

3. Albuminosurie.

On pensait autrefois qu'il s'agissait d'un corps simple, qu'on désignait sous le nom de propeptone ou d'hémialbuminose. Les travaux de *Kühne* (2) et de *Chittenden* (2), puis plus tard ceux de *Herth* (3) ont fait entrer l'étude de l'albuminosurie dans une nouvelle voie. D'après *Kühne* et *Chittenden*, la propeptone est considérée comme un mélange de quatre corps albuminoïdes différents ; cependant, dans ces observations assurément très intéressantes, nous ne trouvons rien à utiliser pour la clinique.

On a trouvé l'albuminose dans l'urine dans une série de processus très différents, dans l'ostéomalacie, dans la dermatite, dans les ulcérations intestinales, etc. (*Senator*) (4), (*Ter Gregoriantz*) (5), (*V. Jaksch*) (6).

---

(1) *Maixner*, Zeitschrift für klinische Medicin, *11*, 342, 1886.

(2) *Kühne* et *Chittenden*, Zeitschrift für Biologie, *19*, 159, 1883, *20*, 11, 1884 et *22*, 409, 1886. *Kühne*, Verhandlungen des naturhistor.-medic. Vereines zu Heidelberg, Nr. I, III, p. 286.

(3) *Horth*, Monatshefte für Chemie, 5, 266, 1884.

(4) *Senator*, Die Albuminurie im gesunden und kranken Zustande, p. 9, Berlin 1882.

(5) *Ter Gregoriantz*, Zeitschrift für physiologische Chemie, *6*, 537, 1882.

(6) *R. v. Jaksch*, Zeitschrift für klinische Medicin, *8*, 216, 1884.

Dans deux cas très graves d'ostéomalacie, que j'ai observés dernièrement à la clinique du professeur *Nothnagel*, je n'ai trouvé aucune trace
d'albuminosurie. L'importance clinique de ce corps, trouvé dans l'urine,
est jusqu'à présent très faible, et on ne peut tirer de sa présence aucune
conclusion certaine.

On peut soupçonner la présence de l'albuminose dans l'urine
quand l'essai 1, après un temps de repos assez long, ou après refroidissement, donne un précipité qui (voir ci-dessus), soumis, après filtration, à la réaction du biuret, paraît se composer d'albumine, et
quand on obtient un précipité avec l'essai 2, aussitôt ou après dilution
de l'urine. Les albuminoses sont ordinairement facilement solubles en
solutions concentrées ainsi que dans l'urine concentrée. On traite
ensuite l'échantillon d'urine avec du chlorure de sodium jusqu'à saturation, et on ajoute de l'acide acétique. En présence de l'albuminose,
il se forme un précipité, qui, après addition d'une très grande
quantité d'acide acétique, se dissout à chaud, et disparaît pendant le
refroidissement.

Si on trouve de l'albuminose avec de l'albumine du sérum, il faut
éliminer l'albumine par l'ébullition avec l'acide acétique et le chlorure
de sodium, et traiter ensuite comme ci-dessus (1).

4. **Globulinurie**.

La globuline, paraît-il, n'est jamais ou presque jamais seule dans
l'urine, elle y est le plus souvent mélangée avec l'albumine du sérum;
aussi, relativement à l'importance de la globuline, faut-il se reporter à
ce qui a été dit déjà au sujet de l'albumine.

D'après les expériences de *Kauder* (2), nous possédons une méthode
très simple pour déterminer la présence de la globuline dans l'albumine
du sérum. *Pohl* utilise ce procédé pour démontrer la présence de la globuline dans l'urine avec l'albumine. On alcalise l'urine avec de l'ammoniaque, on filtre après un repos de quelques heures, et on traite le
produit filtré avec un volume égal d'une solution saturée de sulfate
d'ammoniaque; s'il y a beaucoup de globuline, il se forme un précipité
floconneux.

Pohl (3) détermine quantitativement, de la même façon, la globuline
dans l'urine. Le précipité, obtenu d'après le procédé indiqué ci-dessus,
est traité et pesé comme dans la détermination quantitative de l'albumine
(p. 217).

---

(1) Relativement aux autres propriétés de l'albuminose, voir : *Kühne* et *Chittenden*, l. c.
(2) *Kauder*, l. c.
(3) *Pohl*, l. c.

5. **Fibrinurie.**

La fibrine se trouve dans l'urine, dans l'hématurie, la chylurie (voir p. 264). Elle forme ordinairement un caillot. Elle se présente aussi dans les cas où des processus d'exsudation se sont développés dans les voies urinaires. On voit très souvent ces caillots dans le croup, la diphtérie, et assez souvent aussi dans la tuberculose des voies urinaires.

Pour rechercher la présence de la fibrine, on filtre le caillot, après lavage avec de l'eau, on le dissout par l'ébullition avec une solution de soude à 1 % ou une solution de chlorure de sodium à 5 % (*Huppert*) (1), puis on soumet le liquide, après refroidissement, à l'analyse de l'albumine décrite p. 213.

6. **Hématurie.**

Le sang que l'on trouve dans l'urine, ainsi que je l'ai déjà indiqué, provient des reins, du bassinet, des uretères, de la vessie ou de l'urètre (voir p. 174).

Dans les cas bien prononcés, la couleur de l'urine fait déjà soupçonner l'hématurie; l'urine a une coloration variant de l'eau de viande au rouge rubis. Cependant, dans ce cas, on ne doit jamais se borner à l'inspection de l'urine, car, dans certaines conditions, elle peut contenir de l'hémoglobine en solution (hémoglobinurie), qui lui donne une coloration rougeâtre.

On recherche l'hématurie de la façon suivante.

1. *Par le spectroscope.* L'urine, si elle est fortement colorée en rouge, présente, fraîchement éliminée, lorsqu'elle est diluée dans l'eau, les deux bandes d'absorption de l'hémoglobine oxygénée (voir p. 32, fig. 13 qui, après addition de sulfhydrate d'ammoniaque, se transforment en bandes d'absorption d'hémoglobine dépourvue de gaz. Dans l'urine sanguinolente qui a été laissée longtemps en repos, parfois aussi dans l'urine fraîche, on trouve le spectre de la méthémoglobine (voir p. 35, fig. 17).

2. *Par l'analyse d'Heller* (2). On traite l'urine avec la lessive de potasse et on la fait bouillir. Il y a précipitation des phosphates terreux basiques et, en même temps, sous l'influence des alcalis, précipitation de l'hématine qui, provenant de l'hémoglobine oxygénée, donne au précipité de phosphate obtenu une couleur rouge rubis. Si la couleur rouge du précipité n'est pas bien apparente, l'urine étant colorée en teinte trop foncée par d'autres substances colorantes (matières colo-

---

(1) *Huppert,* l. c. p. 133.

(2) *Heller,* Wiener medic. Zeitschr. Nr. 1, 48, 1859, cité d'après Schmit's Jahrbücher *104*, 39, 1859.

rantes de la bile, etc.), on filtre. On dissout ensuite le précipité dans l'acide acétique, et la solution prend alors une couleur rouge qui, exposée à l'air, disparaît au bout de quelque temps (1). Si les analyses ci-dessus donnent des résultats positifs, et si le microscope montre beaucoup de globules rouges (voir p. 174), il s'agit certainement d'hématurie; il ne restera plus qu'à différencier la forme d'hématurie à laquelle on a affaire. Relativement à l'importance clinique de l'hématurie, nous renvoyons à ce qui a déjà été dit p. 175.

7. Hémoglobinurie.

Quelquefois on trouve aussi la matière colorante du sang en solution dans l'urine (voir p. 38). On observe ce symptôme dans le cours des maladies infectieuses graves, dans les combustions, et dans une série d'empoisonnements; la présence de cette substance colorante est toujours un signe suspect, dangereux même. On a aussi observé l'hémoglobinurie après l'usage du naphtol (*Neisser*) (2) et après l'intoxication avec l'acide phénique (*zur Nieden*) (3). L'hémoglobinurie peut aussi survenir comme une maladie *sui generis* (hémoglobinurie à son paroxysme) (*Rosenbach*) (4), (*Ehrlich*) (5), (*Boas*) (6), qui se développe souvent exclusivement dans la lues universalis.

Pour chercher l'hémoglobinurie, on procède de la façon suivante. Si le spectroscope et l'analyse d'*Heller* indiquent la présence de la matière colorante du sang, et si on ne trouve, à l'examen microscopique, aucun globule rouge, ou seulement quelques globules épars, et, par contre, beaucoup d'amas plus ou moins gros de pigment, colorés en brun, il n'y a pas hématurie, mais bien hémoglobinurie. Ordinairement l'urine ainsi composée montre à l'analyse spectrale les bandes d'absorption de la methémoglobine (voir p. 35 et fig. 17), et, suivant *Hoppe-Seyler* (7), il s'agit toujours, dans ce cas, de la methémoglobine.

8. Mucinurie.

La présence de faibles quantités de mucine dans l'urine n'est pas considérée comme un symptôme pathologique, car l'urine normale contient un peu de mucus. Il n'est pas rare que les grandes quantités de mucus, qu'on trouve dans l'urine des femmes, proviennent du vagin.

---

(1) Voir: *Huppert*, l. c. p. 144.
(2) *Neisser*, Centralbl. für medic. Wissenschaften, *19*, 545, 1881.
(3) *zur Nieden*, Berliner klin Wochenschr. *18*, 705, 1881.
(4) *Rosenbach*, Berliner klin. Wochenschr. *17*, 132, 151, 1880.
(5) *Ehrlich*, Zeitschrift für klin. Medicin. *3*, 383, 1881.
(6) *Boas*, Archiv für klin. Medic. *32*, 355, 1885.
(7) *Hoppe-Seyler*, Physiolog. Chemie, l. c. p. 862.

Cependant, les grandes quantités de mucus qui proviennent des organes urinaires, indiquent toujours une affection catarrhale en cours. Le plus souvent l'urine apparaît trouble, immédiatement après l'évacuation, et, au bout de quelques instants de repos, il se dépose au fond du vase un nuage plus ou moins considérable. On y trouve toujours des leucocytes et des cellules épithéliales (voir p. 176 et 177). Si l'urine contient trop de mucine, cette substance peut recouvrir tout le fond du vase, sous forme d'un sédiment visqueux, gélatineux. Dans ce cas on n'a pas besoin d'en faire l'analyse.

Pour trouver la mucine dans l'urine, on traite ce liquide avec un excès d'acide acétique : l'urine se trouble alors par suite de la présence de grandes quantités de mucine. On dilue dans l'eau les urines très riches en sels (concentrées), avant l'addition d'acide acétique, car la mucine, en présence de l'acide acétique, peut être maintenue en solution par les sels. Pour chercher la mucine dans les urines albumineuses, on recommande d'éliminer la quantité principale d'albumine par l'ébullition, et de chercher la mucine en traitant le produit filtré à froid avec l'acide acétique. Pour séparer la mucine de l'urine, on se sert de préférence (voir ci-dessus) de l'acétate de plomb.

II. Hydrates de carbone.

1. Glycosurie.

Dans l'urine, dans les conditions pathologiques, on peut trouver diverses espèces de sucre, comme la lactose dans l'urine des femmes en couches: on y trouve aussi, dans quelques cas assez rares, de l'inosite ou du sucre de fruits (lévulose). Mais la présence de ces espèces de sucre, par rapport à la fréquence et à l'importance du sucre de raisin (dextrose, glycose), a une très faible importance au point de vue du diagnostic, aussi n'avons-nous que quelques mots à dire à leur sujet. Nous porterons toute notre attention sur la présence et la recherche du sucre de raisin dans l'urine.

a) Glycosurie physiologique.

Il est bon d'indiquer, d'abord, qu'on trouve des traces de sucre dans toute urine normale; depuis quelques années déjà, l'opinion émise par v. *Brücke* (1) sur la glycosurie physiologique a été confirmée. Mais la quantité de sucre paraît être si faible dans l'urine normale, qu'on ne la constate jamais d'une façon assez positive, même au moyen des analyses que nous allons indiquer, pour que la glycosurie physiologique puisse être confondue avec la glycosurie pathologique.

––––––––––––

(1) *v. Brücke*, Vorlesungen über Physiologie, *1*, 375, 2. édit., 1875, Wien.

b) Glycosurie pathologique.

α) Glycosurie passagère.

Le sucre de raisin peut se trouver en excès dans l'urine, dans une série de maladies. Ainsi, on peut trouver du sucre dans l'urine dans le choléra, dans la fièvre intermittente, dans la méningite cérébro-spinale et dans les maladies du cerveau qui intéressent le quatrième ventricule, dans les maladies du foie et des poumons, dans la goutte; on trouve aussi parfois, d'après quelques observations, de faibles quantités de sucre dans la cirrhose du foie. La présence du sucre dans les maladies que nous venons d'énumérer est très rare; elle est plus fréquente dans certains empoisonnements, comme dans les intoxications par la morphine et l'oxyde de carbone. J'ai trouvé du sucre dans deux cas d'asphyxie grave, produite par l'inhalation d'un gaz irrespirable (un mélange d'acide carbonique et d'azote).

β) Glycosurie permanente.

Si l'on constate chez un sujet l'élimination continue de quantités appréciables de sucre, il ne s'agit pas d'un état passager, mais d'une maladie désignée sous le nom de diabète sucré, dont le symptôme le plus important est la présence permanente de sucre dans l'urine, en grande ou en petite quantité.

L'importance clinique de cette glycosurie, est qu'elle existe depuis un certain temps déjà, alors que tous les autres symptômes cliniques du diabète manquent. Cependant, on ne doit, dans ces cas, diagnostiquer le diabète que si on constate du sucre dans des analyses répétées, et si, en présence des autres hydrates de carbone, c'est-à-dire du sucre de canne (*Worm-Muller*) (1) ou encore mieux de l'amidon, on trouve dans l'urine de grandes quantités de sucre.

Recherche du sucre de raisin.

α) Analyse qualitative.

S'il est facile et simple de déterminer la présence du sucre dans l'urine, quand il s'y trouve en grandes quantités, il faut avouer que parfois cette analyse offre des difficultés, lorsqu'il n'existe que de faibles quantités ou seulement des traces de sucre dans l'urine, et qu'il est parfois difficile, même avec les analyses de *Moore et Trommer*, le plus ordinairement utilisées de nos jours, de dire avec certitude s'il s'agit véritablement du sucre de raisin. Dans ces derniers temps nous avons essayé une analyse par laquelle on réussit sûrement, dans ces cas, à déterminer la présence du sucre.

1. *Réaction de Moore-Heller* (2). On traite l'urine avec de la potasse

---

(1) *Worm-Müller*, Pflüger's Archiv, *36*, 172, 1885.
(2) *Moore*, Lancet, II, 1844 et *Heller*, Archiv für Mikroskopie und mikroskop. Chemie, I, 212 et 292, 1844.

caustique et on soumet à l'ébullition. En présence du sucre, celle-ci se décompose; il se forme, en même temps que de l'acide lactique, des produits de décomposition colorés (*Hoppe-Seyler*) (1) et une série d'autres produits volatils auxquels l'essai donne une coloration brune intense. Cette réaction est peu sensible et peut induire facilement en erreur, car toute urine normale se colore en brun avec la potasse caustique, ce qui tient à la proportion de mucine qu'elle renferme. Plus cette proportion est considérable et plus la coloration brune est intense, même en l'absence du sucre.

2. *Réaction de Trommer* (2). L'urine est alcalisée avec la potasse caustique, puis on ajoute goutte à goutte une solution très faible de sulfate de cuivre, jusqu'à ce que l'hydrate de bioxyde de cuivre formé ne se dissolve plus, et on chauffe. Dans le cas où l'on ne trouve plus que des traces de sucre avant que la température du liquide ne soit portée à l'ébullition, un oxydule de cuivre jaune ou rouge se sépare, en même temps que le liquide se décolore un peu. Cette réaction est très sensible. Avec ce procédé, *Trommer* a pu découvrir 0,001 % et même 0,0001 % de sucre. Dans les conditions normales et pathologiques, l'urine renferme une grande série de corps, qui ont la propriété de réduire l'oxyde de cuivre en solution alcaline. Je mentionne ici l'acide urique, la créatinine, la créatine, l'allantoïne, la mucine, la lactose, la pyrocatéchine, l'hydrochinone et la matière colorante de la bile. De plus, certaines substances réductrices peuvent se former après l'introduction de certaines substances dans l'organisme, telles que acide benzoïque, acide salicylique, glycérine, chloral. Il arrive qu'on trouve fréquemment dans l'urine, surtout après une longue ébullition, une réduction qui, analysée par d'autres méthodes, se montre exempte de sucre. *Une telle réduction n'est concluante pour la présence du sucre que si elle s'opère avant l'ébullition du liquide, ce qui n'a lieu que si l'urine est relativement riche en sucre.*

Au lieu d'employer le sulfate de cuivre et la potasse caustique, on peut se servir, pour rechercher le sucre, de la solution de *Fehling* (voir p. 239).

Worm-Muller (3) a apporté une excellente modification à la réaction de *Trommer*. On fait bouillir séparément 5 cmc. de l'urine à examiner, ainsi qu'un mélange de 1.5 cmc. d'une solution de sulfate de cuivre à 2.5 %, et de 2.5 cmc. d'une solution alcaline de sel de seignette (100 gr. de sel de seignette dissous dans un litre de soude caustique

---

(1) *Hoppe-Seyler*, Berichte der deutschen chem. Gesellsch. *4*, 346, 1871.
(2) *Trommer*, Annalen der Chemie und Pharmacie. *39*, 360, 1841.
(3) *Worm-Müller*, Pflüger's, Archiv, *27*, 107, 1882.

ordinaire), puis l'ébullition est interrompue et la solution chaude versée sans secousse. Dans le cas où il y a du sucre, en quantité assez considérable, l'hydrate de bioxyde de cuivre est réduit aussitôt en oxydule de cuivre. S'il n'y a aucune séparation d'oxydule de cuivre, on renouvelle l'expérience avec 2.3.4 cmc. d'une solution de sulfate de cuivre. Cette modification à la réaction de *Trommer* la rend, d'après *Worm-Muller,* très sensible.

Il faut encore mentionner que cette propriété de l'urine de dissoudre l'hydrate de bioxyde de cuivre n'indique pas toujours la présence du sucre, car l'urine ammoniacale, qui en est dépourvue, dissout aussi l'hydrate de bioxyde de cuivre ; l'urine contenant de l'albumine possède également cette propriété.

3. *Recherche par la fermentation.* Elle repose sur la propriété du sucre de raisin de se décomposer, par la fermentation, en alcool, en acide carbonique et en une série d'autres produits (acide succinique, glycérine). Pour cette recherche, on remplit une éprouvette, aux deux tiers avec du mercure, on met dans le reste du tube de l'urine traitée avec un peu d'acide tartrique, on ajoute de la levure, on retourne l'éprouvette fermée avec le pouce et on la plonge dans un vase rempli de mercure. S'il y a du sucre, la fermentation commencera aussitôt, et l'acide carbonique venant à se dégager s'amassera à la surface du liquide. Il est très bon aussi d'employer des tubes à fermentation tels qu'ils ont été décrits dans les livres connus de *Leube* et *Salkowski* (1). Cet essai est sensible ; on peut trouver, par ce procédé, o,1 pour cent de sucre (*Einhorn*) (2).

4. *Recherche avec le phénylaldéhyde.* De tous les essais mentionnés jusqu'à présent, le meilleur, pour la recherche qualitative du sucre, est une méthode que j'ai mise en pratique nombre de fois depuis plus de deux ans, et qui, d'après mes propres expériences, constitue un procédé extrêmement sensible pour la recherche du sucre. Je la recommande beaucoup aux médecins praticiens, car son emploi est très simple et l'on obtient rapidement des résultats certains. Elle repose sur l'emploi du phénylaldéhyde, corps qui, d'après les travaux de *E. Fischer* (3), a la propriété de former avec le sucre de raisin une combinaison cristalline bien caractéristique, le phénylglycosalol. Ce sont des aiguilles jaunes très solubles dans l'eau.

L'essai, pratiqué de la manière suivante, donne des résultats excellents *V. Jaksch* (4). Dans une éprouvette, on met 2 parties de chlorhydrate de

---

(1) *Leube* et *Salkowski*, l. c. p. 223.

(2) *Einhorn*, Virchow's Archiv, *102*, 263, 1885.

(3) *E. Fischer*, Berichte der deutschen chem. Gesellsch. *17*, 579, 1884.

(4) *v. Jaksch*, Zeitschr. für klin. Medic. *11*, 20, 1886.

phénylaldéhyde et 3 parties d'acétate de soude. On remplit l'éprouvette jusqu'à moitié avec de l'eau, on chauffe un peu, et on ajoute un
volume égal d'urine. On plonge l'éprouvette contenant ce mélange dans
l'eau bouillante, et, quinze à vingt minutes après, on la dépose dans un
gobelet de verre rempli d'eau froide. Si l'urine ne contient seulement
qu'une quantité peu considérable de sucre, il se forme aussitôt un précipité jaune cristallisé. Si ce précipité, à l'examen macroscopique, parait
amorphe, ce qui est parfois le cas, on trouvera, à l'examen microscopique, des aiguilles jaunes, tantôt isolées, tantôt réunies en groupes
bien rangés (fig. 92).

S'il s'agit d'une très faible quantité de sucre, on pratique l'analyse

Fig. 92.

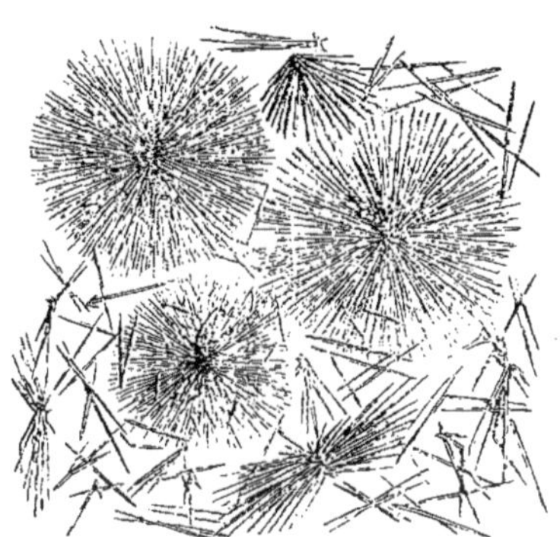

dans un verre à liqueur, et on examine le sédiment. Même dans le cas où
il n'y a que des traces de sucre, on ne remarque jamais l'absence des
cristaux de phénylglycosalol. La présence de plaques jaunes plus ou
moins grosses, ou de sphères brunes fortement réfringentes n'est pas
concluante pour la présence du sucre. Cette analyse donne des résultats
très sûrs avec les urines pathologiques de toutes sortes. On peut l'utiliser
aussi pour la recherche du sucre dans les urines albumineuses. Mais,
dans ce cas, il est bon d'éliminer auparavant la quantité principale de
l'albumine par la cuisson.

Outre les méthodes décrites ici et recommandées pour la recherche
du sucre, il y a encore une série d'autres procédés, les uns nouveaux,
les autres anciens, dont nous devons mentionner quelques-uns.

5. *Analyse de Böttger* (1). L'urine est traitée avec une égale quantité
de solution concentrée de carbonate de soude, et additionnée d'un peu de

---

(1) *Böttger*, Journal für praktische Chemie, 7 0, 432, 1857.

sous-azotate de bismuth basique, puis soumise à l'ébullition ; en présence du sucre, l'oxyde de bismuth sera réduit et prendra une coloration
noirâtre. Ce procédé n'a aucun avantage sur les autres et est moins sensible que la réaction de *Trommer*. Si l'urine contient de l'albumine, il
peut, dans ces circonstances, se former du sulfure de bismuth (1).

De même, quand l'urine contient de la rhubarbe (*E. Salkowski*) (2), il
se forme un précipité noir. Aussi ne faut-il pas considérer la présence
d'un précipité noir, dans ces circonstances, comme caractéristique de
la présence du sucre. On obtient des résultats tout à fait exacts avec ce
procédé, modifié par *Nylander* (3), en se servant du liquide d'*Almen*.
D'après *Nylander*, on dissout 4 gr. de sel de seignette dans 100 gr.
d'une solution de lessive de soude à 8 %, on chauffe le liquide et on
ajoute du nitrate d'oxyde de bismuth autant que le liquide peut en
dissoudre. On prend une partie de ce liquide pour 10 parties d'urine
à examiner au point de vue de la recherche du sucre, et on chauffe
ce mélange. Au bout de quelques minutes, le liquide prend une coloration noire. D'après *Penzoldt* (4) on peut, par l'essai de *Böttger*, modifié par *Nylander*, déterminer la présence de 1 o/o de sucre.

6. *Analyse de Mulder*. On traite l'urine avec une solution de carbonate
de soude et une solution d'indigo bleu, jusqu'à coloration bleue sensible.
Pendant qu'on chauffe, le liquide, lorsque l'urine contient du sucre,
prend une couleur jaunâtre, mais, agité à l'air, reprend sa couleur
bleue. Cette analyse (*Laache*) (5), (*Penzoldt*) (6) se fait aussi de la manière suivante. On humecte une bande de papier à filtrer avec une solution concentrée de carbonate de soude, et une deuxième bande avec
une solution concentrée d'indigo bleu, puis on fait sécher les papiers
ainsi préparés. Pour faire l'analyse, on place une bande de ce papier
indigo dans environ 10 cmc. d'eau, on ajoute l'urine à examiner, et on
place dans ce mélange une grosse bande de papier à filtrer humecté de
carbonate de soude ; puis on procède comme ci-dessus. Cette analyse
ne donne que des résultats peu exacts ; elle n'a de valeur que parce
qu'elle est pour ainsi dire portative.

7. *Recherche avec l'acide picrique de Johnson. Johnson* (7) et *Thiéry* (8)

---

(1) Voir *Huppert*, l. c. p. 165.
(2) *E. Salkowski*, Centralblatt f. d. med. Wissenschaft, 23, 433, 1885.
(3) *Nylander*, Zeitschrift für physiologische Chemie, 8, 175, 1884.
(4) *Penzoldt*, l. c. p. 16; voir aussi *R. Jahreis*, Beiträge zur Untersuchung des
Harns auf Eiweiss und Zucker. Inaugural-Dissertation, Erlangen, 1886.
(5) *Laache*, l. c. p. 111.
(6) *Penzoldt*, l. ç. p. 16.
(7) *Johnson*, l. c.
(8) *Thiéry*, Progrès médical, *14*, 633, 1886.

ont recommandé cette substance comme réactif pour la recherche du sucre. On traite l'urine avec quelques gouttes d'acide picrique, puis avec de la lessive de potasse. En présence du sucre, le mélange prend une couleur rouge intense. Mais cette analyse est peu sûre, car l'acide picrique, en présence de la lessive de potasse, peut déjà prendre une couleur rouge. *Th. Weyl* (1) l'a adoptée, mais il ne la recommande pas aux médecins.

8. *Analyse de Penzoldt. Penzoldt* (2) recommande l'acide *diazobenzolsufosaüre* comme réactif du sucre. Cet acide est dissous dans l'eau, dans la proportion de 1 : 60 (sans chauffer); toutefois, pour activer la solution, on ajoute quelques gouttes de lessive de potasse. On verse dans un verre à réactif un centimètre cube de l'urine dont on veut rechercher le sucre, on l'alcalise fortement avec la lessive de potasse, et on ajoute, en quantité égale à celle de l'urine, une solution de *diazobenzolsulfosaüre* faiblement alcaline. En même temps on compare cet échantillon à l'urine normale, identique autant que possible en concentration et en couleur. On obtient aussitôt dans les deux échantillons une coloration jaune rougeâtre; mais, tandis que dans l'urine normale la couleur rouge ne diminue pas du tout ou presque pas, même après un temps de repos assez long, dans l'urine contenant du sucre, cette coloration devient rouge bordeaux clair, et, quand il existe beaucoup de sucre, le liquide prend définitivement une coloration rouge foncée opaque.

D'après *Penzoldt*, on peut encore démontrer par ce procédé la présence de 0. 1 % de sucre dans l'urine. Cette analyse n'est cependant pas à recommander dans la pratique ; car l'acétone et l'acide acétique déterminent avec ce réactif de semblables changements de coloration qui peuvent faire supposer la présence du sucre (*V. Jaksch*) (3), puis, du reste, ce réactif est très explosible (*Salkowski*) (4).

9. *Analyse de Rubner. M. Rubner* (5) emploie une solution d'acétate de plomb (sucre de plomb) pour rechercher le sucre dans l'urine.

L'urine est traitée avec de l'acétate de plomb en excès, filtrée, et le produit filtré additionné d'ammoniaque jusqu'à formation d'un précipité, puis chauffé (mais non pas jusqu'à ébullition). En présence du sucre, le précipité se colore petit à petit en rose. La couleur rose pâlit

(1) *Th. Weyl*, Schmidt's Jahrbücher, *212*, 118 (Referat), 1886.
(2) *Penzoldt*, Berliner klin. Wochenschr, *20*, 201, 1883.
(3) *V. Jaksch*, Mittheilungen des Wiener Doctorencollegiums, *10*, 1884.
(4) *Salkowski*, Virchow's Jahresber. *19*, 148, 1884.
(5) *M. Rubner*, Zeitschr. für Biologie, *20*, 397, 1884.

au bout d'un certain temps, plus rapidement encore quand on fait chauffer (60 à 70° C), et prend une teinte jaune café.

Rubner croit qu'il y a du sucre de plomb dans le précipité ainsi obtenu. La lactose ne donne pas cette réaction; cependant, un mélange de lactose avec de l'acétate de plomb, soumis à l'ébullition pendant trois à quatre minutes, et additionné ensuite d'une solution d'ammoniaque bouillante, présente une réaction analogue. D'après mes propres expériences, on obtient avec ce procédé d'excellents résultats, si on chauffe le précipité petit à petit, tout en ne dépassant pas la température de 80° C. D'après *Penzoldt*, on peut avec ce procédé trouver 0.01 à 0.02 grm. de sucre dans 10 cmc. d'urine. La réaction suivante, que *Penzoldt* (1) a indiquée dans ses publications, réaction basée sur les mêmes principes que celle de *Rubner*, est très utilisable et surtout extrêmement simple.

On traite l'urine à analyser avec quelques gouttes d'une solution d'acétate de plomb basique et quelques gouttes d'ammoniaque, puis on chauffe le mélange. Dans le cas où il y a du sucre, le précipité prend, pendant qu'on le chauffe, une coloration rose. Ce procédé est tout aussi sensible que celui de *Rubner*.

10. *Réaction du sucre de Molisch. Molisch* (2) a dernièrement donné deux nouvelles réactions du sucre, qu'il croit pouvoir employer dans la recherche du sucre dans l'urine, dans les conditions normales et pathologiques.

α) Réaction du sucre avec le naphtol α et l'acide sulfurique. On traite 1/2 à 1 cmc. du liquide à examiner (urine fortement diluée dans l'eau), placé dans une éprouvette, avec deux gouttes d'une solution alcoolique de naphtol α de 15 à 20 %; le liquide se trouble, et un peu de naphtol α se précipite. On arrose avec de l'acide sulfurique concentré, en excès, et on agite. En présence du sucre, l'échantillon prend momentanément une coloration violette foncée, et le précipité, après dilution avec de l'eau, revêt une couleur d'un bleu violet.

b) Réaction du sucre avec le thymol et l'acide sulfurique. On traite 1 1/2 à 1 cmc. d'urine, fortement diluée, avec deux gouttes d'une solution alcoolique de thymol de 15 à 20 % et d'acide sulfurique en excès. Agité, le liquide prend momentanément une coloration foncée en rouge carmin, rouge rubis, rouge vermillon, et, après dilution avec de l'eau, revêt une couleur d'un beau rouge carmin.

D'après *Molisch* ces analyses sont extrêmement sensibles et décèlent

---

(1) *Penzoldt*, l. c.

(2) *H. Molisch*, Sitzungsberichte der kais. Akademie der Wissenschaften, 93, II, 912, 1886.

même 0,0000 1 °/₀ de sucre. Mais on obtient cette réaction aussi bien avec le sucre de raisin qu'avec le sucre de canne, le sucre de fruit et la maltose. *Molisch* recommande de diluer l'urine dans 100 fois son volume d'eau et d'analyser comme ci-dessus.

Seegen (1) a trouvé que des solutions chimiquement pures d'albumine, surtout d'albumine du sérum, donnent des réactions analogues, même dans les solutions en très grandes dilutions. Une série de recherches avec l'urine albumineuse m'a démontré que le naphtol α, avec l'urine albumineuse, même dans l'urine en très grande dilution, donne une réaction semblable à celle de l'urine contenant du sucre. Elle présente ordinairement une coloration violette foncée, qui plus tard forme un précipité d'un vert noirâtre. L'analyse par le thymol et l'acide sulfurique donne, avec l'urine albumineuse, une réaction presque identique à celle de l'urine sucrée.

Je ne saurais recommander, pour la recherche du sucre dans l'urine, ces réactions qui sont peut-être employées avec succès en physiologie végétale.

Je dois encore mentionner ici une série de procédés très appropriés pour isoler de petites quantités de sucre : ce sont ceux de *V. Brücke* (2), *Seegen* (3), *Abeles* (4), *Salkowski* (5). Les solutions concentrées de ce sucre isolé de l'urine sont ensuite soumises aux analyses que nous venons d'indiquer, surtout à la réaction de *Trommer*.

β) *Analyse quantitative du sucre.*

1. *Par dosage.* La méthode la plus employée jusqu'à présent est celle de *Fehling* (6). Le principe de cette méthode repose sur la propriété du sucre de raisin de réduire en oxydule de cuivre l'oxyde de cuivre en solution alcaline. Cette méthode a été souvent modifiée et les modifications souvent indiquées dans les livres de chimie de l'urine. Il faut remarquer que cette méthode de dosage exige en général beaucoup plus de temps et un travail très minutieux pour donner des résultats certains. Pour le médecin, le procédé de *Leube* (6) et *Salkowski* (7) me paraît beaucoup plus simple.

On cherche d'abord la densité de l'urine, la quantité de sucre qu'elle peut contenir, puis on la dilue, de façon que la proportion de sucre ne dépasse pas 0, 5 °/₀ pour 6 à 10 fois son volume, et on en

---

(1) *Seegen*, Centralbl. für klin. Medic. 1886.

(2) *v. Brücke*, Wiener medic. Wochenschr. 8, 337, 1858.

(3) *Seegen*, Archiv für Physiol. 5, 375, 1872.

(4) *Abeles*, Centralbl. für die med. Wissensch. *17*, 33, et 209, 1879.

(5) *Salkowski*, Zeitschr. für physiol Chemie. *3*, 96, 1874.

(6) *Fehling*, Annalen der Chemie und Pharmacie, *72*, 106, 1848, *106*, 75, 1858.

(7) *Leube* et *Salkowski*, l. c. p. 231.

remplit une burette (1). On mesure 10 cmc. d'une solution de *Fehling* (voir ci-dessous) qu'on dépose dans une coupe, et on ajoute 40 cmc. d'eau, on chauffe le liquide coloré en bleu, jusqu'à ébullition, et on verse avec soin l'urine diluée. Il y a bientôt séparation du protoxyde de cuivre (précipité rouge) ou d'oxyde cuivreux hydraté (précipité jaune), et la couleur bleue du liquide disparaît. On répète ensuite l'analyse en ajoutant une quantité plus ou moins grande de centimètres cubes d'urine, jusqu'au moment où la coloration bleue du liquide disparaît, et cependant il n'y a pas encore de sucre en excès. Pour en obtenir, on filtre 1 cmc. du liquide à travers un petit filtre de papier à filtrer suédois, épais. Le produit filtré, qui doit être clair, est acidulé avec de l'acide acétique, et additionné d'un peu de ferrocyanure de potassium. S'il y a du cuivre, le liquide prend une coloration brunâtre. On ajoute alors encore 0,5 à 1 cmc. d'urine diluée, jusqu'à ce que la coloration brune disparaisse. Si, après la première analyse, le liquide se montre exempt de cuivre, on doit renouveler l'expérience, mais toutefois avec de plus faibles quantités d'urine contenant du sucre. Parfois il arrive que, dans l'urine sucrée, l'oxyde cuivreux ne se dépose pas et passe à travers le filtre. Dans ce cas, ce procédé est tout à fait inutilisable. Si on veut obtenir des résultats déterminés, il faut répéter l'analyse encore une fois avec des quantités correspondantes d'urine diluée.

Pour l'évaluation de l'analyse, on multiplie le nombre du volume de dilution (urine à 1/5, à 1/10) par 5 (10 cmc. de liqueur de *Fehling* correspondant à 0,05 grammes de sucre), et on divise par le nombre des centimètres cubes d'urine diluée employés. Le résultat obtenu donnera le tant pour cent du sucre contenu dans l'urine. *Salkowski* (2) a proposé de modifier ce procédé, par suite de la difficulté de déterminer par la balance l'oxyde cuivreux formé.

On prépare la liqueur de *Fehling* de la façon suivante : on pèse 34 gr. 639 de sulfate de cuivre cristallisé, on les dissout dans l'eau doucement chauffée. On en prend 500 cmc. qu'on place dans un flacon bien fermé. D'autre part, on dissout 175 grm. de sel de seignette (tartrate de potasse et de soude) et 100 cmc. de soude du poids spécifique de 1,34, dans 500 cmc. d'eau; on mélange, et on conserve dans un flacon bien bouché. Avant de s'en servir, on prend et on mesure avec une pipette un volume égal des liquides ci-dessus, et on opère le mélange. 10 cmc. de ce liquide (liqueur de *Fehling*) correspondent à 0,05 grm. de sucre.

2. *Par la fermentation*. Cette analyse a été essayée par *Roberts* (3) et *Worm-Müller* (4). Le principe de la méthode repose sur ce fait que

(1) Voir *Leube-Salkowski*, l. c. 232.
(2) *Salkowski*, l. c. 232.
(3) *Roberts*, The Lancet, I, 21, 1862.
(4) *Worm-Müller*, Pflüger's Archv, *33*, 211, 1884 et *37*, 479, 1885.

la densité de l'urine est exactement déterminée, avant et après fermentation ; de la différence de ces deux nombres on obtient le tant pour cent du sucre contenu dans l'urine.

D'après *Worm-Müller*, cette méthode, lorsqu'on n'est en présence que de 0,5 à 1 °/₀ de sucre, donne des résultats sûrs, en employant un picnomètre muni d'un thermomètre et d'un tuyau aspirateur.

D'après les observations empiriques de *Robert*, une différence de 0,001 de densité correspond à 0,23 °/₀ de sucre. C'est pourquoi on obtient la proportion du sucre par la formule suivante :

$$x = \frac{D \times 0,230}{0,001}$$

x = la quantité pour cent de sucre.

D = Différence entre la densité de l'urine avant et après la fermentation.

D'après mes recherches, cette méthode donne des résultats approximatifs qu'on peut utiliser en clinique. Voici comment on se sert de l'appareil. Deux aréomètres exactement gradués jusqu'à 4 décimales, de 1 à 1/10° Celsius, sont pourvus de thermomètres à échelle fractionnée ; l'un de ces aréomètres annonce la densité de 1,000 à 1,025, et l'autre la densité de 1,025 à 1,050, jusqu'à 4 décimales (1).

Pour faire l'analyse, on détermine la densité de l'urine au moyen de l'aréomètre, à la température pour laquelle il est gradué. On place 100 à 200 cmc. d'urine dans une cornue, on ajoute à ce liquide un peu de levure fraîche, débarrassée des substances organiques par un lavage de plusieurs heures avec de l'eau, sur un filtre dépourvu de sels minéraux ; puis on ferme la cornue, au moyen d'un appareil (fig. 93), pour éviter l'évaporation et un changement dans la densité du liquide.

Vingt-quatre à quarante-huit heures après, la fermentation est achevée. Si le liquide est clair ou presque clair, on le décante, on le filtre rapidement à travers un filtre plissé ne contenant pas de sels minéraux, et on recherche, au moyen de l'aréomètre, la densité de l'urine, en tenant compte de la température pour laquelle l'instrument a été gradué. Dans ce but, on plonge l'aréomètre dans le vase rempli d'urine, que l'on place alors dans l'eau chaude ou froide, suivant que la température de l'urine est plus élevée ou inférieure à celle pour laquelle l'aréomètre a été construit.

En calculant la différence de densité de l'urine, avant et après la fer-

____

(1) *M. Kappeler*, fabricant d'instruments à Vienne, fournit ces appareils si utiles.

mentation, on obtient le pourcentage du sucre contenu dans l'urine, d'après la formule ci-dessus indiquée.

D'après mes propres observations, faites sur huit cas différents de diabète, et contrôlées par mon collègue le Dr *Neusser*, assistant à la clinique du professeur *Bamberger*, je crois que cette méthode donne pour la clinique d'excellents résultats et qu'elle peut être tout particulièrement recommandée aux médecins à cause de sa simplicité.

3. *Par polarisation*. Cette méthode conduit beaucoup plus rapidement au but; elle repose sur la propriété du sucre de raisin

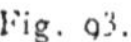

Fig. 93.

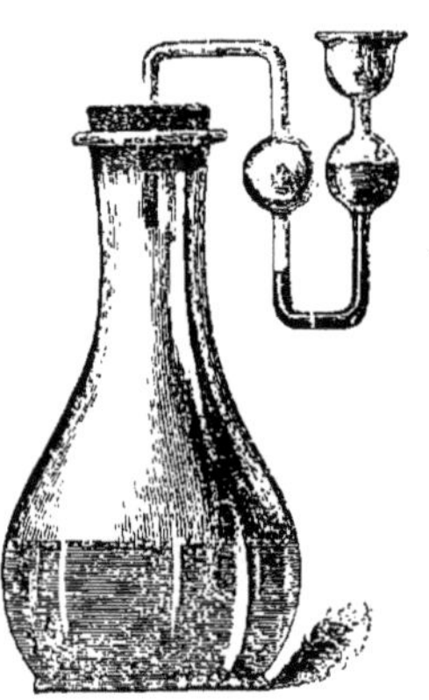

de dévier à droite le plan de la lumière polarisée. Cependant, on constate quelquefois dans son emploi des sources d'erreur; les corps déviant à gauche, comme l'acide butyrique β et la levulose ne peuvent être constatés par ce moyen dans l'urine diabétique. Aussi recommande-t-on, quand on veut obtenir des chiffres tout à fait exacts, de suivre les avis de *Hoppe-Seyler*, de *Külz* et de *Worm-Müller*, c'est-à-dire de polariser l'urine avant et après la fermentation. La différence entre la première et la deuxième analyse indiquera la proportion du sucre de raisin contenu dans l'urine.

Cette méthode a du reste atteint, dans ces dernières années, une grande exactitude par l'emploi du polarimètre construit par *Rothe*, sous la direction de *Lippich*. La construction de cet appareil est très facile à comprendre en regardant la fig. 94 (1).

Pour se servir de cet instrument, le disque doit être tourné vers l'observateur et le tube vers la lampe : on enlève d'abord l'étui qui protège le polariscope et l'orifice de l'appareil, puis on place la lampe assez loin de l'instrument (45 cm.).

On fait fondre dans le panier attaché à la lampe une quantité de carbonate de soude suffisante pour le remplir complètement, on le porte ainsi préparé dans la flamme qui ne doit toucher au panier que par un côté, puis on place l'écran en avant de la lampe, de façon que la lumière ne passe qu'à travers le trou de l'écran.

Relativement au maniement de cet appareil, il faut encore remarquer ce qui suit.

A l'extrémité située en arrière du polarimètre se trouve sur une tige une portion d'arc de cercle ; en arrière, tout près de la lampe, une deuxième tige pourvue d'un trou. Cette deuxième tige peut se mouvoir latéralement par rapport à la première, au moyen d'une petite vis. Si on place la raie de la deuxième tige sur la raie médiane (O) de la première, le champ visuel est tout à fait obscur lorsque la raie O du disque passe exactement sur la raie O du vernier. Si on tourne le disque, après avoir renversé en avant le levier d'ivoire, les deux moitiés du champ visuel sont ou également claires ou également obscures. Pour faire les observations nécessaires, on doit tourner la deuxième tige un peu à droite ou un peu à gauche. La deuxième tige sert de levier à la douille, dans laquelle se trouve placé tout entier le prisme de *Nicol* (d, section horizontale vue de dessus) qui, avec la douille, peut tourner autour de son axe.

Pour se servir de cet appareil, on place dans la capsule le tube rempli d'urine, on déploie la deuxième tige sur la quatrième division environ (à droite ou à gauche), on regarde par le polariscope et on met au point, de façon que le champ visuel soit le plus clair possible, tout au moins sur une moitié. Alors on place le polariscope de façon que le trait perpendiculaire, qui partage en deux le champ visuel, paraisse aigu et le plus mince possible. Après qu'on a contrôlé encore une fois la position de l'instrument par rapport à la flamme, on place le levier d'ivoire en avant, presque au bord interne et dentelé du disque, et on le tourne à droite ou à gauche, jusqu'à ce que tout le champ visuel paraisse obscur. On met le levier en arrière et on communique une légère torsion à la vis micrométrique située à l'extrémité inférieure

---

(1) Pour les autres polarimètres, voir *Huppert, Neubauer-Vogel*, l. c. 303.

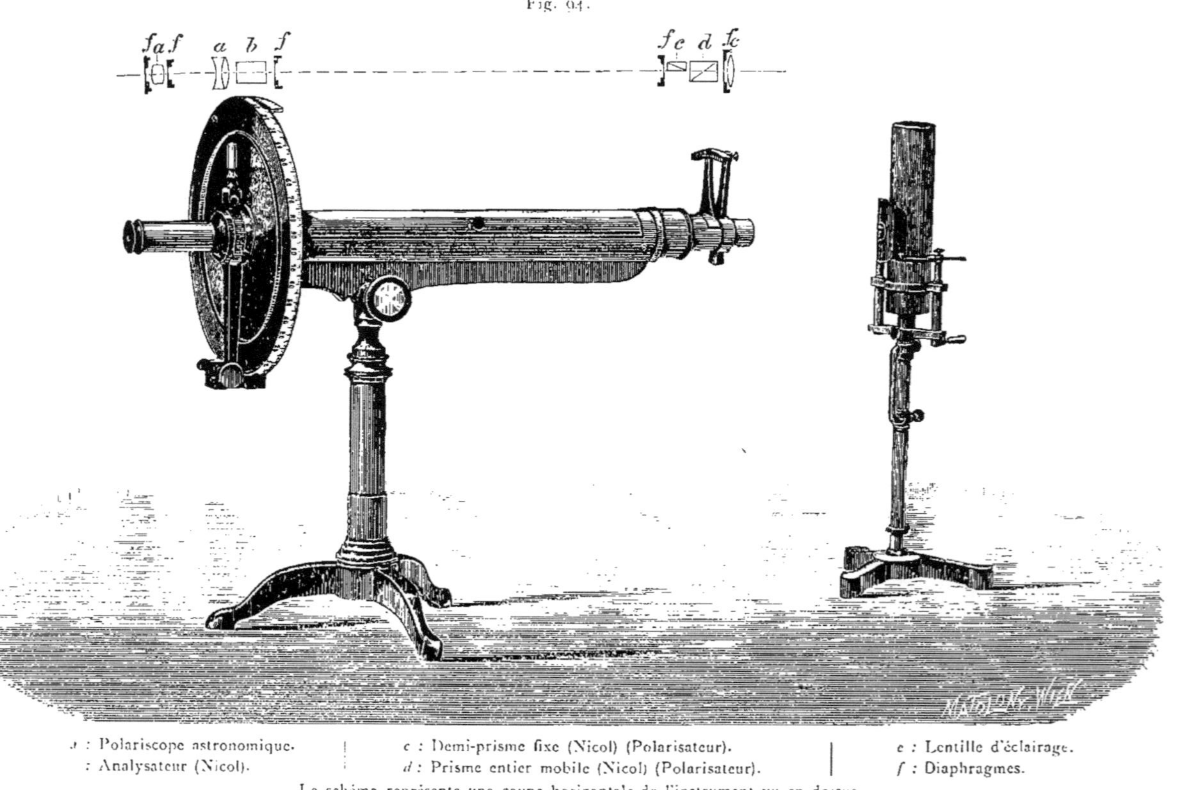

Fig. 94.

a : Polariscope astronomique.
b : Analysateur (Nicol).
c : Demi-prisme fixe (Nicol) (Polarisateur).
d : Prisme entier mobile (Nicol) (Polarisateur).
e : Lentille d'éclairage.
f : Diaphragmes.

Le schéma représente une coupe horizontale de l'instrument vu en dessus.

du disque, tandis qu'on observe en même temps si on aperçoit une différence dans la clarté des deux moitiés du champ de la vision. Ce n'est pas le cas, car le champ visuel n'est ni clair ni sombre. On le rend clair en augmentant et en renversant l'angle d'où s'éloignent l'une de l'autre les baguettes du polarimètre (c d). Plus les différences dans plusieurs positions sont faibles, plus l'angle est petit.

Si on a trouvé le degré exact de clarté, on fait une série de positions et de mensurations.

On compte, à partir du o du disque, tous les degrés, toutes les moitiés et tous les quarts de degré jusqu'au o du vernier, puis, dans le même sens, les divisions du vernier qui correspondent à une division du disque. On les trouve facilement, si on voit clairement les divisions de droite et de gauche. Celles-ci se trouvent, surtout deux d'entre elles, à l'intérieur des divisions du cercle correspondant.

Les longues divisions du vernier correspondent à 0,01°, les courtes à 0,005°. Elles ne doivent pas s'écarter de plus de 0,005° l'une de l'autre. Un exemple expliquera mieux le mode de mensuration.

Supposons que le o du disque est à droite du o du vernier, et qu'on ait compté entre les deux 3/4°, puis 20 longues et courtes divisions du vernier, on écrit + 3/4°, 205; dans une mensuration ultérieure on note seulement les divisions du vernier, on les additionne, on prend la moyenne, et on obtient de nouveau le chiffre 205. On a donc 3/4° = 0,75°, 0,75° + 0,205° = + 0,955°.

1 longue division = 0,01°, 20 longues divisions = 0,200°

1 courte   id.   = 0,005°, 20 courtes divisions = 0,005°

Si le champ visuel est inégalement clair, la raie n'est plus vive. On met alors le polariscope sur la raie, on place le levier en avant, on arrête le disque avec la main; on place ensuite le levier en arrière, et on met au point avec la vis micrométrique.

On fait alors une série de mensurations dont on prend la moyenne. Supposons que celle-ci = — 2,045° (c'est-à-dire le point zéro pour la position de l'angle instantané de la baguette). On a alors + 0,955 — (— 2,045) = 0,955 + 2,045 = 3,0°. Si on a fait l'observation dans un tube de deux décimètres, on a 2 $[\alpha]_D$ ($[\alpha]_D$), (le pouvoir rotatoire spécifique du sucre de raisin) = 3 0°, $[\alpha]_D$ = 1,5°. Pour le sucre de raisin $C^6 H^{12} O^6$, $[\alpha]_D$ = + 52,5°.

52,5° dans 100 Grm. en 100 Cmc.

1° dans 100 Grm. en 100 Cmc.

$\overline{52,5}$

1,5° dans 100 $\times$ 1,5 Grm. en 100 Cmc.

$\overline{52,5}$

Dans ce cas la proportion de sucre s'élèvera à

$$\frac{100 \times 1,5}{52,5} = 2,85\ \%.$$

Il faut faire remarquer que, pendant la détermination, la source de lumière placée vis-à-vis l'appareil ne doit pas être changée, sinon on aurait d'autres images. On ne doit déplacer ni la lampe, ni l'instrument, pendant toute la durée de l'opération, et on doit faire toutes les mensurations dans le même panier de platine (1).

En suivant les règles que nous venons d'indiquer, on obtient des résultats extrêmement précis.

Au moyen de cet appareil on peut facilement se rendre compte si un liquide est actif ou inactif au point de vue optique. Dans ce dernier cas le o du cercle se trouve sur le même côté que le o du vernier, sur lequel se tient la deuxième baguette du o de l'arc de cercle du polarisateur (gauche ou droite), et le o du disque dévie, par rapport à celui du vernier, une fois et demie autant que les deux baguettes.

2. Lévulosurie.

Le sucre de fruit se trouve quelquefois avec le sucre de raisin dans l'urine. Ces cas ont été décrits par *K. Zimmer* (2) et *Seegen* (3). Une urine de cette nature présente toutes les réactions chimiques de la glycose et donne aussi celles du phénylaldéhyde. On détermine la présence de ce corps par l'examen polarimétrique. Dans cette urine, le plan de la lumière polarisée ne dévie pas à droite, mais à gauche.

3. Lactosurie.

De Sinety (4) et *Hempel* (5) ont remarqué qu'il se trouve du sucre dans l'urine des femmes en couches. *Hofmeister* (6), *Johanovsky* (7) et *Kaltenbach* (8) ont trouvé de la lactose dans ces urines : pour la déterminer, ils ont dû d'abord l'isoler (voir *Hofmeister*, l. c.). Les analyses pour rechercher dans l'urine des femmes en couches la présence de la lactose

---

(1) Cet appareil est minutieusement décrit dans la communication du prof. *Huppert*.

(2) *K. Zimmer*, Deutsche medicinische Wochenschrift, 2, 329, 1876.

(3) *Seegen*, Centralbl. für die medicinischen Wissenschaften, 22, 753, 1884.

(4) *De Sinety*, Maly's Jahresbericht für Thierchemie, 3, 134, 1874.

(5) *Hempel*, Archiv. für Gynäkologie, 8, 312, 1875.

(6) *Hofmeister*, Zeitschrift für physiologische Chemie, 1, 101, 1877.

(7) *Johanovsky*, Archiv für Gynäkologie, 12, 448, 1877.

(8) *Kaltenbach*, Zeitschrift für physiologische Chemie, 2, 360, 1877.

et du phénylglycosalol (*V. Jaksch*) (1) au moyen du phénylaldéhyde,
ne conduisent pas au but ; par contre, l'emploi de l'analyse de *Rubner*
pour la recherche de la lactose donne des résultats qu'on peut utiliser
(voir p. 236).

4. Inositurie.

On trouve quelquefois de l'inosite en faible quantité dans l'urine,
dans le diabète insipide et dans l'albuminurie. On peut aussi isoler
l'inosite en analysant l'urine. Le procédé qui convient le mieux est
celui de *Cooper-Lane* (2).

5. Dextrine.

Parmi les autres hydrates de carbone, on a trouvé quelquefois
la dextrine dans l'urine des diabétiques (*E. Reichard*) (3). Dans ce
cas la dextrine donne à peu près la réaction du sucre de raisin,
tout au moins d'après l'observation de *Reichard*, de sorte que l'urine
se comporte, vis-à-vis de l'analyse de *Trommer*, comme une
solution de dextrine ; c'est-à-dire que le liquide, bleu au début,
se colore peu à peu en vert, puis en jaune, et parfois en brun
foncé.

6. Gomme animale.

Dans ces derniers temps, *Landwehr* (4) a observé que, dans l'urine
normale, on trouvait un hydrate de carbone semblable à la gomme,
qu'il désignait sous le nom de gomme animale, et qui, à son avis,
était un des principes constituants de l'urine. Quant à ce qui concerne la détermination et l'isolement de ce corps, nous renvoyons à
l'ouvrage original.

III. Cholurie.

De tous les principes constituants de la bile, ceux qui doivent attirer
notre attention sont les matières colorantes et les acides de la bile. Un
troisième élément de la bile est la cholestérine ; elle n'a jamais été trouvée jusqu'à présent dans l'ictère, mais elle est en grande quantité
dans l'urine dans d'autres affections (voir p. 207 et p. 264).

---

(1) *v. Jaksch*, Zeitschrift für klinische Medicin, *11*, 25, 1886.
(2) *Cooper-Lane*, Mittheilungen aus dem Laboratorum des Prof. *C. Baedecker*,
Annalen der Chemie und Pharmacie, *117*, 118, 1861.
(3) *E. Reichard*, Pharm. Zeitschrift für Russland, *14*, 45, cité d'après un rapport
de *Külz*, Maly's Jahresbericht, 5, 60, 1876.
(4) *Landwehr*, Centralblatt für die med. Wissenschaften, *23*, 369, 1885.

Cependant la recherche des acides biliaires, bien qu'ils aient été démontrés dans l'urine des ictériques par *Hoppe-Seyler* (1), n'a qu'une faible importance clinique, car l'analyse ne réussit que par voie chimique et, vu le temps qu'elle nécessite, n'est utilisable pour la clinique que dans certaines circonstances. Du reste, toutes les analyses qui ont été indiquées jusqu'ici pour la recherche directe des acides biliaires dans l'urine, ne paraissent pas d'une exactitude absolue. Peut-être peut-on utiliser le procédé que *Mackay* (2), un élève de *Stokvis*, a suivi pour rechercher les acides biliaires dans l'urine en se basant sur leurs propriétés physiologiques.

Si on a des raisons pour supposer que, dans un cas particulier, on puisse trouver des acides biliaires en très grande quantité, on peut suivre le procédé qui est indiqué pour la recherche des acides biliaires dans le sang (voir p. 46).

Bien qu'on admette, d'après ce qui vient d'être dit, que la présence de la cholestérine et des acides biliaires n'a qu'un faible intérêt au point de vue clinique, il n'en est pas de même quand il existe des quantités facilement perceptibles des matières colorantes de la bile dans l'urine.

La présence de la matière colorante de la bile dans l'urine indique d'abord qu'il y a engorgement de la bile dans le foie, d'où les principes constituants de la bile ont passé dans les voies lymphatiques et circulatoires pour être éliminés par les reins.

C'est la forme la plus fréquente de la cholurie (ictère pathogène). Les conditions sous lesquelles cette forme d'ictère se présente, sont extrêmement variables. L'occlusion ou le rétrécissement des canaux biliaires sont les cas les plus simples. Vu la faible pression dans la sécrétion de la bile, il peut exister d'autres facteurs, comme l'action du diaphragme, d'un côté seulement, qui peuvent produire un engorgement de la bile et par suite la cholurie.

La matière colorante de la bile trouvée dans l'urine ne provient pas, dans tous les cas, du foie, car il est facile de montrer que, même quand les fonctions de la sécrétion biliaire sont complètement normales, on peut trouver dans l'urine de la substance colorante de la bile, qui tire son origine de la substance colorante du sang transformée (voir p. 34). Cette transformation peut avoir lieu directement dans le sang (ictère hématogène), où la matière colorante du sang, pénétrant dans les tissus, peut se transformer en matière colorante de la bile (ictère inogène de *Quincke*) (3).

----

(1) *Hoppe-Seyler*, Virchow's Archiv, *13*, 101, 1885.
(2) *Mackay*, l. c., voir p. 46.
(3) *Quincke*, Virchow's Archiv, *95*, 125, 1884.

Je crois du reste, d'après des observations cliniques que j'ai faites dans ces dernières années, que, dans tous les cas où la peau, après une hémorragie cutanée, prend chez les malades une couleur jaune, il ne s'agit presque jamais d'un dépôt de matière colorante de la bile dans le tissu cellulaire sous-cutané, mais d'un dépôt d'urobiline.

On voit donc que la présence de la matière colorante de la bile dans l'urine a des significations multiples ; et c'est pourquoi on n'est jamais autorisé à diagnostiquer une affection du foie rien qu'à l'aspect de cette substance. Cependant on doit considérer la chose comme possible, car la matière colorante de la bile peut provenir tantôt du foie, tantôt du sang, et le premier cas est le plus fréquent.

L'urine contenant la matière colorante de la bile est ordinairement claire, colorée en jaune brun intense ou en brun verdâtre, et présente, après agitation, une mousse jaune, qui se forme même quand il y a peu de matière colorante de la bile.

Pour la recherche chimique de ce principe, on a indiqué une foule de procédés. D'après nos propres expériences, il y en a seulement trois qui peuvent donner des résultats certains et être utilisés avec fruit.

Je ne possède aucune expérience au sujet du procédé de la « cholécyanine » recommandé, il y a quelques années, par *Stokvis* (1), comme réactif excellent pour la recherche de la matière colorante de la bile.

Il faut encore ajouter qu'on ne trouve dans l'urine fraîche que de la bilirubine ; les autres substances colorantes, telles que la biliverdine, la bilifuchsine et la biliprasine sont des produits d'oxydation de la bilirubine.

1. *Analyse de Gmelin* (2). On verse dans un tube à réactif quelques centimètres cubes d'acide nitrique contenant un peu d'acide nitreux, et on sépare la matière colorante de la bile de l'urine, en versant petit à petit l'urine du verre à réactif sur l'acide nitrique. Dans le cas où il y a des matières colorantes de la bile, il se forme, au point de contact, des cercles colorés différents, et un cercle verdâtre (biliverdine) qui est caractéristique de la matière colorante de la bile. Les solutions alcooliques ou les urines traitées avec l'alcool ne peuvent être soumises à cette analyse, car, comme *H. Huppert* l'a démontré (3), l'alcool forme, avec l'acide nitrique, des cercles d'un beau bleu verdâtre. On recommande surtout l'emploi du procédé modifié par *Rosenbach* (4). On filtre l'urine et sur le filtre humecté

---

(1) *Stokvis*, Maly's Jahresbericht für Thierchemie, *12*, 226, 1883.

(2) *Tiedemann* et *Gmelin*, Die Verdauung nach Versuchen, Leipzig und Heidelberg, 1, 80, 1826, cité d'après *Huppert*, l. c., p. 147.

(3) *Huppert*, Archiv der Heilkunde, *4*, 479, 1863.

(4) *Rosenbach*, Centralblatt für die medicinischen Wissenschaften, *14*, 5, 1876.

d'urine on verse une goutte d'acide nitrique : il se forme alors des cercles colorés autour des gouttelettes d'acide. Cette analyse est sensible, mais elle ne donne des résultats certains que si on emploie un filtre de papier blanc absolument pur ; car, avec un filtre de papier impur (contenant des substances colorantes), on obtiendrait avec l'acide nitrique des cercles colorés analogues. Le procédé de *Dragendorff* (1) est aussi très recommandé. On dépose quelques gouttes d'urine sur une plaque d'argile, et, après que celle-ci a été absorbée, on traite avec de l'acide nitrique la tache formée par l'urine à l'endroit où on l'a déposée ; il se forme alors des anneaux multiples dont un vert qui est caractéristique de la présence de la matière colorante de la bile.

2. L'analyse d'*Ultzmann* (2) donne aussi de bons résultats, quand il y a des matières colorantes de la bile en grande quantité. L'urine est mélangée dans un verre à réactif avec de la lessive de potasse (1 partie de potasse pour 3 parties d'eau), puis on ajoute de l'acide chlorhydrique. Dans le cas où il y a de grandes quantités de matières colorantes de la bile, celle-ci s'oxyde par ce procédé, se transforme en biliverdine, et l'urine prend une couleur vert émeraude.

3. Mais le procédé d'*Huppert* (3) est le plus sûr et le plus exact, en présence même de traces de matière colorante de la bile. L'analyse faite de la façon suivante donne de très bons résultats. On précipite environ 8 à 10 cmc. d'urine avec un lait de chaux ; on filtre le précipité obtenu, on le recueille dans un verre à réactif et on l'arrose d'alcool contenant de l'acide sulfurique. Le liquide, dans lequel se trouve le précipité rendu acide, est additionné encore d'un peu d'acide sulfurique et soumis à l'ébullition. Dans le cas où il se trouve des matières colorantes de la bile, le précipité se décolore et le liquide prend une couleur verte. Les urines très riches en indicane donnent également avec ce procédé un précipité coloré en gris bleuâtre. Mais, en continuant l'opération comme nous venons de l'indiquer, l'urine ne présente jamais une coloration verte, mais variant tout au plus du jaune au rouge. L'urine riche en urobiline présente aussi dans ces conditions une coloration rouge foncé (voir p. 250).

Pour chercher la bilirubine dans l'urine, *Ehrlich* (4) emploie le procédé suivant. L'urine est traitée avec un volume égal d'acide acétique dilué,

---

(1) *Dragendorff;* voir aussi *Deubner,* vergleichende Untersuchungen über die neueren Methoden zum Nachweise des Gallenfarbstoffes im Harne Icterischer, Inaugural-Dissertation, 24, Dorpat, 1885.

(2) *Ultzmann,* Wiener med. Presse, *18,* 1033, 1877.

(3) *Huppert,* Archiv der Heilkunde, *8.* 351 et 476, 1867.

(4) *Ehrlich,* Centralblatt für klin. Medicin, *4,* 721, 1883.

puis on ajoute goutte à goutte un réactif composé, pour un litre, de 1 grm. d'acide sulfanilique, 15 cmc. d'acide chlorhydrique et 0,1 grm. de nitrite de sodium. La couleur foncée primitive se transforme, après l'addition d'acides et surtout d'acide acétique, en une couleur violette caractéristique de la présence de la bilirubine.

IV. Urobilinurie.

L'urobiline a été trouvée par *Jaffe* (1) dans l'urine. On la trouve rarement bien formée dans l'urine normale fraîchement éliminée (*E. Salkowski*) (2). Par contre, l'urine normale contient un chromogène (voir p. 171) qui, après l'addition d'un acide, fournit surtout l'urobiline.

Dans les conditions pathologiques, l'urine peut contenir de grandes quantités d'urobiline. On trouve surtout des quantités importantes de ce corps dans l'urine pendant la fièvre, dans les affections qui produisent une altération des globules rouges, dans le scorbut (*Kretschy*) (3). Chez les individus atteints d'ictère à un faible degré, on observe assez souvent une excrétion d'urine très foncée en couleur qui, à l'analyse, paraît ne contenir aucune matière colorante de la bile et être très riche en urobiline.

Gubler (4) et *Gerhardt* (5) ont démontré les premiers la présence de l'urobiline dans l'ictère. On la trouve rarement dans les affections du foie. Elle est des plus fréquentes dans la cirrhose.

Au point de vue clinique, on considère comme extrêmement importante la présence de grandes quantités d'urobiline, après des hémorragies cérébrales (*Bergmann*) (6) (*Kunkel*) (7), des infarctus hémorragiques, des hématocèles rétro-utérines et des grossesses extra-utérines (*Dick*) (8). D'après mes propres expériences je me range complètement à l'opinion émise par ces trois derniers auteurs.

Dans les affections du foie, j'ai trouvé très souvent de l'urobilinurie dans les cas dans lesquels survenaient des hémorragies cutanées très abondantes, comme dans le scorbut, les processus carcinomateux avec diathèse hémorragique. Toujours l'urobilinurie succédait à l'hémorragie cutanée, et elle était des plus abondantes au moment de la régression

---

(1) *Jaffe*, Centralbl. für medic. Wissensch. *6*, 241, 1868 et *Virchow's* Arch, *47*, 405, 1869.

(2) *Salkowski*, Zeitschr für physiol. Chemie, *4*, 134, 1880.

(3) *Kretschy*, Wiener medic. Wochenschr. *31*, 1449, 1881.

(4) *Gubler*, cité d'après *Méhu*, L'urine normale et pathologique, p. 55, Paris, 1880.

(5) *Gerhardt*, Wiener medic. Wochenschr, 27, 576, 1877.

(6) *Bergmann*, Volkmann's Samml. klin. Vorträge, 190, 1560, 1881.

(7) *Kunkel*, Virchow's Archiv, *79*, 455, 1880.

(8) *Dick*, Archiv für Gynäkologie, *23*, 126, 1884.

de l'hémorragie, de sorte qu'on pouvait supposer que la matière colorante épanchée dans le tissu cellulaire sous-cutané était éliminée, sous
forme d'urobiline, par l'urine. Les malades atteints de cette affection ont
très fréquemment le tégument cutané coloré en jaune. Dans chaque cas
de cette catégorie, dont l'autopsie a été faite, on a trouvé régulièrement
les canaux biliaires, ainsi que l'urine, complètement débarrassés des
matières colorantes de la bile. Je ferai seulement remarquer ici que,
dans l'urobilinurie, j'ai fréquemment observé, non dans tous les cas
cependant, une coloration jaunâtre (ictérique) du tégument cutané.

Les urines riches en urobiline ont toujours une coloration très
foncée. Cependant il n'est pas facile de diagnostiquer l'urobilinurie,
parce que les urines riches en substances fournissant l'indigo peuvent
être parfois fortement colorées. Ces urines produisent quelquefois,
comme l'urine ictérique, une mousse jaune. J'ai vu tout dernièrement
une urine de cette nature chez un homme atteint de cirrhose du foie;
L. Liebermann, comme je l'ai déjà mentionné, a fait, il y a quelque
temps, une observation analogue.

Les urines riches en urobiline ont la propriété de présenter une
fluorescence verte avec l'ammoniaque et le chlorure de zinc. *Gerhardt* (1)
recommande, pour la recherche de l'urobiline, de traiter l'extrait de
chloroforme de l'urine contenant de l'urobiline, avec une solution
d'iode; après l'addition de lessive de potasse, la fluorescence apparaît en
vert. D'après mes observations, comprenant 15 cas différents d'urobilinurie, on peut déterminer l'urobiline par voie chimique de la façon
suivante : on soumet l'urine à l'analyse d'*Huppert* (voir p. 248); dans le
cas où il y a de grandes quantités d'urobiline dans l'urine, le précipité
est brun rougeâtre; puis l'urine, pendant la cuisson, prend, en présence
de l'acide sulfurique, une coloration qui varie du rouge brun au rouge
grenat, tandis que le précipité se décolore.

On peut aussi trouver la matière colorante dans l'urine par l'éther ou
l'alcool amylique.

La composition optique d'une telle urine est également très importante. Dans le cas où l'urobiline est en quantité assez importante, l'urine
acide présente ordinairement une bande d'absorption apparente dans
la partie verte et bleue du spectre, entre les lignes de *Frauenhofer* b et F
(fig. 95), qui s'étend ordinairement plus sur la ligne F, en diminuant
peu à peu d'intensité. Dans l'urine alcaline, on voit une bande
faiblement marquée dans le milieu, entre b et F (fig. 96).

Pour la recherche quantitative de l'urobiline, *Vierordt* (2) a employé

---

(1) *Gerhardt*, Würzburger physik.-medic. Sitzungsber. 2, 1881.
(2) *Vierordt*, Die Anwendung des Spectralapparates zur Photometrie. Tübingen,
1875. Voir *Huppert*, l. c. p. 234.

le spectro-photomètre. Pour déterminer la présence de l'urobiline dans l'urine, on recommande la méthode de *Jaffe* (1) ou de *Méhu* (2) (voir p. 160).

V.*Ethers sulfuriques et leurs produits de décomposition (bleu d'indigo, scatol, acide phénique, paracrésylol, pyrocatéchine, hydrochinone); oxacides de la série aromatique.*

a). Indicanurie.

Indigotine (indigo, bleu d'indigo) ne se trouve que rarement dans l'urine, ordinairement seulement dans l'urine décomposée et très

Fig. 95.

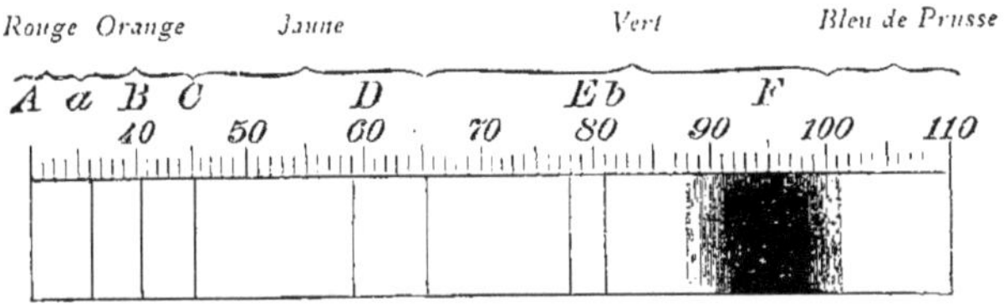

Fig. 96.

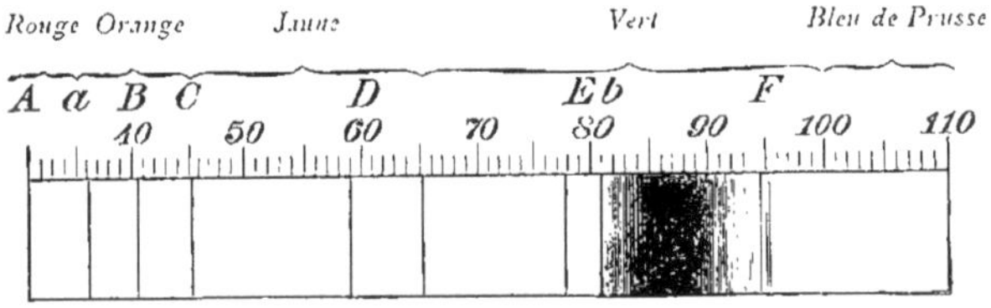

rarement en quantité assez considérable pour qu'elle puisse communiquer sa couleur bleue à l'urine. Mais on trouve de l'indigo dans les urines par la décomposition des sels d'indicane (indicanate de potasse) (3).

D'après les expériences de *Jaffe* (4), *E. Salkowski* (5), *Baumann* (6), *Baumann* et *Brieger* (7), il est bien établi que l'indol, ce corps qui a été reconnu par *W. Kühne* et *Nencki* comme un produit normal de la

---

(1) *Jaffe*, l. c.

(2) *Méhu*. L'urine normale et pathologique, etc., p. 49, Paris, 1880.

(3) Relativement à la composition chimique de l'indicane, voir : *Huppert*, l. c. 57, *Leube* et *Salkowski*, l. c. p. 148 et *Hoppe-Seyler*, l. c., p. 207.

(4) *Jaffe*, Centralblatt f. medic. Wissenschaften, *10*, 2, 481 et 497, 1872 et Virchow's Archiv, *70*, 72, 1877.

(5) *E. Salkowski*, Berichte der deutschen chem. Gesellschaft, 9, 138 et 408, 1876.

(6) *Baumann*, Pflüger's Archiv, *13*, 285, 1876.

(7) *Baumann* et *Brieger*, Zeitschr. für physiol. Chemie, *3*, 254, 1879.

décomposition bactérienne de l'albumine, doit être considéré comme la substance mère de l'indicane. L'indol se transforme dans l'organisme en indoxyle, et se combine avec l'acide sulfurique qui se trouve dans l'organisme pour former l'indicane.

Quant à l'importance de ce corps, nous ferons remarquer que la quantité d'indicane formée dans les conditions normales dépend toujours de l'alimentation et est d'autant plus élevée que l'alimentation se compose surtout de viandes.

La présence de grandes quantités d'indicane offre un intérêt pathologique véritable, parce que, dans un certain nombre de maladies, on en constate une excrétion très importante.

Autrefois on croyait que les maladies qui sont la conséquence surtout de l'inanition et de la consomption avaient pour effet de déterminer une sécrétion plus active de l'indicane (*Senator*) (1) (*Hennige*) (2). Mais, dans ces dernières années, les observations de *Baumann* (3) ont établi d'une façon certaine que la décomposition de l'albumine dans l'intestin a pour effet d'augmenter la proportion de la substance mère de l'indicane, de l'indol. Nous ne pouvons que nous ranger à l'avis de *Fr. Müller* (4) et d'*Ortweiler* (5), lorsqu'ils disent que la présence de l'indicane dans l'urine indique, dans la plupart des cas, que le processus de décomposition qui a lieu dans l'intestin est très accentué (voir aussi *C. A. Ewald*) (6). On trouve également dans l'urine une quantité inusitée d'indicane, quand la décomposition de l'albumine, dans l'intestin, est accélérée. De plus, il peut y avoir une excrétion considérable d'indicane, quand les processus de la décomposition de l'albumine se manifestent même dans les autres cavités du corps, et cette constatation a un certain intérêt clinique. Dans un cas d'exsudat sanieux des plèvres, j'ai trouvé des quantités énormes d'indicane. La présence de très grandes quantités d'indicane, quand des symptômes de péritonite se manifestent, indique qu'il y a un processus sanieux dans le péritoine.

En général, la présence de grandes quantités d'indicane peut être considérée comme un symptôme indiquant qu'il y a une forte décomposition de l'albumine dans une partie quelconque du corps. Cependant on ne peut se servir de ce symptôme pour formuler un diagnostic spécial (abcès sanieux) qu'avec une certaine précaution, car, à la suite d'une simple coprostasie, on peut constater aussi une indicanurie très importante.

---

(1) *Senator*, Centralblatt für die medic. Wissenschaften, *15*, 357, 370, 388, 1877
(2) *Hennige*, Archiv für klinische Medicin, *23*, 271, 1880.
(3) *Baumann*, Zeitschrift für physiologische Chemie, *10*, 123, 1886.
(4) *Fr. Müller*, Mittheilungen aus der Würzburger Klinik, *2*, 341, 1886.
(5) *Ortweiler*, ibidem, p. 153.
(6) *C. A. Ewald*, Virchow's Archiv, *75*, 409, 1879.

Il nous reste encore à mentionner que la couleur brune intense, que présentent fréquemment les urines riches en indicane, n'est pas due à la présence de l'indicane, mais à l'augmentation des produits d'oxydation de l'indol dans l'organisme (*Baumann et Brieger*). Ces substances colorantes sont en rapport avec l'indicane comme les substances colorantes brunes, vertes ou noires de l'urine phéniquée le sont avec le phénol sulfurique.

Analyse qualitative. La méthode pour rechercher la présence de l'indicane dans l'urine est basée sur la division des sels d'indicane contenus dans l'urine, et la séparation d'un produit coloré, le bleu d'indigo.

Analyse de *Jaffe* (1). On traite quelques centimètres cubes d'urine à examiner avec un volume égal d'acide chlorhydrique, et on ajoute à l'urine, avec une pipette de verre, et petit à petit, de petites quantités d'un hypochlorite, puis on agite le tout. Le chromogène formé de la décomposition de l'indicane se change en indigo bleu. On doit éviter un excès d'hypochlorite, car, à son contact, le bleu d'indigo s'altère et se décolore. D'après *Stokvis* (2), il est bon d'ajouter un peu de chloroforme et d'agiter le tout. Le bleu d'indigo se dissout dans le chloroforme et ce dernier prend une couleur bleue.

Analyse de *Weber* (3). Weber a indiqué une analyse tout à fait utile pour la recherche de l'indicane. On traite 30 cmc. d'urine avec une égale quantité d'acide chlorhydrique, 1 à 3 gouttes d'acide nitrique dilué, et on chauffe jusqu'à ébullition. L'urine prend une coloration foncée après refroidissement; si on agite le tout avec de l'éther, en présence du bleu d'indigo, il se forme une mousse bleue, tandis que l'éther prend une coloration variant du rose au violet.

Analyse quantitative. L'analyse quantitative de l'indicane se fait de la même façon que l'analyse qualitative. Les méthodes ont été perfectionnées par *Jaffe* et *Salkowski*.

Le procédé de *Salkowski* (4) est le plus recommandé dans ce but.

Il faut d'abord chercher combien de centimètres cubes d'une solution de chlorure de chaux sont nécessaires pour obtenir la séparation de l'indigo. Les expériences préliminaires indiquent que, si l'urine est riche en indicane, il faut prendre 2,5 à 5 cmc. d'urine qu'on dilue avec 10 cmc. d'eau ; si l'urine est pauvre en indicane, on en emploie 10 cmc.

---

(1) *Jaffe*, Pflüger's Archiv, *3*, 448, 1870.

(2) Voir *Senator*, Centralblatt für die medicinischen Wissenschaften, *15*, 357, 1877.

(3) *Weber*, Zeitschrift für analytische Chemie, *18*, 634 (Rapport : aus dem Archiv der Pharm. *213*, 340), 1879.

(4) *Salkowski*, Virchow's Archiv, *68*, 407, 1876.

On traite l'urine avec une égale quantité d'acide chlorhydrique et une quantité de solution de chlorure de chaux déterminée pendant les expériences préliminaires, on neutralise avec la lessive de soude et on l'alcalise avec le carbonate de soude. On recueille l'indigo bleu sur un filtre. Le filtre est ensuite lavé avec de l'eau jusqu'à disparition de la réaction alcaline, desséché, et traité plusieurs fois avec du chloroforme chaud, jusqu'à ce que ce dernier ne se colore plus. Dans l'extrait de chloroforme, on détermine l'indigo, en comparant l'intensité de coloration de cette solution avec la coloration d'une solution fraîche de bleu d'indigo dans le chloroforme, en procèdant de la façon suivante. On place l'extrait de chloroforme dans un cylindre gradué en un nombre déterminé de centimètres cubes et on le dilue; on dépose ensuite cette dilution dans un vase de verre aux parois parallèles. Dans un deuxième vase on dépose une solution d'indigo à titre connu, et on dilue les deux solutions autant que cela est nécessaire pour qu'elles aient toutes deux une coloration d'intensité égale. D'après le degré de dilution employée, on calcule la proportion de l'indigo. Dans une quantité d'urine recueillie pendant 24 heures et provenant d'un homme soumis à un régime mixte, on peut trouver 5 à 20 mgrm. d'indigo bleu.

Nous parlerons aussi ici de la présence des autres produits aromatiques de l'urine, d'abord, parce qu'au point de vue chimique ils se rapprochent de l'indicane, et ensuite parce que, dans les états pathologiques, ils sont ordinairement excrétés en grande quantité et en combinaison avec l'indicane.

b) **Acide scatoxylsulfurique.**

Analogue à l'indol, il provient, ainsi que l'a démontré *Brieger* (1), du scatol qui se trouve dans les matières excrémentitielles (2). Ce corps se transforme également avec l'indol en scatoxyl et se présente dans l'urine sous forme d'acide scatoxylsulfurique. Il est probable que la coloration rouge de l'urine, qui se produit après l'addition d'acides, est due, en partie, à la formation de produits de séparation colorés de l'acide scatoxylsulfurique (3).

c) **Ether paracrésylsulfurique. — Ether phénylsulfurique. — Acide paroxyphénylacétique. — Acide paroxyphénylpropionique.**

Outre les deux substances aromatiques que nous avons déjà mentionnées, on trouve encore dans l'urine de l'homme, unis à l'acide sulfurique, d'autres corps appartenant au groupe aromatique, qui sont les suivants : phénol (acide phénique), paracrésol, pyrocatéchine et hydro-

---

(1) *Brieger*, Zeitschrift für physiologische Chemie, *4*, 414, 1880.
(2) Voir p. 159.
(3) *Brieger*, Zeitschrift für klinische Medicin, *3*, 468, 1881.

chinone. Il y a de plus, dans l'urine de l'homme, des acides paroxyphé-
nylacétique, paroxyphénylpropionique (*Baumann*) (1) (*Salkowski*) (2) (3).
L'analyse de l'urine, au point de vue de la recherche de ces corps, donne
des faits en partie intéressants pour la clinique, que nous devons mentionner ici.

D'abord *Salkowski* (4) a démontré que l'urine des malades atteints
d'iléus et de péritonite contient, outre une forte proportion d'indicane,
une égale quantité de substance formant le phénol. *Brieger* (5) a confirmé
ces faits et trouvé que, dans l'urine, la sécrétion de substance fournissant l'indigo (telle que l'indicane), l'excrétion de corps fournissant
le phénol (éther phénylsulfurique, éther paracrésylsulfurique) ainsi
que celle des oxacides aromatiques, n'augmentent pas toujours dans
la même proportion. Dans la diphtérie, dans la scarlatine, dans l'érysipèle de la face, la sécrétion du phénol est excessivement élevée, tandis
que, dans le typhus abdominal, la fièvre récurrente, la fièvre intermittente, la variole et la méningite, elle est très faible.

De plus, dans tous les cas où il y a un processus de décomposition de
l'albumine, soit dans l'intestin, soit dans les autres organes, on constate
une augmentation des sels d'indicane (voir ci-dessus) et du phénol. Relativement à ce qui a été dit ci-dessus, on trouve ordinairement le phénol,
avec les autres corps des groupes de la série aromatique, dans les cas
de gangrène pulmonaire, de bronchite putride, dans les exsudats pleurétiques sanieux et dans les processus sanieux des organes les plus divers.

Analyse qualitative de l'éther sulfurique.

S'il s'agit seulement de rechercher la présence de l'éther sulfurique,
l'urine sera soumise à l'ébullition avec l'acide chlorhydrique, après qu'on
aura précipité l'acide sulfurique des sulfates (voir p. 277) avec le chlorure
de baryum en excès. Dans le cas où il y a des éthers sulfuriques dans
l'urine, ceux-ci seront décomposés, il se formera un acide sulfurique
des sulfates qui se combinera avec la baryte pour former un sulfate de
baryte, et il y aura un précipité blanc.

Analyse qualitative des oxacides aromatiques.

Si on ne veut faire que l'analyse qualitative des oxacides aromatiques
de l'urine, il est nécessaire de procéder de la façon suivante. On ajoute
de l'acide chlorhydrique à 20 cmc. d'urine, et on chauffe quelque temps

---

(1) *Baumann*, Berichte der deutschen chem. Gesellschaft, *12*, 1450, 1879 et *13*,
379, 1880 et Zeitschr. für physiol. Chemie, *4*, 304, 1880.
(2) *E. et H. Salkowski*, Berichte der deutschen chem. Gesellschaft, *12*, 653, 1879.
(3) *H. Salkowski*, Berichte der deutschen chem. Gesellschaft, *12*, 1438, 1879.
(4) *E. Salkowski*, Centralbl. für die medic. Wissenschaft, *14*, 818, 1876.
(5) *Brieger*, Zeitschr. für klinische Medicin, *3*, 468, 1881.

au bain-marie pour chasser le phénol volatil. Après refroidissement, on
traite le liquide plusieurs fois avec de l'éther, et on agite l'extrait d'éther
avec une solution faible de carbonate de soude, dans laquelle passent
les oxacides aromatiques, tandis que les phénols restent dans l'extrait
d'éther. On acidule de nouveau la solution alcaline avec un peu d'acide
sulfurique, et on traite par l'éther. Après évaporation de l'éther, le résidu est dissous dans l'eau et soumis à la réaction de *Millon* (voir p. 216).
S'il se forme une coloration rouge après l'action de ce réactif, c'est un
indice de la présence des oxacides aromatiques. On peut aussi par le
même procédé faire approximativement l'analyse quantitative de ces oxacides (*Baumann*) (1).

Quant à l'analyse quantitative du phénol (Phénol et Paracrésol), on
choisit de préférence le procédé indiqué p. 257. L'analyse qualitative
peut se faire au moyen de la réaction indiquée p. 117 et 158.

Pour avoir la preuve que, dans certains processus pathologiques, la
sécrétion de ces corps augmente, on doit procéder comme *Brieger* (l. c.)
l'a indiqué dans le travail bien connu que nous avons plusieurs fois
mentionné ici.

Analyse quantitative des éthers sulfuriques.

On détermine quantitativement la quantité d'éthers sulfuriques contenue dans l'urine par le procédé de *Baumann* (2), modifié par *E. Salkowski* (3). On mélange 100 cmc. d'urine et 100 cmc. d'une solution
alcaline de chlorure de baryum, composée de deux volumes d'une solution saturée de baryte caustique, et un volume d'une solution de chlorure de baryum saturée à froid. Quelques minutes après, on filtre ce
mélange à travers un filtre sec et épais, puis on prend 100 cmc. du filtrat
qui doit être complètement clair. Cette quantité est ensuite fortement
acidulée avec de l'acide chlorhydrique, chauffée jusqu'à ébullition, puis
chauffée au bain-marie, jusqu'à ce que le précipité nouvellement formé
soit complètement déposé. On porte tout le précipité sur un filtre de
papier suédois, lavé auparavant avec de l'acide chlorhydrique dilué, et on
a soin que, pendant le filtrage, le filtre ne soit jamais complètement vide.
A l'aide d'une baguette de verre, armée d'un anneau de gomme, et
après un lavage avec de l'eau chaude, on porte tout le précipité sur le
filtre. On examine un échantillon du filtrat avec de l'acide sulfurique
dilué, pour voir s'il contient du chlorure de baryum en excès; on lave
ensuite à l'eau chaude, jusqu'à ce que le filtrat soit complètement débarrassé du chlorure de baryum (c'est-à-dire ne donne plus aucun précipité avec l'acide sulfurique). Le précipité est alors lavé avec de l'alcool

---

(1) *Baumann*, Zeitschr. für physiol. Chemie, *4*, 311, 1880.
(2) *Baumann*, Zeitschr. für physiol. Chemie, *1*, 71, 1878.
(3) *E. Salkowski*, Virchow's Archiv, *79*, 551, 1880.

chaud et enfin avec de l'éther. On place le filtre, ainsi que le précipité, dans un creuset de platine, pesé au préalable ; on chauffe lentement jusqu'à ce que le creuset devienne rouge et on pèse après refroidissement. Puis on calcule de la façon suivante : 233 parties en poids de sulfate de baryte correspondant à 98 parties en poids d'acide sulfurique ($H^2 S O^4$). La quantité d'acide sulfurique (dans 50 cmc. d'urine) peut donc se calculer d'après la formule suivante :

$$x = \frac{98}{233} \times M \qquad \begin{array}{l} x = \text{la quantité d'acide sulfurique cherchée} \\ M = \text{la quantité de sulfate de baryte trouvée.} \end{array}$$

Si on veut déterminer la quantité totale de l'acide sulfurique contenu dans l'urine (acide sulfurique des sulfates et éther sulfurique), ce qui offre de l'intérêt pour établir la proportion entre les acides sulfuriques, on traite 100 cmc. de cette urine claire, filtrée, avec 5 cmc. d'acide chlorhydrique du poids spécifique de 1.12 ; on chauffe jusqu'à ébullition, on ajoute une solution de chlorure de baryum en excès et on procède ensuite comme il a été dit ci-dessus. La différence entre la quantité des acides sulfuriques et celle de l'éther sulfurique donne la quantité de l'acide sulfurique des sulfates qui existe dans l'urine.

Analyse quantitative du phénol.

Le phénol (phénol et paracrésol) qu'on obtient d'une urine après acidulation, et qui passe dans le produit de la distillation, est déterminé, sous forme de phénol tribromé, d'après le procédé de *Landolt* (1), et en observant les précautions indiquées par *Baumann* (2) et *Brieger* (2).

On traite le 1/4 de l'urine éliminée pendant une journée avec 1/5 en volume d'acide chlorhydrique, et on distille tant que le produit distillé, soumis à l'analyse, se colore sous l'action de l'eau bromée. On le filtre ensuite, puis on traite avec l'eau de brome jusqu'à apparition d'une coloration jaunâtre persistante. On laisse reposer le précipité pendant deux à trois jours ; on le filtre ensuite sur un filtre pesé et desséché au-dessus de l'acide sulfurique, on lave avec de l'eau de brome, et on dessèche au-dessus de l'acide sulfurique, dans l'obscurité, jusqu'à ce qu'on obtienne le poids approximatif. De la quantité de phénol tribromé obtenue on peut déduire la quantité de l'acide phénique. La différence en poids entre le filtre, et le précipité plus le filtre, donne la quantité de phénol tribromé existant dans l'urine.

331 parties en poids de phénol tribromé correspondent à 94 parties en poids d'acide phénique. On peut donc, d'après la quantité existante

---

(1) *H. Landolt*, Berichte der deutschen chem. Gesellsch. *4*, 771, 1871.

(2) *Baumann* et *Brieger*, Zeitschrift für physiologische Chemie, *3*, 149, 1879 et Berichte der deutsch. chem. Gesellsch. *12*, 804, 1879.

de phénol tribromé, calculer facilement la quantité d'acide phénique, en se basant sur la formule suivante :

$$x = \frac{94}{331} \times M \qquad \begin{array}{l} x = \text{la quantité de l'acide phénique cherchée.} \\ M = \text{la quantité de phénol tribromé trouvée.} \end{array}$$

Cette méthode peut aussi s'employer pour l'analyse quantitative de ce corps, dans les vomissements consécutifs à l'empoisonnement par l'acide phénique (voir p. 117).

La quantité d'acide phénique éliminée avec l'urine pendant 24 heures s'élève, chez l'homme, d'après *J. Munk,* de 0,017 à 0,051 gr. Il serait avantageux pour les analyses futures de déterminer, d'après les méthodes que nous venons d'indiquer (voir p. 253), l'indicane qui existe en même temps que l'éther sulfurique. Il serait également utile d'éliminer les corps analogues, formés pendant la décomposition putride, physiologique, qui s'opère dans le canal intestinal, en désinfectant au préalable l'intestin avec le calomel, d'après le procédé de *Baumann* (1).

d) Oxyphénol (Pyrocatéchine). Il nous reste encore à parler de la présence et de la recherche de l'oxyphénol dans l'urine. Ce corps n'existe pas à l'état libre dans l'urine, mais ordinairement en combinaison avec l'acide sulfurique. D'après *Baumann* (2) l'oxyphénol, tout en n'étant pas un des principes constituants réguliers de l'urine normale, s'y rencontre fréquemment.

C'est *Boedeker* (3) qui a trouvé le premier ce corps dans l'urine ; il l'avait désigné sous le nom de Alcapton. *Ebstein* et *J. Müller* (4) ont trouvé cette substance en quantité vraiment considérable dans l'urine d'un enfant. *Fürbringer* (5) et *Fleischer* (6) ont constaté la présence d'un corps identique dans l'urine de quelques phtisiques. Ces urines sont caractéristiques en ce sens qu'elles sont incolores quand elles viennent d'être éliminées, mais exposées à l'air elles revêtent une teinte foncée. Ce changement de couleur est d'autant plus rapide qu'on ajoute de la potasse liquide. Elles ont en outre la propriété de posséder un pouvoir de réduction considérable après ébullition avec l'acide chlorhydrique. La solution ammoniacale d'argent précipite déjà l'argent à froid. Toutes ces réactions ne se manifestent que quand il y a de l'oxyphénol dans l'urine. Pour l'obtenir avec certitude, il faut l'isoler de l'urine ; on y arrive de la façon suivante (7). L'urine est évaporée au bain-marie jusqu'à

---

(1) *Baumann,* Zeitschrift für physiologische Chemie, *10,* 129, 1886.

(2) *Baumann,* Pflüger's Archiv. *13,* 63, 1875 et Zeitschrift für physiologische Chemie, *6,* 183, 1882.

(3) *Boedeker,* Zeitschrift für rat. Medicin, *7,* 130, 1857.

(4) *Ebstein* et *J. Müller,* Virchow's Archiv, *62,* 554, 1873 ; Virchow's Archiv, *65,* 394, 1875.

(5) *Fürbringer,* Berliner klin. Wochenschrift, *12,* 313, 1875.

(6) *Fleischer,* Berliner klin. Wochenschrift, *12,* 529, 547, 1875.

(7) Voir : *Huppert, Vogel-Neubauer,* l. c. p. 76.

réduction au 1/4 de son volume, puis filtrée. Le filtrat est ensuite soumis à l'ébullition avec de l'acide sulfurique en excès, et agité souvent avec de l'éther après refroidissement. L'extrait d'éther est concentré, l'éther distillé, puis le résidu neutralisé avec du carbonate de baryte et de nouveau traité avec de l'éther. L'oxyphénol passe dans l'extrait d'éther. Si donc on distille l'éther, il reste l'oxyphénol qui apparaît sous forme d'une substance cristalline plus ou moins pure. Dans le cas où il n'y a pas de cristaux apparents, il est utile de faire cristalliser ce corps en le traitant par la benzine. L'oxyphénol cristallise sous forme de prismes à quatre pans. Si on dissout un échantillon de cristal dans l'eau qu'on traite ensuite, dans un verre de montre, avec quelques gouttes d'une solution de chlorure de fer très diluée, on voit apparaître une coloration d'un vert émeraude qui, après addition d'un peu d'ammoniaque, passe au violet (*Ebstein* et *J. Müller*) (1).

e) Hydrochinone. D'après *Baumann* et *Preusse* (2), cette substance est très fréquente dans l'urine à la suite des intoxications par l'acide phénique. Suivant eux, elle serait la cause de cette coloration foncée que présente l'urine après l'usage de l'acide phénique.

Ce corps existe toujours dans l'urine sous forme d'éther sulfurique. Pour l'isoler, il suffit d'employer le même procédé que celui que nous avons indiqué pour rechercher l'oxyphénol (3).

L'hydrochinone cristallise en prismes à six pans. On obtient facilement sa cristallisation en chauffant rapidement ce corps dans un verre à réactif ouvert : il se produit, d'après *Baumann* et *Preusse* (4), des vapeurs violettes qui se condensent avec le toluol pour former un sublimé bleu d'indigo. Cette propriété est extrêmement utile pour la recherche de l'hydrochinone.

VI. Mélanurie.

On trouve parfois, chez les malades atteints de carcinome pigmentaire, un pigment dont on ne connaît pas encore la nature chimique et qu'on désigne sous le nom de mélanine. On le trouve fréquemment en solution dans l'urine, rarement sous forme de granulations foncées. L'urine récemment éliminée est rarement colorée en noir, mais, soumise à l'action des agents oxydants, elle revêt une teinte noire très intense. L'importance de la mélanine, au point de vue du diagnostic, est très restreinte, car on peut trouver aussi beaucoup de mélanine dans l'urine dans certains cas ; de plus, dans les cas de carcinome ou de sarcome mélanique, ce pigment peut manquer quelquefois dans l'urine. Toutefois,

(1) *W. Ebstein* et *J. Müller*, l. c.
(2) *Baumann* et *Preusse*, Du Bois, Archiv für Anatomie u. Physiologie, 245, 1879.
(3) *Huppert*, l. c. p. 78.
(4) *Baumann* et *Preusse*, Zeitschrift für physiolog. Chemie, 3, 157, 187c.

quand ces autres symptômes font supposer l'existence d'une tumeur mélanique, la présence de la mélanine corrobore le diagnostic. L'urine récemment sécrétée est, dans tous les cas, toujours claire. Après exposition à l'air, elle devient petit à petit plus foncée et revêt définitivement une coloration complètement noire. Ce changement de coloration se manifeste également après l'action des agents d'oxydation (acide sulfurique, acide chlorhydrique, chlorate de potasse).

On peut séparer cette substance colorante de l'urine par l'emploi de l'acétate de plomb. La matière colorante est par elle-même insoluble dans l'alcool froid, l'éther, l'acide acétique et les acides minéraux.

Le réactif le plus précieux pour rechercher la mélanine est, d'après *Zeller*, l'eau de brome. Après l'addition d'eau de brome dans une urine mélanique, il se forme un précipité jaunâtre, qui peu à peu se colore en noir (1).

VII. *Acétonurie.*

Dans toutes les urines normales il y a des traces d'acétone (acétonurie physiologique) (V. *Jaksch*) (2). Sous l'influence de certains processus pathologiques, l'acétone peut être en quantité très considérable dans l'urine (acétonurie pathologique).

De nos jours on admet plusieurs formes d'acétonurie pathologique : 1. Acétonurie fébrile ; 2. Acétonurie diabétique ; 3. Acétonurie dans certaines formes de carcinome qui n'ont pas conduit à l'inanition ; 4. Acétonurie d'inanition ; 5. Présence de l'acétone dans la psychose ; 6. Acétonurie comme expression d'une auto-intoxication.

De toutes ces formes, la plus fréquente est l'acétonurie fébrile. Elle n'a pas d'importance au point de vue clinique, car elle existe dans toutes les affections fébriles. Dans le diabète, la présence de l'acétone indique que cette affection remonte déjà à une date ancienne, sans que cependant le pronostic en soit devenu plus défavorable. Sont d'une grande importance, au point de vue clinique, tous ces cas très rares, du reste, dans lesquels on constate de violents symptômes d'irritation cérébrale, et dans lesquels on trouve beaucoup d'acétone dans l'urine. Le pronostic, dans le cas où il s'agit seulement d'acétonurie (auto-intoxication avec l'acétone), est toujours défavorable (*V. Jaksch*) (3).

---

(1) Voir *Eiselt*, Prager Vierteljahresschrift, *59*, 190, 1858 et *70*, 87, 1862 ; *A. Pribram*, ibidem, *88*, 16, 1865 ; *Dressler*, ibidem, *101*, 68, 1869 ; *Ganghofner* et *Pribram*, ibidem, *130*, 77, 1876 ; *E. Wagner*, Berliner klin. Wochenschrift, *27*, 431, 1884 ; *Paneth*, Archiv für klinische Chirurgie, *28*, 179, 1884 ; *A. Zeller*, Archiv für klinische Chirurgie, *29*, 9, 1884 et *K. A. H. Mörner*, Zeitschrift für physiologische Chemie, *11*, 66, 1886.

(2) *v. Jaksch*, Ueber Acetonurie und Diaceturie, Hirschwald, Berlin, 1885.

(3) *v. Jaksch*, Zeitschrift für klinische Medicin, *10*, 362, 1885.

Recherche de l'acétone.

Pour recueillir la dose exacte d'acétone contenue dans l'urine, il est nécessaire de la distiller et de soumettre le produit distillé aux diverses réactions que nous avons décrites. On peut utiliser le procédé de *Legal*. On traite plusieurs centimètres cubes d'urine avec quelques gouttes d'une solution modérément concentrée, récemment préparée, de nitro-prussiate de soude, et avec une solution de soude ou de potasse en moyenne concentration. Le liquide revêt une coloration rouge, qui pâlit rapidement quand il y a de l'acétone; après l'addition d'un peu d'acide acétique, il passe du rouge pourpre au rouge violet. Quand il n'y a pas d'acétone, la coloration rouge pourpre manque après l'addition d'acide acétique.

Pour chercher l'acétone dans le produit distillé, on procède de la façon suivante. On soumet 1/2 litre à 1 litre d'urine à l'action d'acides, l'acide phosphorique de préférence, puis on distille le tout, soit dans un appareil à distiller, soit dans une cornue. L'addition de l'acide a seulement pour but d'empêcher la formation d'écume dans le liquide pendant l'ébullition. Le produit distillé qu'on obtient, et qui peut être évalué de 20 à 30 cmc., est ensuite soumis aux analyses suivantes.

1. Analyse de *Lieben*. On soumet plusieurs centimètres cubes d'urine à l'action de quelques gouttes de potasse liquide et d'une solution d'iodure de potassium iodé. Si le produit distillé contient plus que des traces d'acétone, il se forme aussitôt un précipité intense, composé de cristaux d'iodoforme. Cette analyse est très sensible, car on peut aussi par ce moyen démontrer la présence de l'acétone, même quand il n'y en a que quelques traces dans l'urine.

2. Analyse de *Reynold*. Elle repose sur la propriété que possède l'acétone de dissoudre l'oxyde de mercure récemment précipité. L'oxyde de mercure, obtenu en traitant une solution alcoolique de potasse par le chlorure de mercure (précipité jaune), est mêlé au liquide dans lequel on cherche l'acétone; le mélange est ensuite filtré, puis soumis à l'action du sulfhydrate d'ammoniaque. Si le liquide contient de l'acétone, l'oxyde de mercure se dissout et passe dans le liquide filtré; on le reconnaît facilement à l'anneau noir qui se forme, aux points de contact, entre le liquide à examiner et le sulfhydrate d'ammoniaque.

3. Analyse de *Legal*. Elle peut être employée pour la distillation de l'urine; cependant, elle est moins recommandée dans ce cas que pour l'analyse directe de l'urine, parce que, pendant la distillation, le paracrésol produit une réaction analogue. Aussi n'obtient-on que des résultats incertains avec cette analyse (1).

---

(1) Sur la réaction de l'acétone et sur la recherche de ce corps, voir : *v. Jaksch,* Ueber Acetonurie und Diaceturie, l. c.

VIII. *Diacéturie.*

Par diacéturie on désigne la présence de l'acide acétique des acétates dans l'urine. Dans les conditions physiologiques, ce corps n'existe jamais dans l'urine (*V. Jaksch*) (1).

A l'état pathologique, on trouve de l'acide acétique des acétates dans l'urine, dans le diabète (*Gerhardt*), dans les processus fébriles (*V. Jaksch, Deichmüller, Seifert*). La diacéturie est aussi, comme maladie *sui generis,* l'expression d'une auto-intoxication. Comme ces processus sont fréquents chez les enfants, on trouve souvent de l'acide acétique des acétates dans l'urine de ceux qui sont atteints d'affections fébriles. Chez les enfants, ces processus fébriles ont une marche favorable, tandis que la diacéturie chez les adultes est toujours un symptôme très grave. Lorsque la diacéturie se manifeste dans les maladies fébriles, comme dans le diabète, il n'est pas rare que les malades présentent des symptômes de coma et meurent rapidement.

Les urines qui renferment de l'acide acétique des acétates sont toujours riches en acétone ; traitées par une solution de chlorure de fer, elles prennent une coloration rouge bordeaux. Ce procédé ne suffit pas pour rechercher cet acide, car il existe dans l'urine toute une série de corps qui se comportent de la même façon (2). Il est préférable de suivre la méthode suivante. L'urine est traitée avec soin par une solution modérément concentrée de chlorure de fer ; dans le cas où il se forme un dépôt de phosphate, on le filtre et on ajoute de nouveau une solution de chlorure de fer. Si l'urine revêt une coloration rouge bordeaux, on soumet une partie de l'urine à l'ébullition, et une autre à l'action de l'acide sulfurique, puis on traite par l'éther. Lorsqu'il se forme un faible précipité, ou quand celui-ci manque dans l'urine bouillie, lorsque la réaction obtenue avec le chlorure de fer dans l'extrait d'éther pâlit vingt-quatre ou quarante-huit heures après, et lorsqu'on trouve de grandes quantités d'acétone dans l'urine directement traitée, ainsi que dans le produit distillé, c'est qu'on a affaire à la diacéturie.

IX. *Lipacidurie.*

On désigne sous ce nom la présence d'acides gras volatils dans l'urine (*V. Jaksch*) (3). D'après nos connaissances acquises jusqu'à ce jour, on trouverait dans chaque urine normale des traces d'acides gras, acide formique, acide acétique, acide butyrique. Aussi peut-on, en faisant agir des substances oxydantes sur l'urine, obtenir de très grandes quantités

---

(1) *v. Jaksch,* Ueber Acetonurie und Diaceturie, l. c. p. 101.

(2) *v. Jaksch,* ibidem p. 111.

(3) *v. Jaksch,* 58. Versammlung deutscher Naturforscher und Aerzte in Strassburg, September 1886 ; Zeitschr. für klin. Medic. 11, 307, 1886 ; Zeitschr. für physiol. Chemie, *10,* 536, 1886.

d'acides gras volatils, et on en trouve aussi de grandes quantités dans l'urine des malades. On a trouvé que la proportion des acides gras était augmentée dans les maladies fébriles, dans les affections graves du foie se terminant par une destruction du parenchyme de cet organe, dans le diabète ; on y a aussi trouvé des acides formique, acétique, butyrique, et récemment de l'acide propionique.

Cependant, la lipacidurie n'a aucune importance au point de vue du diagnostic. Son augmentation ou sa diminution suit les mêmes règles que celles de l'acétonurie fébrile.

Pour obtenir les acides gras, on distille l'urine avec l'acide phosphorique et on neutralise avec soin le produit distillé avec du carbonate de soude ; on évapore au bain-marie jusqu'à siccité, on traite avec de l'alcool chaud, on filtre, et on évapore le filtrat. On le dissout ensuite dans l'eau, et on soumet la solution aux analyses que nous avons déjà mentionnées pour la recherche des acides gras (p. 157), et dont nous allons énumérer en quelques mots les plus importantes.

Les analyses dont on se sert le plus souvent sont les suivantes :

1. On traite avec un peu d'acide sulfurique et d'alcool ; en présence de l'acide acétique, il y a dégagement d'une odeur intense d'éther acétique.

2. On traite par le chlorure de fer. Il se forme une couleur rouge qui se décolore pendant la cuisson et donne naissance à un précipité couleur de rouille.

3. Avec le nitrate d'argent il se forme un précipité blanc qui, en présence de l'acide formique, devient rapidement noir.

Relativement à la recherche des acides gras dans l'urine, je renvoie aux publications indiquées plus haut.

Quant à la présence des autres acides organiques dans l'urine, voir p. 289 et 290.

X. *Lipurie.*

On trouve quelquefois de faibles quantités de graisse dans l'urine, dans la néphrite chronique avec forte dégénérescence graisseuse des reins (voir p. 186 et 187), dans les intoxications par le phosphore (*E. Schütz*) (1), parfois aussi dans le diabète sucré. *Ebstein* (2) a trouvé de grandes quantités de graisse dans un cas extrêmement intéressant de pyonéphrose. La lipurie accompagne fréquemment la chylurie (voir p. 264). A l'état physiologique, à l'époque de la grossesse, on observe assez souvent de la graisse en grande quantité dans l'urine.

La recherche de la graisse est très facile. Ordinairement l'urine est fortement trouble. Ce trouble disparaît quand on agite avec de l'éther. On trouve assez souvent dans l'urine des gouttelettes ·de graisse qui sont reconnaissables à leur grande réfringence. La graisse peut aussi se présenter, comme cela à lieu dans les fèces, sous forme

---

(1) *E. Schütz*, Prager medic. Wochenschr. 7, 322, 1882.
(2) *Ebstein*, l. c.

d'aiguilles, surtout dans la néphrite chronique et dans les processus septiques (1).

XI. *Chylurie.*

Nous comprenons sous cette dénomination la présence périodique et simultanée dans l'urine, de la graisse et de l'albumine, sans qu'on constate aucun des éléments pathologiques, tels que cylindre, épithélium des reins. On trouve seulement dans le dépôt des globules blancs et rouges isolés.

Ordinairement il se forme dans cette urine, après repos, un coagulum composé de fibrine; parfois l'urine se coagule en forme de gelée. Jusqu'à présent, la chylurie a été observée presque exclusivement chez les habitants des tropiques, ou sur les individus qui ont séjourné plus ou moins longtemps dans ces contrées. Il paraît, d'après les observations de *Wucherer* (voir p. 30) et *Lewis* (voir p. 30), que la chylurie serait le résultat de la pénétration de la filaria sanguinis hominis dans les voies urinaires. Ils ont en effet trouvé dans l'urine ces vers à l'état embryonnaire, surtout dans les cas de chylurie. D'après les observations chimiques très judicieuses de *Grim* (2), la chylurie serait, dans la plupart des cas, le résultat de communications anormales entre les vaisseaux lymphatiques et les voies urinaires, produites par la pénétration des vers que nous venons d'indiquer. Malgré toutes ces appréciations, la pathogénèse de cette affection n'est pas encore entièrement élucidée. En effet, dans certains cas, rares il est vrai, la chylurie (*Brieger*) (3) (*A. Huber*) (4) a été observée chez des individus qui n'avaient jamais été dans les pays tropicaux. Il me reste à mentionner que *Langgaard* (5) a trouvé dans l'urine d'un chylurique de grandes quantités de cholestérine (voir p. 207).

XII. *Oxalurie.*

Nous avons déja signalé l'existence de l'acide oxalique dans l'urine normale. A l'état pathologique on peut trouver des quantités considérables d'acide oxalique dans l'urine; on désigne cet état sous le nom d'oxalurie. Nous devons cependant rappeler qu'on n'est autorisé à parler de l'oxalurie que depuis que, par l'emploi des méthodes quantitatives, ou mieux par l'emploi du procédé de *Neubauer*, modifié par *Für-*

---

(1) Voir aussi *Rassmann*, Centralbl. für die medic. Wissensch. *19*, 567 (Referat) 1881.
(2) *Grim*, Langenbeck's Archiv, *32*, 511, 1885.
(3) *Brieger*, Zeitschr. für physiologische Chemie, *4*, 407, 1880.
(4) *A. Huber*, Virchow's Archiv, *106*, 126, 1886.
(5) *Langgaard*, Virchow's Archiv, *76*, 545, 1879.

bringer (1) et *Czapek* (2), on a pu trouver dans l'urine de l'acide oxalique en quantité plus considérable ; car il existe dans l'urine des oxalates en solution.

Voici comment on procède, d'après la méthode indiquée par *Neubauer* et modifiée par *Fürbringer* et *Czapek* (3). Une quantité exactement déterminée d'urine, éliminée pendant la journée, est traitée par le chlorure de calcium et l'ammoniaque, puis par l'acide acétique, jusqu'à réaction faiblement acide, puis enfin avec un peu d'une solution alcoolique d'acide thymique, pour arrêter autant que possible le développement des micro-organismes dans l'urine. On filtre le précipité qu'on a laissé reposer pendant quelque temps, puis on met filtre et précipité dans l'acide chlorhydrique, on chauffe quelques instants, et on lave le liquide filtré et le filtre avec de l'eau, jusqu'à disparition de la réaction acide. Le filtrat est ensuite évaporé au bain-marie, et réduit à un petit volume ; le liquide est placé dans une petite éprouvette à parois épaisses, la coupe lavée avec de l'eau et de l'acide chlorhydrique dilué, et le tout porté dans l'éprouvette. Alors on verse sur le liquide une solution d'ammoniaque et on le colore avec quelques gouttes de teinture de tournesol. Après avoir laissé reposer pendant un temps assez long le précipité obtenu, on le dépose sur un filtre exempt de sels minéraux (on doit auparavant rechercher avec un soin tout particulier quelle est la proportion de sels minéraux qu'il peut renfermer) ; puis, par des frottements avec une baguette de verre armée d'un anneau de caoutchouc, on détache l'oxalate (oxalate de chaux) qui s'est attaché aux parois de l'éprouvette et on porte sur le filtre le précipité contenu dans cette éprouvette. On le lave d'abord avec de l'eau exempte de chlore, puis avec de l'acide acétique. Le filtre est ensuite desséché, puis brûlé dans un creuset de platine qu'on réduit à un certain poids en le soumettant à une chaleur incandescente. L'oxalate de chaux se transformera alors en chaux caustique (56 parties de chaux caustique correspondent à 90 parties d'acide oxalique). La quantité de chaux trouvée, multipliée par 1,6071, donne donc la quantité d'acide oxalique qui existe dans le volume d'urine déterminé (4).

La quantité d'acide oxalique éliminée dans l'espace de vingt-quatre heures avec l'urine, dans les conditions normales, s'élève, d'après *Fürbringer*, à 0,02 gr.

On constate parfois une élimination plus abondante d'acide oxalique

---

(1) *Fürbringer*, Archiv für klin. Medicin, *18*, 154, 1876.

(2) *Czapek*, Zeitschrift für Heilkunde, *2*, 345, 1881.

(3) Voir *Huppert*, l. c. p. 288.

(4) Pour les autres procédés de recherche de l'acide oxalique dans l'urine, tels que ceux de *Schultzen*, *Buchheim*, voir *Leube* et *Salkowski*, l. c. p. 118, puis *W. Mills*, Virchow's Archiv, *99*, 305, 1885.

dans le diabète, surtout quand la proportion de sucre diminue dans l'urine (*Fürbringer*) (1).

De plus, comme l'a démontré *Cantani* (2) avec une grande précision, l'oxalurie se montre parfois comme une maladie propre, *sui generis* (diathèse oxalurique, oxalurie idiopathique). Bien qu'au point de vue clinique on ne soit pas encore très avancé au sujet de l'oxalurie idiopathique, je puis cependant, d'après mon expérience personnelle, confirmer l'opinion de *J. Beybie* (3) et de *Cantani*. Il existe en effet certains processus qui déterminent des lésions subjectives, telles que douleurs dans les reins, amaigrissement rapide, et dans lesquels on ne trouve d'autre altération pathologique qu'une augmentation d'acide oxalique dans l'urine.

XIII. *Cystinurie.*

La cystinurie est très rare et n'a qu'une faible importance au point de vue clinique. Ce n'est pas comme telle qu'elle agit, mais parce qu'elle provoque la formation de calculs. Ordinairement cette affection se traduit sous la forme chronique. *Ebstein* (4) cite un cas, qu'on peut considérer comme très remarquable, d'existence de la cystinurie avec l'albuminurie dans le rhumatisme articulaire aigu (voir p. 201).

XIV. *Diathèse d'acide urique.*

Bien qu'on ne soit pas autorisé à diagnostiquer une augmentation d'acide urique dans la présence même de dépôts très considérables d'urate, on ne peut cependant nier qu'il existe des processus dans lesquels le symptôme principal est caractérisé par une augmentation dans la sécrétion de l'acide urique. Pour obtenir l'analyse quantitative de l'acide urique, on se sert de la méthode de *Fokker* (5), modifiée par *Salkowski* (6). Elle est basée sur le peu de solubilité de l'urate d'ammoniaque.

200 cmc. d'urine (l'urine ne doit pas être filtrée) sont alcalisés avec du carbonate de soude (10 cmc. d'une solution concentrée) ; une heure après, on ajoute 20 cmc. d'une solution concentrée de chlorure d'ammonium ; on laisse reposer quarante-huit heures, et on filtre sur un filtre pesé et lavé deux à trois fois avec de l'eau. On arrose ensuite le filtre avec de l'acide chlorhydrique dilué, jusqu'à ce que tout l'urate d'ammoniaque soit

---

(1) *Fürbringer*, Archiv für klin. Medicin, *16*, 516, 1875.
(2) *Cantani*, Oxalurie, traduction allemande de *Hahn*, Berlin, 1880.
(3) *Beybie*, Schmidt's Jahrbücher, *67*, 52 (Referat), 1850.
(4) *Ebstein*, Deutsches Archiv für klin. Medicin, *23*, 138, 1878 et *30*, 108, 1882 ; puis *A. Niemann*, Deutsches Archiv für klin. Medicin, *18*, 223, 1876 ; *Löbisch*, Liebig's Annalen, *182*, 231, 1876; *Steffenhagen*, Virchow's Archiv, *100*, 416, 1885.
(5) *Fokker*, Pflüger's Archiv, *10*, 153, 1875.
(6) *E. Salkowski*, Virchow's Archiv, *68*, 401, 1876.

transformé en acide urique. Le filtrat est laissé en repos pendant six heures, puis l'acide urique porté sur le filtre même, lavé avec de l'eau, puis avec de l'alcool, desséché à 110° et pesé. Pour en obtenir la quantité, on ajoute le nombre 0,030 (facteur constant). Cette méthode n'est pas d'une exactitude absolue, car, ainsi que l'a démontré *E. Salkowski* (1), tout l'acide urique n'est pas précipité par l'acide chlorhydrique. Elle est néanmoins recommandable à cause de son emploi facile dans la pratique ; on peut facilement du reste, par cette méthode, diagnostiquer la diathèse de l'acide urique.

On obtient des résultats exacts par l'emploi du procédé de *Salkowski* (2) et surtout par le procédé tout dernièrement indiqué par *E. Ludwig* (3). Ces deux méthodes reposent sur la combinaison des sels doubles d'argent avec l'acide urique. Il faut ajouter que la méthode de *E. Ludwig* doit être préférée aux autres, parce qu'elle peut être facilement terminée dans la journée même.

Un homme sain, adulte, élimine avec l'urine, pendant vingt-quatre heures, 0,2 à 1 gr. d'acide urique. La sécrétion de l'acide urique est augmentée dans les conditions physiologiques après une alimentation animale abondante ; dans les conditions pathologiques, dans les maladies fébriles, dans la leucocythémie (*Fleischer* et *Penzoldt*) (4), dans l'anémie pernicieuse, dans les maladies des poumons et du cœur avec gêne dans la respiration. On observe une diminution d'acide urique dans une série de maladies chroniques, telles que la néphrite, dans la goutte (après les accès aigus), dans le diabète sucré, dans l'arthrite chronique. *V. Bamberger* (5) a en outre observé une diminution importante de l'acide urique dans un cas d'atrophie musculaire progressive.

XV. Urée.

L'azote formé dans l'organisme est éliminé en grande partie sous forme d'urée. Nous avons à nous occuper ici principalement de ce corps, mais nous devons rappeler qu'il existe dans l'urine une série de corps azotés, tels qu'acide urique, créatinine, créatine et acide hippurique ; il y a encore d'autres corps, ce sont les acides amides et les sels ammoniacaux. Nous devons tout d'abord faire ressortir que tout homme, à l'état normal, élimine, dans l'espace de vingt-quatre heures, des quan-

(1) *E. Salkowski*, Virchow's Archiv, 52, 58, 1871.
(2) *E. Salkowski*, Leube et *Salkowski*, l. c. p. 96.
(3) *E. Ludwig*, Wiener medic. Jahrbücher, 597, 1884,
(4) *Fleischer* et *Penzoldt*, Deutsches Archiv für klin. Medicin, 26, 401 1880.
(5) *v. Bamberger*, Oesterr. Zeitschrift für praktische Heilkunde, 6, 7, 1860.

tités considérables d'urée, 32 à 40 gr. Cette quantité varie énormément dans les conditions physiologiques et surtout dans les conditions pathologiques.

Dans les états pathologiques, la sécrétion de l'urée est constamment augmentée dans les maladies fébriles, dans le diabète sucré, etc. Elle diminue dans les affections de la substance propre du foie; d'après les nouvelles expériences de *Schröder*, nous devons considérer le foie comme le siège de la formation de l'urée. Cette sécrétion diminue aussi dans toutes les affections chroniques qui intéressent la nutrition. La détermination de l'urée est très importante au point de vue clinique, et nous connaissons un certain nombre de procédés par lesquels on détermine très exactement la quantité d'urée contenue dans l'urine, mais ils ne sont pas très utilisables dans la pratique. S'il s'agit seulement de déterminer approximativement la quantité d'urée éliminée pendant vingt-quatre heures, on recommande la méthode d'*Hüfner* (1) et l'appareil construit par lui à cet effet.

Le principe de cette méthode repose sur la décomposition de l'urée par la solution de brome ; l'azote s'échappe sous forme de gaz et est recueilli, tandis que l'acide carbonique est absorbé par la lessive de soude (1).

La construction de l'appareil est facile à comprendre (fig. 97). Il se compose d'un vase cylindrique, ventru, d'une capacité de 100 cmc. (*B*), en communication, à sa partie inférieure, par un robinet de verre fermant exactement, avec un petit vase (*A*) d'une capacité de 5 cmc. environ. Le volume de ce vase (*A*), qui sert à recevoir l'urine, doit être exactement connu, y compris celui de la cavité du robinet. Pour se servir de cet appareil, on procède de la façon suivante. On arrose l'appareil avec de l'alcool, après l'avoir au préalable lavé avec soin avec de l'eau. L'appareil séché, on verse du mercure dans la partie inférieure (*A*) réservée pour la réception de l'urine, de façon qu'il déborde un peu dans la partie supérieure, cylindrique (*B*), dont le robinet était ouvert. On ferme alors le robinet, on ôte le mercure en excès dans la partie ventrue et, par le robinet, on vide dans une coupe préalablement pesée le mercure contenu dans la cavité inférieure. Le poids de cette quantité de mercure contenu dans la coupe, divisé par le poids spécifique du mercure (13,59), donne la contenance cubique du réservoir (*A*), qui sera ensuite rempli d'urine. Cette détermination de la contenance cubique doit être répétée plusieurs fois, et il faut prendre la moyenne des

____

(1) *Hüfner*, Zeitschr, für physiol. Chemie, *1*, 350, 1877, puis *Jacobj*, Zeitschr. für analyt. Chemie, *24*, 307, 1885.

chiffres obtenus. Le calcul doit être poursuivi jusqu'à la troisième décimale.

Voici comment on procède pour déterminer la quantité d'urée avec cet appareil. Après qu'on a reconnu par une analyse préalable, ou mieux par la détermination de la densité de l'urine, le pourcentage approximatif de

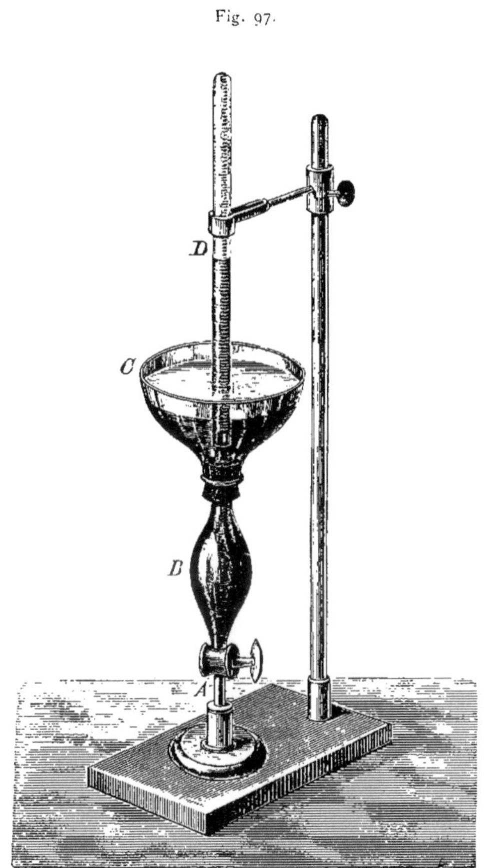

Fig. 97.

l'urée contenue dans l'urine, on dilue ce liquide de façon que la proportion d'urée ne s'élève qu'à environ °$_{1}$ $_{0}$ /. Au moyen d'un long entonnoir on remplit d'urine le récipient (A), dont la contenance cubique est exactement connue, puis on ferme le robinet bien graissé, et on lave avec de l'eau la portion dilatée du vase, pour enlever complètement tout ce qui reste d'urine. Sur la partie dilatée (*B*) du vase on fixe une coupe (*C*) au moyen d'un bouchon en caoutchouc, puis on remplit la partie ventrue du récipient avec une solution bromée préparée de la façon suivante. On dissout 100 grm. d'hydrate de soude dans 1.250 cmc. d'eau et on ajoute à la solution refroidie 2.5 cmc. de brome. Cette solution doit être conservée dans un endroit frais et obscur, et pour chaque détermination d'urée il faut en employer une nouvelle.

On remplit donc la partie dilatée jusqu'aux bords avec la solution bromée, puis dans la coupe (*C*) on verse une solution concentrée de sel jusqu'à une hauteur de 1 cmc ; on en verse aussi dans le tube gradué (*D*), mais en ayant soin qu'il ne reste aucune bulle d'air dans le tube, qui doit avoir 30 à 40 cm. de long et 2 cm. de large. Puis on bouche avec le doigt l'ouverture du tube gradué, on le place dans la coupe, au-dessus de l'extrémité dilatée du récipient (*B*), et on le fixe perpendiculairement sur ce récipient au moyen d'un crochet. Alors on ouvre le robinet. La solution bromée, qui est spécifiquement plus lourde que l'urine, coule dans le vase rempli d'urine placé au-dessous, et il y a développement brusque de gaz pendant 15 à 20 minutes. Le gaz formé (azote) s'accumule dans le tube gradué. On ferme alors avec le pouce l'ouverture du tube gradué, et on le transporte dans une éprouvette remplie d'eau ne contenant pas de gaz. Ce tube est immergé le plus complètement possible dans l'eau, où il est maintenu au moyen d'un crochet. On le laisse dans cette position environ 15 minutes, puis on le tire au moyen d'une pince en bois, de façon que le niveau du liquide dans le tube soit à la même hauteur que celui du cylindre. On laisse alors échapper le gaz, puis on note la pression de l'air (état barométrique) et la température de l'eau.

Du volume de l'azote on déduit le poids en grammes de l'urée en se servant des formules suivantes :

$$G = \frac{v\ (b-b')}{354.3.760\ (1 + 0,003665\ t)}$$

G = Poids de l'urée en grammes,
v = Volume du gaz développé en centimètres cubes,
t = Température,
b = Etat barométrique,
b' = Tension de la vapeur d'eau à la température t.

On obtient le pourcentage de l'urée contenue dans l'urine en prenant $G \times 100$ et en divisant par le volume de l'urine employée pour l'analyse. Dans l'équation on fait entrer le chiffre 354.3, parce qu'on a reconnu que 1 gr. d'urée ne donne jamais la quantité totale de gaz nécessaire pour le calcul, c'est à dire 372.7 cmc., mais seulement 354.3 cmc.

On déduit la valeur (b') de la tension de la vapeur d'eau à la température déterminée *t*, d'après les tables de *Bunsen* (1), qui sont indiquées
dans les livres traitant de la chimie de l'urine (voir *Hoppe-Seyler* et
Leube-Salkowski).

Pour mener à bien cette analyse, on recommande de se procurer au
moins deux appareils.

Dans ces dernières années, on a construit toute une série d'instruments
analogues, que je n'ai pas encore expérimentés (2). L'appareil construit
par *G. Lange* (3) semble être très approprié pour cette analyse.

Pour la détermination quantitative de l'urée on se sert de la méthode
de titrage de *Liebig* et du correcteur de *Pflüger*. Pour employer ce
procédé, il faut consulter les livres bien connus de *Huppert* (4), *Hoppe-
Seyler* (5) et *Leube-Salkowski* (6). Si on veut trouver la quantité exacte
d'azote éliminée avec l'urine, il est nécessaire de recourir au procédé de
Will-Varrentrapp (7) ou à celui de *J. Kjedahl* (8). Par ces procédés, en
effet, on peut déterminer l'azote, non seulement sous forme d'urée, mais
encore dans ses autres combinaisons, telles qu'acide urique, etc., etc.

Quant à l'analyse qualitative, qui n'offre que peu d'intérêt au point
de vue clinique, on peut procéder de la manière indiquée au chapitre
du sang (p. 41). On trouvera là les réactions qui sont employées pour
l'analyse qualitative de l'urée.

XVI. *Présence de ferments dans l'urine.*

V. Brücke (9) a démontré depuis longtemps déjà qu'il existe dans
l'urine un corps analogue à la pepsine. *Sahli* (10), *Leo* (11) et *Gehrig* (12)
ont fait des recherches identiques et ont pu constater la présence de la
pepsine dans l'urine. Il doit aussi y avoir de la pepsine dans l'urine,
mais les observations de *Sahli* et de *Gehrig* n'ont pas été confirmées
par *Leo*.

---

(1) Voir la méthode gazométrique de Bunsen.
(2) *Méhu*, Urine normale, etc., l. c. p. 136.
(3) *G. Lange*, Pflüger's Archiv, *37*, 45, 1885.
(4) *Huppert*, l. c. p. 264.
(5) *Hoppe-Seyler*, l. c. p. 363.
(6) *Leube-Salkowski*, l. c. p. 58.
(7) *Will-Varrentrapp*, voir *Leube-Salkowski*, l. c. p. 58.
(8) *J. Kjedahl*, Zeitschrift für analytische Chemie, *22*, 336, 1883.
(9) *v. Brücke*, Sitzungsberichte der kais. Akademie (Wien), *43*, 618, 1881.
(10) *Sahli*, Pflüger's Archiv, *36*, 209, 1885.
(11) *Leo* Pflüger's Archiv, *37*, 223, 1885.
(12) *Gehrig*, Pflügers's Archiv, *38*, 38, 1885.

La présence d'un ferment de la pepsine dans l'urine paraît être un fait certain, et ce fait a une certaine importance clinique, car *Leo* a démontré que ce corps doit manquer dans l'urine dans les cas d'iléo-typhus et de carcinome de l'estomac. *Mya* (1) et *Belfanti* (1) ont fait des observations identiques chez les néphrétiques.

Pour chercher la pepsine dans l'urine, on préconise la méthode de *V. Wittich* et le procédé de *Grützner* perfectionné par *Sahli*, qui repose sur la propriété, trouvée par *V. Vittich,* que possède la fibrine du sang d'absorber la pepsine avec avidité. On dépose de la fibrine pure dans l'urine à analyser, et on l'y laisse plusieurs heures ; on retire la fibrine, on la traite avec de l'acide chlorhydrique dilué et on porte le mélange à une température de 30 à 40° C. Si l'urine contient de la pepsine, cette substance se dépose sur les flocons fibrineux qu'on dissout à chaud dans l'acide chlorhydrique dilué.

On ne sait toujours pas s'il y a dans l'urine un ferment qui transforme l'urée en ammoniaque et en acide carbonique. *Musculus* (2) prétend avoir isolé cette substance de l'urine, mais *Leube* (3) n'a pu constater la présence d'un ferment de cette espèce dans les urines en fermentation ammoniacale.

XVII. Présence de ptomaïnes dans l'urine (bases de la putréfaction).

D'après les recherches de *Pouchet* (4), il doit y avoir dans l'urine normale des traces d'un corps toxique, analogue aux alcaloïdes. A l'état pathologique, la proportion de ces bases dans l'urine augmente, ainsi que l'ont constaté *Bouchard* (5), *Lépine* (6) et *Guérin* (6). *A. Villiers* (7) a observé constamment ces corps dans l'urine, dans la rougeole, la diphtérie et la pneumonie.

A. G. Pouchet (4) a toujours constaté, dans l'urine des malades atteints de choléra, un alcaloïde, qui ne doit pas être identique à l'alcaloïde qu'il a trouvé dans les fèces des cholériques. *Tanret* (8), *Bouchardat* (8) et *Cardier* (8) recommandent, pour rechercher la présence des alcaloïdes dans l'urine, de traiter ce liquide avec une solution d'iodure double de

---

(1) *Mya* et *Belfanti,* Centralbl. für klin. Medic. 7, 729, 1886.

(2) *Musculus,* Pflüger's Archiv, *12,* 214, 1875.

(3) *Leube,* Virchow's Archiv, *100,* 540, 1885.

(4) *A. G. Pouchet,* Comptes rendus, *97,* 1560, 1883 et *100,* 361, 1885.

(5) *Ch. Bouchard,* Compt. rend. soc. biolog. 604, 1882, 665, 1884; cité d'après Maly's Jahresber. *12,* 55, 1883 et *14,* 216, 1885.

6) *Lépine* et *Guérin,* Revue de médecine, 1885.

(7) *A. Villiers,* Comptes rendus, *100,* 1246, 1885.

(8) *Tanret, Bouchardat* et *Cardier,* cités d'après *Huppert,* l. c. p. 220.

potassium et de mercure acidulée avec l'acide acétique. Le précipité qui donne l'alcaloïde avec ce réactif se différencie, par sa solubilité dans l'alcool à chaud, du précipité contenant de l'albumine, de la mucine ou de l'acide urique. *Ch. Bouchard* traitait avec l'éther l'urine alcalisée avec la lessive de soude. L'extrait d'éther contient une substance toxique active. *Pouchet* a obtenu, de l'urine, des combinaisons d'acide tannique qu'il décomposa par l'oxyde de plomb en solutions alcooliques. Les procédés employés par les observateurs ci-dessus sont passablement différents quant aux détails, et ont été décrits dans des communications originales. Pour chercher de tels alcaloïdes dans l'urine, on peut employer définitivement la méthode de *Stas-Otto* (voir p. 113 et 116).

Si nous n'avons pas cité ici les observations qui ne sont pas bien déterminées jusqu'ici, c'est qu'il existe une série de processus qui ne sont pas encore bien définis, tels que l'ammonihémie, dont on ne pourrait tirer des conclusions importantes pour le diagnostic, même après un examen soigné de l'urine.

B) Matières inorganiques.

Les principes inorganiques contenus dans l'urine se composent surtout des sels des acides chlorhydrique, sulfurique et phosphorique. On trouve encore des carbonates, des silicates, des nitrates, des sels nitreux ; de plus nous avons aussi à mentionner [la présence de l'hydrogène sulfuré.

1. *Chlorures.*

On trouve dans l'urine du chlorure de sodium, du chlorure de potassium, du chlorure d'ammonium et du chlorure de magnésium. Celui de ces sels qui a la plus grande importance pour nous est le chlorure de sodium. Dans les conditions normales, un homme sain élimine, dans l'espace de 24 heures, 10 à 15 gr. de chlorure de sodium. Cette sécrétion est toutefois essentiellement dépendante, même dans le cours des maladies, de la quantité de sel absorbée. On trouve une augmentation de sécrétion des chlorures après une alimentation abondante, et toujours après les processus qui se sont opposés momentanément à cette sécrétion. Une diminution dans la sécrétion des chlorures a été constatée dans les processus fébriles, surtout dans la pneumonie croupeuse (*Redtenbacher*) (1) (*Heller*) (2) (*J. Röhmann*) (3). En outre, dans la néphrite chronique, les chlorures sont assez souvent éliminés en quantité moindre.

---

(1) *Redtenbacher*, Wien. med. Zeitschrift, 373, 1850, cité d'après *L. Thomas, Neubauer* et *Vogel* (2) 549, 1885.
(2) *Heller*, Heller's Archiv. *1*, 23, 1844.
(3) *F. Röhmann*, Zeitschrift für klinische Medicin, *1*, 513, 1886.

Analyse qualitative des chlorures.

1. On traite l'urine avec de l'acide nitrique et on ajoute une solution de nitrate d'argent. La formation d'un précipité caséeux, qui se dissout après l'addition d'ammoniaque, indique la présence des chlorures.

Analyse quantitative des chlorures.

Pour l'analyse quantitative des chlorures on peut se servir de la méthode de *Mohr*, dont voici le principe. Si on ajoute lentement du nitrate d'argent dans une urine additionnée de chromate jaune de potasse, tout le chlore de l'urine se précipite d'abord sous forme de chlorure d'argent, puis le chrome s'unit à l'argent pour former un précipité rouge qui indique la fin de la réaction.

Relativement à la manière de procéder, je renvoie aux livres de chimie de l'urine indiqués plus haut.

On recommande de préférence le procédé de *Volhard* (1) modifié par *E. Salkowski* (2).

Si une solution de nitrate d'argent acidulée avec l'acide nitrique est traitée par une solution de sulfocyanure d'ammonium, il se forme un précipité blanc, caséeux, qui, comme le chlorure d'argent, est insoluble dans l'acide nitrique, et soluble dans l'ammoniaque. Si on ajoute à l'urine un sel d'oxyde de fer en même temps que l'argent, il se forme, à l'instant précis où tout l'argent est précipité, une coloration rouge sang (sulfocyanure de fer). Si la solution de sulfocyanure d'ammonium a un titre connu, on peut facilement déduire la quantité d'argent de la quantité de cette solution qui a été épuisée jusqu'à la formation de la réaction finale (coloration rouge).

Si on emploie cette réaction pour déterminer les chlorures, on traite la solution de chlorure avec une solution déterminée d'argent en excès et d'un titre exactement connu, de façon qu'il reste encore dans la solution une certaine quantité d'argent, et on détermine alors la quantité de ce métal qui n'est pas précipité sous forme de chlorure d'argent. Pour arriver à cette détermination, il faut recourir aux solutions suivantes :

I. Acide nitrique pur du poids spécifique de 1,2 ;

II. Solution concentrée d'alun de fer ammoniacal exempte de chlore.

Au cas où la solution du sel n'est pas exempte de chlore, on doit, avant de s'en servir, la purifier par cristallisation.

III. Solution de nitrate d'argent à un titre connu. On dissout dans

---

(1) *Volhard*, Annalen der Chemie, *190*, 24, 1877.
(2) *E. Salkowski*, Zeitschrift für physiol. Chemie, 5, 285, 1882.

l'eau du nitrate d'argent chimiquement pur et cristallisé, de façon qu'une solution d'un litre contienne 29,075 gr. de nitrate d'argent.

Un centimètre cube de cette solution correspond à 0,01 centigr. de chlorure de sodium.

IV. Solution de sulfocyanure d'ammonium. Celle-ci doit avoir une concentration telle (1) que 25 cmc. de cette solution correspondent à 10 cmc. d'une solution d'argent. Dans ce but, on dissout dans l'eau 6,5 à 7 gr. de sulfocyanure d'ammonium, et on dilue la solution à 400 cmc. On remplit une burette avec ce mélange.

Pour titrer la solution de sulfocyanure d'ammonium, on procède de façon suivante. On place dans un ballon 10 cmc. de solution d'argent (III), on dilue dans 100 cmc. d'eau, on ajoute 4 cmc. d'une solution d'acide nitrique (I) et 5 cmc. d'une solution d'alun de fer ammoniacal (II), on agite avec soin, et on ajoute autant de centimètres cubes de solution de sulfocyanure d'ammonium qu'il en est nécessaire pour obtenir une faible coloration rougeâtre, mais persistante.

Ces analyses sont répétées plusieurs fois et on en prend la moyenne.

On dilue ensuite la solution de sulfocyanure d'ammonium jusqu'à ce que 25 cmc. de cette solution correspondent à 10 cmc. de la solution d'argent.

Si la réaction finale a lieu après l'addition de 22 cmc. (coloration rouge), on trouve le volume d'après lequel un litre doit être dilué par la formule suivante : 22 : 25 = 1000 : x, x = 1136,3. On doit alors ajouter encore au litre de cette solution 136,3 cmc. d'eau, de façon que 25 cmc. de cette solution correspondent à 10 cmc. d'une solution d'argent (III).

On procède ensuite de la manière suivante : on mesure avec la pipette 10 cmc. d'urine qu'on fait couler dans un ballon gradué de 100 cmc. de capacité, on ajoute 50 cmc. d'eau et 4 cmc. d'acide nitrique (I), puis 15 cmc. de solution d'argent (III). On ferme le ballon avec un bouchon de verre, et on agite avec soin jusqu'à ce que le liquide devienne clair et qu'un précipité se dépose. On remplit seulement jusqu'à la marque (100), et on filtre à travers un filtre plissé, non humecté, dans une éprouvette jaugée, sèche et bien propre, ou dans un ballon de 80 cmc.

On place ces 80 cmc. de liquide dans un ballon d'environ 250 cmc. de capacité, on ajoute 5 cmc. d'une solution d'alun de fer ammoniacal (II), puis, peu à peu, la solution de sulfocyanure d'ammonium (IV), préparée d'après le procédé ci-dessus indiqué, jusqu'à ce qu'on obtienne par

---

(1) Voir *Leube* et *Salkowski*, l. c. p. 168.

agitation du liquide, comme réaction finale, une faible coloration rouge persistante. On note ensuite la quantité de solution de sulfocyanure d'ammonium utilisée (soit R le nombre de cent. cubes trouvé). Dans ce mode de titrage, il est admis, d'après la pratique, que 15 cmc. de solution d'argent, non seulement sont suffisants pour précipiter tout le chlore de l'urine fortement acidulée par l'acide nitrique, mais qu'ils laissent encore un excès de nitrate d'argent en solution. Cet excès d'argent est ensuite déterminé en volume au moyen de la solution de sulfocyanure d'ammonium, et la proportion du chlore est calculée d'après la différence.

On calcule la proportion de chlorure de sodium contenue dans l'urine, en grammes, pour un litre, d'après l'équation suivante :

$$x = [37,5 - 5/4 \ R]. \ 4/10$$

x = la proportion en grammes de chlorure de sodium contenu dans un litre d'urine.

R = le nombre de cent. cubes employés de solution de sulfocyanure d'ammonium (IV)

Cette formule résulte des considérations suivantes. 10 cmc. de solution d'argent correspondent à 25 cmc. de solution de sulfocyanure d'ammonium, comme 15 cmc. de solution d'argent correspondent à 37,5 cmc. de solution de sulfocyanure d'ammonium. Pour 100 cmc. du liquide de recherche, il serait donc nécessaire d'employer 37,5 cmc. d'une solution de sulfocyanure d'ammonium, moins $5/4$ du sulfocyanure d'ammonium employé, puisque 80 cmc. correspondent à la quantité de la solution de sulfocyanure d'ammonium utilisée. Il s'ensuit donc que 100 cmc. (quantité du liquide à l'origine) exigent $37,5 - 5/4$ de la quantité marquée. 25 cmc. de la solution de sulfocyanure d'ammonium équivalent à 10 cmc. de la solution d'argent, d'où 1 cmc. de cette solution correspond à 0,4 de la solution d'argent.

1 cmc de la solution d'argent représente en sel 0,01 gr.

0,4   »   »   »   »   »   0,004 »

On doit donc, pour rechercher $(37,5 - 5/4 \ R)$ la proportion du chlorure dans une quantité d'urine déterminée (10 cmc.), multiplier par 0,004, ou, pour obtenir la proportion dans 1000 cmc. d'urine, multiplier par $0,4 = 4/10$.

2. *Sulfates.*

L'acide sulfurique se trouve dans l'urine sous forme d'acide sulfurique des sulfates (acide sulfurique préformé) et d'éther sulfurique. Les premières combinaisons ont déjà été décrites. De plus, l'urine contient encore du soufre sous forme de sulfocyanures, et des acides hyposulfureux (1) (voir p. 281).

------

(1) Voir *E. Salkowski*, Virchow's Archiv, *58*, 472, 1873.

La quantité d'acide sulfurique qu'un homme sain, adulte, soumis à un régime mixte, élimine dans les 24 heures, s'élève environ à 2 grm., dont 0.1 décigrm. se précipite sous forme d'éther sulfurique.

Nous trouvons dans l'urine le sodium, le potassium, le magnésium et les sels de chaux de l'acide sulfurique des sulfates (voir p. 200 et 205).

A l'état pathologique, l'augmentation ou la diminution de la proportion d'acide sulfurique n'a qu'une faible importance au point de vue clinique, tandis qu'au contraire les altérations décelées par la différence qui existe entre l'acide sulfurique des sulfates et l'éther sulfurique sont capitales. Ainsi l'urine riche en principes qui fournissent l'indigo est généralement moins riche en acide sulfurique des sulfates, et, dans les empoisonnements par l'acide phénique, cet acide disparaît complètement (voir p. 294).

Analyse qualitative de l'acide sulfurique des sulfates.

On traite l'urine avec l'acide acétique jusqu'à réaction fortement acide, et on ajoute du chlorure de baryum ; si l'urine est trouble, on recommande de la filtrer avant d'ajouter la solution de chlorure de baryum. Il se forme alors, après l'addition de chlorure de baryum, un faible précipité de sulfate de baryte. Dans l'urine normale cette réaction ne manque jamais.

Analyse quantitative de l'acide sulfurique des sulfates.

Il est préférable de déterminer cet acide indirectement, en recherchant, d'après le procédé indiqué p. 256, la quantité totale d'acide sulfurique et d'éther sulfurique contenue dans l'urine. La différence entre les deux donnera la quantité d'acide sulfurique des sulfates.

3. *Phosphates.*

Les phosphates se trouvent dans l'urine de l'homme, en partie combinés avec le sodium, le potassium, l'ammonium, en partie unis à la chaux et à la magnésie. Ces acides, étant tribasiques, forment trois séries de sels, acides, neutres et basiques. Les phosphates acides des alcalis et des terres alcalines, les phosphates neutres des alcalis, les phosphates basiques des alcalis sont solubles dans l'urine. Les phosphates neutres des terres alcalines sont difficilement solubles dans l'urine, les phosphates basiques le sont encore plus.

C'est pourquoi dans l'urine normale soumise à l'ébullition, on constate un dépôt de phosphate ; car les phosphates acides et neutres des terres alcalines se transforment en phosphates basiques difficilement solubles. Ces phosphates sont en partie en solution, en partie en cristaux (voir p. 199 et 206).

La quantité d'acide phosphorique éliminée avec l'urine, dans l'espace de 24 heures, s'élève de 2 à 3 grm.

D'après l'opinion des chimistes', surtout des chimistes français
(*J. Teissier*) (1), si on est en présence de ces processus dans lesquels il
y a des phosphates en très grande quantité, on peut conclure à une
phosphaturie analogue à l'oxalurie. Il paraît en effet que, dans le cours
du diabète, on peut trouver de la phosphaturie en même temps que de
la glycosurie. Les recherches sur ce sujet sont cependant loin d'être
épuisées.

Stokvis (2) a trouvé dans l'arthrite une diminution dans la sécrétion
de l'acide phosphorique.

La présence d'un sédiment de phosphate n'autorise pas à conclure à la
phosphaturie. Pour formuler ce diagnostic, il est nécessaire de déterminer quantitativement la proportion de l'acide phosphorique contenu
dans l'urine. On y arrive surtout par la méthode de *Neubauer* (3), par
titrage avec la solution d'oxyde d'uranium (voir p. 279).

Analyse qualitative des phosphates.

Pour l'analyse qualitative des phosphates, on procède de la façon
suivante : on traite l'urine avec la lessive de potasse et on chauffe ;
les phosphates sont alors précipités sous forme de phosphates terreux. Ceux-ci sont ensuite précipités à froid par l'addition d'ammoniaque.

Pour obtenir l'acide phosphorique uni aux alcalis, on traite l'urine,
après que le précipité obtenu avec l'ammoniaque a été filtré, avec une
solution ammoniacale de magnésie (mélange de sulfate de magnésie et
d'ammoniaque) qui précipite les phosphates sous forme de phosphate
ammoniaco-magnésien.

On peut aussi procéder de la façon suivante : on traite le produit filtré
(voir ci-dessus) avec de l'acide acétique et ensuite avec une solution
d'uranium ; il se forme alors un précipité blanc jaunâtre. On peut en
outre traiter le produit filtré avec une solution de chlorure de fer : il se
forme un précipité blanc, qui devient jaune par suite de l'addition de
chlorure de fer en plus grande quantité.

Analyse quantitative de l'acide phosphorique.

L'urine qui contient des phosphates, sous forme de phosphates acides,

---

(1) *J. Teissier*, Lyon médical, *19*, 307, 1875, cité d'après Maly's Jahresbericht für
Thierchemie, 5, 311, 1876.

(2) *Stokvis*, Centralblatt für medic. Wissenschaften, *13*, 801, 1875 ; voir aussi *E A.
Ewald*, Berliner klin. Wochenschrift, *20*, 484, 502, 1883 ; *Zülzer*, Virchow's Archiv,
66, 223, 1876.

(3) *Neubauer*, Archiv für wissenschaftl. Heilkunde, *4*, 288, 1859, 5, 319, 1860 et
Huppert, l. c. p. 318.

est traitée avec une solution d'acétate ou de nitrate d'oxyde d'uranium, jusqu'à ce que les premières traces de sels d'uranium en excès soient perceptibles dans le liquide. Par l'emploi de nitrate d'urane on met en liberté l'acide nitrique, qui dissout une partie du phosphate d'urane précipité. Pour obvier à cet inconvénient, pendant le titrage avec le nitrate d'urane, on traite l'urine avec un peu d'acétate de soude. Pour obtenir la réaction finale on se sert d'une solution de ferrocyanure de potassium ; celle-ci, en présence de traces de sels d'urane, donne un précipité coloré en brun intense.

Mais cette réaction est moins sensible, en présence d'acétate de soude, que les solutions aqueuses ; aussi doit-on, pour obtenir un liquide destiné au titrage, employer également des acétates, et traiter toujours un volume égal d'urine avec un volume égal de la même solution d'acétate de soude (1).

Les solutions nécessaires pour cette analyse sont les suivantes.

I. *Solution d'acétate de soude :* 100 grm. d'acétate de soude sont dissous dans 800 cmc. d'eau, on ajoute 100 cmc. d'acide acétique à 30 % et on remplit du tout un litre. Pour 50 cmc. d'urine on emploie 5 cmc. de ce mélange.

II. *Solution de ferrocyanure de potassium :* 25 grm. de ferrocyanure de potassium sont dissous dans 250 grm. d'eau, et la solution, faiblement colorée en jaune, gardée dans un endroit obscur.

III. *Solution d'oxyde d'uranium.* Environ 20,3 grm. d'oxyde d'urane pur et sec sont dissous dans l'acide acétique pur ou dans une petite quantité d'acide nitrique, puis on en remplit un litre; 1 cmc. de cette solution doit indiquer 5 mgrm. de PHO^5.

IV. *Solution d'acide phosphorique à un titre connu.* Cette solution doit contenir exactement 0,1 grm. de PHO^5 dans 50 cmc.; on dissout dans ce but 10,085 grm. de phosphate neutre de soude dans un litre d'eau. Le sel du commerce doit être cristallisé, jusqu'à ce qu'il soit débarrassé du chlore et ne donne pas de précipité avec le nitrate d'argent et l'acide nitrique. On laisse alors dessécher les cristaux dans un entonnoir couvert de papier, dont le col est bouché avec de l'ouate, et cela jusqu'à ce que l'eau mère soit évaporée.

Une quantité mesurée de ces cristaux est triturée dans un mortier; une portion est déposée dans un creuset de platine et débarrassée de son eau en la soumettant à une douce chaleur.

---

(1) Cette méthode est empruntée en substance, autant que cela était nécessaire, aux livres bien connus de *Huppert, Vogel, Neubauer,* l. c. 318.

266 grm. de pyrophosphate de soude (N a 4 P 2 O 7) correspondent à 716 grm. de N a 2, HPO 4 + 12 H O 2. La quantité de cristaux desséchés qui, au feu, a donné 266 grm. de résidu, correspond à 716 grm. de phosphate de soude pure.

V. Titrage. On mesure et on dépose dans un ballon 5o cmc. d'une solution d'acide phosphorique (IV), on ajoute 5 cmc. d'une solution d'acétate de soude (I) et on fait couler une solution d'urane (III) sur la solution chaude. Si le précipité tarde à se former, il faut, autant que possible, titrer le liquide à chaud, pour que la formation du phosphate d'uranium marche plus rapidement.

Lorsqu'il ne se forme plus de précipité, on arrête et on examine le liquide au point de vue de sa réaction finale. Dans ce but, on chauffe le liquide de nouveau, on place une goutte de ce liquide sur une coupe de porcelaine blanche, et on ajoute une goutte d'une solution de ferrocyanure de potassium. Lorsqu'il ne se forme plus de coloration brune, on ajoute de nouveau au liquide o,5 cmc. d'une solution d'uranium, et on examine alors la réaction.

Aussitôt que la réaction finale est obtenue, on ajoute o,5 cmc. d'une solution d'urane, et on soumet à l'ébullition. On n'ajoute plus alors que o,1 cmc. de la solution ci-dessus indiquée, et on analyse jusqu'à ce qu'apparaisse la première trace de coloration rouge brun. Si le liquide, pendant la manipulation, s'est fortement refroidi, il faut le chauffer à nouveau.

Suivant la quantité de solution d'urane employée, on la dilue de façon que 20 cmc. de cette solution suffisent pour titrer 5o cmc. d'une solution d'acide phosphorique. 5o cmc. d'acide phosphorique en solution correspondent à o,1 dgrm. de P H O 5, de même que 20 cmc. de la solution d'urane employée correspondent à o,1 dgrm. de P H O 5.

Dans l'analyse de l'urine on procède exactement comme dans le titrage. On emploie 5o cmc. d'urine, à laquelle on ajoute 5 cmc. d'acétate de soude (I), puis on chauffe le liquide surtout avant la fin de la réaction.

Un centimètre cube d'une solution d'urane employée pour le titrage correspond à 5 mgrm. de P H O 5. Donc, pour déterminer la quantité d'acide phosphorique contenue dans 5o cmc. d'urine, on multiplie le nombre des centimètres de solution d'urane employée par o,oo5. Le résultat donne la quantité en grammes de l'acide phosphorique que contiennent 5o cmc. d'urine.

4. *Carbonates.*

Dans l'urine, il y a parfois des carbonates de chaux, des carbonates de magnésie et des carbonates d'ammoniaque ; il y a de grandes quantités de carbonate d'ammoniaque dans l'urine alcaline en voie de décomposition. Nous devons mentionner ici que toute urine, même quand elle n'est pas en voie de décomposition, contient, comme *Heintz* l'a démontré, des sels d'ammonium. On les trouve de préférence au moyen de la méthode de *Schlösing* (voir p. 101).

En présence des carbonates, l'urine additionnée d'acide donne naissance à un gaz incolore qui trouble l'eau de baryte.

5. *Nitrates et nitrites.*

Parmi les principes organiques, l'urine contient encore des acides nitriques (*Schönbein*) (1) et des acides nitreux ; les premiers, pendant la fermentation de l'urine, se réduisent en sels nitreux. *Röhmann* (2) croit que l'eau potable et les aliments sont la source de l'acide nitrique. L'acide nitreux ne se trouve que dans l'urine putride. On recherche ce corps de préférence au moyen d'une solution de colle d'amidon iodée et acidulée avec de l'acide sulfurique dilué, ou au moyen du métadiomidobenzol (voir p. 52). L'acide nitreux colore ce réactif en jaune intense.

Il nous reste à parler de quelques corps inorganiques qui se trouvent, mais rarement, dans l'urine. *Strümpell* (3) a trouvé des acides sulfureux dans un cas de typhus. Les urines, par l'addition d'acide chlorhydrique, deviennent lactescentes pendant que le soufre se sépare. Nous devons encore ajouter que l'urine contient aussi des traces d'acide silicique et des traces de sels de fer.

6. *Acide sulfhydrique (Hydrothionurie).*

L'acide sulfhydrique est très rare dans l'urine. Sa présence y est très importante, car, d'après *Betz* (4), *Senator* (5), *Ottavio Stefano* (6), sa présence en grande quantité dans l'organisme peut donner lieu à des symptômes d'intoxication (auto-intoxication).

Dans la plupart des cas cet acide provient de l'intestin et est l'indice d'une communication anormale entre l'intestin et l'appareil urinaire. D'après *Betz*, ce corps peut aussi passer de l'intestin dans l'urine par endosmose, et, suivant lui, il passerait par résorption des intestins dans le le torrent circulatoire, et de là dans l'urine.

Pour chercher ce corps, on dépose l'urine acide dans une cornue, et on fait passer à travers le liège qui ferme hermétiquement le récipient une

---

(1) *Schönbein*, Journal für prakt. Chemie, 92, 150, 1864.

(2) *Röhmann*, Zeitschrift für physiologische Chemie, 4, 248, 1880.

(3) *Strümpell*, Archiv für Heilkunde, 17, 390, 1876.

(4) *Betz'* Memorabilien, 29, 1874, cité d'après *L. Thomas, Neubauer, Vogel*, l. c. p. 498.

(5) *Senator*, Berliner klin. Wochenschrift, 5, 251, 1868.

(6) *Stefano*, Gazetta degli ospedali, 1883.

bande de papier à filtrer imbibée d'une solution de sucre de saturne et de lessive de soude. S'il y a de l'acide sulfhydrique, le papier devient noir.

7. *Eau oxygénée.*

Schönbein (1) a trouvé le premier ce corps dans l'urine. Il n'a aucune importance pathologique. On le recherche principalement en se basant sur son action sur les solutions diluées d'indigo en présence de la solution de sulfate de fer (2). En présence de ce corps, la solution d'indigo se décolore.

8. *Gaz de l'urine.*

L'urine contient en faible quantité des gaz qu'on peut isoler en faisant agir sur l'urine la machine pneumatique. Ceux-ci se composent ordinairement d'acide carbonique, d'oxygène et d'azote.

IV. Etat de l'urine dans les maladies.

I. Etat de l'urine dans les maladies fébriles.

La quantité d'urine diminue, la réaction devient acide, la densité augmente, la coloration est ordinairement très foncée. Assez souvent, après le repos, il se dépose un sédiment riche en urates. L'examen microscopique montre, avec de nombreux cristaux d'acide urique et d'urates, quelques cylindres hyalins, revêtus parfois de leucocytes isolés, d'épithélium des reins ou même de champignons. L'urine contient ordinairement de faibles quantités d'albumine (albuminurie fébrile), et de l'acétone en quantité variable. Dans le cas où il s'agit d'un processus infectieux grave, ou quand la maladie sévit sur un enfant, on trouve assez souvent de l'acide acétique des acétates. Dans le premier cas, le pronostic est considérablement aggravé par la présence de ce symptôme; dans le dernier cas, par contre, ce symptôme a peu de valeur.

L'analyse de l'urine, faite d'après les procédés ci-dessus décrits (voir p. 221), indique que, en même temps que l'albumine du sérum, il y a aussi des peptones, et que, par l'observation clinique, on peut diagnostiquer une peptonurie puerpérale ou hématogène. On peut en conclure qu'il est question d'une peptonurie pyogène, qui est intimement liée avec la présence d'un processus purulent dans un organe, et à condition qu'il y ait eu résorption du pus.

D'après l'opinion d'*Ehrlich* (3), les urines des personnes atteintes

---

(1) *Schönbein*, Journal für praktische Chemie, *92*, 168, 1860.
(2) Voir *Huppert, Neubauer, Vogel*, l. c. p. 109, *Leube* et *Salkowski*, l. c. p. 202.
(3) *Ehrlich*, Zeitschrift. f. klin. Med. *5*, 285, 1882.

d'iléo-typhus et de rougeole, et celles des malades atteints de tuberculose à forme grave, sont caractérisées par ce fait que, traitées avec le *diazobenzolsulfosäure*, elles donnent une réaction rouge intense.

Dans quelques maladies aiguës on peut faire d'autres analyses, c'est-à-dire rechercher, comme dans la pneumonie, la présence des chlorures.

II. État de l'urine dans les désordres de la circulation (engorgement urinaire).

Elle est, dans sa composition physique, très analogue à celle qui est sécrétée pendant la fièvre. Sa quantité est faible, sa densité très élevée (1,025 — 1,035), sa réaction acide. Très souvent un sédiment d'urate se précipite au fond. Elle se différencie, de la façon suivante, de l'urine sécrétée pendant les états fébriles.

1. Elle ne renferme jamais d'acétone ni d'acide acétique.

2. Généralement la proportion d'albumine est plus considérable que dans l'albuminurie fébrile.

A l'examen microscopique, on trouve, surtout quand l'engorgement dure depuis longtemps, quelques leucocytes, des globules rouges lavés, des cylindres hyalins et des concrétions cylindriques composées d'urates (voir p. 180 et fig. 59). On y trouve aussi des cylindres cireux, des cylindres granuleux épars et des cellules épithéliales des reins. Dans ce cas, on observe ordinairement des altérations inflammatoires chroniques dans les reins.

III. État de l'urine dans les maladies de l'appareil urinaire.

1. *Affections des reins.*

a) **Néphrite aiguë.** Au commencement de cette affection, l'urine est toujours moins abondante, 500 à 800 cmc.; la réaction est moins acide et la densité augmente (1,015 à 1,025); toutefois elle atteint rarement des chiffres aussi élevés que dans l'engorgement urinaire. L'urine est colorée en rouge sang, mais cette coloration diminue peu à peu et revêt la nuance claire de l'eau de viande. Par le procédé d'*Heller*, on peut toujours découvrir dans l'urine des quantités importantes de la matière colorante du sang. L'analyse spectrale donne des résultats identiques; on y trouve, surtout si l'urine n'a pas séjourné trop longtemps, les bandes caractéristiques de méthémoglobine. A l'examen chimique, on constate la présence de quantités considérables d'albumine. *L'examen microscopique du sédiment urinaire est le plus important pour le diagnostic.* Nous y trouvons :

1. Des globules rouges en quantités variables, mais ordinairement altérés, en forme de disques lavés (*Blutschatten*, ombre de sang);

2. Ordinairement des leucocytes isolés, toutefois en nombre moins considérable que les globules rouges ;

3. Des cellules épithéliales, de petites cellules épithéliales polyédriques, à un seul noyau, des cellules épithéliales des canaux urinaires et des cellules épithéliales isolées du bassinet et de la vessie ;

4. Des cylindres. *a*) Cylindres composés de globules rouges. — *b*) Cylindres composés de globules blancs. — *c*) Cylindres composés de cellules epithéliales des reins. — *d*) Cylindres hyalins formés de couches plus ou moins épaisses de cellules épithéliales ou de globules rouges et blancs.

A notre avis le sédiment urinaire n'est ainsi composé qu'au début d'une néphrite aiguë, comme nous l'avons souvent observé dans les premier et deuxième jours d'une néphrite consécutive à la scarlatine ou à l'érysipèle. Quelques jours après, son aspect change : à côté des cylindres urinaires que nous venons de décrire, on trouve les espèces les plus différentes des cylindres dégénérés, telles que cylindres granuleux, cireux, etc.

Ainsi que nous venons de le dire, cela n'existe que dans les premiers jours de la néphrite aiguë. Dans le cas où cette affection ne provoque pas la mort par œdème pulmonaire ou urémie, l'urine, après un temps plus ou moins long, devient moins riche en principes du sang, et revêt une coloration légère, semblable à l'eau de viande. Si la néphrite aiguë marche vers la guérison, les symptômes, faciles à reconnaître à l'examen microscopique, qui caractérisent une affection des reins, disparaissent ordinairement en même temps ou peu de temps après la cessation de l'albuminurie.

b) **Néphrite chronique.** L'urine est éliminée en quantité normale, parfois cependant elle est un peu diminuée (1200 à 1500 cmc.); sa réaction est acide, sa densité normale. Elle contient ordinairement une quantité notable d'albumine. A l'examen microscopique du sédiment on constate des altérations extrêmement variables ; toutefois les cellules épithéliales des reins ne manquent jamais. Elles sont fréquemment en dégénérescence graisseuse. Nous trouvons aussi des espèces différentes de cylindres, surtout des cylindres granuleux, et, ce qui nous paraît le plus important, des cylindres hyalins, recouverts de globules blancs et de cellules épithéliales des reins (voir p. 187).

La présence de cylindres revêtus de cristaux de graisse ou de gouttelettes de graisse, indique toujours une altération considérable du parenchyme rénal (voir p. 186).

Dans des cas rares, il se peut qu'un malade présente tous les symptômes cliniques qui indiquent une néphrite chronique, sans qu'on soit en état de trouver dans l'urine albumineuse, même après un examen attentif, des cylindres urinaires ou des cellules épithéliales des reins. Ces cas se présentent toujours dans les affections à marche lente et traînante.

c) Atrophie du rein. La proportion d'urine sécrétée est très considérable, 4000 à 5000 cmc., dans l'espace de 24 heures ; sa réaction est acide, sa densité très faible (1,008 à 1,012), mais il y a des exceptions. J'ai vu des cas d'atrophie du rein avec diminution très considérable dans la sécrétion urinaire et un poids spécifique relativement élevé. La couleur de l'urine est très pâle, sa contenance en albumine faible. Elle ne contient fréquemment que des traces d'albumine qui ne sont mises en évidence que par l'emploi des agents les plus sensibles pour la recherche de cette substance. Le sédiment est ordinairement peu abondant, et ce n'est qu'après des examens microscopiques minutieux, qu'on trouve quelques cylindres, ordinairement hyalins, et des cylindres granuleux très épars.

Je dois souligner que les cas où on ne trouve que des traces d'albumine sont ordinairement dangereux (petits reins rouges de *Ribbert*).

d) Reins amyloïdes. Dans cette affection, l'urine est identique à celle qui est sécrétée dans l'engorgement des reins. Sa sécrétion est parfois augmentée, parfois normale ; sa réaction est acide, sa densité diminuée ; par contre, on y trouve ordinairement beaucoup d'albumine.

A l'examen microscopique on constate dans le sédiment des cylindres vitreux, passablement nombreux, des cellules épithéliales des reins éparses. Cependant, dans l'affection amyloïde des reins, la composition de l'urine est extrêmement changeante ; je connais nombre de cas où l'urine avait une composition tout à fait identique à celle qu'on observe dans la néphrite chronique. La manière d'être des cylindres vis-à-vis les réactifs, tels que l'iodure de potassium, l'iode et l'acide sulfurique, etc., n'est pas toujours sûre. J'ai souvent trouvé que ces réactifs avaient agi sur les cylindres, alors qu'à l'autopsie on ne constatait aucune lésion amyloïde des reins ; et, d'autres fois, la réaction manquait quand les symptômes (gonflement de la rate, du foie) indiquaient une dégénérescence amyloïde des organes.

e) État de l'urine dans l'urémie. Elle contient toujours de l'albumine, et le sédiment urinaire présente des éléments analogues à ceux qu'on trouve dans la néphrite. L'urine est presque toujours sécrétée en moins grande quantité. Dans l'anurie, et même dans l'oligurie, on ne constate pas d'augmentation, mais une diminution de la densité de l'urine. *On peut aussi constater dans l'urine normale des symptômes urémiques ; dans ce cas sa densité est considérablement diminuée.*

Ce que nous venons de dire s'applique seulement aux cas typiques des affections rénales ; la forme des éléments change suivant la diversité des altérations anatomiques qu'on trouve dans les reins.

2. *Pyélite calculeuse.*

Pendant les accès douloureux, l'urine sécrétée contient du sang, du pus en proportion variable, et beaucoup de mucine. Elle renferme aussi beaucoup de cellules de pus et des concrétions plus ou moins grosses, composées d'acide urique ou d'urates. Après l'accès on constate toujours une polyurie très accentuée qui persiste fréquemment. La couleur de l'urine est pâle après les accès, sa densité diminue. Dans le sédiment se trouvent des flocons de mucine, tantôt petits, tantôt gros. Si la pyélite, ce qui est fréquent, se complique d'une affection catarrhale des uretères ou de la vessie, on trouve, dans les périodes comprises entre les accès, un sédiment de pus plus ou moins épais, parfois de l'épaisseur du doigt. Dans la pyélo-néphrite, les éléments sont ceux de la pyélite et de la néphrite, c'est-à-dire qu'on trouve des cylindres granuleux, de l'épithélium du rein, etc. (voir p. 284).

3. *Cystite.*

Dans les cas de cystite non compliquée, l'urine est ordinairement pâle, elle a un poids spécifique normal et une réaction fréquemment acide. Lorsque la cystite se complique d'une fermentation ammoniacale de l'urine dans la vessie, l'urine devient souvent alcaline. Elle est très trouble et laisse, après repos, déposer un sédiment, plus ou moins grand, composé de leucocytes gonflés, en dégénérescence graisseuse, et de cristaux de phosphate ammoniaco-magnésien. A l'examen microscopique, on trouve de nombreuses cellules de pus et des cellules épithéliales de formes extrêmement différentes ; celles qui proviennent de la couche épithéliale inférieure et qui sont pourvues d'un à deux apendices en forme de fouet, doivent surtout attirer notre attention (voir p. 178). Si la cystite est sanieuse ou hémorragique, on voit dans le sédiment des globules rouges et assez souvent des amas de pigment.

Les éléments qu'on observe à l'examen microscopique ou chimique, ne permettent pas d'établir avec certitude si la cystite est compliquée d'une affection des uretères ; il faut en même temps faire entrer en ligne de compte les autres symptômes cliniques.

Quelquefois une uréthrite purulente donne naissance à une cystite.

Dans l'ammonihémie qui, probablement, est le résultat de la résorption par la vessie de corps semblables aux alcaloïdes (ptomaïnes), il y a fréquemment une cystite, mais pas toujours cependant. Dans ce cas, l'urine récemment éliminée est toujours en fermentation ammoniacale.

4. *Tuberculose des organes urinaires.*

a) **Tuberculose ulcéreuse des organes urinaires.**

A l'examen microscopique et chimique, on constate ordinairement les éléments de la cystite ou de la pyélite. L'urine est pâle, sa quantité et sa densité sont normales, elle contient des quantités variables d'albumine et un sédiment abondant, composé de globules de pus fortement altérés (gonflés, en dégénérescence graisseuse). Le point capital, pour formuler un diagnostic avec certitude, consiste à rechercher dans l'urine la présence des bacilles de la tuberculose, ce qui se fait en suivant le procédé indiqué pour les crachats (voir p. 72).

Souvent, ainsi que l'indique la figure 73, on constate de très grandes quantités de bacilles dans l'urine ; souvent aussi, et c'est le cas dans cette observation, les bacilles forment de gros groupes épais en forme d'S (voir p. 194). On ne trouve ces bacilles en grande quantité dans l'urine que dans les processus chroniques ou inflammatoires de nature tuberculeuse. Les symptômes cliniques nous indiquent quelles sont les parties des voies urinaires qui sont envahies par la tuberculose.

b) **Tuberculose miliaire des organes urinaires.**

Dans cette affection les éléments de l'urine sont souvent normaux. Assez fréquemment cependant on constate des hémorragies intermittentes, tandis que, contrairement à ce qui a lieu dans la néphrite, l'épithélium du rein et les cylindres, etc., manquent complètement. Dans cette forme de tuberculose on ne constate jamais de grandes quantités de bacilles dans le sédiment urinaire.

5. *Calculs et tumeurs de la vessie.*

On peut [supposer leur présence lorsqu'on constate des hémorragies abondantes, intermittentes, dans lesquelles le sang ne se mélange pas entièrement avec l'urine, et forme un dépôt épais qui recouvre le fond du vase. Il y a en outre une foule de symptômes auxquels il faut faire attention, douleurs violentes, etc. (voir p. 175).

6. *Uréthrite catarrhale.*

Le pus est déjà éliminé même avec les premières évacuations d'urine complètement normales. De plus, après les évacuations, il y a élimination de bouchons de pus. Cette affection est rare. *Bockhart* (1) est d'avis

---

(1) *Bockhart*, Monatshefte für prakt. Dermatologie, Nr. 4, 134, 1886.

qu'elle doit être attribuée à une infection produite par les sécrétions non virulentes du vagin.

7. *Uréthrite gonorrhéique.*

L'état de l'urine est le même que celui du numéro 6. La production du pus est ordinairement très copieuse. Comme éléments importants pour le diagnostic, on signale des coccus blennorrhagiques, trouvés par *Neisser* (1), et étudiés plus tard par *Bumm* (2) et *Bockhart* (3).

Ces parasites, qui se trouvent constamment dans les infections récentes, sont de petits coccus, réunis en groupes, qui se déposent sur l'épithélium des voies urinaires. On trouve aussi dans le sédiment urinaire des filaments et des cellules épithéliales, hyalines, dégénérées (*Fürbringer* (4).

Fig. 98.

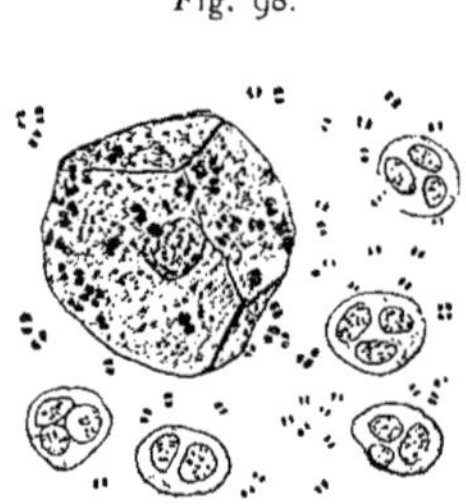

IV. État de l'urine dans les affections du tube digestif.

Ordinairement elle ne présente aucune altération pathologique spéciale. Cependant, dans tous les cas qui déterminent dans l'intestin une plus grande décomposition de l'albumine, on trouve de grandes quantités d'indicane. L'urine, dans le cas de carcinome ulcéré de l'estomac, contient assez souvent de grandes quantités de peptone (*Maixner*).

Dans le catarrhe chronique de l'estomac, dans la dyspepsie, l'acidité de l'urine est considérablement augmentée.

V. Composition de l'urine dans les maladies du foie.

En général, il est à remarquer que, dans toutes les maladies du foie qui occasionnent une destruction du parenchyme, la production de

(1) *Neisser*, Centralblatt für die med. Wissenschaften, *17*, 497, 1879.

(2) *Bumm*, Der Mikroorganismus der gonorrhoischen Schleimhauterkrankungen, « Gonococcus Neisser », Wiesbaden 1885.

(3) *Bockhart*, Monatshefte für prakt. Dermatologie, Nr. 10, 449, 1886.

(4) *Fürbringer*, Archiv für klin. Medicin, *33*, 79, 1881.

l'urée diminue, tandis qu'elle augmente dans les affections graves du foie (atrophie jaune aiguë du foie) (*Schultzen* et *Riess*) (1). On trouve aussi d'autres corps azotés, tels que la tyrosine et la leucine (*Frerichs* (2) (voir p. 204). Il y a aussi dans le carcinome, la syphilis du foie, etc. des substances non azotées, telles que l'oxyformobenzolique (*Schultzen* et *Riess*) (3), l'acide lactique et les acides gras volatils, (*V. Jaksch*) (4). En outre, dans toutes les affections du foie qui provoquent des désordres dans la circulation de la bile, on trouve dans l'urine les matières colorantes de la bile (voir p. 245).

Dans la cirrhose atrophique du foie, il y a presque toujours une urine peu abondante, très riche en urates, contenant peu ou très peu de pigment de la bile, mais de l'urobiline en grande quantité. Dans la cirrhose hypertrophique, la quantité d'urine est souvent normale, quelquefois augmentée, et l'urine est riche en matière colorante de la bile.

La présence du sucre et de l'albumine dans les maladies du foie est très variable, mais de la présence de ces deux corps on ne peut tirer aucune conclusion pour le diagnostic. En général, dans les affections du foie la composition de l'urine est extrêmement changeante.

VI. Composition de l'urine dans le diabète sucré.

L'urine est pâle, claire, tirant souvent sur le verdâtre ; sa quantité est considérablement augmentée et peut s'élever jusqu'à 12 et 15 litres ; sa densité est de 1,030 à 1,050. Le plus souvent elle est riche en substances qui fournissent l'indigo, et on y trouve toujours une quantité plus ou moins considérable de sucre de raisin (voir p. 230). On y trouve assez souvent aussi, surtout dans les dernières périodes de la maladie (*Stokvis*) (5), de grandes quantités d'albumine : c'est la règle. Cependant la polyurie peut manquer dans les cas types de diabète sucré où le poids spécifique de l'urine peut être de beaucoup inférieur.

J'ai observé à la clinique du Prof. *Nothnagel* un cas de diabète sucré, dans lequel on a trouvé du sucre dans une urine d'une densité de 1.003, contenant plus de 0,3°/₀ d'acétone.

L'urine contient parfois beaucoup d'acétone, assez souvent de l'acide

------

(1) *Schultzen* et *Riess*, Charité-Annalen, *15*, 1869.
(2) *Frerichs*, Leberkrankheiten, I:, 216, 1861.
(3) *Schultzen* et *Riess*, Chemisches Centralblatt, *14* (2), 681, 1869.
(4) *v. Jaksch*, Zeitschrift für physiologische Chemie, *10*, 536, 1886.
(5) *Stokvis*, Verhandlungen des Congresses für innere Medicin, 5, 125, 1886.

acétique des acétates et une série d'autres acides organiques, tels que les acides oxybutyriques (*Minkowski*) (1) (*Külz*) (2) et les acides gras (*V. Jaksch*) (3), etc.

VII. COMPOSITION DE L'URINE DANS LE DIABÈTE INSIPIDE.

Il y a une polyurie très considérable, 16 à 20 litres. L'urine est claire, peu colorée, d'un poids spécifique très faible (1,0001 à 1,004). Elle ne contient ni albumine, ni sucre, mais parfois de l'indicane et de l'inosite en faible quantité.

VIII. COMPOSITION DE L'URINE DANS L'ANÉMIE.

L'urine est pâle, son poids spécifique diminué, sa réaction ordinairement neutre ou alcaline. Dans les anémies graves, on trouve en outre assez souvent, dans les dernières périodes, de l'albumine dans l'urine, sans que celle-ci contienne d'autres éléments que des cylindres hyalins épars (albuminurie hématogène de *Bamberger*).

Nous devons mentionner ici l'état de l'urine dans la leucocythémie. Ordinairement la sécrétion d'acide urique est augmentée (*Fleischer* et *Penzoldt*) (4). *Jacubasch* (5) a trouvé de l'acide lactique dans ces urines, de même que *Salkowski* (6), *Nencki* et *Sieber* (7). Nous devons nous occuper maintenant de la recherche de l'acide lactique qui existe dans l'urine, comme nous l'avons déjà mentionné (voir p. 289).

Pour rechercher ce corps, l'urine est évaporée au bain-marie jusqu'à consistance sirupeuse, le résidu traité par l'alcool et l'alcool distillé ou évaporé. On traite alors le résidu par l'éther qu'on distille, puis le résidu est, après extraction de l'éther, dissous dans l'eau, traité avec un peu d'acétate de plomb basique et filtré. Le liquide filtré est traité avec de l'hydrogène sulfuré, de nouveau filtré et digéré au bain-marie ; l'acide lactique reste alors sous forme de sirop. En traitant avec le carbonate de zinc, on obtient alors un sel de zinc. D'après l'état de ce sel vu au microscope (petits prismes), d'après la proportion d'eau contenue dans ce sel, et enfin d'après la proportion de zinc, on peut facilement distinguer le sel de zinc de l'acide lactique.

IX. COMPOSITION DE L'URINE DANS LES EMPOISONNEMENTS.

1. *Empoisonnement avec les acides.*

Dans les empoisonnements avec les acides minéraux dangereux, tels

---

(1) *Minkowski*, Archiv für exper. Pathologie, *18*, 35 et 147, 1884.

(2) *Külz*, Zeitschrift f. Biologie, *20*, 165, 1884 et Archiv f. exper. Pathologie, *18*, 291, 1884.

(3) *v. Jaksch*, Zeitschrift für klin. Medicin, *11*, 307, 1886.

(4) *Fleischer* et *Penzoldt*, Deutsches Archiv für klinische Medicin, *26*, 363, 1830.

(5) *Jacubasch*, Virchow's Archiv, *43*, 196, 212, 1868.

(6) *Salkowski*, Virchow's Archiv, *52*, 58, 1871.

(7) *Nencki* et *Sieber*, Journal für praktische Chemie, *134*, 241, 1882.

que l'acide sulfurique, l'acide nitrique, l'acide chlorhydrique, il y a ordinairement albuminurie et hématurie. Parfois ces symptômes disparaissent rapidement. Mais fréquemment, et surtout dans les intoxications avec l'acide sulfurique, ces empoisonnements déterminent des néphrites toxiques. Dans ce cas, l'urine est sécrétée en petite quantité, sa densité est augmentée, sa réaction acide. L'examen microscopique et chimique montre les mêmes éléments que dans la néphrite aiguë (voir p. 284). Ce qui m'a frappé, dans tous les cas d'empoisonnements avec les acides que j'ai examinés, c'est que l'urine dissolvait le sulfate de cuivre en solution alcaline et le réduisait après ébullition, sans qu'on puisse démontrer la présence du sucre avec d'autres analyses.

2. *Empoisonnement avec les lessives alcalines.*

Dans l'empoisonnement avec la potasse caustique, que je considère comme le type des empoisonnements avec les alcalis, et dans les empoisonnements avec les corps chimiques analogues, l'urine sécrétée contient de l'albumine quelques heures après l'intoxication, souvent dans les cas de peu d'importance et toujours dans les cas graves, sans que l'examen chimique ou microscopique permette d'établir avec certitude qu'on ait affaire à une néphrite. La réaction de l'urine est ordinairement faiblement acide, quelquefois neutre, rarement alcaline. Ces urines présentent un pouvoir de réduction considérable, sans qu'on soit en état de trouver même une trace de sucre au moyen des autres analyses (phénylaldéhyde). Dans l'empoisonnement avec le chlorate de potasse, on constate souvent une néphrite aiguë. Pour chercher ce corps dans l'urine, on procède comme il a été indiqué p. 109.

3. *Empoisonnement avec les métaux et les métalloïdes.*

a) Empoisonnement avec les sels de plomb.

Dans les intoxications avec le plomb, on trouve assez souvent dans l'urine des quantités très considérables d'albumine, de même dans les coliques saturnines. Il y a très fréquemment albuminurie rénale, conséquence d'une néphrite, occasionnée par une intoxication avec le plomb.

Pour chercher le plomb dans l'urine, il faut procéder comme il a été indiqué dans l'analyse des vomissements (voir p. 109).

b) Empoisonnement avec les sels de mercure.

Dans les quelques cas d'empoisonnement avec les sels de mercure que j'ai observés, l'urine contenait des quantités considérables d'albumine peu d'heures après l'empoisonnement. Il y a aussi très fréquemment du sang dans l'urine, et ordinairement, tôt ou tard, des symptômes néphrétiques apparaissent. Le sublimé surtout donne souvent lieu à des néphrites graves (*Keller*) (1). Pour rechercher le mercure dans l'urine, on peut procéder de la même façon que pour la recherche du mercure dans les vomissements (p. 110). On recommande aussi dans ce but le procédé de *Fürbringer* (2). La méthode de *Ludwig* (3) donne également des résultats exacts.

500 cmc. d'urine sont acidulés avec 1 à 2 cmc. d'acide chlorhydrique, chauffés dans un verre en forme de gobelet à 50 ou 60° C.; puis on ajoute 3 gr. de zinc en barre, ou de cuivre finement pulvérisé; on laisse reposer une demi-minute, puis, dès que le métal s'est déposé au fond du liquide, on décante, et on porte le précipité sur un filtre, on lave bien à l'eau chaude, et on fait dessécher le tout recueilli sur le filtre à 60°.

On dépose le métal pulvérisé desséché dans un tube de verre très fusible de 8 à 10 mm. de diamètre; on introduit un bouchon d'amiante, puis une couche de 5 à 6 cm. d'oxyde de cuivre, puis de nouveau un bouchon d'amiante et enfin une couche assez étendue de zinc en barre fortement chauffée au préalable. Lorsque le tube est rempli, on l'étire en capillaire, à quelques millimètres en arrière du dernier bouchon d'amiante, et on le renfle à une extrémité. On chauffe d'abord le cuivre jusqu'à ce qu'il devienne rouge foncé, le zinc moins fortement, et enfin la poudre métallique contenant du mercure.

Le mercure se dépose alors dans le tube capillaire sous forme de poudre métallique que l'on fait jaillir au-dessus de la dernière couche d'amiante, en ajoutant quelques gouttes d'eau. On place ensuite dans la partie antérieure du tube, tant qu'il est encore chaud, quelques grains d'iode métallique et on fait le mélange dans la partie renflée avec un aspirateur (le mieux est de se servir de la pompe pneumatique de *Böhm*). Les vapeurs d'iode se répandent sur le mercure et l'iodure de mercure qui se forme est facilement reconnaissable à sa couleur (4) (voir p. 111).

c) Empoisonnement avec les sels de cuivre.

Dans les empoisonnements avec les sels de cuivre, l'urine est toujours évacuée en petite quantité. Elle contient ordinairement de l'albumine, mais on y trouve fréquemment du sang. Il n'est pas démontré avec certitude qu'il puisse se produire une néphrite aiguë. On peut rechercher ces sels dans l'urine par la méthode décrite p. 117.

d) Empoisonnement avec l'arsenic.

Dans les intoxications aiguës avec l'arsenic, l'urine contient ordinairement de l'albumine, et assez souvent du sang en grande quantité. Dans un cas, j'ai observé tous les symptômes d'une néphrite aiguë. L'urine, dans cette intoxication, a des propriétés réductrices, sans qu'il soit possible d'y trouver du sucre. L'état de l'urine dans les intoxications chroniques avec l'arsenic est peu connu. Il y a fréquemment de l'albuminurie.

Pour rechercher l'arsenic dans l'urine, on procède exactement

---

(1) *Keller*, Archiv für Gynäkologie, *26*, 107, 1885.
(2) *Fürbringer*, Berliner klinische Wochenschrift, *15*, 332, 1878.
(3) *Ludwig*, Wiener medic. Jahrbücher, 143, 1877 et 493, 1880.
(4) *Schneider*, l. c.

comme il a été indiqué p. 111 pour la recherche de l'arsenic dans les matières vomies.

e) Empoisonnement avec le phosphore,

Relativement à sa quantité et à sa densité, l'urine ne présente au début rien d'anormal ; plus tard elle contient de faibles quantités d'albumine, rarement plus, quelquefois du sang et fréquemment aussi des cylindres d'espèces très différentes. La présence de la peptone a été plusieurs fois signalée dans ces urines (*Gerhardt, Maixner, V. Jaksch*). On y trouve aussi parfois de faibles quantités d'acides biliaires et surtout de matière colorante de la bile ; *Schultzen* et *Riess* ont également trouvé de l'acide lactique de la viande dans ces urines. Dans un cas d'empoisonnement par le phosphore que j'ai observé dans ces derniers temps, j'ai obtenu, avec 300 cmc. d'urine, des quantités appréciables d'acide gras volatils. La tyrosine et la leucine paraissent être très rares dans l'atrophie jaune aiguë du foie. *E. Schütz* (1) a décrit un cas semblable d'intoxication, dans lequel l'urine contenait de grandes quantités de graisse. Il est encore à remarquer que la sécrétion de l'urine diminue souvent et de beaucoup ; cependant on a aussi observé des cas où elle augmentait.

4. *Empoisonnement avec les alcaloïdes.*

a) Empoisonnement avec la morphine.

A la suite de l'intoxication aiguë avec la morphine, l'urine renferme souvent du sucre. De plus, dans le morphinisme chronique, on trouve toujours que l'urine possède des propriétés très réductrices ; on a souvent trouvé du sucre dans l'urine.

Pour chercher la morphine dans l'urine, on peut suivre le procédé indiqué p. 113 (*Stas-Otto*) pour la recherche de la morphine dans les matières vomies.

b) Empoisonnement avec la nicotine.

L'urine n'offre rien de particulier. Relativement à la recherche de la nicotine, voir p. 114.

c) Empoisonnement avec l'atropine.

L'état de l'urine dans l'empoisonnement par l'atropine est peu connu. Pour isoler ce corps de l'urine, on choisira le procédé indiqué p. 115 pour la recherche de l'atropine dans les matières vomies. On peut de cette façon reconnaître la présence de l'atropine dans l'urine, et mieux encore en déposant ensuite dans la conjonctive d'un animal quelques

---

(1) *E. Schütz*, Prager medic. Wochenschr. 7, 322, Nr. 38, 1882.

gouttes de cette urine qui a une action mydriatique. D'après *de Ruiter* et *Donders* (1), la dilatation de la pupille a lieu même si l'urine ne contient que 1 partie d'atropine pour 130.000 parties d'eau.

d) Empoisonnement avec les ptomaïnes.

Les recherches définitives sur l'état de l'urine dans les empoisonnements par les ptomaïnes ne sont par encore terminées. Dans un cas d'empoisonnement par les ptomaïnes observé récemment à la clinique du prof. *Nothnagel* (empoisonnement par le saucisson), il s'est présenté, dans le cours de l'empoisonnement, de l'albuminurie avec des symptômes de néphrite.

5. *Empoisonnement avec l'alcool éthylique.*

Dans l'empoisonnement chronique avec l'alcool, on constate de la néphrite et de la sclérose artérielle. On trouve aussi des traces d'alcool dans l'urine dans les empoisonnements aigus par l'alcool (*Lieben*) (2). Pour rechercher ce corps, on recommande de distiller l'urine au moyen d'un courant de vapeur, et d'examiner le produit distillé d'après le procédé indiqué page 116.

6. *Empoisonnement avec le chloroforme.*

L'urine a ordinairement un poids spécifique élevé. Assez souvent elle renferme des traces d'albumine ; on y trouve aussi fréquemment de faibles quantités de sucre. Pour rechercher le chloroforme, on recommande le procédé suivant : l'urine est distillée de préférence à un courant de vapeur pour empêcher la formation d'écume, puis les premières gouttes obtenues par distillation sont soumises à l'analyse indiquée pour la recherche du chloroforme par *Hoffmann* ou *Vitali* (voir p. 117). Ce procédé donne de meilleurs résultats que celui de *Maréchal* (3).

7. *Empoisonnement avec l'acide phénique.*

Si de grandes quantités d'acide phénique ont pénétré dans l'organisme par ingestion ou par résorption à la surface d'une plaie, l'urine évacuée a ordinairement une coloration d'un vert plus ou moins foncé, qui, après repos, prend une teinte noirâtre. Cette couleur provient de l'hydrochinone formée de l'acide phénique et en partie déjà oxydée dans l'organisme par les produits colorés (*Baumann* et *Preusse*) (4). Jamais, même dans les empoisonnements les plus graves, l'acide phénique ne se

---

(1) *de Ruiter* et *Donders*, cité d'après *v. Beck*, v. Ziemssen's Handbuch, *15*, 368, 1876.

(2) *Lieben*, Annalen der Chemie und Pharmacie, VII, volume supplém. 236, 1870.

(3) *Maréchal*, Zeitschrift für analytische Chemie, *8*, 99 (rapport) 1869 ; voir aussi C. *Neubauer*, ibidem, *7*, 394, 1868.

(4) *Baumann* et *Preusse*, l. c.

trouve à l'état libre dans l'urine : il est toujours en combinaison avec l'acide sulfurique (voir p. 254). C'est pourquoi on n'obtient jamais dans ces urines, avec une solution de chlorure de fer, la réaction violette caractéristique de l'acide phénique. Ordinairement l'urine contient de faibles quantités d'albumine. Il y a fréquemment hémoglobinurie (voir p. 228). L'empoisonnement par l'acide phénique se reconnaît dans l'urine, au moyen de l'acide sulfurique des sulfates. L'urine normale acidulée avec l'acide acétique donne toujours, avec le chlorure de baryum, un précipité intense composé de sulfate de baryte ; mais la quantité d'acide sulfurique contenue dans les urines dont nous venons de parler, sous forme d'acide sulfurique des sulfates, est tellement diminuée, que le précipité composé de sulfate de baryte ne se forme pas ou qu'il ne se forme qu'un faible trouble. Si, après filtration, on fait bouillir cette urine avec l'acide chlorhydrique pour décomposer l'acide sulfophénique (voir p. 255) et obtenir l'acide sulfurique des sulfates, il se forme alors un précipité de sulfate de baryte.

L'urine normale contient toujours des dérivés sulfurés du phénol, aussi la détermination par distillation du phénol contenu dans l'urine, sous forme de phénol tribromé (voir p. 257), a peu d'importance. Ce qui importe le plus, c'est de connaître exactement la proportion qui existe entre les acides sulfuriques pairs et impairs (voir p. 256). L'augmentation des premiers, pendant la diminution des seconds, indique un empoisonnement par l'acide phénique, quand on ne se trouve pas en présence d'autres affections qui donnent lieu à une augmentation des éthers sulfuriques dans l'urine (augmentation de la décomposition de l'albumine).

8. *Empoisonnement avec la nitrobenzine et l'aniline.*

a) Nitrobenzine.

L'urine, après cet empoisonnement, répand ordinairement une odeur de nitrobenzine et renferme une substance qui a la propriété de dévier à gauche le plan de la lumière polarisée et de réduire le sulfate de cuivre en solution alcaline (*Ewald*) (1) (*V. Mering*) (2).

b) Aniline.

L'urine, d'après la plupart des observations, varie beaucoup dans son aspect ; elle est ordinairement foncée et très concentrée (*Grandhomme*) (3). Dans un cas d'empoisonnement par l'aniline, récemment publié par *Fr. Müller* (4), l'urine ne contenait ni sucre, ni albumine, ni sang, et avait des propriétés fortement réductrices. La quantité d'éther sulfurique

---

(1) *C. A. Ewald*, Berl. klin. Wochenschrift, *12*, 3, 1875.

(2) *v. Mering*, Centralblatt für medicinische Wissenschaften, *13*, 945, 1875.

(3) *Grandhomme*, Vierteljahresschrift für gerichtliche Medicin, *32*, 1880, cité d'après *Lewin's* Toxicologie.

(4) *Fr. Müller*, Deutsche med. Wochenschrift, *12*, 27, 1887.

était beaucoup augmentée. Dans l'extrait d'éther de l'urine on trouve l'aniline (coloration violette avec l'addition d'une solution de chlorure de chaux) (voir p. 118). *Müller* a de plus admis comme possible que l'aniline peut être sécrétée en partie sous forme de paramidophénol-sulfurique.

9. *Empoisonnement avec l'oxyde de carbone.*

L'urine évacuée après l'empoisonnement contient toujours du sucre de raisin (1), en même temps que des quantités variables d'albumine, et la quantité de sucre sécrétée paraît être en rapport avec l'intensité de l'intoxication.

V. Sur la présence dans l'urine, de certains agents chimiques après l'emploi de substances médicamenteuses.

1. *Iodoforme, sels d'iode et de brome.*

Après l'emploi de l'iodoforme à l'intérieur, ainsi qu'après l'application de l'iodoforme sur la peau, ce principe chimique passe dans l'urine, en partie sous forme d'iodide, en partie sous forme d'iodate. Ce corps peut aussi être trouvé facilement dans l'urine après l'application d'iode à l'extérieur, sous forme de teinture, ou après l'usage interne d'iodure de potassium.

La recherche qualitative se fait de la manière suivante : on traite l'urine avec un peu d'acide nitrique fumant ou d'eau chlorée, et on agite le mélange avec du chloroforme. Dans le cas où il y a des sels d'iode, l'iode métallique devient libre et se dissout dans le chloroforme en prenant une coloration rouge. S'il s'agit de la détermination quantitative de l'iode, on recommande de préférence le procédé mis en usage par *E. Harnack* (2), surtout pour déterminer l'iode sous forme d'iodure de palladium.

L'iode pénètre très rapidement dans l'urine ; on peut déjà y trouver ce corps un quart d'heure après son emploi.

Si l'urine contient beaucoup de sels de brome, on peut les trouver de la façon suivante : on traite l'urine avec de l'eau chlorée, et on agite avec du chloroforme. Le chloroforme dissout le brome en colorant l'urine en jaune. Le plus souvent il est nécessaire d'évaporer l'urine, de la carboniser avec soin et de rechercher le brome dans l'extrait aqueux incolore de carbone, de la façon indiquée ci-dessus.

2. *Salicylates.*

Ils pénètrent très rapidement dans l'urine. L'urine ainsi constituée a des propriétés très réductrices et donne, avec une solution de chlorure de fer, une coloration d'un rouge violet, qui provient en partie

---

(1) Voir *v. Jaksch*, Prag. med. Wochenschrift, 7, 161, 1882.
(2) *E. Harnack,* Berliner klin. Wochenschrift, 22, 98, 1885.

de l'acide salicylique et en partie de l'acide salicylurique, résultat de la transformation de l'acide salicylique pendant son passage dans l'organisme, qui est assez résistant à la coction. Cette substance passe de l'urine acidulée dans l'éther : on peut déceler sa présence dans l'extrait d'éther par le chlorure de fer. La réaction ne disparaît pas après le repos, ce qui la différencie de celle de l'acide acétique des acétates (voir diacéturie). Il est très avantageux de traiter d'abord une urine de cette espèce avec un peu d'une solution de chlorure de fer, qui précipite les phosphates, et d'ajouter au produit filtré une nouvelle solution de chlorure de fer. Il y a alors une réaction typique.

L'urine se comporte, après l'emploi de l'acide salicylique, comme après l'emploi du salol; les urines contenant du salol, de même que les urines contenant de l'acide phénique, prennent après repos, petit à petit, une coloration variant du vert noir au noir.

3. *État de l'urine après l'emploi de la quinine, de la cairine, de l'antipyrine, de la thalline et de l'antifébrine.*

a) Quinine.

L'urine contenant de la quinine a ordinairement une couleur foncée ; d'après *Kerner* (1), cet alcaloïde est sécrété sous forme de dioxyquinine. Pour rechercher ce corps, il faut agiter avec de l'éther une grande quantité d'urine, après l'addition d'ammoniaque. Après évaporation ou filtration de l'éther, il reste de la quinine dans le résidu. Celle-ci est dissoute dans un peu d'eau acidulée ; après addition d'eau chlorée et d'ammoniaque, le liquide prend une couleur d'un vert émeraude.

b) Cairine.

L'urine se colore en brun. Avec le chlorure de fer elle se colore en brun rougeâtre. La substance, qui se colore avec la solution de chlorure de fer, passe de l'urine acidulée dans l'éther. La réaction qui se forme dans l'extrait d'éther ne disparaît pas après plusieurs semaines de repos. L'addition d'acides forts fait aussitôt disparaître cette réaction ; après une ébullition de longue durée, elle est toujours un peu plus faible.

c) Antipyrine.

L'urine est ordinairement plus colorée qu'à l'état normal, et prend graduellement avec le chlorure de fer une coloration rouge pourpre. De l'urine, traitée par les acides, passe dans l'éther une substance qui se colore en brun avec le chlorure de fer ; après repos, la réaction diminue peu à peu, dans le courant de la journée. Dans l'urine soumise à la coction, la réaction est plus faible; mais la réaction produite avec le chlorure de fer ne disparaît pas après une cuisson prolongée. L'addition d'acides la fait disparaître.

----

(1) *Kerner*, Pflüger's Archiv, 2, 230, 1869.

d) *Thalline*.

L'urine est ordinairement d'un vert brun, verdâtre en couche mince. Traitée par le chlorure de fer, elle se colore assez rapidement en rouge pourpre, et, au repos, passe au rouge brun dans l'espace de quatre à cinq heures. Si on traite l'urine avec des acides minéraux et si on agite avec de l'éther, il passe dans l'extrait d'éther une substance qui a la propriété de se colorer en rouge brun avec le chlorure de fer. La coloration ne disparaît pas après repos, mais prend toujours une intensité de plus en plus grande. Si on remue l'urine contenant de la thalline avec de l'éther, il passe dans l'éther une substance qui, avec le chlorure de fer, se colore en vert (thalline); cette coloration disparaît après un long temps de repos. La réaction rouge avec le chlorure de fer disparaît quelques secondes après, pendant la cuisson; de même l'urine ne présente plus cette réaction après l'addition d'acides minéraux.

e) *Antifébrine*.

L'urine, même après l'emploi de fortes doses de ce médicament, ne présente aucune altération dans ses propriétés physiques. D'après *Fr. Müller*, la quantité d'éther sulfurique est toujours augmentée, ce qui est dû à la formation de paramidophénolsulfurique dans l'organisme. S'il a été absorbé de grandes quantités d'antifébrine, ce corps peut être trouvé dans l'urine en procédant de la façon suivante (*Fr. Müller*) (1). On fait bouillir l'urine avec 1/4 de son volume d'acide chlorhydrique concentré et, après refroidissement, on ajoute un centimètre cube d'une solution d'acide phénique à trois pour cent et quelques gouttes d'une solution d'acide chromique. En présence du paramidophénol, l'échantillon devient rouge et prend une couleur bleue après l'addition d'ammoniaque.

Il faut encore mentionner ici, comme appendice à la p. 37, que l'antifébrine détermine, d'après *Müller*, la formation de la méthémoglobine dans le sang : aussi faut-il être très circonspect dans son emploi en médecine.

4. ACIDE CHRYSOPHANIQUE.

Après l'emploi d'infusion de séné ou de rhubarbe, l'urine récemment évacuée se colore en brun rougeâtre, ou ne prend cette coloration qu'après un repos assez long. Après l'addition à froid d'alcalis, elle se colore en rouge. Pendant la cuisson avec les alcalis, le précipité de phosphate qui se trouve dans l'urine ne se colore pas en rouge, mais en jaune. Si ce précipité est soluble dans l'acide acétique, la solution se colore en jaune et prend peu à peu à l'air une teinte violette, contrairement au précipité contenant la matière colorante du sang, qui se dissout aussi dans l'acide acétique mais se décolore peu à peu à l'air.

---

(1) *Fr. Müller*, l. c.

5. Santonine.

Après l'usage de la santonine, l'urine présente souvent une couleur jaune et se colore en rouge par les alcalis. L'urine contenant de la santonine se différencie cependant, d'après *Munk* (1), de l'urine contenant de la rhubarbe, par les signes suivants : la teinte rouge produite par les alcalis, constatée dans l'urine contenant de la rhubarbe, disparaît rapidement quand on la traite par des substances réductrices (barre de zinc, amalgame de sodium), tandis que l'urine contenant de la santonine conserve sa couleur même dans ces conditions.

L'acide chrysophanique est précipité par l'eau de baryte et le précipité prend une couleur rouge. Le produit filtré est incolore. En présence de la santonine dans l'urine, le produit filtré devient jaune. De plus, l'urine contenant de la rhubarbe est rapidement colorée en rouge par les carbonates alcalins, tandis que, sous l'action des mêmes principes, l'urine contenant de la santonine ne se colore en rouge que petit à petit et lentement.

G. Hoppe-Seyler (2) recommande, pour différencier l'urine contenant de l'acide chrysophanique de celle qui contient de la santonine, d'employer le procédé suivant : traiter l'urine avec de la soude et ensuite avec de l'alcool amylique. S'il s'agit de la matière colorante de la santonine, celle-ci passe dans l'alcool amylique et l'échantillon d'urine se décolore ; tandis que, dans l'urine contenant de la rhubarbe ou du séné, la matière colorante ne passe pas ou ne passe que très peu dans l'alcool amylique après l'addition d'un alcali.

6. Tanin.

Après l'ingestion de grandes quantités de tanin, l'urine prend une coloration d'un vert noirâtre si on ajoute une solution de chlorure de fer.

7. Naphtaline.

Après l'usage de fortes doses de naphtaline, l'urine présente, surtout après un long temps de repos, une coloration foncée, analogue à celle de l'urine contenant de l'acide phénique. D'après *Penzoldt* (3), cette urine se colore déjà en vert foncé, si on la traite avec de l'acide sulfurique concentré.

8. Copahu.

L'urine qui contient cette substance se colore en rouge, après l'addition d'acide chlorhydrique. A la chaleur, cette couleur passe au violet. Cette urine (voir p. 214) a la propriété de donner, pendant la cuisson et après l'addition d'acide, un précipité soluble dans l'alcool.

---

(1) *Munk*, Virchow's Archiv, *72*, 136, 1879.
(2) *G. Hoppe-Seyler*, Berl. medic. Wochenschrift, *23*, 436, 1886.
(3) *Penzoldt*, Archiv für experim. Pathologie und Pharmakologie, *21*, 34, 1886.

CHAPITRE VIII

Analyse des Exsudats, des Transsudats et des Liquides kystiques

A la suite de processus inflammatoires, comme à la suite de perturbations dans la circulation, il peut se former des liquides dans toutes les cavités du corps.

Dans ce cas, il est indiqué d'éliminer ces liquides, par ponction ou de toute autre manière (incision), et de les examiner. Quelquefois cependant, il se forme des ouvertures naturelles (fistules), par lesquelles ces liquides sont évacués.

L'examen macroscopique et chimique de ces liquides, et principalement l'examen microscopique peuvent nous fournir des indications extrêmement précieuses pour le diagnostic.

La première question que nous avons à résoudre est de savoir si ces produits proviennent d'un processus inflammatoire (exsudat), d'une perturbation dans la circulation, ou d'une dégénérescence des organes (transsudats).

A. Exsudats.

Ils peuvent être purulents, séro-purulents, sanieux, hémorragiques ou simplement séreux. Dans tous ces cas, à l'exception de ceux où il s'agit d'un état hémorragique ou séreux, le diagnostic permet de suivre les altérations inflammatoires dans les organes. D'après la nature du liquide, surtout d'après les éléments morphologiques qu'il contient, on peut formuler des conclusions.

1. Exsudats purulents.

I. Examen macroscopique.

Le pus (pus bonum et laudabile) forme un liquide plus ou moins épais, trouble, coloré en gris ou en jaune verdâtre, d'un poids spécifique élevé, et à réaction alcaline. Il peut être sécrété dans les cavités du corps (exsudats), être accumulé dans les tissus (phlegmons), ou provenir de la surface d'une plaie. Au repos, surtout dans un endroit tranquille et frais, il se sépare en deux portions ; une supérieure, d'un jaune clair, ordinairement un peu transparente, et une autre inférieure, non transparente, composée de cellules du pus. Assez souvent le pus est coloré en jaune ou en rouge brun plus ou moins intense, ce qui provient de son mélange avec le sang. Le pus sanieux est déjà facile à reconnaître à sa composition macroscopique. Il répand une odeur d'indol et de scatol extrêmement pénétrante, il est ordinairement fluide et fortement coloré en vert ou en rouge brun.

II. Examen microscopique.

1. *Globules blancs et rouges, cellules épithéliales.*

On trouve dans les préparations examinées au microscope un grand nombre de cellules qui, au point de vue morphologique, sont tout à fait identiques aux globules blancs. Si le pus est complètement frais, ces cellules sont ordinairement contractiles et donnent, comme signe de la proportion de glycogènes qu'elles contiennent, une coloration acajou plus ou moins intense avec les solutions d'iodure d'ammonium iodé ou d'iodure de potassium iodé. Cette coloration est des plus manifestes dans le pus frais provenant de la surface d'une plaie.

Souvent ces cellules sont déjà dépéries, car elles paraissent atrophiées, fortement granuleuses, et parfois sous forme de granulations protoplasmatiques en voie de destruction.

On peut aussi trouver, dans les collections purulentes, des produits renfermant de grosses cellules de pus avec des gouttelettes de graisse. Mais ils n'ont aucune importance spéciale. *Boettcher* (1) a trouvé des productions semblables dans le pus des abcès des gencives, et *Bizzozero* (2) dans le pus de l'hypopion. J'en ai observé aussi dans les kystes purulents de l'ovaire.

Les globules rouges isolés manquent rarement dans le pus frais. Cependant, si au début les globules rouges existent en grande quantité, et s'ils sont détruits, le pus, par suite de son mélange avec le pigment du

---

(1) *Boettcher*, Virchow's Archiv, *39*, 512. 1867.
(2) *Bizzozero*, l. c. 70.

sang ou les cristaux d'hématoïdine, peut paraître coloré en rouge plus
ou moins intense.

On trouve presque toujours dans le pus, des globules de graisse et
des gouttelettes de graisse, tantôt isolés, tantôt déposés à l'intérieur
des cellules du protoplasma. Les formes épithéliales sont relativement
rares. Dans le pus des carcinomes de la cavité pleurale, on trouve souvent de ces éléments endothéliaux, ordinairement munis de vacuoles et
fortement dégénérés.

2. *Champignons.*

D'après les nouvelles recherches, on peut dire sans aucun doute
(*Klemperer*) (1) que les processus purulents sont causés par l'invasion
de micro-organismes. Si on examine avec soin, au moyen des méthodes de coloration (voir p. 21), on trouvera toujours des micro-organismes dans le pus, alors qu'un simple examen microscopique donne
assez souvent des résultats négatifs.

1. Microcoques.

On trouve très fréquemment dans le pus frais des microcoques en
grande quantité (*Ogston*) (2) (*Rosenbach*) (3), de formes et de grosseurs
différentes, comme on peut le voir dans la figure 104, page 312, repré-
sentant une préparation de pus coloré d'après la méthode de *Gram*
(exsudat pleurétique purulent). Ordinairement ces microcoques sont
rangés en séries (streptocoques), parfois réunis deux à deux (diplocoques).
Passet (4), par la culture en plaques de Koch, n'a pas cultivé moins de
huit formes différentes de champignons du pus.

Dans les suppurations de longue date, qui s'opèrent dans des espaces
clos, ces micro-organismes peuvent parfois faire défaut (voir p. 3o3).
En général, les champignons que nous venons de décrire n'ont
qu'une faible importance, tandis que la présence dans le pus de
champignons pathogènes déterminés a une importance beaucoup plus
grande.

On a observé assez souvent dans les plaies purulentes une coloration bleue, qui est
due au dépôt sur les plaies du micrococcus pyocyanogenus (*Lücke*) (5) (*Girard*) (6).

---

(1) *Klemperer*, Zeitschrift für klinische Medicin. *10*, 158, 1886; voir ensuite *Baumgarten's* Jahresbericht, I. S. 27.

(2) *Ogston*. Archiv für klinische Chirurgie, 25, 588, 188o.

(3) *Rosenbach*, Ueber die Wundinfectionskrankheiten des Menschen, Wiesbaden,
1884.

(4) *Passet*, Fortschritte der Medicin, *3*, 33, 68, 1885, et Untersuchungen über die
Aetiologie der eiterigen Phlegmone des Menschen, Fischer's Buchhanlung, Berlin, 1885.

(5) *Lücke*, Archiv für klinische Chirurgie, *3*, 135, 1862.

(6) *Girard*, Chirur. Centralblatt, 2, 5o, 1875.

2. Bacilles de la tuberculose.

Ils sont fréquents dans le pus tuberculeux. Ainsi *Habermann* (1) a trouvé dernièrement, dans un cas de tuberculose, les cavités du tympan remplies de pus contenant des bacilles de la tuberculose. Je les ai aussi trouvés parfois dans le pus frais tuberculeux. La présence de ces bacilles caractéristiques est toujours d'une très grande importance pour le diagnostic, car on peut en conclure avec certitude qu'il y a un processus tuberculeux. Cependant leur absence ne permet pas d'affirmer qu'il n'y a pas tuberculose. Il paraît que, dans certaines conditions, les bacilles peuvent disparaître rapidement du pus frais (*Metschnikoff* (2).

3. Bacilles de la syphilis.

La présence dans le pus, des bacilles découverts par *Lustgarten* (3), indique un processus syphilitique. Cependant, il ne faut conclure qu'avec circonspection, car *Alvarez* et *Tavel* (4) ont montré que, dans certaines sécrétions, telles que le smegma préputial et vulvaire, on trouve d'autres organismes semblables, au point de vue morphologique, aux bacilles de la syphilis. La différence entre les bacilles de *Lustgarten* et les bacilles du smegma consiste dans leur manière d'être vis-à-vis de l'alcool dans les préparations colorées.

Les bacilles de *Lustgarten*, après coloration, ne se décolorent que difficilement et seulement après avoir subi longtemps l'action de l'alcool. Les bacilles du smegma, dans ces conditions, perdent leur coloration avec une rapidité extrême.

Pour rechercher les bacilles de la syphilis, on peut employer la méthode indiquée par *Lustgarten* (l. c.). Les lamelles sont placées dans une solution de violet de gentiane d'*Ehrlich-Weigert* (voir p. 73), où elles restent douze à vingt-quatre heures, à la température de la chambre; on les retire alors, on les lave plusieurs minutes dans l'alcool absolu, puis on les place dix secondes dans une solution à 1 1/2 % d'hypermanganate de potasse; on les place ensuite dans une solution aqueuse d'acide sulfureux pur et on lave définitivement dans l'eau. Dans le cas où la préparation paraît encore colorée, on la place de nouveau, trois à quatre secondes, dans l'hypermanganate de potasse et dans l'acide sulfureux, jusqu'à décoloration complète. On procède ensuite comme nous l'avons déjà indiqué. Il faut encore remarquer que d'autres micro-organismes pathogènes et non pathogènes peuvent être colorés par le procédé de *Lustgarten*.

(1) *Habermann*, Prager medic. Wochenschrift, *10*, 50, 1885.
(2) *Metschnikoff*, Wirchow's Archiv, *96*, 177, 1884.
(3) *Lustgarten*, Wiener medicinische Jahrb. 89 et 193, 1885.
(4) *Alvarez* et *Tavel*, Archives de physiologie norm. et pathol. 6, 303, 1885.

Le procédé indiqué par *de Giacomi* (1) pour la recherche des bacilles de la syphilis est très simple et très commode. Les préparations desséchées sur la lamelle sont chauffées quelques minutes dans une solution de fuchsine et d'eau d'aniline, puis plongées dans l'eau, traitées avec quelques gouttes d'une solution de chlorure de fer, lavées et décolorées dans une solution concentrée de la même substance. Les bacilles de la syphilis restent rouges, tandis que les autres bactéries se décolorent.

4. Actinomyces.

Ce champignon a été découvert par *Bollinger* (2) chez le bœuf; *Israel* (3) et *Ponfick* (4) ont signalé sa présence chez l'homme. Chez le bœuf, ce parasite produit ordinairement des tumeurs plus ou moins étendues; chez l'homme, il y a seulement inflammation chronique avec formation de pus.

Fig. 99.

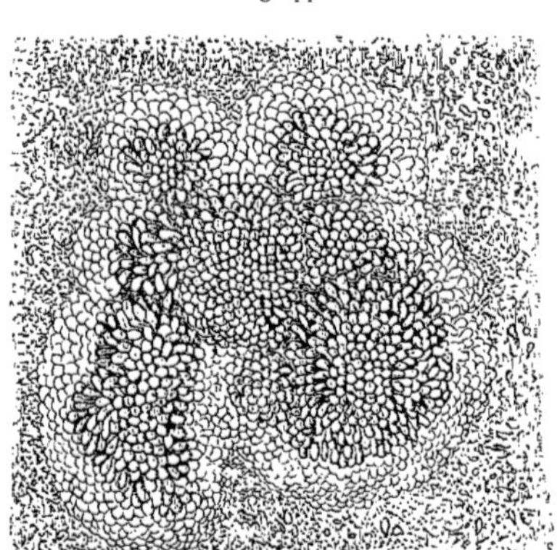

Les nombreuses communications faites dans ces dernières années montrent que l'actinomycose est une maladie très répandue, qui attaque presque tous les organes et détermine ces formes graves d'angine, que nous ne pouvons expliquer, désignées sous le nom d'Angina Ludovici, et qui sont, avec juste raison, redoutées des médecins (*Roser*) (5).

---

(1) *de Giacomi*, Correspondenzbl. der Schweizer Aerzte, 1885, Nr. 12; cité d'après Baumgarten's Jahresber. 1, 96, 1886. Voir aussi les communications de *Doutrelepont* et *Schütz*, Deutsche medic. Wochenschr. 11, 320, 812, 1885.

(2) *Bollinger*, Centralblatt für die med. Wissenschaften, 15, 481, 1877.

(3) *J. Israel*, Virchow's Archiv, 74, 15, 1878, 78, 421, 1879.

(4) *Ponfick*, Die Actinomycose, Berlin, 1882.

(5) *Roser*, Deutsche medicinische Wochenschrift, 12, 369, 1886.

Voir : *Boström*, Verhandlungen des Congresses für interne Medicin in Wiesbaden, 4, 94, 1885. — *Zemann*, Wiener medic. Jahrb. 477, 1883.— *J. Israel*, Klinische Bei-

Le pus est demi-liquide, glutineux, un peu filamenteux ; à l'examen macroscopique, fait avec soin, on trouve des granulations jaunâtres, de la grosseur d'une graine de pavot.

Fig. 100.

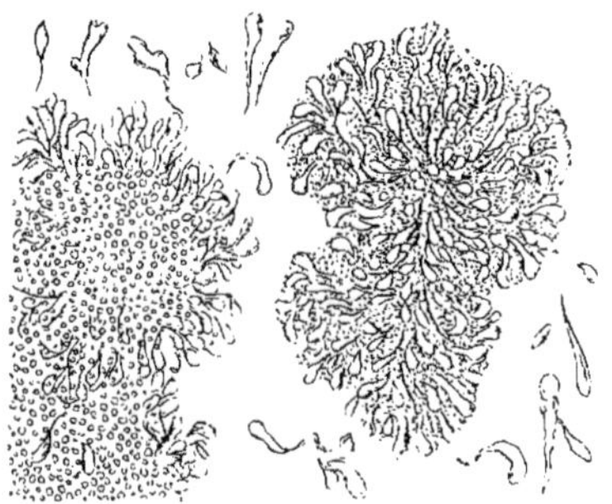

Ces granulations se montrent, au microscope, à un faible grossissement, sous forme d'amas composés de sphères rangées en grappes et fortement pressées.

A un fort grossissement, elles apparaissent sous forme d'une agglo-

Fig. 101.

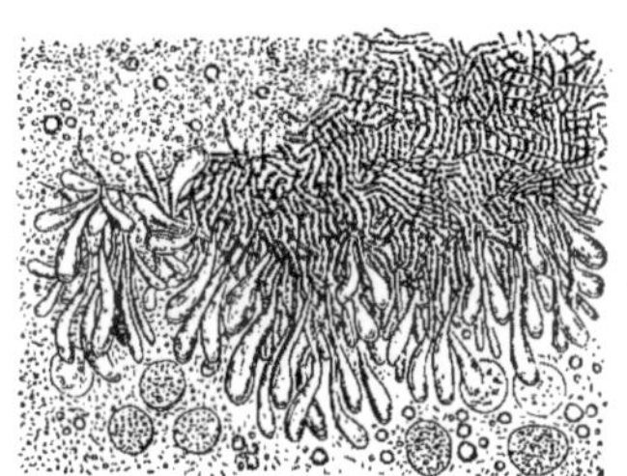

mération de masses fortement réfringentes, piriformes, rangées en raies (fig. 100 et 101), confuses au centre, et formant un réseau filamenteux, épais, ramifié.

En pressant sur ces masses, on voit des éléments extrêmement nombreux, gisant à côté les uns des autres, présentant des formes

---

träge zur Diagnostik und Casuistik der Actinomycose, Berlin, Hirschwald, 1885. — O. *Israel*, Virchow's Archiv, 95, 140, 1884, et Virchow's Archiv, 96, 175, 1884. — *Virchow*, Virchow's Archiv, 95, 534, 1884. — *R. Paltauf*, Sitzungsberitchte der k. k. Gesellschaft der Aerzte vom 29 Jänner 1886, voir aussi *Baumgarten*, Jahresbericht, 1, 137, 1886, *Flügge*, l. c., p. 116, *C. Fränkel*, Grundriss der Bacterienkunde, 361, Hirschwald, Berlin, 1887.

extrêmement diverses (formes de dégénérescence du champignon).
La masse centrale paraît alors composée d'une espèce de détritus,
tandis qu'on voit à la périphérie des formes bien apparentes, en massues,
et rayonnées (fig. 100).

Autrefois on était incertain sur la place à attribuer à ce champignon
dans la classification botanique. Aujourd'hui, d'après les recherches de
Boström (1) et de *R. Paltauf* (2), il n'y a plus d'incertitude à ce sujet.
On sait que l'actinomyces est un schizomycète (cladothrix), et que les
formes en massues caractéristiques sont des formes dégénérées de ce
parasite.

Fig. 102.

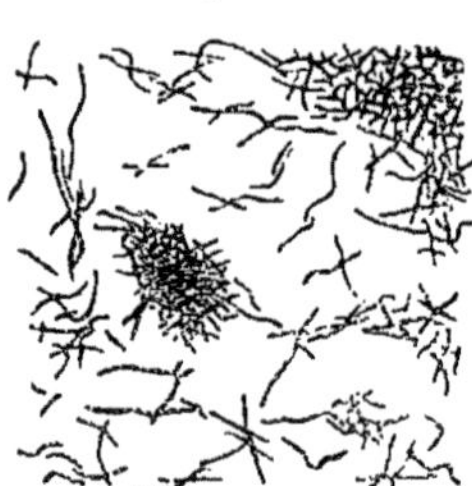

Déjà ,par l'examen microscopique fait avec soin sur des préparations
non colorées, on constate que les éléments brillants en forme de
massues sortent d'un réseau ramifié qui les emprisonne de toutes parts
(fig. 101).

En employant les méthodes de coloration, surtout celle de *Gram*,
on observe que les filaments qui composent ce réseau sont à contours
ondulés, ordinairement dentelés, et composés d'éléments globuleux, très
petits, rangés en séries et réunis ensemble par une enveloppe extrêmement
mince. Le centre auquel aboutissent tous les filaments est seulement
formé d'un lacis de filaments fortement serrés les uns contre les autres
(fig. 102).

Pour rendre évidentes, par coloration, les formes piriformes, on
recommande le procédé de *Weigert* (3). On place la lamelle dans la solution d'orseille de *Wedl* (4).

Dans un mélange de 20 cmc. d'alcool absolu, 5 cmc. d'acide acétique concentré,
d'une densité de 1,070, et de 40 cmc. d'eau distillée, on verse une quantité égale
d'extrait d'orseille français; il se forme alors un liquide rouge foncé qui, après plusieurs filtrations, devient rouge rubis.

(1) *Boström*, Verhandl. des Congresses für interne Medic. in Wiesbaden, *4*, 94, 1885.
(2) *R. Paltauf*, Sitzungsber. der k. k. Gesellsch. der Aerzte (Wien), 29 janvier 1886.
(3) *Weigert*, Virchow's Archiv, *84*, 285, 1881.
(4) *Wedl*, Virchow's Archiv, *74*, 142, 1878.

Les lamelles sont placées dans cette solution pendant une heure environ, lavées avec un peu d'alcool et portées deux à trois minutes dans une solution de violet de gentiane à 2 °/o, préalablement chauffée, et filtrée après refroidissement. Les gazons d'actinomyces paraissent pâles, tandis que les rayons sont colorés en rouge rubis. Pour trouver les actinomyces, dans la plupart des cas, le simple examen microscopique suffit. La composition physique du pus, ainsi que la présence de gazons d'actinomyces, de formes dégénérées ou de massues, permettent de formuler un diagnostic assuré. Dans quelques cas cependant la méthode de *Gram* pourra servir à la recherche de ce parasite (voir p. 76).

5. Bacilles de la morve.

Ces champignons se trouvent surtout dans les ulcères du nez des individus atteints de morve : pour les trouver, on doit procéder comme il a été indiqué page 28 pour la recherche des bacilles de la morve dans le sang.

Tout dernièrement *Löffler* (1) a recommandé le procédé suivant. On mélange, au moment de s'en servir, une solution de violet de gentiane et d'eau d'aniline ou une solution alcoolique concentrée de bleu de méthylène avec une quantité égale d'une solution de potasse (1 : 10,000). On place ensuite les lamelles préparées, 5 minutes environ, dans cette solution, puis on les dépose une seconde dans une solution d'acide acétique au centième, faiblement colorée en jaune par la Tropéoline oo. Les lamelles colorées avec les solutions de violet de gentiane et d'aniline, ou avec les solutions alcalines de bleu de méthylène, sont alors décolorées dans une solution contenant, pour 10 cmc. d'eau, deux gouttes d'acide sulfureux concentré et une goutte d'une solution d'acide oxalique à 5 °/o. Ce procédé donne de très belles préparations.

On peut aussi trouver des bacilles de la morve dans le pus des abcès. Bien que l'examen microscopique du pus, d'après les méthodes que nous avons indiquées, permette d'établir d'une façon certaine la présence de ces micro-organismes, on recommande, dans la plupart des cas, de cultiver ces parasites en dehors de l'organisme et de pratiquer l'inoculation expérimentale sur les animaux. On doit d'abord séparer, par le procédé de culture sur plaques de *Koch*, les germes des champignons qui se trouvent presque toujours dans le pus (voir p. 336). Les cultures pures de ce parasite forment, sur les plaques d'agar-agar, des espèces de colonies grisâtres, en forme de gouttelettes. Ces cultures pures, inoculées à des animaux (souris, cobaye), transmettent de nouveau la morve. Ensemencé sur des pommes de terre, le bacille de la morve forme, deux à trois jours après, si on porte la culture à une température de 35° C., une couche mince d'un brun sale. Sur le sérum du sang solidifié la culture présente, au bout de deux à trois jours, des petites gouttelettes divisées, dispersées çà et là, ayant presque la même couleur que le sérum. Au

---

(1) *Löffler*, Arbeiten aus dem kaiserlichen Gesundheitsamte, *1*, 171, 1886.

bout d'un temps assez long, les cultures donnent ordinairement des spores, mais cette formation de spores n'est pas facile à montrer.

6. Bacilles du charbon.

Dans des cas assez rares, on.peut avoir besoin de rechercher les bacilles du charbon dans le pus provenant de tumeurs charbonneuses. On trouvera dans ce cas les micro-organismes décrits p. 24. Assez souvent, pour être bien certain de la présence de ces parasites, il sera nécessaire, s'ils n'existent qu'en faible quantité, d'étudier leurs propriétés biologiques.

Le procédé est exactement le même que celui indiqué pour la recherche des autres organismes pathogènes dans le sang, c'est-à-dire qu'on sépare les germes des différents champignons trouvés par le procédé de culture sur plaques de *Koch* (voir p. 336), en les ensemençant sur des plaques couvertes de gélatine ou d'agar-agar, ou bien on fait des cultures en tubes. Sur la gélatine nutritive ces champignons forment, vingt-quatre à trente-six heures après, de petits points à peine visibles. En employant un fort grossissement, on voit que ces colonies foncées sont limitées par des contours irréguliers, onduleux. Quarante-huit heures après, cet état ondulé est beaucoup plus apparent. Si on poursuit la culture, elle se liquéfie de plus en plus, et de petits filaments ondulés rayonnent sur la plaque à partir du centre à coloration plus foncée.

L'agar-agar n'est pas liquéfiée par ces parasites. Sur la pomme de terre stérilisée le charbon forme de petits dépôts grisâtres, mucilagineux, à surface inégale, qui ne croissent pas au delà de quelques centimètres du point inoculé.

Sur le sérum du sang les cultures du charbon sont sous forme de dépôts blanchâtres. Cultivés sur la gélatine dans des tubes à réactifs, ces bacilles forment, le long de la piqûre, un filament délicat, ramifié, à plusieurs faces, blanchâtre, et liquéfient petit à petit la gélatine.

Dans la culture en cellules closes dans un peu de bouillon, ils croissent en longs filaments, dans lesquels prennent naissance, quelque temps après, des corpuscules brillants, clairs (spores), à peu près régulièrement espacés (voir p. 25).

Les animaux (souris, cobayes) inoculés avec ce parasite tombent malades peu de temps après, et on trouve dans leur sang les bacilles caractéristiques du charbon.

7. Bacilles de la lèpre.

Enfin nous devons encore mentionner les bacilles de la lèpre, bien que nous ayons rarement l'occasion de les rencontrer dans les sécrétions. Les nodules de la lèpre, qui se trouvent dans les endroits les plus divers de la peau et de la muqueuse, peuvent parfois se décomposer et former des abcès qui sécrètent abondamment un pus liquide, dans lequel on peut trouver en grande quantité, comme dans toutes les formations de la lèpre, les bacilles caractéristiques de *A. Hansen* (1) et *Neisser* (2). Ce sont des bâtonnets de 4 à 6 μ de long et de 1 μ de large, qui, par leur aspect, ressemblent presque entièrement à ceux de la tuberculose, et même par leur manière d'être vis-à-vis des matières colorantes (voir p. 72). Comme eux ils prennent les matières colorantes en solutions alcalines, et ne se décolorent pas dans les acides. Ils se différencient cependant des bacilles de la tuberculose par la rapidité de leur coloration, et par leur facilité à se colorer avec les solutions aqueuses des matières colorantes d'aniline. Pour chercher ces bacilles dans le pus, il est surtout indiqué de préparer le pus desséché sur les lamelles, comme nous l'avons indiqué p. 23, de les colorer avec la solution de fuchsine phéniquée de *Ziehl-Neelsen* (p. 75), et de les décolorer ensuite dans l'alcool acidulé, de préférence avec de l'acide nitrique. La culture de ces champignons, en dehors de l'organisme, n'a pas réussi jusqu'à présent. Par contre, *Melcher* (3) et *Ortmann* (3) ont pu produire la lèpre chez des animaux (lapins) par l'application de fragments de tissus de lépreux.

Quant à la présence d'autres parasites dans le pus, il n'y a rien de bien positif à ce sujet. *Litten* (4) a trouvé une fois, dans un liquide de ponction, des cercomonades qui provenaient sans doute des poumons. Dans quelques cas, rares il est vrai, on a observé des filaires (5) dans les abcès du foie. Assez souvent, chez l'homme, il se forme des abcès produits par l'invasion d'échinocoques, et dans le pus de ces abcès on trouve des kystes entiers, des fragments de membrane ou des crochets d'échinocoques (voir p. 77, 143, 196, 314).

3. *Cristaux*.

1. Cristaux de cholestérine.

Ils sont extrêmement rares dans le pus frais, fréquents dans le pus des abcès froids, en grande quantité dans le pus sanieux et dans les kystes purulents de l'ovaire. Relativement à leur aspect, voir p. 80.

2. Cristaux d'hématoïdine.

Ils sont variables dans leurs formes, comme ceux qu'on trouve dans les crachats, l'urine et les fèces (voir p. 79, 153 et 199). Ils indiquent qu'il y a eu dès le début extravasation sanguine dans les abcès. On les

---

(1) *A. Hansen*, Virchow's Archiv, 79, 31, 1880 et 90, 542, 1882.
(2) *Neisser*, Virchow's Archiv, 84, 514, 1881.
(3) *Melcher* et *Ortmann*, Berliner klinische Wochenschrift, 22, 193. 1885.
(4) *Litten*, Verhandlungen des Congresses für interne Medicin, 5, 417, 1886.
(5) Voir *M. Leo*, Heller's Archiv für Chemie und Mikroskopie, 1, 236, 1884.

trouve en grande quantité surtout dans les kystes purulents d'échinocoques.

3. Aiguilles de graisse.

Leurs formes sont extrêmement variables ; elles sont tantôt isolées,
tantôt en grappes. Leur présence indique que la collection purulente
existe depuis longtemps et que le pus commence à entrer en voie de
dégénérescence. On trouve surtout des aiguilles de margarine très bien
formées dans le pus sanieux (fig. 103).

4. Cristaux de phosphate ammoniaco-magnésien.

Très fréquents dans le pus (voir p. 151). On trouve aussi dans le pus,
surtout dans le pus sanieux, des cristaux de carbonate et de phosphate de
chaux en abondance.

III. ANALYSE CHIMIQUE DU PUS.

L'analyse chimique du pus ne vient que rarement en aide au diagnostic. Parmi les corps albumineux qu'on peut y trouver, nous citerons
l'albumine du sérum, la globuline, et, avant tout, comme *Hofmeister* (1)
l'a démontré, la peptone, qui s'y montre en grande quantité. Relativement aux méthodes usitées pour la recherche de ces corps, je renvoie à la
page 223. La peptone provient toujours des globules du pus, et non
du sérum du pus.

Dans le pus frais on trouve toujours des glycogènes : j'y ai assez souvent trouvé des traces de sucre de raisin. Pour les découvrir, on élimine
l'albumine par cuisson avec une quantité égale de sulfate de soude,
et on traite le produit filtré comme nous l'avons indiqué (voir
p. 43). Dans l'ictère, on peut trouver dans le pus la matière colorante de la bile et les acides biliaires. De plus, le pus contient toujours
des quantités importantes de nucléine, de graisse, de cholestérine, et une
série de sels organiques, tels que des phosphates et du chlorure de
sodium (*Miescher*) (2) (*Naunyn*) (3).

D'après les communications verbales des professeurs *Baumann* et
Baümler, on trouve souvent dans les exsudats des quantités considérables d'acétone. Dans trois exsudats purulents, provenant de la cavité
thoracique, que j'ai soumis à la distillation, sans courant de vapeur,
j'ai obtenu de très grandes quantités d'acétone. J'ai dernièrement analysé de cette façon un exsudat, que le Dr *R. Paltauf* m'avait envoyé, et
qui l'avait frappé par son odeur d'acétone. J'y ai trouvé en effet beaucoup de cette substance.

---

(1) *Hofmeister*, Zeitschrift für physiologische Chemie, 4, 253, 1880.
(2) *Miescher*, *Hoppe-Seyler*, Med.-chem. Untersuchungen, 4, 441, 1871.
(3) *Naunyn*, Reichert et Dubois-Reymond Archiv für Anatomie und Physiologie,
165, 1865.

2. Exsudats séro-purulents.

Par leurs propriétés physiques, chimiques et morphologiques, ils sont tout à fait semblables aux exsudats purulents ; ils sont seulement caractérisés par leur faible contenance en substances extractives. Leur présence indique toujours un processus inflammatoire.

3. Exsudats sanieux.

Ils ont une coloration variant du brun au brun verdâtre et répandent une odeur extrêmement désagréable. Leur réaction est ordinairement alcaline. L'examen microscopique montre que les globules blancs sont très fortement ratatinés. Ces exsudats contiennent beaucoup de cholestérine et surtout des cristaux de graisse ; les cristaux d'hématoïdine y sont relativement rares. Ils sont surtout très riches en schizomycètes (voir fig. 103).

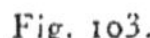

Fig. 103.

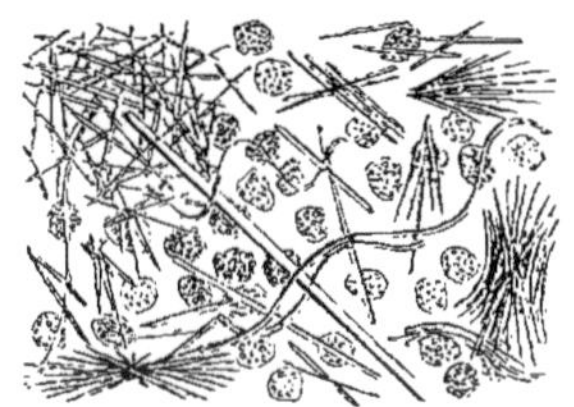

4. Exsudats hémorragiques.

Ils sont très riches en globules rouges, mais contiennent souvent des quantités considérables d'hémoglobine ; on y trouve aussi presque régulièrement des cellules endothéliales remplies de gouttelettes de graisse. Si ces exsudats présentent une forte réaction glycogène, et si ces liquides de ponction proviennent de la cavité thoracique, on peut supposer, d'après *Quincke* (1), qu'il s'agit d'un carcinome. Ce diagnostic est tout à fait certain lorsqu'on trouve les cellules cancéreuses décrites par *Quincke*.

Mais on ne peut jamais affirmer un diagnostic rien qu'à l'aspect hémorragique du liquide, surtout si on ne trouve nulle part d'éléments spécifiques tels que cellules du carcinome, bacilles de la tuberculose, car il y a un grand nombre de processus où on constate des épanchements hémorragiques. Dans les épanchements dans la cavité pleurale, la présence de ces exsudats permet toujours de diagnostiquer la tuberculose, étant donné qu'on peut exclure dans ce cas les processus scorbutiques et les carcinomes de la plèvre, qui produisent également des épanchements hémorragiques.

---

(1) *Quincke*, Deutsches Archiv für klin. Medicin. *3o*, 56g, 58o, 1882.

5. Exsudats séreux.

Ils sont plus ou moins colorés en jaune intense et presque toujours complètement clairs ; ils se coagulent après un repos assez long, même parfois dans l'espace de 24 heures, et il y a ordinairement formation d'un caillot riche en fibrine.

A l'examen microscopique, on trouve des globules rouges épars, plus ou moins bien formés, des leucocytes divers, quelques gouttelettes de graisse, des cellules endothéliales, tantôt isolées, tantôt en groupes. On voit aussi souvent des cellules plus ou moins grosses, d'un diamètre de 7 à 30 μ, formées entièrement de petites gouttelettes de graisse. Parfois même on observe la formation de deux à trois grosses cavités dans certaines de ces cellules (*Bizzozero*) (1).

Fig. 104.

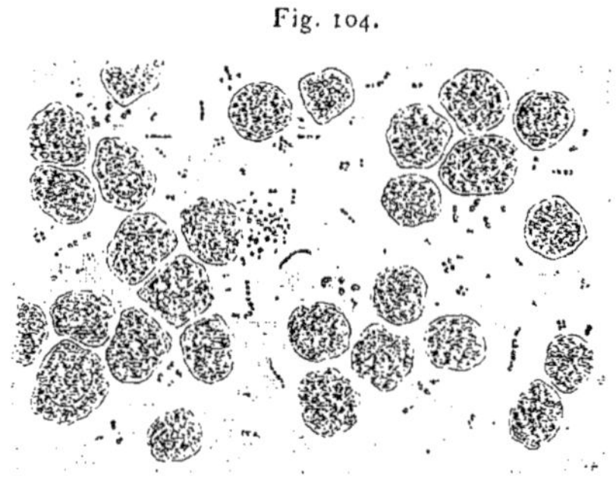

Micro-organismes du pus.

On peut aussi trouver fréquemment des micro-organismes dans les exsudats séreux, mais les observations faites à ce sujet ne sont pas définitives. Toutefois, il paraît qu'il y a souvent des champignons dans les exsudats séreux, contrairement à ce qui a lieu dans les transsudats, analogues par leurs propriétés physiques et chimiques (voir p. 313). Si on a affaire à une affection tuberculeuse de la plèvre, avec destruction des tubercules situés sur la plèvre, on trouvera fréquemment des bacilles de la tuberculose dans les exsudats. S'il n'y a pas eu évacuation de la matière tuberculeuse dans les plèvres, on ne trouvera pas ces bacilles spécifiques, même dans les cas où l'affection tuberculeuse existerait réellement. Dans les exsudats séreux qui existent depuis longtemps, on trouve parfois des cristaux de cholestérine.

L'analyse chimique montre que ces exsudats contiennent de l'albumine du sang, mais pas de peptone. On peut aussi y trouver du sucre en

----

(1) *Bizzozero*, l. c. p. 59.

faible quantité (*Eichhorst*) (1) (*V. Jaksch*) (2). Parmi les principes volatils qu'on trouve parfois dans ces exsudats, on peut citer l'acétone.

La détermination de leur densité est très importante. On y réussit très exactement avec le picnomètre ; cependant l'emploi d'un aréomètre sûr donne de bons résultats, en tenant compte toutefois de la température. *Reuss* (3) a trouvé que, dans ces exsudats, la densité s'élevait ordinairement à plus de 1.018.

6. Exsudats chyleux.

Les exsudats du péritoine sont caractérisés ordinairement par leur richesse en graisse. On a trouvé beaucoup de graisse dans ces exsudats, surtout dans l'engorgement du ductus thoracicus (*Bizzozero*).

Mais parfois ils prennent un aspect chyleux, et cet état est, d'après *F. A. Hoffmann* (4), très caractéristique pour les liquides pathologiques très dilués, et surtout pour les transsudats.

En général, il n'est pas facile de déterminer si le liquide qui remplit une des cavités du corps est un exsudat ou un transsudat. Au besoin, on peut tirer une conclusion en prenant la densité du liquide (*Méhu*) (5) (*A. Reuss*) (4). De plus, la richesse du liquide en fibrine, qu'on peut obtenir d'après le procédé décrit p. 40, et sa richesse en principes secs, démontrent l'origine inflammatoire de l'épanchement.

B. Transsudats.

Ils peuvent être séreux, sanguinolents ou, dans des cas rares, chyleux. Leur densité est ordinairement plus faible que celle de l'exsudat correspondant pouvant exister dans la même cavité. Leur réaction est toujours alcaline (*Reuss*) (6) (*Runeberg*) (7) (*Ranke*) (8). Ils sont ordinairement colorés en jaune. A l'examen microscopique, on ne constate que peu d'éléments figurés, car ils y sont encore plus épars que dans les exsudats séreux. Ils ont cependant les mêmes formes. La présence de grandes quantités d'endothélium dans les transsudats, surtout dans les épanchements séreux de la plèvre, a une certaine importance.

On peut alors supposer qu'il s'agit d'une nouvelle formation endothéliale (carcinome, etc.). Cette supposition est pleinement confirmée quand le liquide est hémorragique. L'analyse chimique montre que ces pro-

(1) *Eichhorst*, Zeitschrift für klinische Medicin, *3*, 537, 1881.

(2) *v. Jaksch*, Zeitschrift für klinische Medicin, *11*, 20, 1886.

(3) *A. Reuss*, Deutsches Archiv f. klin. Medic. *24*, 601, 1879 et *28*, 317, 1881.

(4) *F. A. Hoffmann*, Virchow's Archiv, *78*, 250, 1878.

(5) *Méhu*, Archiv gén. de médec., I et II, 1872 et 1875.

(6) *A. Reuss*, Deutsches Archiv f. klin. Medicin, l. c.

(7) *Runeberg*, Deutsches Archiv f. klin. Medic., *34*, 1, 1884, et *35*, 266, 1884.

(8) *Ranke*, Mittheilungen aus der med. Klinik zu Würzburg, 2, 189, 1886.

duits sont toujours très riches en corps albuminoïdes ; ils contiennent ordinairement aussi du sucre (*Bock*) (1) (*O. Rosenbach*) (2) (*Eichhorst*) (3) (*V. Jaksch*) (4).

Relativement à l'examen de ces transsudats, je renvoie à ce qui a été dit p. 45. Ils sont toujours exempts de peptone. Ils se différencient des exsudats par leur faible propension à se coaguler, et, comme je l'ai déjà indiqué, par leur faible densité. Cependant, dans quelques cas, il est souvent extrêmement difficile de déterminer si le liquide est un exsudat ou un transsudat.

Je mentionnerai encore ici que j'ai pu isoler des quantités assez importantes d'urobiline, dans six analyses de transsudats et d'exsudats séreux absolument exempts de globules sanguins et de matière colorante du sang dissoute. Quant à savoir si ce corps existe toujours dans les liquides séreux, des expériences ultérieures, dont je m'occupe en ce moment, pourront l'indiquer.

C) Contenu des Kystes.

Assez souvent il se présente au médecin une question parfois difficile à résoudre : savoir si le liquide évacué par ponction ou par ponction d'essai provient d'un exsudat, d'un transsudat ou d'un kyste. Cette question sera moins agitée pour les liquides qui proviennent de la cavité pleurale, et le diagnostic d'autant plus important lorsqu'il s'agira d'un liquide provenant de la cavité abdominale. Cette question n'est donc pas toujours facile, et parfois impossible à élucider.

Parmi les kystes qui peuvent nous occuper, nous citerons les kystes d'échinocoques, les kystes de l'ovaire, et, très rarement, dans quelques cas seulement, les kystes des reins.

1. Kystes d'échinocoques.

Leur contenu, comme le liquide de ponction, est clair, leur réaction alcaline, leur densité ordinairement faible, 1,006 à 1,010. Il se compose de faibles quantités de substances réductrices (sucre de raisin), de corps albuminés ; mais il est riche en sels inorganiques, tels que chlorure de sodium (*J. Munk*) (5). On a parfois trouvé dans ces kystes de l'acide succinique et de l'inosite.

L'examen microscopique est très important, et surtout la présence des crochets d'échinococcus (voir p. 3o9) ou de parties de membranes

---

(1) *Bock*, Du Bois-Reymond, Archiv für Anatomie und Physiologie, Heft, 5, 1873.
(2) *O. Rosenbach*, Breslauer ärztl. Zeitung, Nr. 5 (Separatabdruck), 1882.
(3) *Eichhorst*, l. c.
(4) *v. Jaksch*, l. c.
(5) *J. Munk*, Virchow's Archiv. *63*, 255, 1875.

d'échinocoques caractéristiques, régulièrement granulées à leur face interne, et striées transversalement (voir p. 77, fig. 34). On peut aussi trouver dans ces liquides des scolex munis, à la partie antérieure (tête), de deux couronnes de crochets et de quatre ventouses contractiles, et d'une partie postérieure séparée de cette dernière par un étranglement en forme d'anneau. Il arrive parfois cependant qu'un de ces kystes à échinocoques devient purulent (voir p. 109), ou qu'il y a épanchement de sang dans leur intérieur : alors l'analyse chimique ne donne plus aucun résultat. Le diagnostic ne peut se faire avec certitude que dans le cas où on trouve des crochets d'échinocoques ou des portions de membranes de ces parasites. Il est très utile, dans un cas semblable, de verser le liquide de ponction dans un petit verre et d'examiner le

Fig. 105.

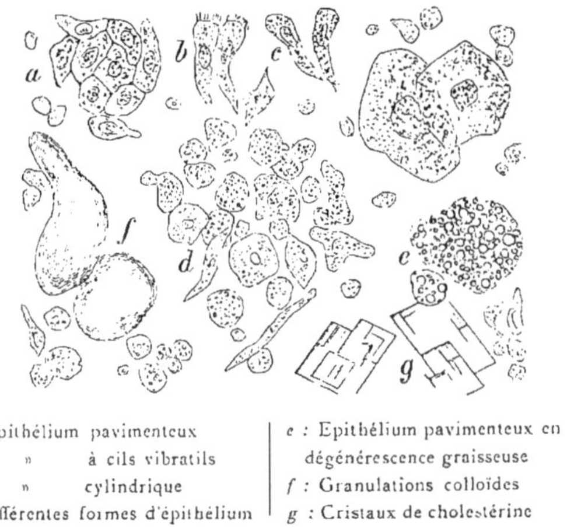

a : Épithélium pavimenteux
b :   »   à cils vibratils
c :   »   cylindrique
d : Différentes formes d'épithélium

e : Épithélium pavimenteux en dégénérescence graisseuse
f : Granulations colloïdes
g : Cristaux de cholestérine

sédiment au microscope. Il contient souvent des kystes et aussi des cristaux d'hématoïdine.

2. Kystes de l'ovaire.

La composition de ces liquides de ponction est extrêmement variable. En général, ils se différencient des transsudats et des exsudats. Leur densité est ordinairement très élevée ; elle varie entre 1,020 à 1,026. Leur réaction est alcaline et leur pouvoir de coagulation faible.

De plus ces liquides sont toujours caractérisés par leur grande richesse en cellules de formes différentes ; suivant qu'une espèce de cellules ou une autre prédomine, on peut diagnostiquer à quelle sorte de kyste on a affaire. Cependant, il y a des cas dans lesquels les liquides de ponction ne diffèrent par aucun signe d'un transsudat de la cavité abdominale; cependant ils ont un poids spécifique inférieur à celui des transsudats.

D'après *Schatz* (1), *Gusserow* (2) et *Westphalen* (3), un poids spécifique inférieur du liquide de ponction, avec une faible quantité d'albumine, peut faire supposer l'existence d'un kyste du ligament large de la matrice.

S'il y a épanchement de sang dans le kyste, son contenu peut être complètement trouble et présenter une couleur variant du rouge au brun chocolat.

L'examen microscopique d'un kyste de cette nature montre, en même temps qu'une quantité extrêmement variable de globules rouges et blancs, des formes très différentes d'épithélium : épithélium cylindrique, épithélium à cils vibratils, épithélium pavimenteux (fig. 105).

Ces cellules épithéliales sont rarement entières; elles sont fréquemment en voie de dégénérescence graisseuse, et par conséquent leurs formes sont très difficiles à reconnaître. Il y a aussi des concrétions colloïdes (fig. 105, f) qui proviennent sans doute de l'épithélium et se trouvent toujours dans une forme particulière de kystes, les kystes colloïdes.

Il y a des kystes qui sont généralement faciles à reconnaître à l'examen microscopique de leur contenu ; tels sont les kystes dermoïdes. On y trouve assez souvent, avec des cellules épithéliales pavimenteuses, des poils, des cristaux d'espèces différentes, tels que : cholestérine, cristaux de graisse et hématoïdine. L'examen chimique du contenu de ces kystes donne aussi des conclusions importantes. Ordinaire mentces liquides contiennent de l'albumine, et toujours, comme l'a indiqué *Hammarsten* (4), de la métalbumine (paralbumine), corps qui trouble le liquide.

Pour trouver cette substance, on mélange le liquide à examiner avec trois fois son volume d'alcool, on laisse reposer vingt-quatre heures, on filtre; on presse le précipité, on dissout dans l'eau et on filtre de nouveau. Le produit filtré de couleur opaline donne la réaction suivante. Pendant l'ébullition, il se forme un trouble et pas de précipité ; après l'addition d'acide acétique, il n'y a pas de précipité. L'acide acétique et le ferrocyanure de potassium rendent la solution filante, et elle prend en même temps une couleur jaune. Le réactif de *Millon* donne, pendant la cuisson, une coloration bleu rougeâtre. L'acide sulfurique con-

---

(1) *Schatz*, Archiv für Gynäkologie, 9, 15, 1876.
(2) *Gusserow*, Archiv für Gynäkologie, 9, 478, 1876.
(3) *Westphalen*, Archiv für Gynäkologie, 8, 72, 1875.
(4) *Hammarsten*, Zeitschrift für physiologische Chemie, 6, 194, 1882.

centré et le vinaigre glacial produisent une belle couleur violette (*Adamkiewicz*). *Huppert* (1) a remarqué que ce corps (la métalbumine) fournit, pendant la cuisson avec l'acide sulfurique, des substances qui ont des propriétés réductrices, et il a considéré cela comme une des propriétés les plus importantes de la métalbumine. Il faut ajouter aussi que la métalbumine peut se trouver dans d'autres liquides pathologiques. La présence de ce corps n'est donc pas absolument suffisante pour conclure à un kyste de l'ovaire. Il est encore à mentionner que ces kystes, particulièrement les kystes dermoïdes, contiennent aussi de la cholestérine dissoute en grande quantité.

3. KYSTES DES REINS.

Dans le cas où il y a de grandes quantités de liquide kystique, il n'est pas toujours facile de reconnaître, par l'examen chimique ou microscopique, si on a affaire à un kyste des reins (hydronéphrose).

Comme importance, nous devons placer en première ligne les cellules épithéliales des canaux urinifères. En outre, la présence de grandes quantités d'urée ou d'acide urique fait supposer l'existence d'un kyste des reins; cependant, il ne faut pas oublier que des quantités plus ou moins grandes d'urée et d'acide urique peuvent se trouver dans les kystes de l'ovaire, ou peuvent y parvenir par suite d'une communication avec les voies urinaires. Nous rappelerons encore une fois que ce qui a la plus grande valeur au point de vue du diagnostic, c'est la présence tout à fait caractéristique de cellules épithéliales des canaux urinifères. Cependant si, dans ces kystes, on n'en trouve que de faibles quantités, on recommande de laisser reposer le liquide de ponction et d'examiner à nouveau le sédiment.

---

(5) *Huppert*, Prager medic. Wochenschr., *1*, 321, 1876.

CHAPITRE IX

Examen des sécrétions des organes sexuels

1. Sperme.

I. Examen macroscopique du sperme.

C'est un liquide épais, blanchâtre, passablement opaque. Il présente une consistance telle qu'il est difficile de l'étaler sur la lamelle couvre-objet. Elle est due à une agglomération de substance gélatineuse qui paraît hyaline sous le microscope, et qui présente d'innombrables cavités de grandeurs différentes. La réaction du sperme est faiblement alcaline. Il possède une odeur particulière, qui, d'après *Fürbringer* (1), serait due à la sécrétion de la prostate, un des principes constituants du liquide spermatique, en vertu de sa richesse considérable en principes chimiques en combinaison avec les bases de *Schreiner* (voir p. 15).

II. Examen microscopique du sperme.

Dans le sperme normal on trouve un nombre infini de spermatozoïdes. A chacun de ces spermatozoïdes on peut distinguer une tête et une queue; leur longueur s'élève à environ 50 μ. La tête, qui a 4 μ, 5 de long, est aplatie et, vue de côté, paraît en forme de massue. Ces organismes sont extrêmement motiles, mais l'addition d'eau ou la dessication leur fait perdre rapidement leur motilité. Il peut y avoir un grand intérêt à diagnostiquer la présence des spermatozoïdes, car ils ne se trouvent que dans le sperme ou dans les liquides qui ont été mélangés avec le sperme. Le médecin peut avoir quelquefois à examiner ce pro-

---

(1) *Fürbringer*, Zeitschr. f. klin. Medic., 3, 310, 1881.

duit de sécrétion, s'il s'agit de se prononcer sur la stérilité chez l'homme. Si on ne trouve pas de spermatozoïdes dans le sperme (*azoospermie*), cela indique que la personne en question est incapable de procréer. *Kehrer* (1) a trouvé 14 fois l'azoospermie, comme cause d'impuissance dans la procréation, dans 40 ménages sans enfants. Mais il faut distinguer de cette azoospermie permanente la forme intermittente, qui arrive souvent après des coïts trop fréquents. *Fürbringer* (2) a trouvé que, dans ces cas, le liquide éjaculé se composait presque exclusivement de la sécrétion de la prostate. Outre les spermatozoïdes, on voit au microscope, des cellules des testicules en quantité modérée, plus ou moins grosses, finement granulées, à un ou plusieurs noyaux. On trouve aussi dans le sperme des cellules épithéliales éparses, d'espèces les plus diverses ; surtout des cellules épithéliales cylindriques ou pavimenteuses ; de gros globules hyalins en petite quantité ; des grains de lécithine ; des

Fig. 106.

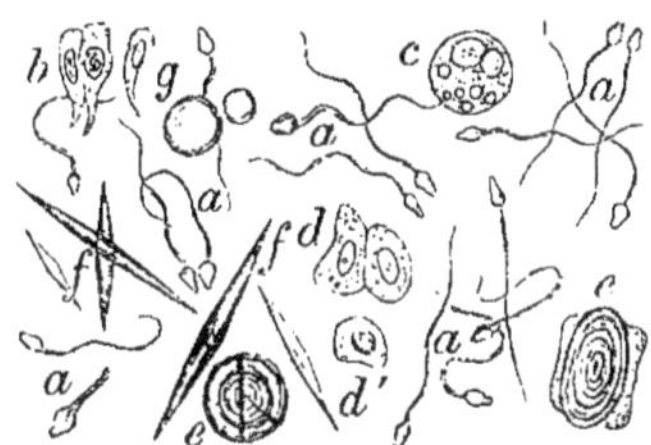

a : Spermatozoïdes; *b* : Cellules épithéliales cylindriques; *c* : Productions contenant des grains de lécithine; *d* : Cellules épithéliales pavimenteuses de l'urèthre; *d'* : Cellules du testicule; *e* : Granulations amyloïdes; *f* : Cristaux de sperme; *g* : Globules hyalins.

concrétions amyloïdes ordinairement finement granulées au centre et souvent pourvues d'un noyau central, concrétions qui proviennent du mélange de la sécrétion prostatique avec le sperme; quelques leucocytes ordinairement pourvus de deux nucléoles ; et enfin des cristaux de sperme. Il y a aussi quelques globules rouges.

On peut aussi trouver dans cette sécrétion certains micro-organismes pathogènes, surtout ceux de la tuberculose. Ils sont ordinairement évacués avec l'urine.

Les symptômes cliniques (gonflement du testicule ou de l'épididyme, etc.) nous indiquent si leur présence est due à une affection tuberculeuse de l'appareil génital mâle (voir p. 287).

---

(1) *Kehrer*, Beitr. z. klin. u. experiment. Gynäkologie, 2, 1879, Giessen. Voir aussi *Ultzmann*, Wiener Klinik, p. 36, 1879.
(2) *Fürbringer*, l. c.

A l'état pathologique, le liquide spermatique paraît parfois brun chocolat et contient alors beaucoup de pigments du sang amorphe. On constate souvent cette coloration chez les individus âgés et chez ceux qui ont eu de fréquentes orchites. Les cristaux qu'on trouve dans le sperme ont aussi une grande importance ; par leur aspect et leur composition chimique, ils se comportent de la même façon que les cristaux que nous avons déjà mentionnés (p. 15, 78, 153) comme se rencontrant dans le sang, les crachats et les fèces. On croyait qu'ils étaient caractéristiques pour le liquide spermatique. Mais *Fürbringer* a démontré qu'ils étaient toujours fournis par la sécrétion de la prostate, tandis que les acides phosphoriques appartenant aux autres concrétions proviennent du sperme (sécrétion du testicule ou de la vésicule séminale). Presque toujours ils se forment en grande quantité après l'addition d'une solution à 1 %, de phosphate d'ammoniaque acide ($[NH_4]_2 HPO_4$). La présence de ces cristaux n'indique jamais qu'une prostatorrhée.

Aussi ces cristaux ne sont-ils nullement caractéristiques pour indiquer la présence du sperme. Lorsqu'il s'agit de prouver que le sperme se trouve dans un liquide ou dans un produit de sécrétion desséché, il faut, après l'avoir dissout dans l'eau, rechercher s'il y a des spermatozoïdes caractéristiques.

III. ANALYSE CHIMIQUE DU SPERME.

L'analyse chimique ne nous fournit aucune indication utilisable au point de vue clinique; aussi n'en dirons-nous que quelques mots. La partie principale des spermatozoïdes serait, d'après *Miescher*, la nucléine. On trouve en outre dans le sperme de l'albumine du sang et de la globuline. Il est de plus très riche en matières inorganiques.

2. Sécrétions des organes sexuels de la femme.

I. SÉCRÉTION DES GLANDES MAMMAIRES (*Lait*).

Pendant la grossesse, et même dès le troisième mois, on peut, en exerçant une pression sur les seins, faire sourdre un liquide aqueux, blanchâtre, plus ou moins trouble. La présence de cette sécrétion est importante, parce qu'elle annonce la grossesse.

A l'examen microscopique de ce liquide, on constate un grand nombre de corpuscules, de grosseur inégale, composés de globules de graisse, fortement réfringents, tantôt grands, tantôt petits, et réunis en groupes (granulations du colostrum), puis des leucocytes isolés et quelques cellules épithéliales provenant des canaux des glandes.

Après l'accouchement, les globules de colostrum diminuent rapidement; ils ont complètement disparu au bout de huit à dix jours. A leur place on trouve de grandes quantités de globules de graisse, plus ou moins gros; on trouve aussi des parcelles (*Hoppe-Seyler*) composées de nucléine et de caséine.

Dans les maladies de la mamelle, surtout dans les abcès mammaires et l'inflammation de cet organe, on trouve assez souvent beaucoup de leucocytes dans le lait, pendant la période de l'allaitement. A l'état pathologique on peut aussi trouver des micro-organismes dans le lait. *Escherich* (1) a observé dans le lait, pendant la septicémie, des champignons qu'il a considérés, après culture, comme pathogènes. On ne connaît pas d'autres observations sur la présence des champignons pathogènes dans le lait de femme.

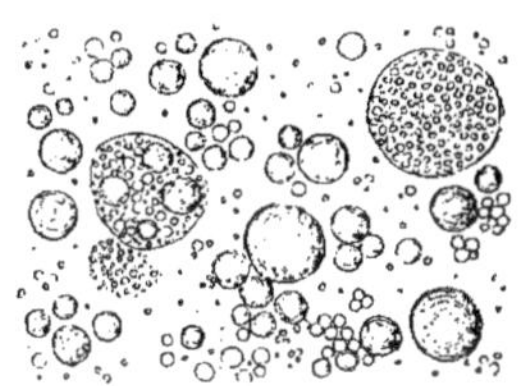

Fig. 107.

Il n'est peut-être pas sans intérêt de faire d'autres recherches à ce sujet. Il paraît, d'après certaines observations cliniques que j'ai notées, que les bacilles de la tuberculose peuvent se trouver dans le lait.

On a constaté aussi quelquefois, dans le lait des animaux, des champignons non pathogènes, qui lui communiquent une couleur bleue ou rouge anormale (Bacillus cyanogenus et micrococcus prodigiosus) (*Neelsen*) (2) (*Hueppe*) (3).

L'analyse chimique est très importante, aussi bien au point de vue physiologique qu'au point de vue clinique. Le lait des femmes malades est ordinairement pauvre en graisse, et on constate aussi une diminution dans la proportion de la lactose. Dans l'ictère on n'a encore trouvé jusqu'à présent, dans le lait, ni la matière colorante de la bile, ni les acides biliaires (*v. Jaksch*) (4). Parmi les corps albuminoïdes qui se trouvent dans le lait de femme, on peut citer l'albumine du sérum, la caséine et la nucléine, et, parmi les hydrates de carbone, la lactose. Le lait contient aussi de la graisse. Pour rechercher ces différents

. (1) *Escherich*, Fortschritte der Medicin, *3*, 231, 1885.

(2) *Neelsen*, Cohn's Beiträge zur Biologie der Pflanzen, *3*, 187, 1880.

(3) *Hueppe*, Mittheil. aus dem kaiserl. Gesundheitsamte, 2, 309, 1884.

(4) *v. Jaksch*, Prager medicinische Wochenschrift, 5, 83, 1830.

corps, on peut procéder en suivant la méthode indiquée déjà au chapitre
de l'urine. Quant aux méthodes spéciales pour la détermination quantitative de quelques principes constituants du lait, nous renvoyons à
Hoppe-Seyler (Lehrbuch der physiologisch-chemischen. Analyse,
page 480).

Ce qui est important pour le médecin, c'est l'analyse du lait des nour-
rices. Dans ce cas, nous croyons qu'on peut obtenir de sérieuses
indications par l'emploi des analyses macroscopique, microscopique,
chimique et surtout bactériologique. Il serait désirable que le lait des
femmes saines ou malades soit, dans le plus grand nombre des cas,
soumis au procédé de cultures sur plaques de *Koch*, et examiné au point
de vue bactériologique.

2. Sécrétion du vagin.

Dans les conditions normales, elle est liquide, à réaction acide, et

Fig. 108.

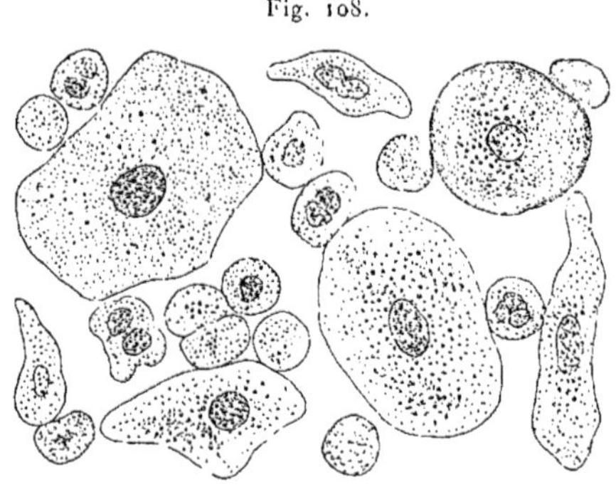

contient des leucocytes isolés et de grosses cellules d'épithélium pavimenteux à un noyau, ordinairement couvertes de micro-organismes.
Dans les catarrhes du vagin, le nombre des leucocytes qu'on trouve
dans les préparations augmente considérablement; on observe aussi
quelques globules rouges.

Si le vagin ou la portion vaginale de l'utérus est le siège d'un carcinome sanieux, on trouve dans la sécrétion, prélevée au moyen d'un
tampon, de grosses cellules caractéristiques d'une néoplasie carcinoma-
teuse (fig. 108).

Hausmann (1) a observé des aiguilles de graisse dans le mucus
vaginal.

Quant aux parasites qu'on peut trouver dans la sécrétion du vagin,
nous citerons les suivants.

____

(1) *Hausmann,* Deutsche medic. Wochenschrift, *1,* 206, 1877.

1. *Levures et schizomycètes.* Il y a dans le vagin des levures et des schizomycètes d'espèces les plus diverses. On y a aussi trouvé assez souvent l'oïdium albicans en voie de prolifération. Dans certaines conditions, du reste, il peut être nécessaire de rechercher, dans le liquide vaginal, les gonococcus ou les bacilles de la tuberculose, par les méthodes que nous avons indiquées.

La composition chimique du mucus vaginal est peu connue. *Zweifel* (1) dit qu'*Hilger* y a trouvé de la triméthylamine.

2. *Trichomonas vaginalis.* C'est un infusoire ovale, pouvant atteindre jusqu'à 10 μ de long; il est pourvu d'une longue queue en filament et muni de trois flagellums et d'une série de cils latéraux.

3. Sécrétion de l'utérus.

1. *Menstruation.*

Au début, il y a augmentation de la sécrétion vaginale. Plus tard, il y a évacuation d'un mélange de mucus vaginal, de grandes quantités de globules rouges, de cellules épithéliales prismatiques fortement dégénérées. Les jours suivants la proportion en globules rouges diminue, les leucocytes prédominent, et, à ce moment, on trouve, en même temps que des cellules épithéliales, des détritus contenant beaucoup de graisse.

2. *Sécrétion des lochies.*

Celles-ci sont, au premier jour après l'accouchement, liquides et de couleur rouge. Elles se composent de nombreux globules rouges et blancs, d'épithélium du vagin et de l'utérus. Plus tard la proportion des globules rouges diminue, mais les globules blancs et les cellules épithéliales augmentent au point que la sécrétion paraît grise ou blanche. Ces sécrétions sont toujours riches en micro-organismes, même quand il n'y a pas septicémie.

Il est donc important pour le diagnostic de rechercher la présence des champignons pathogènes connus dans la sécrétion prélevée au moyen d'un tampon.

______

(1) *Zweifel*, Archiv für Gynäkologie, *18*, 359, 1881.

CHAPITRE X

Technique bactériologique

Les recherches bactériologiques ont acquis dans ces dernières années une telle importance, au point de vue pratique, qu'il est du devoir de tous les médecins de s'initier à ces recherches relativement faciles.

Dans tous les cas où les micro-organismes sont soupçonnés être les agents actifs d'une maladie, il faut d'abord rechercher leur présence dans les liquides et dans les sécrétions de l'organisme, en recourant aux diverses méthodes de coloration.

Si on a réussi à constater leur présence dans ces liquides, on doit s'efforcer de les trouver dans les tissus ou dans les cellules.

Il faut en outre chercher à cultiver ces micro-organismes en dehors du corps (cultures), afin de déterminer leur nature par l'examen de leur mode de végétation, car leurs caractères morphologiques et leur manière d'être vis-à-vis les réactifs colorants ne nous permettent pas toujours de formuler des conclusions définitives. Enfin, par l'expérimentation animale, nous aurons la preuve que ces parasites, cultivés à l'état de pureté et inoculés à un animal, sont en état de reproduire les mêmes symptômes morbides, ou tout au moins des symptômes analogues à ceux que nous avons observés dans l'espèce humaine.

S'il est facile, avec les procédés de coloration et les instruments d'optique que nous avons à notre disposition, de constater la présence des micro-organismes, il est beaucoup plus difficile de les cultiver et de les inoculer aux animaux. En effet, dans un certain nombre de maladies, on a trouvé des micro-organismes qui en sont certainement la cause, sans qu'on ait pu jusqu'à présent réussir à les cultiver en dehors de l'organisme ou à les inoculer aux espèces animales. Cependant, beaucoup de champignons pathogènes, tels que les bacilles du charbon, de la tuberculose, de la morve, du choléra, et peut-être même du typhus, remplissent toutes ces conditions.

Au point de vue du diagnostic, il n'est pas toujours nécessaire de poursuivre la série complète des recherches (présence du parasite, sa culture, sa transmission aux animaux); dans quelques cas même, comme dans la tuberculose, la manière d'être caractéristique des bacilles vis-à-vis les matières colorantes est tout à fait suffisante. Dans beaucoup d'autres cas, comme dans le typhus récurrent, parfois même dans le charbon, le simple examen au microscope suffit, même sans l'emploi des substances colorantes. Mais, pour cette dernière affection, dans les cas douteux, on ne pourra établir le diagnostic avec certitude que par l'inoculation du sang aux animaux.

Dans le choléra asiatique, la présence des parasites dans les fèces ne suffit dans aucun cas pour permettre de formuler un diagnostic certain : il faut les isoler, les cultiver d'après le procédé de *Koch*, et alors seulement on les reconnaîtra facilement à leur mode d'accroissement. Des études ultérieures nous permettront sans doute de découvrir le parasite, agent de chaque maladie infectieuse aiguë. Mais, lorsque nous aurons accompli toutes les conditions que nous venons d'énumérer, notre travail ne sera pas terminé, il nous faudra poursuivre nos connaissances sur la manière d'être biologique de ces parasites, et chercher à connaître les sources d'azote, d'acide carbonique ou de sels organiques, nécessaires à leur accroissement. Lorsque ces propriétés nous seront exactement connues, alors nous posséderons une base sûre pour prendre des mesures rationnelles thérapeutiques (1).

---

(1) Observation. Il ne me semble pas inutile de donner ici la liste aussi complète que possible de ceux des travaux bactériologiques qui n'ont pas encore été mentionnés. Voir les travaux les plus connus, ceux de *R. Koch* et ses élèves, puis *Cornil* et *Babes*, l. c., *Crooskshank*, l. c., *Flügge*, l. c., *F. Hueppe*, l. c., *C. Fränkel*, l. c. — *A. Johne*, Ueber die Koch'schen Reinculturen und die Cholerabacillen, Leipzig, F. C. W. Vogel, 1885. — *W. Zopf*, Die Spaltpilze, 3. édit. E. Trewendt, Berlin, 1885. — *C. Friedländer*, Mikroskopische Technik, 3. édit., Fischer, Berlin, 1885. — *Siebenmann*, Die Fadenpilze, Wiesbaden, J. F. Bergmann, 1883. — *A. de Bary*, Vergleichende Morphologie und Biologie der Pilze, Leipzig, 1884, et *A. de Bary*, Vorlesungen über Bacterien, Leipzig, 1885. — *K. Huber* et *A. Becker-*

Nous devons indiquer ici en quelques mots, mais avec la plus complète exactitude, les méthodes dont on se sert pour faire ces recherches. Mais, pour pratiquer ces recherches, il faut certains instruments, parmi lesquels nous devons placer en première ligne le *microscope*.

1. Le Microscope.

La forme et la grandeur du microscope ont en général peu d'importance; la descente du tube à la main ou par une crémaillère n'est qu'une question d'habitude. Cependant, pour l'examen microscopique des cultures sur plaques, le microscope à crémaillère est préférable. *Il est tout à fait nécessaire que le microscope soit construit d'une façon irréprochable. Il doit en outre être établi de telle façon qu'on puisse y adapter les objectifs les plus puissants, ainsi que l'appareil d'éclairage d'*Abbe.

La platine du microscope doit être large, solide, et l'ouverture centrale assez étendue pour qu'on puisse examiner une culture sur plaque avec facilité et à un faible grossissement.

Pour les recherches bactériologiques, ainsi que je l'ai déjà mentionné, il est indispensable que le microscope soit muni d'un appareil à éclairage d'*Abbe* ou d'un condensateur. Le plus essentiel, dans tous ces appareils, c'est que les rayons lumineux, réflétés par le miroir du microscope, convergent, à travers une lentille placée entre le miroir et le microscope, vers le foyer de cette lentille, exactement placée sous l'objectif, et de façon que cet objectif reçoive un faisceau lumineux ayant un angle d'ouverture le plus étendu possible. Si on interpose entre le miroir et la lentille un étroit diaphragme, on obtient un éclairage identique, peut-être même plus intense qu'avec un diaphragme cylindrique. Dans les préparations non colorées, tous les contours ressortent très bien et on peut utiliser cet appareil d'éclairage pour les recherches histologiques. Si on enlève le diaphragme, on travaille avec le condensateur ouvert; les contours de l'image disparaissent complètement, et, dans les préparations incolores, on ne voit plus rien de distinct (*Koch*)(1). Mais il en est tout autrement dans les préparations colorées, et c'est ce qui fait la valeur du condensateur ouvert inventé par *R. Koch*. Les contours de l'image, ainsi que les parties moins fortement colorées, vont en s'af-

---

Die pathologisch-histologischen und bacteriologischen Untersuchungsmethoden, Leipzig, F. C. W. Vogel, 1886. — *H. Mittenzweig*, Die Bacterien-Aetiologie der Infectionskrankheiten, Berlin, Hirschwald, 1886. — *Flügge*, l. c., *Zopf*, et *de Bary* l. c.

(1) *R. Koch*, Untersuchungen über Wundinfectionskrankheiten, Leipzig, 1878.

faiblissant, tandis que les parties très colorées ressortent d'une façon manifeste. Il en est de même des granulations colorées des cellules, et surtout des champignons colorés avec les matières colorantes d'aniline ou autres. Cet appareil est donc tout à fait indiqué pour voir et reconnaître avec certitude les micro-organismes, lorsqu'ils sont en très petit nombre dans les préparations. *Aussi un tel appareil est-il indispensable pour les recherches bactériologiques.* Au point de vue clinique, on recommande surtout la forme du condensateur que *C. Reichert* de Vienne a construit pour ses petits microscopes IV et V. En avant de la coulisse dans laquelle est enchâssé l'appareil d'*Abbe*, comme dans le microscope de *Zeiss*, est un diaphragme cylindrique dont le maniement est extrêmement rapide et vient prendre la place du condensateur; il peut être enlevé avec la même rapidité.

Outre l'appareil d'éclairage et un microscope bien construit, il faut de bons objectifs.

D'abord, il faut des grossissements faibles — environ soixante à quatre-vingts fois — pour examiner les cultures sur plaques; puis de forts grossissements à sec. Les objectifs à immersion ne conviennent pas pour certains examens, tels que sang frais, lait frais, pus récent. Pour ces recherches on recommande d'employer les objectifs de *Zeiss F* ou *D,* de *Reichert 8 A.* Dans les recherches bactériologiques, comme pour la découverte des bacilles de la tuberculose, on se trouve très bien de l'emploi de ces objectifs avec le condensateur.

Pour les préparations très délicates, surtout quand il s'agit d'examiner les détails, il est indispensable de recourir aux objectifs à immersion. Les objectifs à immersion à l'eau, dont on se servait primitivement, ont été, dans ces dernières années, remplacés avec juste raison par les objectifs à immersion à l'huile, construits par *Stephenson* et *Abbe-Zeiss,* qui donnent beaucoup plus de clarté. Au lieu d'eau, on place, entre l'objectif et la lamelle couvre-objet, un liquide qui a le même pouvoir de réfraction que le verre. On peut employer dans ce but un mélange d'huile de fenouil et d'huile de ricin. Ces objectifs ont l'avantage de n'avoir pas besoin de monture comme les objectifs à sec et de permettre d'employer avec profit les plus forts oculaires (V).

Il est aussi très utile de placer une goutte d'huile sur la face inférieure du porte-objet, entre celle-ci et la lentille du condensateur.

Le choix de l'oculaire est moins important. En général, on recommande, pour toutes les espèces de recherches, à l'exception de celles d'ordre bactériologique, de se servir d'oculaires à faibles grossissements. Pour tous les cas, on peut se servir des oculaires II et V, comme ceux que fournissent *Reichert* et *Zeiss.* Il faut aussi signaler les oculaires périscopiques construits par *Seibert* et *Krafft.*

A la clinique du prof. *Nothnagel* on se sert, depuis plusieurs années, d'un microscope construit par *Reichert*, qui peut être utilisé pour toutes les recherches, aussi bien
les recherches histologiques que les recherches bactériologiques : oculaire II et IV,
objectif 4, 8 *A* et immersion à l'huile 1/15; petit microscope avec condensateur
(appareil d'éclairage d'*Abbe*) et diaphragme cylindrique. Le prix de cet instrument
s'élève à 207 fl., à 107 fl. sans immersion à l'huile. Depuis ces derniers temps un
constructeur de Vienne, *Plössl*, construit des microscopes très bons et à des prix
modérés.

II. Recherche des micro-organismes.

Dans beaucoup de cas il suffit de placer l'objet à examiner sous le
champ du microscope, sans préparation préalable. On trouve ainsi les
micro-organismes caractéristiques, tels que spirilles de la fièvre récurrente, bacilles du charbon.

Mais, dans la plupart des cas, on n'obtient aucun résultat par ce procédé, et on doit recourir à des méthodes spéciales. Nous en avons
déjà indiqué plusieurs à propos de l'examen du sang, des crachats, etc.

Néanmoins, il nous paraît utile de donner ici une brève description
d'ensemble des méthodes qui sont les plus recommandées pour la
recherche des micro-organismes. Toutes ces méthodes ont été perfectionnées par *Koch, Weigert, Ehrlich*, et tous les jours nous voyons
naître de nouvelles méthodes ou des perfectionnements de méthodes
anciennes.

Pour chercher les micro-organismes pathogènes dans le sang et les
sécrétions, on se sert de préférence des couleurs à base d'aniline, et on
procède comme il a été indiqué p. 22. Si ce procédé ne donne aucun
résultat, il faut employer la méthode de *Löffler* (voir p. 23 et 307), qui
donne de si bons résultats pour la recherche des bacilles du typhus ou de
la morve. On peut aussi se servir de la méthode de *Gram* (voir p. 23) qui
permet d'obtenir la coloration de tous les champignons connus jusqu'à
ce jour, à l'exception de ceux du typhus et du choléra. Les bacilles du
choléra des poules ne se colorent pas par ce procédé.

Pour la coloration des spirilles de la fièvre récurrente, il est préférable
d'employer la méthode de *Günther* (voir p. 27).

Pour la recherche des bacilles de la tuberculose dans le sang ou
dans les sécrétions, on procède exactement d'après les règles établies par
Koch et *Ehrlich* (voir p. 72). La coloration avec les matières colorantes
à base d'aniline donne de très bons résultats pour la recherche des
champignons contenus dans les sécrétions nasales, dans la cavité buccale
et dans l'estomac. Cependant, je recommande tout spécialement d'employer la méthode de *Gram* ainsi que celle de *Günther*, pour l'examen
de la salive, parce que ces méthodes mettent en évidence les spiro-

chaetes si fins de la cavité buccale (voir p. 51), ainsi que les coccus encapsulés.

Pour l'étude des organismes pathogènes ou non pathogènes qui se trouvent dans l'organisme, on peut se servir avec avantage de toutes les méthodes connues jusqu'ici; mais, si l'examen doit être poussé plus à fond, il est avantageux d'ajouter un peu d'une solution d'iodure de potassium iodé à la goutte du liquide à examiner (voir p. 127).

Pour l'examen de l'urine, les méthodes de *Gram* et de *Friedländer* (voir p. 75) donnent d'excellents résultats.

Avec ces procédés, il nous sera possible de voir les champignons si divers qui existent tantôt dans l'urine malade, tantôt dans l'urine provenant d'individus sains.

Les micro-organismes qui se trouvent dans le pus, les divers micro-coques du pus, sont très bien colorés par la méthode de *Gram*. On peut aussi employer les méthodes de *Löffler* ou de *Friedländer*.

Pour colorer les spores des micro-organismes, il faut chauffer les préparations, préparées d'après le procédé indiqué p. 22, ou mieux les passer dix fois à travers la flamme (*Hueppe*) (1). Par ce procédé, les bacilles perdent la propriété de se colorer, tandis que les spores prennent la matière colorante. L'emploi de la double coloration est encore préférable. On colore les préparations dans une solution de fuchsine chaude de *Ziehl-Neelsen* (*Hueppe* l. c.), on les décolore par l'acide nitrique, et on colore à nouveau avec le bleu de méthylène. Les spores sont alors colorées en rouge et les bacilles en bleu.

III. Culture des micro-organismes.

A. Méthode de stérilisation.

Si, par les procédés que nous venons d'indiquer, on a découvert avec certitude la présence de champignons, on doit essayer de les cultiver en dehors de l'organisme. Il est nécessaire avant tout de stériliser les cultures dans lesquelles on les ensemencera. *Une des principales conditions, pour toutes les cultures, est de débarrasser les instruments et les vases nécessaires des champignons et de leurs germes.*

On y arrivera d'autant plus facilement, en se servant d'instruments de métal qu'on fera rougir en les faisant passer dans la flamme d'un bec *Bunsen*. Les vases de verre, tels qu'éprouvettes, cornues, sont lavés d'abord avec de l'eau distillée, ensuite avec une solution de sublimé (1.1000), puis avec de l'alcool et de l'éther, pour les débarrasser le plus possible des germes des champignons, et enfin stérilisés à la chaleur

____

(1) *Hueppe*, l. c. p. 59.

sèche, ou mieux portés dans un appareil à stérilisation, à la température
de plus de 200° C. Si on n'a pas cet appareil à sa disposition, on stérilise au-dessus de la flamme d'un bec *Bunsen*.

Dans ce cas, il est extrêmement nécessaire, pour éviter de casser
le flacon, de le dessécher avec soin auparavant. De plus, le
vase, avant d'être chauffé, doit être fermé avec un bouchon d'ouate
stérilisée.

Il est très recommandé, avant de se servir de ces vases, stérilisés et
bouchés avec un bouchon d'ouate, de les chauffer encore une fois,
après s'être assuré que le bouchon ferme bien, tout en pouvant facilement s'enlever. Les éprouvettes dont on aura besoin, doivent être
lavées par le procédé que nous venons d'indiquer, bouchées avec un
bouchon d'ouate, placées dans un panier de métal, et stérilisées à la
chaleur sèche.

Pour la stérilisation des milieux nutritifs que nous allons décrire, et
dont les parties constituantes n'ont pas encore été soumises à l'action de
la chaleur, il est nécessaire qu'elle se fasse dans des tubes de verre
bouchés avec de l'ouate.

Pour stériliser la gélatine (voir p. 334), les solutions d'agar-agar
(voir p. 335), on les dépose dans un appareil à stérilisation par la
vapeur. Il faut éviter de les laisser longtemps dans cet appareil, parce
qu'après refroidissement elles se liquéfient

Les pommes de terre qu'on utilise comme milieux de culture, sont
brossées avec soin, débarrassées de leur sable, placées pendant une
heure dans une solution de sublimé à 5 %, stérilisées par un courant
de vapeur d'eau, et enfin coupées en deux avec un couteau flambé. Si
on n'a pas à sa disposition l'appareil à vapeur indiqué par *Koch*, on prend
une marmite de *Papin*. Il est difficile de stériliser par ce procédé les milieux de cultures qui ne peuvent être soumis à une température de plus
de 100° C., sans que leurs principes constituants se coagulent et deviennent opaques. Pour obtenir leur stérilisation, *Koch* recommande de
les soumettre à l'action discontinue de la chaleur. Cette méthode est
surtout nécessaire pour stériliser le sérum du sang.

Pour obtenir un sérum de sang stérilisé, on procède, d'après *Koch*, de
la façon suivante. Avec un rasoir on enlève les poils à l'endroit où on
doit prélever le sang, on lave ensuite avec une solution de sublimé, puis
avec de l'alcool et de l'éther, et on ouvre le vaisseau avec un instrument stérilisé. On fait couler le sang dans un vase de verre stérilisé,
jusqu'à ce qu'il soit rempli jusqu'aux bords, et, pour donner le temps
aux globules sanguins de se déposer, on met le vase dans un appareil à
réfrigération, et à même dans la glace. Le sérum clair, couleur d'ambre
jaune, qui s'est déposé dans l'espace de vingt-quatre heures, est enlevé
au moyen d'une pipette stérilisée, et placé dans un verre à réactif stéri-

lisé d'après les procédés indiqués page 331. On le chauffe ensuite deux à six heures à 58° C., puis on le soumet définitivement à une température de 65 à 68° C., pour obtenir sa solidification.

Afin d'avoir une surface d'inoculation très étendue, il est nécessaire que la couche solidifiée du liquide prenne une inclinaison oblique. Une boîte de tôle à doubles parois, entre lesquelles on met de l'eau, recouverte d'une plaque de verre, et dont les deux pieds antérieurs peuvent se déplacer au moyen d'une vis, rend dans ce but de très utiles services; cependant, on peut obtenir le même effet en plaçant obliquement la boîte à réactif dans un pot qu'on met dans l'eau. Le sérum du sang humain est un terrain de culture très employé, surtout pour la culture des micro-organismes pathogènes de l'espèce humaine. Voici comme je procède pour m'en procurer. Je commence par laver la peau, comme je l'ai déjà indiqué; au moyen d'un scarificateur stérilisé à 200° C., je fais des scarifications dans la peau, puis, appliquant une ventouse également stérilisée, j'enlève du sang que je porte aussitôt dans une petite éprouvette bien stérilisée, et je procède comme ci-dessus.

D'après mon procédé, le sérum du sang humain a un immense avantage sur le sérum du sang des animaux; après solidification, il reste clair et a une consistance plus ferme.

Unna (1) a apporté tout dernièrement une modification très praticable dans le procédé indiqué pour obtenir du sérum du sang et des plaques de sérum en gélatine.

B) Milieux nutritifs.

Les méthodes indiquées p. 328 nous ont donné la possibilité de trouver les micro-organismes.

Il ne suffit pas d'ensemencer un champignon ou un germe de champignon dans un terrain non déterminé, stérilisé, ferme ou liquide, pour obtenir une végétation luxuriante. Pour réussir, il faut que le milieu de culture déterminé ait une composition variable, dans des limites assez étendues.

On sait, d'après les expériences de *Pasteur* (2) sur les levures, d'après celles de *C. V. Nägeli* (3) et *H. Buchner* (4) sur les schizomycètes et

---

(1) *Unna*, Deutsche med. Wochenschrift, *12*, 742, 1886.
(2) *Pasteur*, Annal. de Chim. et Phys. *58*, (3), 388, 1860.
(3) *C. v. Nägeli*, Untersuchung über niedere Pilze, München, 1882.
(4) *Buchner*, voir *v. Nägeli*, l. c. p. 11.

les moisissures, de *Schultz* (1) sur les moisissures (2), d'après mes recherches sur le microccocus ureæ, et enfin d'après les travaux de *Hueppe* (3) sur le bacille de l'acide lactique, que chaque champignon, en plus de l'azote et de l'acide carbonique, a besoin d'une série de sels inorganiques. De plus, il lui faut une température déterminée pour qu'il prospère le mieux possible.

Ce n'est que lorsqu'on aura réuni toutes ces conditions qu'on pourra obtenir de bons résultats dans les essais de culture.

Pour arriver à des conclusions certaines, il est avant tout nécessaire d'obtenir des cultures pures des parasites par le procédé de *Koch*, puis de les ensemencer sur un terrain liquide ou solide.

1. *Milieux nutritifs solides.*

Relativement à l'emploi des liquides de culture, on constate des hésitations, car on n'est par toujours.sûr d'obtenir une culture pure dans ces liquides. La manière de procéder est la même que celle que nous avons indiquée pour les cultures d'après le procédé de *Koch*.

La composition des liquides doit varier suivant la nature des champignons que l'on veut cultiver.

Ainsi, les champignons des levures végètent très bien dans les solutions sucrées un peu acides. Les champignons des moisissures ont besoin pour croître de solutions contenant de grandes quantités d'acides en liberté. Pour cultiver un certain nombre de schizomycètes non pathogènes, on recommande l'emploi de solutions faiblement alcalines. *Pasteur*, *Cohn* et moi avons indiqué à ce sujet une série de solutions qui ont une composition analogue ; elles se composent de corps azotés, carbonés, et de sels inorganiques.

Bien que nous ayons obtenu des résultats importants sur les propriétés biologiques de certains schizomycètes, en les cultivant dans les liquides, cette méthode ne peut être employée pour la culture des champignons pathogènes. D'abord, comme nous l'avons déjà mentionné, on n'est pas sûr d'obtenir des cultures réellement pures ; puis, à ce qu'il paraît, les champignons pathogènes prospèrent mal dans les liquides. Ainsi, j'ai fait de nombreux essais de cultures avec les pneumocoques, avec les streptococcus pyogenes aureus et autres champignons pathogènes que je dois en partie à l'obligeance du Dr *R. Paltauf*, et jamais je n'ai

---

(1) *A. Schultz*, Mayer's Gährungschemie, p. 214.

(2) *v. Jaksch*, Zeitschrift für physiologische Chemie, 5, 398, 1881.

(3) *H. Hueppe*, Mittheilungen aus dem kaiserlichen Gesundheitsamte, 2. 337, 1884.

obtenu de résultats positifs en les cultivant dans les liquides stérilisés de composition très variable.

Des expériences de contrôle montrent que les champignons non pathogènes prospèrent très bien dans ces liquides, tandis que les mêmes liquides de culture, ensemencés (dans les mêmes conditions) avec des champignons pathogènes, restent stériles (1).

2. *Milieux nutritifs solides.*

La composition chimique du terrain de culture solide, de même que celle des solutions nutritives, varie dans de très larges limites, suivant les propriétés biologiques du champignon que l'on veut cultiver (voir p. 333).

1. Sérum du sang.

Pour certains champignons pathogènes, tels que les bacilles de la tuberculose, on emploie le sérum du sang d'un animal : pour les gonococcus il est nécessaire d'employer du sérum de sang humain. Nous avons déjà indiqué la manière de le préparer.

2. Gélatine de viande peptonisée de R. Koch.

Elle se prépare de la manière suivante. On hache 5oo gr. de bonne viande, fraîche, débarrassée de graisse, on mélange avec 1,ooo gr. d'eau distillée, on laisse le tout reposer pendant vingt-quatre heures dans un appareil à glace, puis on presse le mélange à travers une toile. On prend 1,ooo cmc. du liquide ainsi obtenu, on ajoute 10 grammes de peptone, 5 grammes de sel et 100 grammes de gélatine, puis on chauffe le mélange jusqu'à ce que la gélatine soit dissoute. On place ensuite dans une cornue le liquide neutralisé avec du carbonate de soude, on fait bouillir une demi-heure à une heure, on examine de nouveau sa réaction, et on filtre à chaud. On verse ensuite le liquide dans des tubes stérilisés d'après les règles indiquées ci-dessus (voir p. 331), et pendant deux jours on les stérilise de nouveau pendant dix minutes.

On peut garder cette gélatine peptonisée des semaines, des mois même, si on a soin d'empêcher l'évaporation du liquide de la gélatine, en plaçant un clapet en caoutchouc au-dessus du bouchon d'ouate. La gélatine conservée ainsi longtemps dans des tubes, présente

---

(1) Voir *Meade-Polton*, Zeitschrift für Hygiene, *1,* 104, 1886.

cet avantage que si, pendant sa préparation, des germes de champignons se sont déposés dans les liquides, ils germeront, et on s'en apercevra à leur végétation et au trouble de la gélatine qui, naturellement, ne peut plus être alors utilisée pour la culture.

L'emploi de la gélatine de viande peptonisée de *Koch*, dont la composition peut varier, à volonté, par l'addition de substances organiques ou inorganiques, se recommande pour les cultures de tous les champignons pathogènes ou non qui croissent à la température de la chambre. Par contre, elle est inutilisable pour les températures élevées au-dessus de 25 à 30° C., car alors elle se liquéfie ; il en est de même pour les champignons qui la liquéfient rapidement.

3. Agar-agar.

L'agar-agar se recommande, au lieu et place de la gélatine, particulièrement pour la culture des champignons qui prospèrent bien à la température du sang ou qui liquéfient rapidement la gélatine. L'agar-agar se prépare exactement de la même façon que la gélatine de viande peptonisée, seulement avec cette différence que, au lieu de gélatine, on emploie 1,5 à 2 % d'agar-agar hachée menu. L'emploi de ce milieu nutritif a aussi ses désavantages ; il est difficile d'obtenir des solutions d'agar-agar complètement pures et claires, et cette substance, même versée en petite quantité, filtre très mal même à chaud.

4. Pommes de terre.

Nous avons déjà parlé de la manière de stériliser la pomme de terre utilisée comme terrain de culture (voir p. 331). Celle-ci est très recommandée pour l'étude des champignons pathogènes, parce que plusieurs d'entre eux donnent sur la pomme de terre des cultures tout à fait caractéristiques (voir p. 134, 307).

L'empois, après l'addition de sels nutritifs, fournit un terrain de culture très bon et facilement stérilisable. Pour la culture des moisissures on recommande l'emploi du pain et de la colle.

C) Méthodes de culture de Koch.

Bien que *Klebs* (1) et *Brefeld* (2) aient déjà recommandé et même employé avant *Koch* les milieux nutritifs solides pour la culture des

---

(1) *Klebs*, Archiv f. experiment. Pathologie u. Pharmakologie, *1*, 31, 1873.

(2) *Brefeld*, Methode zur Untersuchung der Pilze, med.-phys. Gesellschaft, Würzburg, 1874.

champignons, il n'en est pas moins vrai que c'est à *Koch* que revient l'honneur d'avoir montré l'importance de cette méthode, et d'avoir rendu possible l'examen des cultures au microscope en employant des terrains nutritifs solides et transparents.

De même, la science lui doit non seulement des découvertes bactériologiques nouvelles, telles que celles des bacilles de la tuberculose et du choléra, mais encore presque toutes les méthodes de coloration ou de culture qui ont été préparées par lui ou par ses élèves.

Le but des méthodes de Koch, que nous avons déjà indiquées, est de cultiver et d'isoler le plus possible les germes contenus dans les champignons divers et mélangés entre eux.

Pour arriver à ce but, on se sert du procédé de culture sur plaques ou en tubes. Mais, le plus souvent, il est nécessaire d'employer ces deux modes de culture.

1. *Cultures sur plaques.*

On met dans un tube de verre environ 5 à 8 cmc. de la gélatine solidifiée, préparée comme nous l'avons indiqué ci-dessus, puis on laisse le tout dans l'eau chaude jusqu'à ce que la gélatine soit liquéfiée. Il faut auparavant s'assurer que le bouchon qui ferme le tube ne tient pas trop fortement; on le rend mobile en le tournant un peu. On tient alors le tube obliquement entre le pouce et l'index, le bouchon tenu par son extrémité supérieure entre le deuxième et troisième doigt (manipulation de *Koch*). On prend ensuite, en veillant à ce qu'il ne pénètre pas trop d'air dans le tube, un peu des champignons à examiner, au moyen d'un fil de platine, préalablement rougi, qu'on plonge dans la gélatine liquéfiée, de façon que les champignons ne touchent pas les bords du tube ; puis on les mélange intimement avec le liquide. On porte ensuite de la même façon une à plusieurs gouttes de cette dilution (première) dans un deuxième tube rempli de gélatine (deuxième dilution). Si l'examen de ce liquide indique la présence d'une quantité abondante de champignons, on recommence une troisième fois cette manipulation (troisième dilution). On peut être alors à peu près certain qu'en fait les germes des champignons sont isolés dans la gélatine.

On verse alors cette gélatine sur une plaque de verre d'environ 12 cmc. de large et 14 cmc. de long, et on la fait solidifier rapidement, ce qu'on obtient, par l'emploi du froid, en quelques minutes (voir ci-dessous).

Les plaques de verre se préparent de la façon suivante. Après les avoir lavées à fond avec de l'eau, puis avec une solution de sublimé et enfin avec de l'alcool, on les met, immédiatement avant de s'en servir, dans une boîte de fer que l'on place dans l'appareil à stériliser, où on les soumet pendant un temps assez long à une température de 100 à 150° C.: puis on les retire après refroidissement.

On porte ensuite ces plaques ainsi préparées sur une grande plaque de verre polie, refroidie dans la glace, que l'on a soin de placer bien horizontalement. On y arrive facilement en plaçant dessous un trépied de bois muni d'une vis permettant de le faire mouvoir dans un sens ou dans l'autre et de maintenir la plaque en position horizontale. Toutefois ce trépied n'est pas absolument indispensable : en prenant des précautions, on peut réussir cette manipulation sans y avoir recours.

Depuis quelques années, on a remplacé, dans beaucoup de laboratoires, la plaque de verre par une plaque de fer poli, de 20 cmc. environ de diamètre et de 8 cmc. d'épaisseur. Avant de s'en servir, il faut la stériliser avec le plus grand soin. Comme la plaque de verre, elle est montée sur un trépied et maintenue horizontalement au moyen d'une vis. Autant que je puis me souvenir, on s'est servi pour la première fois d'une plaque de fer de ce genre dans le laboratoire de *Lichtheim* (Berne). Cette manière de procéder est très avantageuse, car les milieux nutritifs qu'on verse sur la plaque de fer se refroidissent avec une extrême rapidité. Quand la température extérieure est très élevée (comme pendant les grandes chaleurs de l'été), il faut faire rafraîchir cette plaque de fer dans la glace, mais en temps ordinaire cela n'est pas nécessaire. On ne saurait trop recommander l'emploi de la plaque de fer. On s'en sert avec succès depuis bientôt six mois, dans le laboratoire de bactériologie du professeur *Nothnagel.*

Voici la manière de procéder pour verser la gélatine nutritive sur les plaques. On place la petite plaque de verre à recouvrir de gélatine sur la plaque de fer ou de verre refroidie dans la glace, puis on chauffe le bord du tube sur le côté où on coulera la gélatine. Après que le bord du tube est refroidi, on verse petit à petit la gélatine sur la petite plaque, et on l'étale le plus également possible au moyen des bords stérilisés de l'éprouvette. Il faut avoir bien soin que les bords de la plaque ne soient pas recouverts de gélatine; l'opération terminée, on recouvre le tout d'une cloche de verre. Lorsque la gélatine est solidifiée, on porte la plaque de verre sous une cloche de verre revêtue à l'intérieur de papier à filtrer humide, stérilisé et bien lavé dans le sublimé. Par ce procédé on peut préparer six plaques et même plus, en plaçant un petit banc de verre entre chacune.

Dans ces derniers temps, *E. Esmarch* (1) s'est servi, au lieu de plaques,

---

(1) *E. Esmarch,* Zeitschrift für Hygiene, 1, 293, 1886.

de tubes de verre qui, dans maintes circonstances, peuvent remplacer les cultures sur plaques. Voici comment on procède, en suivant toutes les précautions que nous avons indiquées ci-dessus : on répartit la masse de champignons dans la gélatine liquide contenue dans les tubes de verre. On bouche ensuite le tube avec de l'ouate stérilisée, puis avec une coiffe de caoutchouc, et on le place sous un jet d'eau froide, en ayant soin de le tourner et le retourner pendant ce temps dans le sens de son grand axe. La gélatine ne tarde pas à se refroidir et à prendre la forme cylindrique du tube de verre. L'emploi de ce procédé donne d'excellents résultats. Il permet d'examiner les cultures au microscope, non seulement avec de faibles objectifs (*Reichert IV*), mais aussi avec des objectifs plus puissants (*Reichert VI*). Par ce procédé, les cultures sont moins sujettes à se salir, l'examen au microscope est plus facile, et l'odorat de l'observateur est moins incommodé qu'en se servant du procédé de cultures sur plaques, par l'odeur très désagréable que répandent certaines cultures. On peut désigner cette méthode sous le nom de cultures en cylindres.

Sur les plaques, ainsi que dans les tubes cylindriques, apparaissent, après un temps plus ou moins long, de petites colonies en forme de points qui se distinguent déjà les unes des autres par leur aspect extérieur ; la gélatine est en partie liquéfiée et répand une odeur répugnante.

Si, au moyen d'une aiguille de platine flambée, on prélève une quantité minime de ces cultures, que l'on cultive de nouveau d'après les procédés que nous venons d'indiquer, on obtiendra bientôt des cultures pures et des champignons aptes à se développer sur la gélatine de viande peptonisée.

En plaçant la plaque sous le microscope, on peut se rendre compte de tous les détails de la végétation du champignon et constater, d'après l'état de la culture, si elle se compose de champignons de même espèce, et de même nature, ou si elle est impure, c'est-à-dire salie par les germes de champignons divers (voir p. 309). On peut déjà macroscopiquement reconnaître certaines différences dans la forme et la couleur des cultures. En enlevant, sous le champ du microscope, au moyen d'une aiguille de platine, des cultures de champignons développés isolément, on peut réussir à les transplanter dans des tubes (culture en tubes ou par inoculation), et à obtenir peu de temps après, le développement d'un champignon déterminé (voir ci-dessus).

On peut procéder de la même manière avec la gélatine de viande peptonisée, avec l'agar-agar de viande peptonisée. L'emploi de plaques d'agar-agar est recommandé pour tous les champignons pourvus de germes, liquéfiant rapidement la gélatine, comme pour les cultures de champignons provenant des fèces ou pour les micro-organismes qui ne se développent qu'à une température élevée (37° C.).

Dans ce but, on porte les cultures dans un thermostat dont la construction a été indiquée par *Koch* et d'autres auteurs (*d'Arsonval*). La forme n'a aucune importance. Tous ces appareils sont revêtus d'une double enveloppe entre laquelle circule de l'eau. Ces thermostats doivent être établis de façon que la température nécessaire à la culture soit bien déterminée.

Les recherches de *Koch* ont démontré qu'un grand nombre de champignons pathogènes, tels que les bacilles de la tuberculose, ne se cultivent qu'à une température déterminée qu'on peut exactement conserver.

Dans ces derniers temps, on a construit une série de thermostats qui tous concourent au même but. Le meilleur, à mon avis, est le thermo-régulateur de *L. Meyer* (1).

Cet appareil fonctionne très bien. On s'en sert à la clinique du professeur *Nothnagel* depuis quatre mois.

2. *Cultures en tubes ou par inoculation.*

Dans un tube rempli de gélatine ou d'agar-agar solides, on dépose une trace de champignons au moyen d'une aiguille de platine flambée. On enlève le bouchon d'ouate qui obstrue l'entrée du tube, et on plonge dans la gélatine une aiguille de platine infectée.

Au bout de quelques jours, les champignons se développent dans la gélatine d'une façon caractéristique. Ce procédé est avantageux pour obtenir des cultures sur plaques pures de champignons, ayant déjà prospéré après la culture.

3. *Cultures sur porte-objet.*

Avec une aiguille de platine, préalablement flambée, on prélève une trace de liquide contenant des champignons, et cela en prenant toutes les précautions indiquées page 334. Puis, avec cette aiguille, on trace une raie sur la gélatine nutritive étalée sur le porte-objet, de façon que les germes des champignons adhèrent dans la raie qu'on vient de tracer. Peu de temps après, on voit se développer dans les raies d'abondantes colonies de champignons.

4. *Cultures en cellules closes.*

C'est *Koch* qui le premier a mis en pratique ce mode de culture qui permet de suivre, avec le microscope, le mode de développement des micro-organismes. Voici comment on procède : on prend une lame porte-objet creusée en cupule au centre et on met un peu de vaseline sur les bords de la concavité. On dépose alors sur une lamelle couvre-

---

(1) Voir *H. Rohrbeck*, Chemisches Centralblatt, *17* (3), 705, 1886.

objet bien nettoyée un peu de bouillon de viande stérilisé et préparé exactement de la même façon que la gélatine dont nous avons parlé plus haut, seulement on supprime l'addition de la gélatine. On ensemence cette gouttelette avec du liquide contenant des microbes, puis on pose la partie creuse du porte-objet sur la lamelle ainsi préparée, de façon que la gouttelette soit bien en suspension dans le milieu de la concavité. On recommande alors de pratiquer l'examen microscopique, avec un objectif à immersion à l'huile et l'appareil d'*Abbe*. Il faut aussi examiner avec soin le bord de la gouttelette, car c'est là qu'on verra le mieux les caractères morphologiques des champignons.

IV. Transmission des cultures pures aux animaux.

Elle constitue un complément extrêmement important des recherches bactériologiques. On peut procéder de différentes façons.

a). On place l'animal dans une boîte bien fermée, puis, au moyen d'un appareil spécial, on sature l'air de bactéries en suspension dans l'eau stérilisée. Ces expériences ont une grande valeur pour l'étude des maladies obtenues par inhalation.

b). On transmet à l'animal, par l'alimentation, une culture pure d'un champignon déterminé. Il faut bien faire attention de ne pas blesser l'animal pendant les diverses opérations que nécessitent ces essais de transmission. *Koch* recommande à ce sujet de creuser un cube de pomme de terre, de le farcir de culture pure, puis de le recouvrir d'un couvercle de même substance, et de le déposer sur la partie postérieure de la langue de l'animal. La plus grande partie des bactéries, lorsqu'elles ne sont pas sporulées, est détruite par les acides libres de l'estomac. Aussi recommande-t-on d'affaiblir la force dissolvante des acides libres, en faisant ingérer des alcalis, comme le faisait *Koch* dans ses recherches sur le choléra, ou bien de pratiquer la laparatomie, en observant avec le plus grand soin les précautions antiseptiques usitées en pareil cas, et d'injecter directement la culture pure dans le duodénum.

c). Inoculation cutanée. On fait une incision superficielle à la peau, rasée dans un endroit que l'animal ne peut atteindre que difficilement avec la langue, à l'oreille par exemple, et on y introduit un peu de culture pure.

d). Chez les souris, on pratique de préférence l'inoculation sous-cutanée à la base de la queue. On recommande aussi de se servir de la seringue de *Pravaz*, modifiée par *Koch*, pour faire des injections sous-cutanées ou des injections dans les cavités du corps. Dans cette seringue, le caoutchouc, qui ne peut supporter l'intensité de la chaleur nécessaire pour la stérilisation, est remplacé par une plaque de liège. On verse dans cette seringue un peu de culture en suspension dans l'eau, et on l'injecte sous la peau de l'animal. Une simple canule de verre pourvue d'une poire en gomme peut remplir le même but.

V. Manière de procéder pour faire une recherche bactério-logique.

1. On prélève dans l'organisme un peu du liquide à examiner, avec les précautions ordinaires, au moyen d'un instrument flambé, puis on l'examine au microscope, avec l'appareil d'éclairage d'*Abbe* et un objectif puissant à sec (*Zeiss F., Reichert* 8 *A*), ou un objectif à immersion homogène. On fait ensuite dessécher la préparation et on la colore. Suivant la nature même des champignons, on emploie les solutions colorantes basiques d'aniline ou une des méthodes mentionnées plus haut, telles que celles de *Gram, Friedländer*, etc. (voir p. 23).

2. On fait des cultures sur plaques avec une goutte de ce liquide, soit sur la gélatine de viande peptonisée, soit sur l'agar-agar.

On examine alors ces cultures au microscope, et si on y trouve des champignons, on cherche à voir si, dans leur mode de végétation, ils sont identiques ou différents de ceux qui nous sont connus ou de ceux que nous avons observés dans les préparations fraîches.

3. On fait des cultures en cellules closes, afin de pouvoir observer directement la végétation des champignons. On pratique aussi des ensemencements sur différents milieux nutritifs, tels que la pomme de terre, la colle, etc., et on les compare au point de vue de leur manière d'être vis-à-vis la température (température maxima) et les différents milieux nutritifs.

4. On inocule ensuite ces cultures à différentes espèces animales, afin de voir quelles seront les maladies qui en résulteront. Si les symptômes qui se manifestent sont identiques à ceux qu'on observe chez l'homme, par suite de la présence de ces parasites dans l'organisme, on peut affirmer que le champignon en question est l'agent de la maladie.

Cependant, tout ce qui concerne la bactériologie est loin d'être épuisé. Il faut connaître les propriétés biologiques du champignon qu'on examine, savoir quelles sont les substances, azote, carbone, sels inorganiques dont il a besoin. Il nous sera possible alors, en nous appuyant sur ces bases, d'élargir le cercle de nos connaissances sur l'essence même des maladies infectieuses, et de pouvoir enfin nous servir d'une thérapeutique antibactérienne rationnelle.

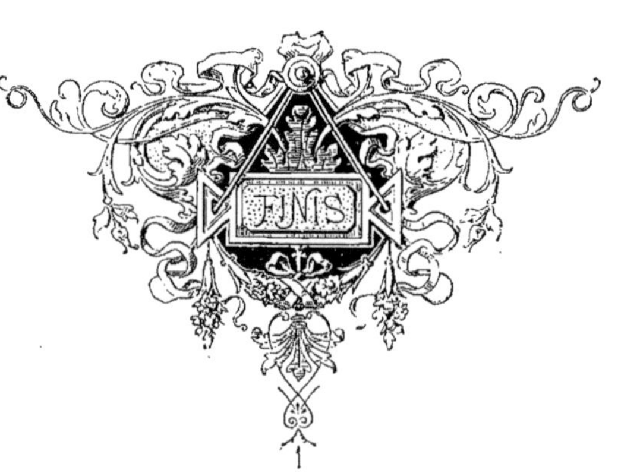

TYPOGRAPHIE

EDMOND MONNOYER

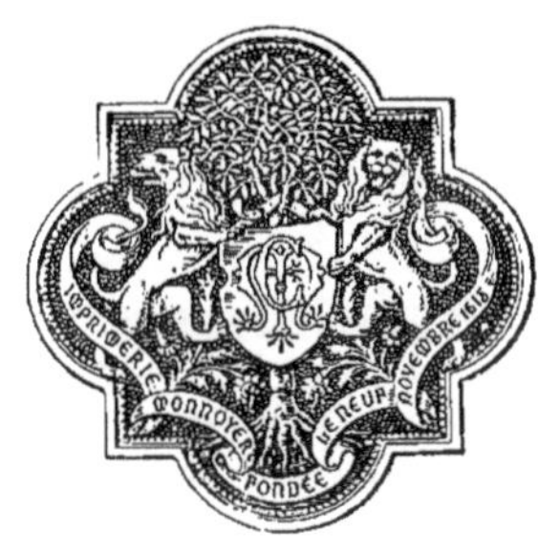

AU MANS (Sarthe

9 782013 672214